IMAGING OF BONES AND JOINTS

骨关节疾病影像诊断

主编　[奥] Klaus Bohndorf

　　　[美] Mark W. Anderson

　　　[英] Mark Davies

　　　[奥] Herwig Imhof

　　　[德] Klaus Woertler

主译　罗卓荆　上官磊

山东科学技术出版社
·济南·

图书在版编目（CIP）数据

骨关节疾病影像诊断 /（奥）克劳斯·博恩多夫（Klaus Bohndorf）等主编；罗卓荆，上官磊主译 . —济南：山东科学技术出版社，2022.1
ISBN 978-7-5723-0949-6

Ⅰ.①骨… Ⅱ.①克… ②罗… ③上… Ⅲ.①关节疾病 – 影像诊断 Ⅳ.① R684.04

中国版本图书馆 CIP 数据核字 (2021) 第171869 号

骨关节疾病影像诊断
GUGUANJIE JIBING YINGXIANG ZHENDUAN

责任编辑：李志坚
装帧设计：李晨溪

主管单位：山东出版传媒股份有限公司
出 版 者：山东科学技术出版社
　　　　　地址：济南市市中区英雄山路 189 号
　　　　　邮编：250002　电话：（0531）82098088
　　　　　网址：www.lkj.com.cn
　　　　　电子邮件：sdkj@sdcbcm.com
发 行 者：山东科学技术出版社
　　　　　地址：济南市市中区英雄山路 189 号
　　　　　邮编：250002　电话：（0531）82098071
印 刷 者：济南新先锋彩印有限公司
　　　　　地址：济南市工业北路 188–6 号
　　　　　邮编：250101　电话：（0531）88615699

规格：16 开（210 mm×285 mm）
印张：32.5　字数：630 千
版次：2022 年 1 月第 1 版　　2022 年 1 月第 1 次印刷
定价：228.00 元

主编

Klaus Bohndorf, MD
Professor of Radiology
MR Highfield Center
Department of Biomedical Imaging
and Image—guided Therapy
Medical University of Vienna
Vienna, Austria

Mark W. Anderson, MD
Professor of Radiology
MSK Imaging
Department of Radiology
University of Virginia
Charlottesville, VA, USA

Mark Davies, MRCP, FRCR
Professor of Radiology
Department of Radiology
Royal Orthopedic Hospital
Birmingham, UK

Herwig Imhof, MD
Professor of Radiology
Formerly Department of Biomedical Imaging
and Image—guided Therapy
Medical University of Vienna
Vienna, Austria

Klaus Woertler, MD
Professor of Radiology
Department of Radiology
Technical University of Munich
Munich, Germany

编者

Amadeus Altenburger, MD
Staff Radiologist
Department of Radiology and Neuroradiology
Klinikum Augsburg
Augsburg, Germany

Rainer Braunschweig, MD
Chairman and Radiologist
Department of Diagnostic Imaging
and Interventional Radiology
BG Klinik Bergmannstrost
Halle, Germany

Hassan Douis, MRCP, FRCR
Consultant Musculoskeletal Radiologist
Department of Radiology
University of Birmingham
Birmingham, UK

Andreas Peter Erler, MD
Staff Radiologist
Department of Diagnostic Imaging
and Interventional Radiology
BG Hospital Bergmannstrost
Halle, Germany

Oliver Ertl, MD
Radiologist
Diagnostic Center Vinzentinum
Augsburg, Germany

Robert Fessl, MD
Staff Neuroradiologist
Department of Radiology and Neuroradiology
Klinikum Augsburg
Augsburg, Germany

Wolfgang Fischer, MD
Radiologist
MRI Center
Hessingpark Klinik
Augsburg, Germany

Klaus M. Friedrich, MD
Associate Professor of Radiology
Neuroradiology and MSK Radiology
Department of Biomedical Imaging
and Image-guided Therapy
Medical University of Vienna
Vienna, Austria

Michael Gebhard, MD
Staff Radiologist
Department of Radiology and Neuroradiology
Klinikum Augsburg
Augsburg, Germany

Thomas Grieser, MD
Staff Radiologist
Department of Radiology and Neuroradiology
Klinikum Augsburg
Augsburg, Germany

Bjoern Jobke, MD
Staff Radiologist
Department of Radiology
German Cancer Center
Heidelberg, Germany

Nicolas Jorden, MD
Department of Radiology and Neuroradiology
Klinikum Augsburg
Augsburg, Germany

Franz M. Kainberger, MD
Professor of Radiology
Neuroradiology and MSK Radiology
Department of Biomedical Imaging
and Image-guided Therapy
Medical University of Vienna
Vienna, Austria

Egbert Knoepfle, MD
Staff Radiologist
Department of Radiology and Neuroradiology
Klinikum Augsburg
Augsburg, Germany

Gerwin M. Lingg, MD
Radiologist
Formerly Acura-SanHa Rheumatology Centre
Bad Kreuznach, Germany

Edgar Johann Mayr, MD
Professor of Orthopaedic Surgery
Department of Trauma, Hand
and Reconstructive Surgery
Klinikum Augsburg
Augsburg, Germany

Eugene McNally, FRCR
Consultant Musculoskeletal Radiologist
The Oxford Clinic
Oxford, UK

Wolfgang Michl, MD
Pedriatric Radiologist
Formerly Department of Radiology
and Neuroradiology
Klinikum Augsburg
Augsburg, Germany

Iris Melanie Noebauer-Huhmann, MD
Associate Professor of Radiology
Neuroradiology and MSK Radiology
Department of Biomedical Imaging
and Image-guided Therapy
Medical University of Vienna
Vienna, Austria

Christian W.A. Pfirrmann, MD
Professor of Radiology
Chairman
Balgrist Hospital
University of Zurich
Zurich, Switzerland

Frank Roemer, MD
Associate Professor of Radiology
Institute of Radiology
University of Erlangen
Erlangen, Germany

Herbert Rosenthal, MD
Professor of Radiology
Chairman
Department of Diagnostic and Interventional Radiology
KRH Klinikum
Hannover, Germany

Fabian Sauerwald, MD
Staff Orthopaedic Surgeon
Department of Trauma, Hand
and Reconstructive Surgery
Klinikum Augsburg
Augsburg, Germany

Armin Seifarth, MD
Radiologist
Radiologie im Zentrum
Munich, Germany

Reto Sutter, MD
Staff Radiologist
Balgrist Hospital
University of Zurich
Radiology
Zurich, Switzerland

Siegfried Trattnig, MD
Professor of Radiology
Chairman
MR Highfield Center
Department of Biomedical Imaging
and Image–guided Therapy
Medical University of Vienna
Vienna, Austria

Eva-Maria Wagner, MD
Staff Radiologist
Department of Radiology and Neuroradiology
Klinikum Augsburg
Augsburg, Germany

Richard Whitehouse, FRCR
Consultant Musculoskeletal Radiologist
Department of Clinical Radiology
Manchester Royal Infirmary
Manchester, United Kingdom

Walter A. Wohlgemuth, MD
Professor of Radiology
Department of Diagnostic Radiology
University of Regensburg
Regensburg, Germany

Joachim Zentner, MD
Radiologist
Radiology Center Friedberg
Friedberg, Germany

主译 罗卓荆 上官磊

主审 王迎春 廖炳辉 丁 明

译者 （以姓氏笔画为序）

马亚超 王 迪 王 瀚 王金鹏 王陶然 王新力

从 飞 石晓伟 龙 江 刘鐘阳 刘鑫成 闫 昭

江劲涛 孙 畅 孙孟帅 杨国曦 张肖在 陈 喆

范 静 尚启良 罗 凯 周 卫 郑 超 郑天雷

赵 飞 赵来赫 贾昊若 夏 冰 高 博 涂志鹏

姬传磊 黄亮亮 梁卓文 强 磊 解 放 戴 晨

缩写

ABC　动脉瘤样骨囊肿

ABER　外展和外旋

ACL　前交叉韧带

ALIF　前路腰椎椎间融合

ALIPSA　前盂唇韧带骨膜封套撕脱（病变）

ANA　抗核抗体

ANCA　抗中性粒细胞质抗体

anti-CCP　抗环瓜氨酸肽

AP　前后（位）

ARCO　国际骨循环研究学会

ASPEO　角形趾（指）骺发育不良

AT　前倾角（假体颈干之间的角度）

ATAF　前距腓（韧带）

ATR　跟腱反射

AV　前倾角（髋臼轴线与垂直线之间的夹角）

AVM　动脉畸形

AVN　缺血性坏死

BMD　骨矿物质密度

BPOP　奇异性骨旁骨软骨瘤样增生（Nora 病变）

BTR　二头肌腱反射

cANCA　经典抗中性粒细胞质抗体

cCT　颅底 CT

CF　跟腓韧带

CHL　喙肱韧带

CID　隐匿性肌腱内分层

CPPD　磷酸钙沉积（病变）

CREST　钙质沉着病，Raynawd 现象，食管蠕动
　　障碍，指（趾）硬足病，毛细血管扩张（综合征）

CRITOL　肱骨小头—桡骨头—内侧髁—滑车—鹰
　　嘴—外侧髁

CRMO　慢性复发性多性骨髓炎

CRP　C 反应蛋白

CRPS　复杂局部疼痛综合征

CSF　脑脊液

CT　计算机断层扫描

DCP　动态加压接骨板

DESS　双同声稳定状态（序列）

DEXA　双能 X 线吸收法

DIP　远端指间关节

DISH　弥漫性原发性骨质增生

DISI　背侧嵌插节段不稳畸形

DOMS　迟发性肌痛

DRUJ　远端桡尺关节

DSA　数字减影血管造影术

dSSc　弥漫性系统硬化

DWI　弥散加权成像

ECU　尺侧腕伸肌（肌腱）

eILW　扩展层间窗

ELPS　广泛侧压综合征

ESR　红细胞沉降率

FABS　屈肘，肩外展，前臂旋后

FAI　髋关节撞击综合征

FDG　氟去氧葡萄糖

FDG　指深屈肌

FFE　快速场回波（序列）

FLAIR　液体反转恢复（序列）

FLASH　快速低角拍摄（序列）

FSE　快速自旋回波（序列）

GE, GRE　梯度回波（序列）

GLAD　关节盂唇（囊内）撕裂

HAGL　盂肱韧带肱骨侧撕裂

IASP　国际疼痛研究学会

IGHL　盂肱下韧带

ILW　椎板间窗

INR　国际标准化率

ISP　冈下肌

ISSVA　国际血管异常研究学会

IV　经静脉

IVS　椎间隙

LBT　二头肌长头腱

LC-DCP　低切迹 DCP

LCP　锁定加压接骨板

1

LISS 微创稳定系统

LLC 盂唇韧带复合体

ISSc 局限性系统硬化

LT 三角骨

LUCL 外侧尺侧副韧带

MACT 矩阵式自体软骨细胞植入

MCL 内侧副韧带

MDT 多学科会诊

MEN 多发性内分泌肿瘤

MGHL 盂肱中韧带

MGUS 临床意义未知的单克隆 γ 病变

MIP 最大密度投影

MOCART 软骨修复组织的 MR 观察（分类）

MPFL 髌股内侧韧带

MPR 多平面重建

MR 磁共振

MRA MR 关节造影

MRI 磁共振成像

MTP 跖趾的

OATS 自体骨转移机制

PAINT 向肌腱延伸的部分关节面撕裂（病变）

PASTA 伴部分关节面撕裂的冈上肌腱撕脱（病变）

PCL 后交叉韧带

PD 质子密度

PDW 质子密度加权

PEST 视乳头水肿，血管外容量过载，骨坏死，
血小板增多 / 红细胞增多

PET 正电子发射断层扫描

POEMS 多发性神经病，内脏肿大，内分泌疾病，
M 蛋白，皮肤改变

POLPSA 后部盂唇关节囊骨膜撕脱

PT 胫骨后（肌腱）

PTAF 距腓后（韧带）

PTR 髌腱反射

PTT 部分凝血活酶时间

PVNS 色素沉着绒毛结节性滑膜炎

PWI 弥散加权成像

RANK 核因子 κB 受体激动剂

RL 桡月角

RSL 桡舟月（韧带）

SAPHO 滑膜炎，痤疮，脓疱疮，骨质增生，骨炎

SCIWORA 无影像学异常的脊髓损伤（综合征）

SE 自旋回波（序列）

SGHL 盂肱上韧带

SIJ 骶髂关节

SL 舟月

SLAC 舟月骨进行性塌陷

SLAP 上盂唇前外侧（病变）

SNAC 舟骨骨髓进行性塌陷

SONK 膝关节自发性骨坏死

SPGR 扰相梯度回波（序列）

SSC 肩胛肌

SSP 冈上肌

SST 冈上肌腱

STAS 冈上肌腱关节侧（病变）

STIR 短时反转恢复（序列）

STJ 距下关节

STT 舟（状）骨

T1W T1 加权

T2W T2 加权

TE 回波时间

TFCC 三角软骨

TILT 三叉韧带撕裂

TIRM 快速反转恢复（序列）

TJR 关节置换

TLICS 胸腰椎损伤分类和严重程度

TLIF 经椎间孔腰椎椎体融合

TTR 三头肌反射

TT-TG 胫骨结节 - 滑车沟（距离）

UPS 无法区分的高级多形性肉瘤

UTE 超短回波时间

VISI 掌侧嵌入节段不稳

WE 水激发

XLIF 极外侧椎体融合

如何使用本书

章节结构

本书章节结构设计旨在有助于相关资料的组织，方便读者浏览。每一章节的内容包含以下几个部分：

▶ 解剖学　帮助读者掌握特定区域的重要解剖结构。部分章节的"解剖学"部分还可参见Thieme 多媒体中心。

▶ 病理学　简单介绍了各种疾病的病理学和病理生理学的相关知识。

▶ 临床表现　描述了患有特定疾病的患者会出现的各种重要临床表现，包括症状和体征。

▶ X 线 / 超声 /CT/MRI　比较详细地介绍了不同成像技术的相关表现，无法提供有用信息的成像方式被隐去。

▶ 核医学　需要使用核医学检查时，给出相应的核医学成像表现。

▶ 重要发现　包含对临床医生十分重要，需要写入影像报告的重要内容。

▶ 儿童特点　儿童时期疾病的重要表现。

提示

表示每个章节中需要深刻领会的内容。

警示

表示可能会造成误诊或误判的陷阱。

▶ 鉴别诊断　列出了需要鉴别的各种疾病，并给出简要描述。

参阅文献

也可参见 Thieme 多媒体中心。

文字与图片的布局

本书的特点之一就是相关的文字内容和图片内容放在同一视野中的两页上，方便读者在阅读文字内容的同时观察图片内容。同时，在图片中对需要仔细观察的地方直接进行了标注，避免了需要随后在图片下方寻找相关内容。

在 CT/MRI 图片的左上角标注了成像平面（如 "ax" "cor" "sag" 等），在 MRI 图片上还标注了成像序列，参数写得比较简单。例如，所以抑脂序列均标注为 "fs"（无论是否使用脂肪饱和或反转技术），而静脉注射造影剂则标注为 "CM"。

希望您能喜欢这本书！

Nicolas Jorden，MD 代表全体作者

另外，Thieme 出版社的多媒体中心提供本书的额外的影像、文字资料，读者可以通过互联网自行参阅。

序

简洁是智慧的灵魂。

——莎士比亚，《哈姆雷特》

本书是一本简洁、实用的肌肉骨骼系统影像手册，目的是为医学生参加考试和临床医生进行日常诊疗工作提供参考资料。因此，书中内容按照临床诊疗顺序进行编排，描述了各种疾病的影像学表现，方便读者随时进行查询。需要注意的是，本书无法替代相关教科书。

参与本书编写的 35 位作者大多是骨科和影像科的临床专家，并为本书的编写倾注了大量心血。一般来说，有多位作者参加编写的图书，内容大多风格多样而不统一，因此在编写本书时，我们要求编者采用统一的风格和原则。在这方面，我们参考了 Thieme 出版社的第 3 版 *Radiologische Diagnostic der Knochen und Gelenke*（《骨与关节放射诊断学》，德文）并由 Mark Anderson（美国）和 Mark Davies（英国）进行了调整，Grahame Larkin 进行了润色。

无论是传统纸质图书还是新颖的电子书，关于肌肉骨骼系统影像的综合性图书都是迅速获取这一领域相关知识的最佳形式。研究表明，文字资料与图片资料相结合，会加深理解并帮助记忆。因此，我们将相关的文字内容和图片内容放在同一视野中的两页上，方便读者在阅读文字内容的同时观察图片内容。图片下方的注释比较简单，只起到提纲的作用。

此外，在 Thieme 多媒体中心还有很多相关内容，读者可以通过互联网进行访问（具体参见"如何使用本书"）。这不仅符合目前的技术潮流，也是对本书内容的有效扩充，读者可自行选择是否需要阅读。

Thieme 出版社对本书的出版给予了大力支持。Thieme 出版社以出版优秀、杰出的科技专著和优美的图谱著称于世，并且很早就引入了现代多媒体支持技术。这对想为读者提供更多内容的作者是一个福音。在此，我们代表作者衷心感谢 Stephan Konnry 的大力支持。同时，我们也向编辑团队，尤其是 Gabriele Kuhn–Giovannini、Jo Stead 和 Len Cegielka 表示感谢，在你们的大力支持下我们得以完成本书。

Klaus Bohndorf, MD

Mark W. Anderson, MD

Mark Davies, MRCP, FRCR

Herwig Imhof, MD

Klaus Woertler, MD

致　谢

感谢 Augsburg 的 Armin Seifarth，MD 对所有章节的超声部分进行编辑和审阅，并且增加了部分内容和图片。

感谢 Augsburg 的外科教授 Walter Braun，MD 从创伤学专家角度为 1、2 章提供内容和建议。

感谢 Augsburg 的 Hessing 医学中心骨科前主任 Thomas Naumann，MD 对 9.3 节的修改。

感谢 Augsburg 的 Martin Seidler，MD 和 Ulf Wolkenstein 为本书出版提供 IT 支持。

感谢多位同行无私、慷慨地提供影像资料，尤其是 Thomas Grieser，MD（Augsburg）、Herbert Rosenthal，MD（Hanover）和 Bjoern Jobke（Heidelberg）。在相应图片下标注了提供者的姓名，隐去了相关文献。

编者

目 录

1 急性创伤和过用性损伤：概要 ··· 1

1.1 正常骨骼的发育、变异和病理变化
··· 1

  1.1.1 正常骨骼的发育 ········· 1

  1.1.2 骨骼发育的变异和影响 ···· 2

  1.1.3 病理状态的转变 ········· 2

1.2 骨折：定义，类型和分级 ········ 4

  1.2.1 定义和分级 ··········· 4

  1.2.2 骨折类型 ············· 5

  1.2.3 分类 ················· 6

1.3 儿童骨折 ················· 6

  1.3.1 儿童骨折的特点 ········· 6

  1.3.2 受虐儿童综合征 ········· 8

1.4 关节面骨折：软骨下，关节软骨和
骨软骨骨折 ·············· 11

  1.4.1 软骨下骨折 ·········· 12

  1.4.2 软骨骨折 ············ 13

  1.4.3 骨软骨骨折 ·········· 14

1.5 应力性骨折和不完全骨折 ········ 14

  1.5.1 分型 ··············· 14

  1.5.2 不完全骨折与破坏性
关节病 ············ 18

  1.5.3 病理性骨折 ·········· 18

  1.5.4 一过性骨质疏松和一过性骨髓
水肿 ·············· 20

1.6 骨折愈合 ·············· 22

  1.6.1 一期骨折愈合（直接骨皮质
重建） ············ 22

  1.6.2 二期骨折愈合（骨折通过骨痂
形成而愈合） ········ 22

  1.6.3 四肢骨折固定后的影像学
评估 ·············· 24

  1.6.4 人工关节置换后周围骨的
X线评估 ·········· 30

1.7 骨折并发症 ·············· 35

  1.7.1 骨折的延迟愈合、不愈合和
创伤后骨囊肿形成 ···· 35

  1.7.2 儿童和青少年创伤后生长
障碍 ·············· 37

  1.7.3 失用性骨质疏松 ······· 38

  1.7.4 复杂局部疼痛综合征 ···· 39

  1.7.5 创伤后骨关节炎 ······· 40

1.8 肌肉、肌腱和肌腱附着点的外伤或
过用性损伤 ·············· 40

  1.8.1 肌肉 ··············· 40

  1.8.2 肌腱 ··············· 42

  1.8.3 肌腱止点（病） ······· 46

1.9 诊断性X线检查在创伤外科的实践
建议 ·················· 49

  1.9.1 影像学报告的解读 ····· 49

1.9.2 随访评价 ⋯⋯⋯⋯⋯ 49

1.9.3 应避免什么？ ⋯⋯⋯⋯ 50

2 急性创伤和慢性过用性损伤 ⋯⋯ 51

2.1 颅顶、面部和颅底骨 ⋯⋯⋯⋯ 51

　2.1.1 颅顶骨骨折 ⋯⋯⋯⋯ 51

　2.1.2 颅底骨折 ⋯⋯⋯⋯ 52

　2.1.3 颞骨岩部骨折 ⋯⋯⋯⋯ 52

　2.1.4 面部骨折 ⋯⋯⋯⋯ 52

2.2 脊柱 ⋯⋯⋯⋯⋯⋯⋯⋯ 56

　2.2.1 解剖，变异，技术和适应证
　　　　⋯⋯⋯⋯⋯⋯⋯⋯ 56

　2.2.2 损伤机制和分类 ⋯⋯ 57

　2.2.3 颈椎和颅颈交界区的特殊
　　　　创伤 ⋯⋯⋯⋯ 66

　2.2.4 "僵硬"脊柱的损伤 ⋯⋯ 70

　2.2.5 骨折的稳定性 ⋯⋯⋯⋯ 71

　2.2.6 新鲜还是陈旧骨折？ ⋯⋯ 72

　2.2.7 骨质疏松性骨折与病理性
　　　　骨折的鉴别诊断 ⋯⋯ 74

　2.2.8 脊柱的应力现象：椎弓（峡部）
　　　　的应力反应和应力骨折 ⋯ 74

　2.2.9 MRI 在急性创伤中的诊断
　　　　价值 ⋯⋯⋯⋯ 74

　2.2.10 脊柱手术后的影像学评估
　　　　⋯⋯⋯⋯⋯⋯⋯⋯ 78

2.3 骨盆 ⋯⋯⋯⋯⋯⋯⋯⋯ 80

　2.3.1 骨盆环骨折 ⋯⋯⋯⋯ 80

　2.3.2 髋臼骨折 ⋯⋯⋯⋯ 84

　2.3.3 骨盆的疲劳骨折 ⋯⋯ 86

　2.3.4 髋关节脱位与骨折 ⋯⋯ 86

　2.3.5 耻骨联合痛（耻骨炎） ⋯ 88

2.4 肩关节 ⋯⋯⋯⋯⋯⋯ 88

　2.4.1 解剖，变异和技术 ⋯⋯ 88

2.4.2 撞击综合征 ⋯⋯⋯⋯ 90

2.4.3 肩袖病变与二头肌腱病变 ⋯ 94

2.4.4 肩袖间病变 ⋯⋯⋯⋯ 98

2.4.5 肩关节不稳 ⋯⋯⋯⋯ 100

2.4.6 其他的上盂唇病变 ⋯⋯ 104

2.4.7 术后并发症 ⋯⋯⋯⋯ 106

2.5 肩带和胸壁 ⋯⋯⋯⋯⋯⋯ 110

　2.5.1 胸锁关节脱位 ⋯⋯⋯⋯ 110

　2.5.2 锁骨骨折 ⋯⋯⋯⋯ 110

　2.5.3 肩锁关节脱位 ⋯⋯⋯⋯ 110

　2.5.4 肩胛骨骨折 ⋯⋯⋯⋯ 112

　2.5.5 胸骨和肋骨骨折 ⋯⋯⋯⋯ 112

　2.5.6 肩锁关节应力现象 ⋯⋯ 112

　2.5.7 肩带损伤后的状态 ⋯⋯ 112

2.6 上肢 ⋯⋯⋯⋯⋯⋯⋯⋯ 112

　2.6.1 肱骨近端骨折 ⋯⋯⋯⋯ 112

　2.6.2 肱骨干骨折 ⋯⋯⋯⋯ 115

　2.6.3 肱骨远端骨折 ⋯⋯⋯⋯ 116

　2.6.4 上肢术后影像学评估 ⋯⋯ 117

2.7 肘关节 ⋯⋯⋯⋯⋯⋯⋯⋯ 119

　2.7.1 内侧间室 ⋯⋯⋯⋯ 119

　2.7.2 外侧间室 ⋯⋯⋯⋯ 121

　2.7.3 前间室 ⋯⋯⋯⋯ 122

　2.7.4 后间室 ⋯⋯⋯⋯ 124

　2.7.5 骨软骨疾病 ⋯⋯⋯⋯ 124

　2.7.6 神经病变 ⋯⋯⋯⋯ 126

2.8 前臂 ⋯⋯⋯⋯⋯⋯⋯⋯ 128

　2.8.1 前臂近端骨折 ⋯⋯⋯⋯ 128

　2.8.2 桡骨头和桡骨颈骨折 ⋯⋯ 130

　2.8.3 前臂骨干骨折 ⋯⋯⋯⋯ 132

　2.8.4 前臂远端骨折 ⋯⋯⋯⋯ 132

　2.8.5 桡尺远端关节不稳定 ⋯⋯ 136

　2.8.6 尺骨撞击综合征 ⋯⋯⋯⋯ 138

　2.8.7 前臂术后影像学评估 ⋯⋯ 138

2.9 腕关节 ················139
  2.9.1 解剖，变异，技术与手术
       指征 ···············139
  2.9.2 骨折，脱位及相关并发症···140
  2.9.3 腕骨不稳和排列不齐 ·····146
  2.9.4 三角纤维软骨复合体（TFC）
       ················150
  2.9.5 尺腕撞击综合征 ·······150
  2.9.6 腕部肌腱 ··········152

2.10 掌骨与手指 ···········154
  2.10.1 解剖，影像技术与征象···154
  2.10.2 骨折 ············154
  2.10.3 肌腱和韧带损伤 ······154

2.11 髋关节 ··············156
  2.11.1 解剖，变异与技术 ····156
  2.11.2 骨折 ············158
  2.11.3 股骨髋臼撞击症（FAI）···158
  2.11.4 白唇损伤 ·········160
  2.11.5 软骨软化与滑膜炎 ·····160
  2.11.6 肌肉和肌腱损伤 ·······162
  2.11.7 股骨头骨骺滑脱 ·······164
  2.11.8 髋关节骨折固定术、关节
       置换术后的 X 线评估 ···165

2.12 股骨与股部软组织 ······165
  2.12.1 解剖与技术 ·······165
  2.12.2 骨折 ············165
  2.12.3 股部肌肉损伤 ······168
  2.12.4 股部手术后的影像学评估···168

2.13 膝关节 ··············170
  2.13.1 指征与技术 ·········170
  2.13.2 交叉韧带 ·········170
  2.13.3 内侧支持结构 ······174
  2.13.4 侧向支撑结构 ······176

  2.13.5 髌骨，股四头肌和前方
       韧带 ·············178
  2.13.6 半月板 ··········180
  2.13.7 软骨 ············184
  2.13.8 关节囊和皱襞 ······184
  2.13.9 软骨替代治疗后的表现···186
  2.13.10 膝关节成形术后的放射学
        评估 ············186

2.14 小腿 ···············188
  2.14.1 创伤 ············188
  2.14.2 小腿术后的影像学评估···193
  2.14.3 小腿软组织损伤和应力
       反应 ············194

2.15 踝与足 ·············194
  2.15.1 解剖，变异与技术 ····194
  2.15.2 踝关节骨折 ········196
  2.15.3 距骨的软骨病变 ······198
  2.15.4 距骨和跟骨骨折 ·····200
  2.15.5 跗骨骨折与脱位 ·····204
  2.15.6 前足骨折与脱位 ·····206
  2.15.7 踝关节和足部手的术后
       影像学评估 ·······206
  2.15.8 获得性对线不齐 ······208
  2.15.9 韧带 ············208
  2.15.10 肌腱 ···········212
  2.15.11 撞击综合征 ·······216
  2.15.12 踝管综合征 ·······216
  2.15.13 跗骨窦 ·········216
  2.15.14 足底筋膜 ········217
  2.15.15 踇盘和草坪趾 ······218
  2.15.16 莫顿神经瘤 ·······218

3 骨、关节和软组织感染 ········220
3.1 骨髓炎和骨炎 ·········220

3.1.1　病因、分类和感染途径　…220

3.1.2　血源性骨髓炎　………221

3.1.3　慢性外源性骨髓炎　…226

3.1.4　骨髓炎的形式（特定病原体）…232

3.1.5　脊柱感染　………234

3.2　软组织感染　………240

3.2.1　坏死性筋膜炎　…242

3.3　化脓性关节炎　………243

3.3.1　非特异性病原体　…243

3.3.2　结核性关节炎　…246

3.4　与HIV感染相关的骨肌系统炎症…246

4　骨、关节、软组织的肿瘤和肿瘤样病变　…………248

4.1　骨肿瘤的影像诊断　………248

4.1.1　放射科医生在评估疑似骨肿瘤时的作用　………249

4.1.2　疑为骨肿瘤时的一般方法…249

4.1.3　局灶性骨病变的描述　……250

4.1.4　骨病变侵袭性的评估：生长速率　………254

4.1.5　骨肿瘤分期　………255

4.1.6　骨肿瘤的组织诊断、生物学活性评价及分期的影像形态学…256

4.2　原发性骨肿瘤　………257

4.2.1　成骨肿瘤　………257

4.2.2　成软骨肿瘤　………264

4.2.3　结缔组织与纤维组织瘤　…272

4.2.4　尤文肉瘤和原发性神经外胚层瘤………274

4.2.5　巨细胞瘤　………274

4.2.6　血管肿瘤　………276

4.2.7　脂肪肿瘤　………278

4.2.8　其他肿瘤　…………278

4.3　肿瘤样病变　…………280

4.3.1　骨瘤、骨岛和全身脆性骨硬化　………280

4.3.2　纤维骨皮质缺损和非骨化性纤维瘤　………282

4.3.3　单纯性（青少年）骨囊肿…282

4.3.4　动脉瘤样骨囊肿　………285

4.3.5　朗格汉斯细胞增多症　…286

4.3.6　骨纤维结构不良　………289

4.3.7　骨血管畸形　………290

4.3.8　不太常见的肿瘤样病变　…293

4.4　骨转移瘤　…………294

4.4.1　监测　………298

4.5　软组织肿瘤　………299

4.5.1　引言　………299

4.5.2　临床上重要的软组织肿瘤（部分通过影像学方法进行分类）…303

4.5.3　软组织肿瘤复发的随访观察与诊断　………306

4.5.4　血管畸形　………307

4.6　关节内肿瘤与肿瘤样病变　………309

4.6.1　关节游离体　………309

4.6.2　滑膜软骨瘤病　………310

4.6.3　腱鞘囊肿和滑囊囊肿　…312

4.6.4　树状脂肪瘤　………314

4.6.5　色素沉着绒毛结节性滑膜炎/腱鞘巨细胞瘤　………314

5　骨　髓　…………330

5.1　正常骨髓　…………317

5.1.1　红、黄骨髓的分布及其随年龄变化的生理转化　………317

5.1.2 黄骨髓向红骨髓的反向转化 /
  骨髓增生 ……………… 318
5.2 贫血和血红蛋白病 ……………… 318
  5.2.1 贫血 ……………………… 318
  5.2.2 血红蛋白病（地中海贫血、
    镰刀细胞性贫血） ……… 318
5.3 代谢性骨髓改变 ………………… 320
  5.3.1 血铁质与血色沉着病 …… 320
  5.3.2 脂质病和溶酶体贮积病 … 320
  5.3.3 浆液性萎缩 ……………… 321
  5.3.4 继发于骨质疏松的脂肪累积 … 321
5.4 骨髓慢性增生性疾病 …………… 322
  5.4.1 骨髓增生异常综合征（也称
    为白血病前期） …………… 322
  5.4.2 红细胞增多症 …………… 322
  5.4.3 骨髓纤维化与骨髓纤维瘤 … 322
  5.4.4 原发性血小板增多症 …… 322
  5.4.5 系统性肥大细胞增多症 … 322
5.5 骨髓恶性病变 …………………… 323
  5.5.1 多发性骨髓瘤与孤立性浆
    细胞瘤 ……………………… 323
  5.5.2 淋巴瘤 …………………… 326
  5.5.3 白血病 …………………… 328
5.6 治疗相关的骨髓改变 …………… 328

6 骨坏死 …………………………… 330
6.1 解剖学、病因学及病理学 ……… 330
6.2 骨梗死 …………………………… 331
6.3 骨坏死 …………………………… 332
  6.3.1 股骨头坏死 ……………… 334
  6.3.2 月骨坏死 ………………… 338
  6.3.3 舟状骨坏死 ……………… 340
  6.3.4 椎骨坏死 ………………… 340
6.4 放疗后遗症 ……………………… 340

6.5 假性骨坏死 ……………………… 342

7 骨软骨病 ………………………… 344
7.1 解剖学、病因学和发病机制 …… 344
  7.1.1 不同类型的骨软骨病的共同
    特征 ………………………… 344
  7.1.2 "骨软骨病"一词不能用于
    哪种病损？ ………………… 344
7.2 关节骨软骨病 …………………… 344
  7.2.1 Perthes 病 ……………… 344
  7.2.2 Freiberg 病（跖骨头骨软骨病）
    ………………………………… 348
  7.2.3 Köhler 病 I 型 …………… 350
  7.2.4 Panner 病和 Hegemann 病 … 350
  7.2.5 剥脱性骨软骨炎 ………… 350
7.3 非关节（骨突）骨软骨病 ……… 354
  7.3.1 骨突骨软骨病的共同点 … 354
  7.3.2 Osgood-Schlatter 病 …… 354
  7.3.3 Sinding-Larsen-Johansson 病 … 355
  7.3.4 Sever 病 ………………… 355
  7.3.5 小联盟肘 ………………… 356
7.4 骨骺骨软骨疾病 ………………… 356
  7.4.1 Scheuermann 病 ………… 356
  7.4.2 Blount 病 ………………… 358

8 代谢性、激素性和中毒性骨病 … 359
8.1 骨质疏松症 ……………………… 359
  8.1.1 骨质疏松症的分类和临床
    表现 ………………………… 360
  8.1.2 骨密度测试 ……………… 360
  8.1.3 骨质疏松的 X 线表现 …… 362
8.2 佝偻病和骨质软化症 …………… 364
8.3 甲状旁腺功能亢进 / 减退症 …… 366
  8.3.1 甲状旁腺功能亢进 ……… 366

8.3.2 甲状旁腺功能减退症 …… 366

8.4 肾性骨病 …… 367

8.5 药物引起的骨性改变 …… 368

　　8.5.1 激素 …… 368

　　8.5.2 其他药物 …… 368

8.6 淀粉样变性 …… 370

8.7 其他骨病 …… 370

　　8.7.1 血友病性骨关节病 …… 370

　　8.7.2 肢端肥大症 …… 371

9 骨与关节的先天性疾病 …… 372

9.1 骨发育疾病中的骨龄评定 …… 372

9.2 先天性髋关节发育异常 …… 372

9.3 先天性足部畸形 …… 374

9.4 髋股关节发育不良 …… 376

9.5 脊柱侧弯和脊柱后凸 …… 377

　　9.5.1 脊柱后凸 …… 377

　　9.5.2 脊柱侧凸 …… 377

9.6 先天性骨骼发育障碍 …… 377

　　9.6.1 骨骼发育不良分类的诊断
　　　　　途径 …… 378

　　9.6.2 常见的新生儿骨骼发育
　　　　　不良 …… 382

10 风湿性疾病 …… 384

10.1 概述 …… 384

　　10.1.1 常见病理性骨折 …… 384

　　10.1.2 外周关节的影像学特征及其
　　　　　在鉴别诊断中的作用 …… 384

　　10.1.3 脊柱与骶髂关节的影像学
　　　　　特征及其鉴别诊断 …… 388

10.2 外周关节的骨关节炎 …… 394

　　10.2.1 成像技术的基本原则 …… 394

　　10.2.2 不同的关节 …… 398

10.2.3 骨性关节炎的治疗 …… 402

10.3 脊柱退变 …… 402

　　10.3.1 解剖，变异、成像与技术 …… 403

　　10.3.2 脊柱退变的临床表现 …… 404

　　10.3.3 椎间盘退变性疾病 …… 406

　　10.3.4 椎间盘旁骨性改变 …… 412

　　10.3.5 关节突、钩椎关节炎，
　　　　　退变性滑脱症 …… 414

　　10.3.6 韧带和软组织改变 …… 416

　　10.3.7 椎管狭窄 …… 417

　　10.3.8 失稳，节段过度运动和
　　　　　功能研究 …… 419

10.4 弥漫性特发性骨骨肥大 …… 419

10.5 类风湿性关节炎和幼年特发性
　　　关节炎 …… 420

　　10.5.1 类风湿性关节炎 …… 420

　　10.5.2 青少年特发性关节炎 …… 424

10.6 脊椎关节炎 …… 426

　　10.6.1 强直性脊柱炎 …… 428

　　10.6.2 反应性关节炎 …… 430

　　10.6.3 银屑病性关节炎 …… 430

　　10.6.4 肠病性关节炎 …… 432

　　10.6.5 未分化脊柱关节炎 …… 433

10.7 慢性复发性多灶性骨髓炎和SAPHO
　　　综合征 …… 433

　　10.7.1 慢性复发性多灶性骨髓炎 …… 433

　　10.7.2 SAPHO（滑膜炎、痤疮、
　　　　　脓疱病、骨肥厚、骨髓炎
　　　　　综合征） …… 434

10.8 系统性结缔组织炎疾病的关节
　　　改变 …… 438

　　10.8.1 系统性红斑狼疮 …… 438

　　10.8.2 进行性系统性硬化病 …… 438

　　10.8.3 多发性肌炎和皮肌炎 …… 440

10.8.4　混合胶原蛋白　··········440

10.8.5　血管炎　···············440

10.9　晶体诱发的关节病、骨质疏松和

关节病　···············442

10.9.1　痛风　···············442

10.9.2　焦磷酸钙沉积病（CPPD）

···········446

10.9.3　羟基磷灰石晶体沉积病···448

11　骨、关节和软组织疾病········ 451

11.1　Paget 病　·············451

11.2　结节病　···············454

11.3　肥厚性关节病　··········454

11.4　蜡滴样骨病　············456

11.5　软组织钙化和骨化　·······458

11.5.1　软组织钙化　····458

11.5.2　软组织骨化　····458

11.6　筋膜室综合征　··········462

11.7　横纹肌溶解　············464

11.8　周围神经卡压和神经压迫综合征

···········464

11.9　神经病性骨关节病和糖尿病足···467

11.9.1　神经病性骨关节病　····467

11.9.2　糖尿病足　······468

11.10　粘连性肩关节囊炎　·······470

12　涉及骨、软组织和关节的医疗

操作·················· 472

12.1　关节造影　·············472

12.1.1　适应证　·······472

12.1.2　禁忌证　·······472

12.1.3　技术　·········472

12.1.4　并发症　·······472

12.2　活组织检查　············473

12.2.1　适应证　·······473

12.2.2　禁忌证　·······473

12.2.3　技术　·········473

12.2.4　并发症　·······474

12.2.5　结果　·········474

12.3　引流　···············474

12.3.1　适应证　·······474

12.3.2　禁忌证　·······474

12.3.3　技术　·········474

12.3.4　并发症　·······476

12.3.5　结果　·········476

12.4　神经根阻滞　············476

12.4.1　适应证　·······476

12.4.2　禁忌证　·······476

12.4.3　过程　·········476

12.4.4　并发症　·······477

12.4.5　试验神经根阻滞试验　··478

12.5　小关节阻滞　············478

12.6　椎体成形术、后凸成形术和骶骨

成形术　···············478

12.6.1　适应证　·······478

12.6.2　诊断前的影像学检查　··478

12.6.3　禁忌证　·······479

12.6.4　并发症　·······479

12.6.5　技术　·········480

12.6.6　结果　·········481

12.7　激光治疗和射频消融术　·····481

1 急性创伤和过用性损伤：概要

1.1 正常骨骼的发育、变异和病理变化

1.1.1 正常骨骼的发育

▶ 解剖学 正常骨骼的发育包括骨骺、干骺端及髓腔的发育和成熟。在所有可利用的影像学检查中，磁共振（MRI）是最适合显示骨骼发育过程的检查手段，可以对骨骺（软骨形成的前体或基质）、骺软骨向骨的转换、生长板（骺板），以及与年龄相关的骨髓转换清晰成像（图1.1）。

出生后，人的骨骼发育经历了三个阶段，在这期间骨骼发生了纵向生长：

• 长、短管状骨以及腕骨、跗骨的骨化中心的形成和发育。

• 骨突的骨化中心形成和发育。

• 骨骺闭合。

成熟的新生儿只有两个骨化中心：股骨远端骨化中心和胫骨近端骨化中心。其他骨化中心随年龄的增加顺序出现。一旦一个骨化中心出现，骨化过程就向软骨前体的边缘进行。

生长板（骺板）在骨生长过程中具有决定性作用，它不仅决定个体最终的高度和体质，还有助于骨骼的韧性和弹性的发育。它包括5个独立的次级骨化中心。生长板非常容易受伤（参见章节1.3）。随着骨骺的闭合，在骨骺和骨干之间的软骨被骨替代，只有关节软骨保留。

骨突的骨化中心出现于青春期前或青春期。骨突的骨骺在青春期后闭合，在25岁左右。在一定范围内，骨化中心的出现、生长，骨骺的闭合以及与骨的融合是恒定的，利用这个规律可以对骨骼成熟度和骨龄进行评估。

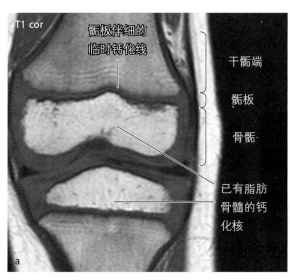 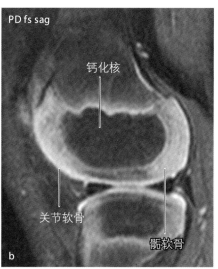

图1.1 5岁儿童的膝关节MRI。a.骨骺骨化核中的脂肪骨髓信号。T1WI中干骺端信号强度介于脂肪和肌肉之间，呈经典的红骨髓信号；b.抑脂像可以区分骺软骨和关节软骨骺软骨。正常生理状态下，骺软骨信号强度不均匀

在骨骼发育过程中，骨髓的变化和骨骼的发育同步。胎儿的髓腔仍充满有造血功能的红骨髓。出生前不久，在胎儿四肢近端、趾骨远端，红骨髓开始转化为充满脂肪的黄骨髓。在成年早期，红骨髓主要出现在颅骨、胸骨、肋骨、骨盆，以及肱骨、股骨的近端，而黄骨髓存在于其余的骨骼中（参见第5章）。

1.1.2 骨骼发育的变异和影响

在骨骼的生长过程中，软骨和骨突的骨化中心可以表现许多解剖变异。例如，两个或几个骨化中心可融合。在X线片中，此阶段的骨化中心经常显示不规则边缘、碎片和不规则矿化（图1.2~4）。

常见的骨骺和骨突的"变异"包括：

• 手骨的锥形骨骺往往和指骨的软骨生长干扰有关（图1.5）。相反，锥形骨骺、长骨骨骺和干骺端生长受干扰总被视为病理性的，可能是各种病因所致，共同特点是骨骺和干骺端的融合（图1.6）。

• 假骨骺或非典型骨骺可见于健康儿童，而在有系统性骨发育异常的儿童更为常见。主要发生在第2~4掌骨近端和第1掌骨远端。这种现象没有临床意义。

• 骺核的过度矿化可见于健康儿童，通常位于趾（指）骨远端。这些象牙样或大理石样的骨骺（图1.7），必须和其他骨骼疾病的过度矿化区别开，如脆骨症。

骨化中心的X线表现各不相同，尤其是腕骨和跗骨，包括：

• 骺核出现在不同的年龄。

• 不规则矿化。

• 与相邻骺融合。

• 偶尔出现的附骺核。

1.1.3 病理状态的转变

有时很难区分正常的发育变异和具有临床意义的病理变化，特别是当这些变异伴有短暂的局部疼痛和/或关节积液时。在这些情况下，必须确认是发育的正常变异而不是病理变化。

▶ X线 骺或骨突的变异常给确诊带来困难，包括：

• 存在几个非典型骨化中心的情况下的骨骺或骨突的骨折（图1.8，1.9）。

• 缺血性坏死导致的不规则硬化与骺核缩小（图1.10）。

• 分离性骨软骨炎或骨软骨骨折与边缘不规则的骨骺（图1.11）。

• 非典型的骨骺与先天性骨骼发育障碍（图1.12）。

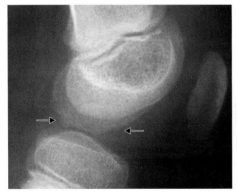

图1.2 髌骨骺的骨化中心生理性不规则边缘（箭头）是正常变异，最常见于股骨髁后部

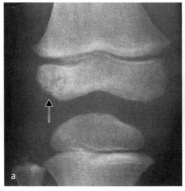
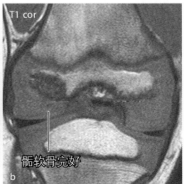

图1.3 股骨远端骨骺的骨化中心变异。a. 骨骺的不均匀钙化（箭头所指）；b. MRI扫描显示了一个硬化区域的低信号

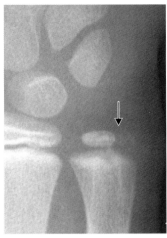

图 1.4 尺骨骨骺。包含 3 个骨化核（箭头所指），未来会相互融合

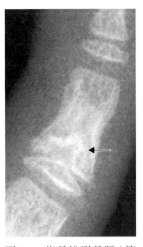

图 1.5 指骨锥形骨骺（箭头），一种正常的变异，软骨内骨的轻度生长干扰

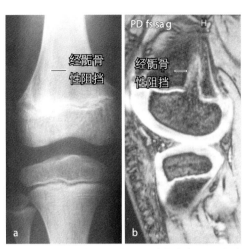

图 1.6 6 岁男孩，骨骺和干骺端融合。这种融合可能是锥形骨骺的病理变异，可能会影响骨骼的生长。a. 异常的骺板和干骺端提示骨骺融合；b. MRI 扫描证实跨过股骨远端骨骺的骨性阻挡

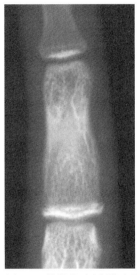

图 1.7 指骨的过度硬化（通常称为象牙样或大理石样骨骺），是一种正常的变异

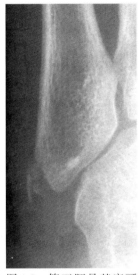

图 1.8 第五跖骨基底可见 2 个贝壳状骨化中心，为正常的变异

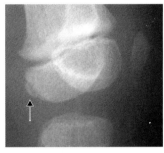

图 1.9 股骨内侧髁后方贝壳状骨化核，为正常的变异

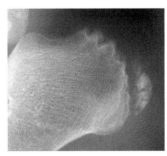

图 1.10 跟骨结节后方呈碎片样，并有硬化，为正常变异

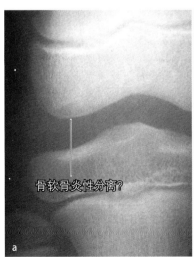

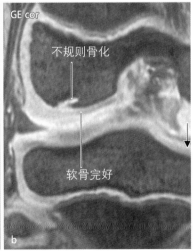

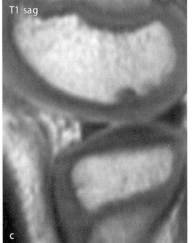

图 1.11 骺边缘不规则。a. 外踝骺软骨下透亮影；b. 相应的 MRI 显示为不规则的骨化；c. 没有证据表明是软骨缺损或骨髓反应

▶超声 婴儿创伤性骨骺分离和正常的骨骼可以通过识别骺软骨内骨化中心与干骺端的相对位置来鉴别。如果怀疑一名儿童有软骨下骨折、骨软骨分离或缺血性坏死，关节部位的疼痛、积液提示需要进一步的检查。如果没有关节积液，那么就不可能存在病理改变。

▶MRI 多数情况下，MRI 可以鉴别创伤与骨化异常。目前，MRI 常在超声检查不确定时作为补充手段来明确诊断，并且可作为评估骨髓的首选检查方法。掌握与年龄相关的骨髓变化知识，是评估骨髓病理变化的前提条件（见章节 5.1）。

> **提示**
>
> X 线影像中的骨骺或骨突的解剖变异或异常可见于儿童所有的骨骼，这在相关的文献中有详细介绍。当遇到陌生的 X 线征象时，应该咨询放射科医生。

1.2 骨折：定义，类型和分级

1.2.1 定义和分级

骨折（来自拉丁语"frangere"＝打破）是指骨连续性的中断，不论是否涉及骨皮质或骨小梁。在日常用语（外科）中，这个词和放射学中的"骨折"是同义词。

然而，有很多骨折在 X 线片上并不能显示，而 CT、MRI，甚至在某些部位超声都可以发现，这些骨折被称为"X 线隐匿性骨折"。最轻的骨创伤是纯粹的骨小梁骨折，只有行 MRI 检查才能发现（也称为"骨挫伤"）。这些损伤可能非常痛，但治疗往往只需要休息和短时固定。

基于病因不同，骨折可分为创伤性骨折、应力性骨折和病理性骨折：

创伤性骨折 是由施加于骨骼的钝性 / 锐性、间接 / 直接的暴力导致的。间接暴力包括牵拉、加压、剪切和扭转力。

应力性骨折 有两种类型：疲劳骨折和不完全骨折。疲劳骨折是对正常骨骼反复施加应力

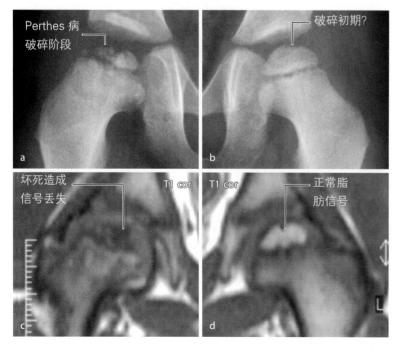

图 1.12 Perthes 病和正常发育变异的比较（Meyer 发育不良）。a. Perthes 病在破碎阶段；b. 不规则骨骺包含有几个"碎片"；c. T1WI 可见骨骺信号的丢失；d. 多个骨化中心中正常脂肪信号（＝Meyer 发育不良）

所致，它和不完全骨折的区别是，不完全骨折常发生于容易骨折的骨骼，甚至正常的应力即可造成骨折。容易出现不完全骨折的骨比较脆弱（通常由骨质疏松症引起），通常轻微的应力即可导致骨折。

病理性骨折 病理性骨折是骨皮质被破坏后，低能量损伤所导致的骨折，常表现为各种不完全骨折。引起病理性骨折最常见的原因是骨转移瘤、骨髓瘤和骨囊肿。

1.2.2 骨折类型

骨折的形态可以反映骨折时暴力的方向、类型和程度。除了骨折形态变化外，分型还应考虑是否波及关节以及是否存在关节脱位或半脱位。图 1.13 示最常见的骨折分类。

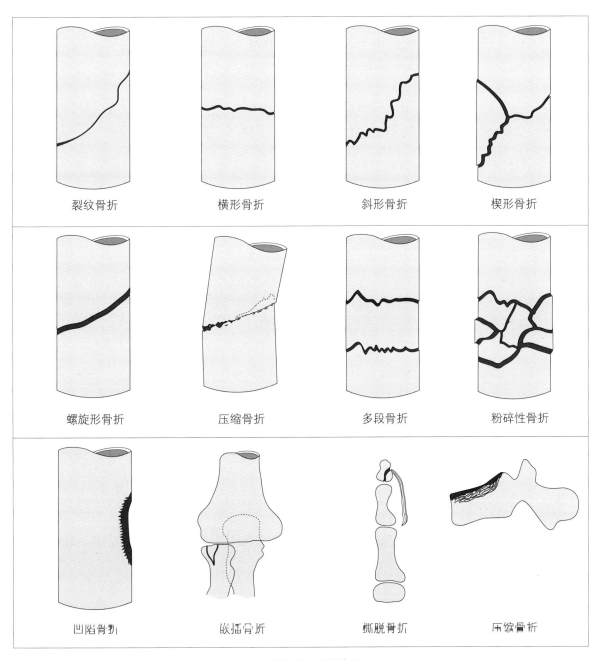

裂纹骨折	横形骨折	斜形骨折	楔形骨折
螺旋形骨折	压缩骨折	多段骨折	粉碎性骨折
凹陷骨折	嵌插骨折	撕脱骨折	压缩骨折

图 1.13　最常见的骨折类型

定义

无移位骨折（裂纹骨折）是指没有移位的骨折，骨折线没有任何移位，可以是完全骨折（骨皮质完全断裂），也可以是不完全骨折。

嵌插骨折 骨折碎片相互嵌插（稳定），如髋关节骨折。

凹陷性骨折 这种骨折往往由局限暴力作用于骨（如颅骨）所致。另外，关节一侧发生撕脱骨折时，另一侧往往会出现凹陷性骨折。

压缩骨折 压缩骨折和嵌插骨折几乎没有什么差别，尤其发生在椎骨时。

撕脱骨折 是指韧带或肌腱的附着处的骨折，有骨片被撕脱。撕脱骨折的常见部位是第五跖骨基底、胫骨结节（髌腱）、髌骨上缘（股四头肌）、股骨小转子（髂腰肌）和近节指骨，在未成年患者中较为常见。

骨折 – 脱位 是指关节匹配性的完全丢失。关节内骨折或关节周围骨折均可出现关节脱位。半脱位是指部分保留关节序列的脱位。

开放性骨折 发生开放性骨折时，覆盖骨折处的软组织破裂，骨折处与外界相通。

1.2.3 分类

骨折的分类系统必须具有实践意义：
- 确定损伤的严重程度。
- 选择适当的治疗。
- 评估预后。
- 容易应用和复制。

根据解剖部位进行分类，对骨折分类系统在第 2 章会进行详细的讲述。AO 骨折分类系统是目前最为常用的系统（AO Foundation, Switzerland; http://aofoundation.org），随后会专门介绍。

AO 分类系统包括以下几个方面：
- 解剖区域（受累的骨）。
- 部位（骨受累的部位）。
- 骨折的类型（使用字母来表示累及关节或骨干，后面的数字进一步精确分类）。

AO/OTA 分类是 AO 分类和 1996 年的 OTA 分类两种分类方法的整合。OTA 分类方法采用 AO 分类的原则，并通过对骨进行编码来进一步完善。

1.3 儿童骨折

1.3.1 儿童骨折的特点

儿童骨骼和成人骨骼最大的解剖差别在于骺板未闭合。骺板损伤会因为骺板早闭导致骨发育障碍，但厚而坚韧的骨膜使骨折端很容易形成骨痂，促进愈合。骨的良好弹性使骨在发生骨折前可耐受很大的变形，其厚而坚韧的骨膜使得骨折片不易产生移位。因为骺板比相邻的骨质和韧带更脆弱，所以骨骺分离比非骨骺损伤的骨折、脱位更常见。

儿童骨的弹性较大，在发生完全骨折前会出现较明显的变形；同时，强健的骨膜往往会阻止骨折块发生明显移位。因为生长板比附近的骨和支持韧带弱，骨骺分离比非骨干骨折或关节脱位更常见。

从生理学角度来讲，儿童骨具有更强的愈合和重塑能力，因此儿童骨折的骨不连非常罕见。

成人的骨折分类系统并不适用于儿童骨折。因此，人们制定了适用于儿童骨折的 PCCF–AO（http://aofoundation.org）分类方法。

简单实用的分类方法应考虑以下几个因素：
- 骨干。
- 干骺端。
- 骨骺。
- 联合损伤。

儿童特点

Buckle 骨折　这种骨折是由于干骺端受到应力作用引起的，一侧骨皮质出现隆起而另一侧骨皮质正常或损伤极轻（图 1.14）。

青枝骨折　这是一种不完全骨折，往往只累及单侧骨皮质，特点是骨膜连续性完好（图 1.15）。

弓形骨折　因为儿童骨骼良好的弹性，这种骨折看不到明显的骨折线（图 1.16）。

过渡型骨折　这种骨折发生在正在闭合的骺板（图 1.17）。

> ❗ **提示**
>
> 　　过渡型骨折的概念在一些国家（如美国）并不被采用，这种骨折只是被认为是 Salter–Harris 分型的一种亚型。

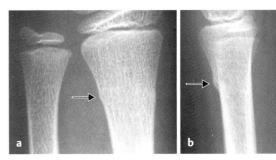

图 1.14　9 岁的女孩 Buckle 骨折（箭头）。a. 正位片；b. 侧位片

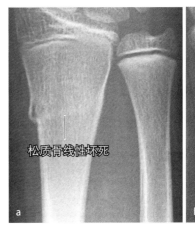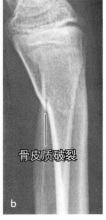

松质骨线性坏死

骨皮质破裂

图 1.15　13 岁的男孩青枝骨折（不对称皮质破坏）。a. 外侧骨皮质破坏所致高密度线；b. 只有掌侧骨皮质破坏

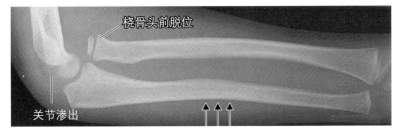

桡骨头前脱位

关节渗出

图 1.16　尺骨弓形骨折（箭头）合并桡骨头半脱位。X 线片上未见骨折线。这是一种孟氏骨折（见章节 2.8.3）

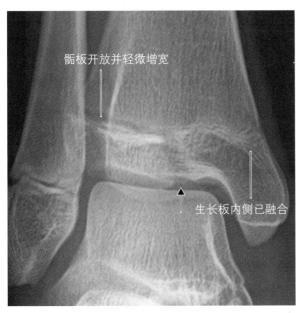

骺板开放并轻微增宽

生长板内侧已融合

图 1.17　Salter–Harris Ⅲ型骨折。骨折位于闭合和未闭合的骺板过渡区（箭头处）

骺板损伤

Salter–Harris 分型系统最常用于描述骺板损伤（图 1.18）：

- Ⅰ型：骺分离。
- Ⅱ型：干骺端骨折的骺损伤。
- Ⅲ型：骺骨折的骺损伤。
- Ⅳ型：骨折线通过骨骺、骺板及干骺端的骺损伤（图 1.19）。
- Ⅴ型：骺板完全压缩损伤（挤压伤）（图 1.18）。

1.3.2 受虐儿童综合征

受虐儿童综合征（Battered–Child Syndrome）包括所有类型的儿童伤害，如身体的和精神的创伤、对儿童的冷漠以及性虐待等。新生儿、婴幼儿通常易遭受身体的虐待。尽管疑似被虐待的儿童很多，但只有很小部分被起诉；而放射科医师可以明确诊断这些受虐待的儿童，使他们的人生得到拯救。

▶ 受虐儿童综合征的可疑临床表现：

- 不同时期、不常见身体部位的血肿、擦伤及烧伤。
- 典型损伤却没有明确的病史，没有及时就诊。
- 不同时期多处骨损伤以及典型的骨折。
- 硬膜下血肿，合并或不合并颅骨骨折的脑挫伤。
- 儿童的年龄通常小于 2 岁。

骨损伤可能表现为单发或多发骨折，可见不同阶段的骨膜反应和骨痂形成。陈旧性骨折在就诊时通常无症状。四肢骨折通常表现为干骺端和骨干损伤。脑损伤通常表现为硬膜下血肿和脑挫伤，常由直接暴力或过屈/过伸损伤引起，伴或不伴颅骨骨折。脑震荡损伤会因为静脉网破裂而导致硬膜下血肿，并且会伴有视网膜出血。如果疑有头部损伤，超声检查（1 岁以内）、颅脑 CT 或 MRI 可以明确诊断。

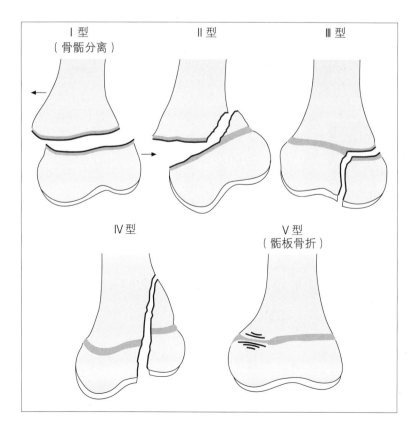

图 1.18　Salter–Harris 骺板骨折分型

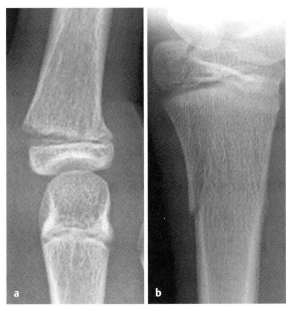

图 1.19　骺板损伤。a. Salter–Harris Ⅱ型损伤；b. Salter–Harris Ⅳ型损伤

▶X 线　传统 X 线检查是第一选择。

肋骨骨折　尤其是后方肋骨骨折，在儿童是极其罕见的。当发现肩胛骨骨折、胸骨骨折和脊柱棘突骨折时，应高度怀疑该儿童受虐。

干骺角骨折　是儿童暴力的特殊表现，放射学表现为小骨片（"角"标记），通常在干骺端骨化区有细微的贝壳样碎片。这种类型的损伤是由于突然牵拉或扭曲肢体造成的。骨膜和关节囊非常坚强地附着在骨化区，当受到突然的牵拉时，骨片和骨骺会一同被撕脱（图 1.20~23）。

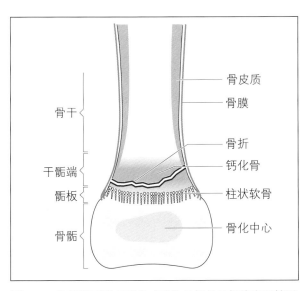

图 1.20　放射学可见干骺角或碎片骨折的骨折线实际情况

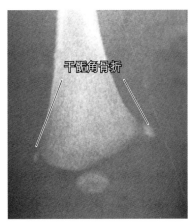

图 1.21　虐待儿童。9 天的婴儿

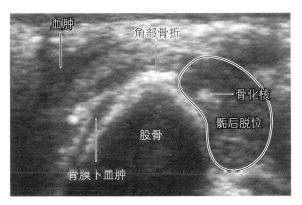

图 1.22　虐待儿童。股骨骺脱位（超声）

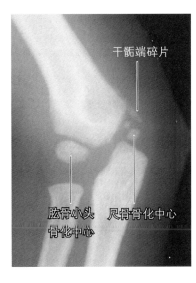

图 1.23　虐待儿童。6 个月婴儿，处于保护姿势的肘

骨膜成骨 临床上比较常见，某些时候甚至看不到骨折。在儿童早期，与干骺端的骨膜不同，骨干的骨膜只是松弛地附着于骨皮质，骨损伤很容易导致骨膜下血肿。在婴儿和婴幼儿期，在伤后6~8天就可以在X线上见骨膜成骨（图1.24，1.25）。

不同时期的多处骨骼损伤提示儿童受虐（图1.26），这种现象具有法医学意义，可用于评估虐待发生的时间。如果怀疑儿童受虐，应进行完整的骨骼检查（年满两岁时），每个肢体应拍摄两个体位的X线片。

▶ **超声** 因为儿童早期骨骺大部分是软骨，在X线上并不显影，所以损伤程度，尤其是干骺角骨折，是很难评估的。而超声可以检查骨骺和干骺端的相对位置并评估其损伤程度以及任何的移位（图1.22）。超声检查很容易发现关节积液；另外，骨膜下血肿在骨膜新生骨的形成之前同样可以被检查出来。

▶ **核医学** 骨扫描是一种可靠的检查方法，即使临床无症状或骨损伤不确定时也可以检查处理。然而，颅骨骨折和超过3~5个月的陈旧性骨折不能被明确检查出来。

▶ **MRI** 个别情况下，MRI可以更好地区分Salter-Harris Ⅱ型和Ⅳ型骨折，尤其当骨折位于复杂关节部位，如肘关节时。与超声相比，MRI可以为术前计划提供更多的信息。此外，全身MRI可以检查软组织损伤，具有重要的法医学意义。MRI没有辐射，因此作为一种筛选方法，比放射学检查和放射性核素扫描更具优势；然而，这种检查方法具有敏感性低、特异性高的特点，尤其对干骺端损伤。

> **提示**　❗
>
> 　如果高度怀疑有虐童情况存在，就应该进行完整的影像学检查以对儿童进行保护［详细可参阅《美国放射学会推荐共识》（2011版），可在网上查阅］，这对于治疗和法医鉴定均具有重要意义。中枢神经系统损伤需要进行立即治疗，而骨损伤的发现具有提示儿童受虐的法医学意义。

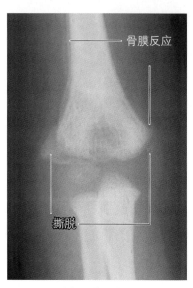

图1.24 受虐儿童，与图1.23是同一名儿童。3周后，可见双侧干骺角骨折所致的明显骨膜新生骨形成

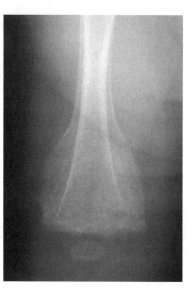

图1.25 受虐儿童。伤后3周，骨折骨膜下血肿所致的新骨形成，包围干骺端的两侧

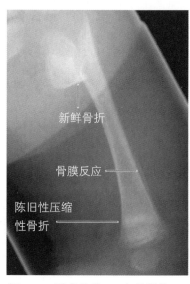

图1.26 受虐儿童。2个月婴儿

▶ 鉴别诊断

根据典型的骨损伤，诊断儿童受虐并不困难，但应与具有类似表现的疾病相鉴别：

• 分娩骨折和意外骨折等，曾和父母或亲戚进行非常激烈的玩耍。

• 神经功能障碍，经历过理疗，出现脑脊膜脊髓膨出并伴有骨折。

• 成骨不全症，软骨发育不全。

• 代谢紊乱（如佝偻病，Menke 综合征）。

• 前列腺素治疗。

• 婴儿的皮质骨肥大。

1.4 关节面骨折：软骨下，关节软骨和骨软骨骨折

关节面骨折是指局限于软骨的骨折；软骨下骨是指软骨下松质骨，它们或多或少地平行于关节面。该部位的骨折应与累及关节的骨折相区别，累及关节的骨折根据 AO 分类应是 B 或 C 型骨折（参见章节 1.2.3）。

▶ 解剖学　透明软骨的主要功能为承载重力、润滑关节、减小摩擦等。透明软骨按层排列，深层的钙化区和软骨下骨紧密相连。软骨撕裂(创伤性分离）发生在钙化区和与关节相连的非钙化区之间。创伤性关节面损伤是由突然的、不正常

的关节表面接触引起的，根据损伤的机理，这种暴力可以是剪切力、旋转力或垂直压力。

提示

在骨结构中，软骨比软骨下骨更有弹性，因此在同样暴力的作用下，软骨下骨容易骨折，而软骨可以快速恢复正常。习惯上，可以将关节面损伤分为四个不同的阶段（图 W1.2~1.5）。

关节面骨折分类（图 1.27）：

• 软骨下骨折。

• 软骨骨折。

• 骨软骨骨折。

▶ 临床表现　实际上，关节表面骨折的临床表现通常是非特异性的。关节积血通常与骨软骨骨折有关。

部位：胫距关节、膝关节，包括髌股关节最常见；其他位置，如股骨头和肱骨头，也可能会出现关节面骨折。

▶ X 线　在 X 线片上，应该寻找关节轮廓的不规则和软骨下骨的密度异常。小的局限性透亮区应考虑是骨块移位后的骨缺损，这时应去寻找高密度的游离骨块（图 1.28~30）。拍摄两个体位的 X 线片往往不够，因此斜位（膝、肘、手和足）

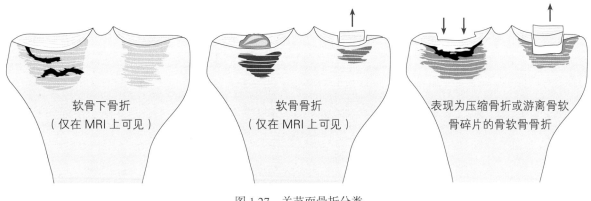

图 1.27　关节面骨折分类

或轴位（髌骨）X 线片有时是必需的，可以提高诊断的准确性。

▶ CT　CT 是确诊关节面骨软骨骨折的敏感方法。在一些诊疗中心，CT 已经成为诊断细微软骨损伤的主要检查手段（图 1.31）。CT 也是诊断关节内游离体的良好选择。

▶ MRI　MRI 是确诊骨软骨损伤的最佳选择。软骨和软骨下骨损伤包括以下几种形式：

- 简单的纵向或横向裂缝。
- 星状损伤。
- 软骨掀起、剥离。
- 继发于关节塌陷区域的边界清晰的全层软骨缺损。

1.4.1　软骨下骨折

软骨下损伤时关节软骨完整，关节面并未塌陷。水肿样信号密度在信号降低的 T1WI 中比较明显，表现为软骨下骨模糊的低信号区；在对液体敏感、高信号密度的 MR 序列（T2WI）中显示更清晰，尤其是在脂肪饱和序列中。相应的骨折线表现为骨髓水肿区的低信号直线或曲线（图 1.32）。如果没有发现骨折线，可做出骨髓挫伤

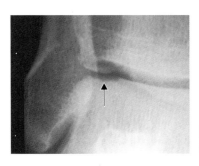

图 1.28　距骨穹骨软骨骨折（箭头）

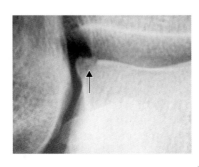

图 1.29　距骨穹骨软骨骨折（箭头）

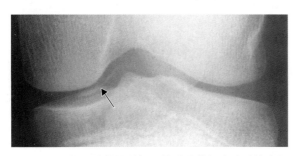

图 1.30　股骨髁骨软骨骨折，并形成薄长碎片（箭头）

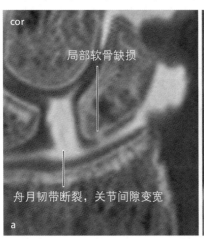
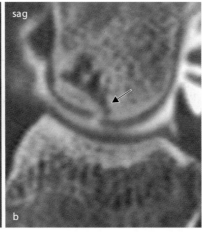

图 1.31　CT 关节成像可见舟骨近端骨软骨骨折。a. 舟月（SL）脱位，舟骨近端关节软骨局限性缺损；b. 局部软骨下板通入关节腔

的诊断。有时候，软骨下挫伤在 T1WI 也可表现为非常局限的弱强化区。

1.4.2　软骨骨折

软骨骨折可能伴有边缘清晰的软骨缺损，与骨折块移位有关（图 1.33）。软骨骨折线可为纵形、斜形或横形，也可能延伸到软骨下骨（图 1.34）。相应的软骨下水肿常见于缺损下方。

软骨分离是软骨病变的一种很重要的类型，通常为透明软骨与软骨下骨分离。若同时合并垂直裂隙，则将出现软骨"瓣"；否则，除非仔细探查，软骨分离很难在关节镜下被发现（图 1.35）。

无论软骨增厚与否，有时信号密度异常是软骨病变的唯一指征。其中，软骨软化是最适当的称呼。

比起创伤，骨关节炎更多的是老年患者软骨异常的病因，但两者间的区别有时很难分清。

图 W1.6~10 为各种软骨损伤的 MRI 表现（3T）。

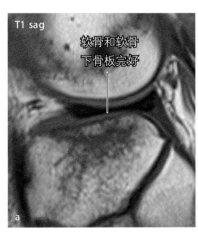
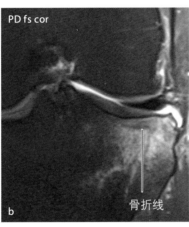

图 1.32　胫骨外侧平台软骨下骨折。a. 低信号小梁骨折线；b. 骨折线周围有骨髓水肿

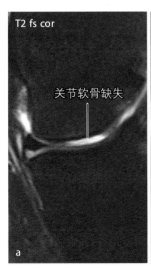
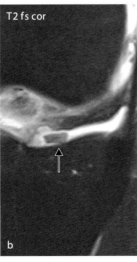

图 1.33　软骨骨折。a. 局部软骨缺损，没有骨软骨瓣的其他表现提示急性软骨损伤；b. 关节外侧间室软骨碎片（箭头）

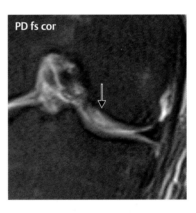

图 1.34　股骨髁创伤性软骨损伤（箭头）

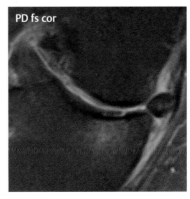

图 1.35　胫骨平台层状软骨损伤，注意软骨与软骨下板之间的高信号

1.4.3 骨软骨骨折

此类损伤累及关节软骨及软骨下骨，通常因相应的髓内水肿而通过 MRI 发现（图 1.36~39）。找到软骨下骨的骨折或压缩至关重要，在部分病例中，骨软骨碎块有可能移位至关节腔内。

1.5 应力性骨折和不完全骨折

▶病理学 "应力"即施加于骨的力或负荷，是肌肉牵拉活动和/或体重的作用。骨骼是一种需应力刺激才能正常形成的力学组织。若去除骨的正常应力，松质骨和皮质骨的破骨细胞活性增强，再加上成骨细胞活动停止，会导致失用性骨质疏松。

应力如何使骨适应其机械性能目前并不十分清楚，但是很多征象表明这种适应源于微骨折。骨对应力增加的最初反应是破骨吸收，破骨吸收遗留的腔隙随后在数周到数月之间由板层骨填充；同时，若过度的应力作用持续存在，在骨吸收与骨形成间达不到平衡，从而导致骨强度暂时降低。虽然骨外膜和骨内膜的新骨形成可为其提供支撑，但若是骨得不到充分休息，将会导致松质骨和/或皮质骨的疲劳骨折。

1.5.1 分型

根据骨骼伤前情况，应力性骨折可分为两类：

疲劳骨折 此类骨折患者骨密度和骨结构正常，活动量的增加导致骨骼反应性变弱（可逆性），多见于运动员。

不完全骨折 发生于骨密度和骨结构异常的患者，日常活动的一般应力就可能导致骨折，骨质疏松为最常见的病因。病理性骨折（参见章节1.5.3）也是一种不完全骨折，多发生于已潜在弱化的骨骼。最常见的不完全骨折是椎体骨质疏松性压缩骨折（见章节 8.1.3）。

> **❗ 提示**
>
> 骨盆不全骨折常见于骨盆放疗后。

▶临床表现 应力性骨折的临床特点是与活动有关的局部疼痛和软组织肿胀，休息后减轻。股骨颈或脊柱的不完全骨折可能长时间无症状。

▶X 线
- 典型骨折线（少见）。
- 层状骨膜反应为修复的迹象（图 1.40）。
- 松质骨和皮质骨间密度分界不清（图 1.40，1.41）。
- 骨痂形成（图 1.42，1.43）。

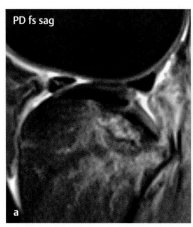
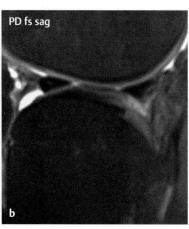

图 1.36 胫骨平台骨软骨损伤。a. 伤后即刻；b. 5 个月后，水肿消失，关节面压缩依旧存在

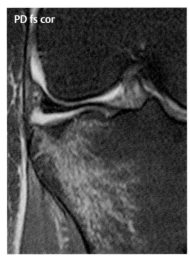

图 1.37 胫骨平台骨软骨骨折，伴关节积液

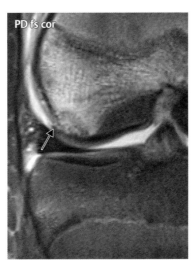

图 1.38 股骨外侧髁骨软骨骨折，仅可见外侧关节软骨边缘台阶样骨皮质分离

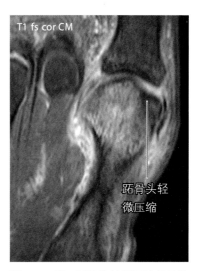

图 1.39 第一跖骨头轻微压缩的骨软骨压缩骨折

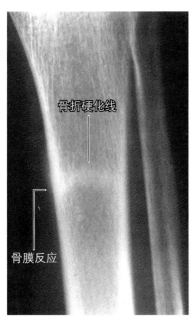

图 1.40 长跑运动员胫骨应力性骨折

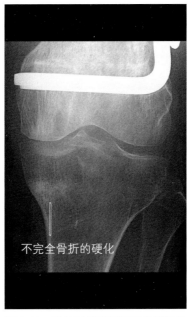

图 1.41 股骨远端骨折导致失用性骨质疏松患者的胫骨平台不完全骨折

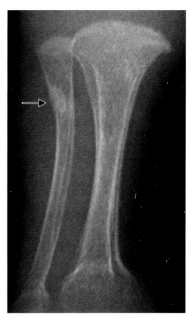

图 1.42 患有佝偻病的 4 个月大婴儿的不完全骨折（箭头）

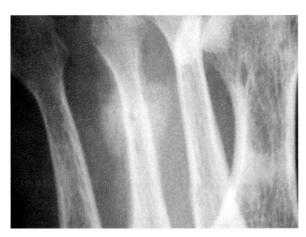

图 1.43 老年骨质疏松患者的距骨不完全骨折，有明显的骨痂形成

▶核医学　X线检查不能发现应力性骨折或不全骨折时，可行骨扫描；对于成人患者，骨扫描的假阴性罕见。

▶CT　早期，CT可发现骨膜和/或骨内膜新骨形成以及骨折线（图1.44，1.45）；若能发现骨折线和硬化性骨改变，通常可确诊（图

1.47b）。

▶MRI　由于骨髓水肿在脂肪饱和液体敏感序列上非常明显，MRI是发现应力性骨折和不完全骨折的一种极其灵敏的手段（图1.46~49），也可清楚显示骨折线（图1.46，1.48，1.49）。骨髓水肿在T1WI、T2WI或钆剂强化影像上可能为低信号，在T2WI上偶可为高信号（图1.46）。相对来说，低信号的骨髓水肿在T1WI上可能不清晰，所以，混杂低信号更可能是肿瘤和骨髓炎。应力性骨折可与周围软组织显著水肿同时发生。

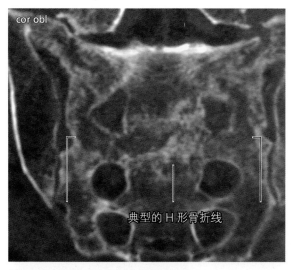

图1.44　骨质疏松患者骶骨不完全骨折

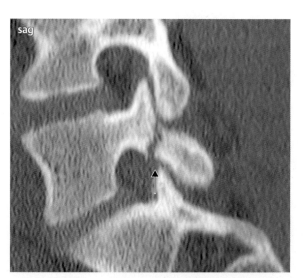

图1.45　女性竞速游泳运动员脊椎狭部裂（可能与应力有关）

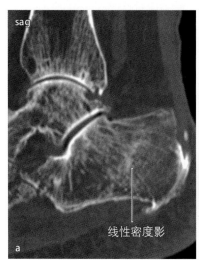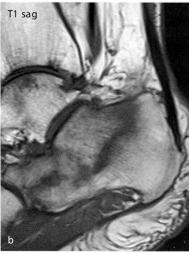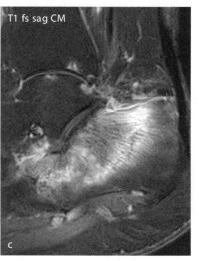

图1.46　因风湿性关节炎接受长期激素治疗患者的跟骨不完全骨折。a. CT示小梁骨的硬化骨折线，皮质骨完好；b. 在T1WI上，骨折线及周围水肿为低信号；c. 骨折周围明显强化，但并不摄取造影剂

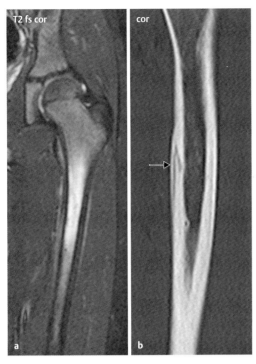

图 1.47 过度运动导致的左侧股骨应力性骨折。a. 骨髓水肿和骨膜水肿；b. CT 证实骨折，同时排除了炎性或肿瘤性鉴别诊断

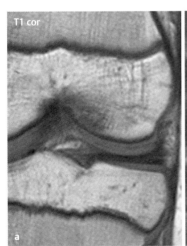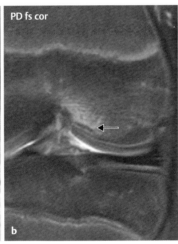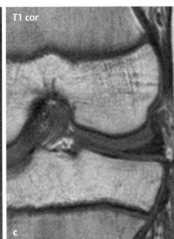

图 1.48 过度跑步造成的软骨下应力性骨折。a. 股骨内侧髁软骨下水肿；b. 水肿区内有低信号骨折线（箭头）；c. 2 个月后近乎完全消失

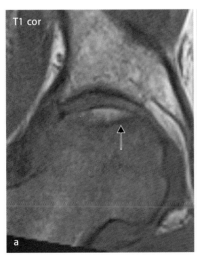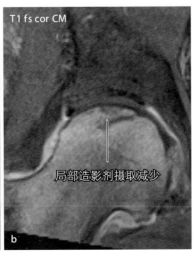

局部造影剂摄取减少

图 1.49 股骨头软骨下不完全骨折。a. 低信号软骨下骨折线（箭头）；b. 注射造影剂后骨折线更明显。注意软骨下小面积填充，无诊断意义

!

提示

对于应力性骨折和不完全骨折，若未在 MRI 扫描中发现骨折线，可能仅有应力反应（图 1.50；图 W1.11）。

▶ 鉴别诊断

骨样骨瘤 这种病变的典型 X 线表现为骨皮质/骨膜异常增厚，有中央圆形透亮区（也许仅能在 CT 或 MRI 上发现）。骨样骨瘤缺少骨折线的迹象，其他类型的肿瘤很少出现应力性损伤样病变。

骨髓炎 骨髓炎（急性，亚急性及慢性）也可以出现典型骨膜新生骨形成和骨皮质增厚，甚至可有中央透亮区（Brodie 脓肿）。可通过合并窦道和感染的临床表现与应力性骨折和骨样骨瘤相鉴别。

糖尿病足 糖尿病患者的足部发热、肿胀可源于骨髓炎或不完全骨折，对于这两种情况，X线检查也许仅能发现骨量减少，而 MRI 表现为弥漫性骨髓水肿。若缺少邻近皮肤溃疡、骨皮质破坏、窦道及脓肿等表现，单独的骨髓水肿（无论合并或不合并明显的骨折线）更可能是应力性损伤而非感染（见章节 3.1）。

1.5.2 不完全骨折与破坏性关节病

组织学研究已阐明了关节骨（股骨头、股骨髁、距骨）不完全骨折和破坏性关节病之间的关系（见相关网络材料）。有骨质疏松的肥胖老年女性或长期使用激素的患者，是发生不完全骨折的主要人群。对于突发疼痛、X 线表现基本正常的患者，应警惕软骨下不完全骨折，通过 MRI 可确诊：T1WI 显示局限于软骨下骨的低信号强度区，液体敏感序列显示骨髓水肿（图 1.51），通常为平行于关节面的带状聚集（图 1.52a）。静脉应用造影剂后，若软骨下骨造影剂吸收良好，可确诊不完全骨折；若未见软骨下骨增强，提示为没有灌流的骨小梁硬化区（图 1.51b，1.52b）。在这类病例中，可能转变为骨坏死（见章节 6）。

若累及长骨关节面，未愈合的不完全骨折最终表现为骨"溶解"（图 1.52c、d）。

1.5.3 病理性骨折

病理性骨折是不完全骨折的一种，发生于已被肿瘤或肿瘤样病变弱化的骨骼（图 1.53）。

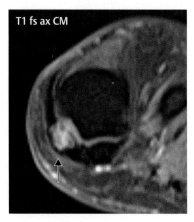

图 1.50 第一跖趾关节内侧籽骨应力反应（箭头）

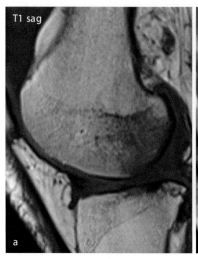
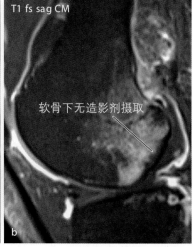

软骨下无造影剂摄取

图 1.51 股骨背侧髁不完全骨折，初步侵犯关节表面。疾病进展会形成典型的 Ahlback 病（见章节 6.5）。a. 背侧轻度压缩；b. 软骨下无造影剂摄取，伴相邻区域水肿。未见明显骨折线

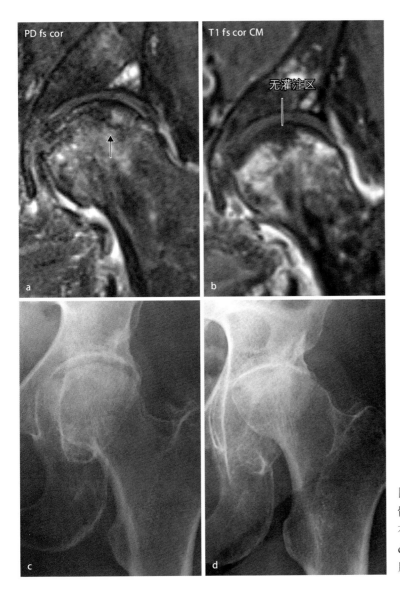

图 1.52 不完全骨折造成的关节破坏。a. 骨髓水肿伴细骨折线（箭头）；b. 骨折线上方有压缩，造影后可见无灌注骨；c. MRI 表现；d. 1 个月后放射学发现，表现为快速进展的股骨头"融解"

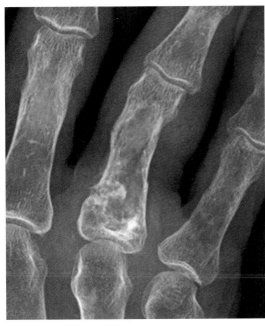

图 1.53 继发于内生骨软骨瘤的近端趾骨病理性骨折

病理性骨折多见于青少年骨囊肿或溶骨性转移灶（图 1.54）。

1.5.4 一过性骨质疏松和一过性骨髓水肿

一过性骨质疏松很少见，病因不清，多见于关节周围，尤其是下肢长骨端。此类病变的 X 线特点为局灶性骨量减少。正如其名，一过性骨质疏松症的病变呈一过性、自限性。

一过性骨髓水肿在 MRI 上表现为长骨端髓腔内弥漫性水肿样信号强度（暂时性骨髓水肿综合征）。典型的临床和影像学表现一般在 6~12 个月内消失。

> **提示**
>
> 一过性骨质疏松与一过性骨髓水肿仅在检查技术不同时有所不同。所有放射影像为一过性骨质疏松的患者，在 MRI 检查时均显示为骨髓水肿。MRI 对这种疾病的敏感性比 X 线检查更高。

▶ 病理学　相关病因与病理生理学目前仍未完全清楚，有人认为其病因为静脉淤滞，也有人认为（没有可信的证据）是局部缺血或某种复杂的局部疼痛综合征（CRPS，也称 Sudeck 病）。

部分患者确实有全身性骨质疏松，体重的增加似乎也有一定影响。这种疾病可能与关节周围松质骨骨折有关，仅在个别病例中进展为皮质骨破裂。组织学研究表明病变部位骨可有反应性局部变薄，部分断裂的骨小梁被类骨质和成骨细胞覆盖。

> **提示**
>
> 一过性骨质疏松或一过性骨髓水肿不会出现骨坏死征象。

▶ 临床表现　一过性骨质疏松主要见于中年男性和妊娠末 3 个月的女性。典型症状为疼痛，最常累及一侧髋部（75%），少数病例也可累及双侧髋部，其他常见部位包括股骨髁部和距骨等。通常采用保守治疗，包括止痛药和部分负重。

▶ X 线 /CT　症状出现数周后，可见关节周围明显局灶性骨密度降低（图 1.55），软骨下骨密度降低、图像显示欠清，关节间隙宽度正常。病变的放射学表现滞后于 MRI，起病后数月局部可出现轻微的斑片状骨硬化。

▶ 核医学　骨扫描是发现此类疾病的敏感方法，但由于特异性差，目前不作为常规检查。

▶ MRI　在 T1WI 上可见弥漫性、边界不清的低信号区，特别是软骨下骨和骨骺区，并可蔓

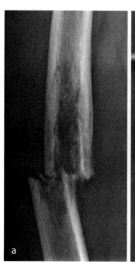
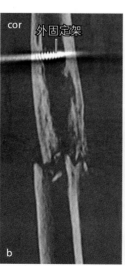
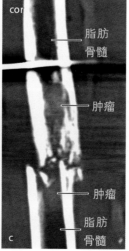

图 1.54　肉瘤放疗导致的病理性骨折。a. 放射学影像示骨折上、下渗透性骨溶解；b. CT 显示皮质骨渗透性骨溶解改变效果较佳；c. CT 软组织窗显示肿瘤相关软组织改变效果较佳

延至干骺端（图 1.56，1.57；W1.12）。这些区域在液体敏感序列上表现为广泛升高的水肿样信号，在静脉使用造影剂后均匀强化。相应的关节渗出表现典型，在周围软组织可见水肿，无骨折线。尽管斑点状的低信号可以持续很长时间，但

骨髓信号多在数月内恢复正常。

游走性一过性骨质疏松和游走性一过性骨髓水肿 这类短暂的骨髓水肿可以"移行"：从一侧股骨头到另一侧，从股骨头到髋臼，从一个股骨髁到另一个股骨髁，或者在距骨内移行。尽管

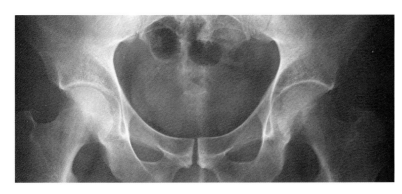

图 1.55 左侧股骨头一过性骨质疏松（R. Whitehouse，Manchester 提供）

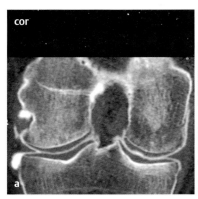
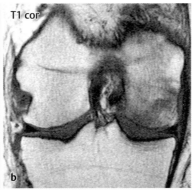

图 1.56 膝关节一过性骨髓水肿 / 一过性骨质疏松。a. 内侧股骨髁关节周围脱矿化；b. T1WI 上相应的模糊水肿

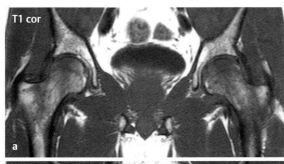
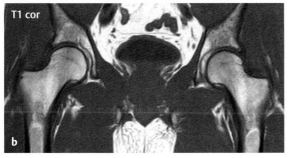

图 1.57 双侧股骨近端一过性骨髓水肿。另可参见图 W1.12。a. 双侧股骨近端低信号骨髓水肿；b. 10 个月后，骨髓恢复正常

复杂区域疼痛综合征与之有一定联系，但目前尚不能合理解释这种游走现象。

▶ 鉴别诊断

应力骨折或不完全骨折 应力性损伤可导致相似的影像学表现，但一过性骨质疏松患者通常无明显可见的骨折线。

萎缩性关节炎畸形 骨性关节炎可导致骨髓水肿，但同时表现为关节间隙变窄。

骨坏死 在骨坏死病例中，可见软骨下异常信号，典型表现为特征性的低信号蛇纹边缘，这种异常在 T2WI 表现为至少 4 mm 的增厚，由此可与软骨下不完全骨折相鉴别。骨坏死晚期可见关节面塌陷。

提示

一过性骨质疏松为排除性诊断，只在没有应力性损伤史的前提下才能做出。若患者为典型的骨质疏松症，应倾向于诊断不完全骨折。

1.6 骨折愈合

一期（直接）和二期（间接）骨折愈合是指通过原组织的再生重建骨的稳定性。固定是骨折愈合最重要的因素。

1.6.1 一期骨折愈合（直接骨皮质重建）

原发性骨折愈合的特征是不形成骨痂，具有以下特点：

• 骨折断端相互接触，距离不超过 0.5 mm（将骨折块加压固定在一起，可提高骨折一期愈合的概率）。

• 稳定骨折（如对骨折进行固定）。

• 充足的血供，骨折块有活性。

骨折断端的连接始于破骨细胞的激活，哈弗斯系统从骨折一端直接长入另一端（接触愈合）。随后，骨小梁充满骨折间隙并被骨单位替代（间隙愈合）。骨膜和骨内膜间充质细胞不被激活。

▶ X 线 典型特征是骨皮质边缘变模糊，骨折线消失或变浅（图 1.58a）。骨折线变宽或重新出现意味着骨吸收，是一期骨愈合失败的标志。

1.6.2 二期骨折愈合（骨折通过骨痂形成而愈合）

二期骨折愈合发生在骨折断端分离或固定不牢固时（图 1.58b），在骨折断端周围形成骨痂，开始是"不稳定骨痂"，然后转变为"稳定骨痂"。骨折周围的血肿被间充质细胞转换为胶原纤维、纤维组织和透明软骨，这种不成熟的修复组织随后转变为骨。这种转变自周边开始，逐渐从实际骨折线向骨折间隙扩展。二期骨折愈合与正常软骨内成骨程序类似。

▶ X 线 二期骨折愈合按照特征性的阶段性过程发生，见表 1.1。

骨折愈合

骨性骨折愈合应首先进行临床评估。因为骨矿化发生较晚，所以影像学特征出现通常较晚。骨折愈合的临床标志（不等于完全愈合）包括：

• 临床检查较为稳定。

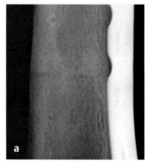
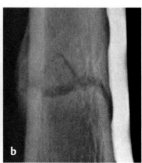

图 1.58 骨折愈合类型（接骨板固定）。a. 截骨后一期骨折愈合：骨断端直接接触，无骨痂形成。b. 二期骨折愈合：明显的骨痂形成

表 1.1　二期骨愈合：病理解剖学与 X 线表现的关系

骨折后时间

第 1 天	3~4 周	3~4 周至 3~4 个月	4~24 个月
阶段			
炎症期	肉芽肿期	骨痂硬化期	重构塑形期
·骨膜、骨、髓腔及周围软组织在断裂处形成继发性血肿 ·多种细胞的激活和汇集	·血肿经胶原纤维增生和毛细血管长入转变为纤维组织 ·破骨细胞、成骨细胞（骨形成）和成软骨细胞（软骨形成）的分化（迁移） ·"软"骨痂形成	·基质矿化 ·编织骨形成	·编织骨转变为板层骨（重构） ·正常骨轮廓和髓腔的恢复（塑形，此过程甚至可以纠正成角畸形）
X 线			
3~14 天：骨密度降低，骨折线更清晰（骨吸收所致） 第 10 天后：新的骨膜骨形成	第 14 天后：骨折间隙密度逐渐增加，骨折块边缘逐渐模糊	16~18 周后：骨性连接形成（骨痂迅速膨大，骨折间隙越来越模糊，骨折块间的间隙存在时间可能较长）	通常骨性连接在骨愈合前已完成，完全重构所需时间各不相同（年龄和其他因素所决定）
实例			

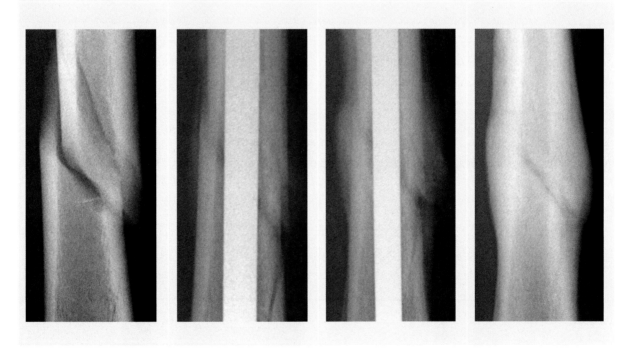

· 无痛。

· 具有负重能力。

▶ X 线　骨折愈合的影像学标志包括：

· 骨折完全愈合。

· 骨痂质地均匀，边界清晰。

· 这些特征在至少两个投照方向的影像中可见。

警示

　　感光不足（太亮）的 X 线片会夸大骨折愈合的程度。

1.6.3 四肢骨折固定后的影像学评估

所有骨折固定的目的都是维持复位，稳定骨折块，有些固定方式还会在骨折块之间加压以促进愈合。骨折固定技术可分为以下几类：外固定，螺钉固定，接骨板固定，髓内钉固定和钢丝固定。

外固定

Schanz 钉通过小切口置入并拧入骨内，外部通过夹子与一根（或数根）连接杆相连（图1.59）。通常每个主要骨折块或关节两侧应分别插入 2 枚 Schanz 钉。只有当每枚 Schanz 钉都到达对侧骨皮质，并且每个主要骨折块上的 2 枚 Schanz 钉之间的距离足够远时，固定才足够稳定。

另一种外固定是空间框架固定。它采用金属针（斯氏针）代替 Schanz 钉钻入骨内，并使用连接杆对其进行固定。

外固定架用于分级较高的开放性骨折、软组织损伤较重的骨折、长节段骨折或者有关节毁损的骨折，特别是多发伤患者。通常在最终固定无法实施之前，作为一种过渡性治疗措施应用。

螺钉固定

单纯使用螺钉时，骨折块之间通常使用 2~3 枚拉力螺钉进行固定。松质骨螺钉和皮质骨螺钉存在区别。松质骨螺钉需要深螺纹以获得足够的把持力，皮质骨螺钉仅需浅螺纹即可把持密度较高的皮质骨（图1.60）。螺钉有自攻型（不需预先攻丝即可拧入皮质骨）和自钻型（有一个钻头可突破骨皮质）。还有许多螺钉是空心螺钉，可以通过克氏针直接拧入。

为了对骨折块之间进行加压，平头螺钉也得到广泛使用。这种螺钉在钉头端的骨折块内没有螺纹，或者在钉头端形成一个滑动孔使平头螺钉可在其内滑动。这种螺钉通常用于桡骨茎突骨折，年轻患者的股骨颈骨折、股骨髁或胫骨近端骨折等。双头螺纹螺钉（Herbert 螺钉，图1.61）远端和近端均有螺纹（高度不同）。这种螺钉适用于无法接受螺钉头突出的骨折块间的加压，如手舟骨或尺骨茎突。

接骨板固定

接骨板的种类很多，通常根据其形状（如三叶草接骨板、T 形接骨板）或剖面（如 1/3 管型

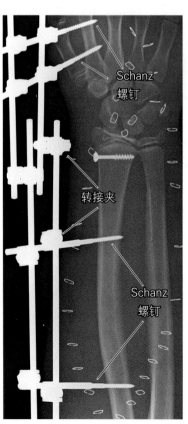

图 1.59 外固定架。患者有广泛的软组织损伤，故有多枚皮钉存在

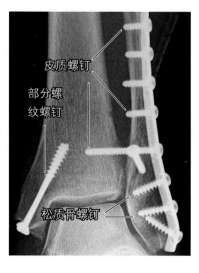

图 1.60 不同类型的螺钉。皮质骨螺钉到达对侧骨皮质，松质骨螺钉螺纹更深

接骨板）命名，但这并不能表达其功能。了解这些装置对掌握接骨板固定的基本原则非常重要。

加压接骨板 这种接骨板通过对骨折处进行轴向加压的方式固定于骨。通过张力装置或动态加压接骨板（DCP）可以达到这个目的。DCP有倾斜边缘的椭圆螺钉孔，形成一个滑动面；与之配套的螺钉则有一个圆锥形的螺钉头。螺钉可偏心插入，在拧紧过程中，螺钉头挤压孔的边缘，从而产生轴向压力。轴向区域使用皮质骨螺钉（自攻型或自钻型），同样需固定到对侧骨皮质。在对侧骨皮质厚度不足时（骨骺或干骺端），可使用松质骨螺钉。接骨板紧压在骨面上会减少骨膜血运，从而影响骨折愈合。LC–DCP（低接触

DCP）通过底面切割可减少接骨板与骨膜接触的面积（图1.62）。

张力带接骨板 这种接骨板通过骨折线放置，形成生理学负荷范围内的牵引力，与接骨板对侧的骨之间形成压力。典型例子是股骨干骨折：重力负荷在股骨内侧形成压力负荷，而外侧接骨板可抵消其带来的张力负荷。

中和接骨板 如果通过螺钉固定在骨折块之间形成压力，另外放置接骨板可抵抗不利外力，防止骨折块移位。对骨折块进行加压的螺钉也可通过接骨板的一个孔置入。典型应用包括外踝骨折或尺骨截骨术（图1.63）。

除了影响骨膜血运，上述接骨板固定方式还

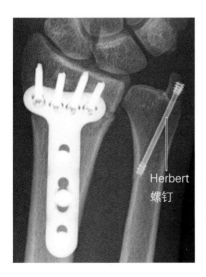

图 1.61 双头螺纹螺钉。注意两侧螺纹深度的不同和桶状螺钉中间的透亮区域。桡骨使用角稳定性接骨板固定

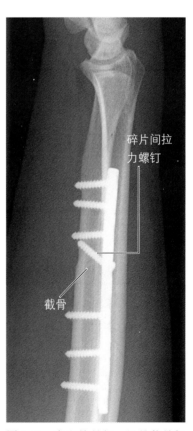

图 1.63 中和接骨板。尺骨截骨部位通过一枚皮质骨螺钉进行加压固定（近侧骨折块过度钻孔）。接骨板"中和"暴力，防止螺钉固定失效

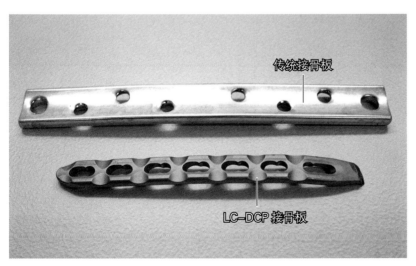

图 1.62 LC–DCP（下）。下表面的切槽减少了与骨和骨膜的接触面积

有另一个缺陷：为了达到骨折的精确复位和螺钉固定，以及骨折块之间的加压，需在骨折部位周围进行很多操作，这会进一步破坏骨折断端的血运，从而影响骨折愈合。

角稳定性接骨板 运用此技术，将具有螺纹钉头的螺钉（锁定螺钉）固定在接骨板上，防止倾斜移位（角度稳定）和轴向移位（轴向稳定）。接骨板无须压在骨上，而是作为一个无须骨皮质支撑的内固定器。这种方法不能实现骨折块之间加压，所以骨折愈合不是一期愈合，而是通过骨折块间骨痂形成愈合。如骨折不累及关节，则骨折块无须精确复位。例如，这种接骨板可用于股骨远端或胫骨近端骨折（图1.64）。LCP（锁定加压接骨板，图1.65）是以上技术的进一步发展，特点是具有将螺纹孔和无螺纹孔组合在一起的联合孔，传统螺钉可以一定角度插入无螺纹孔，但传统螺钉必须将骨折块压在接骨板上。

髓内固定（髓内钉）

一些骨折可以通过在髓腔内插入一枚或数枚髓内钉而获得稳定固定。扩髓与不扩髓的髓内钉之间有区别。扩髓髓内钉插入之前先要扩髓，使髓内钉可以与内侧骨皮质接触。缺点是破坏髓腔内骨内膜血运。不扩髓髓内钉无这种并发症，直径较细，可以更快地插入（图1.66）。两种髓内钉的尖端都有圆孔或长圆形孔，交锁螺钉可在导航辅助下插入远端孔内，这样可获得旋转稳定，并且可以实现静态交锁（螺钉插入圆孔）或动态交锁（螺钉仅插入滑动孔，使

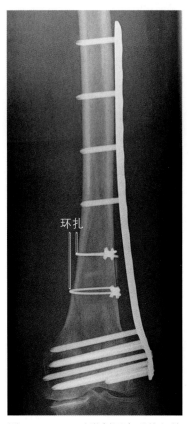

图1.64 LISS（微创固定系统）接骨板固定股骨远端骨折，另外使用2根钢丝环扎

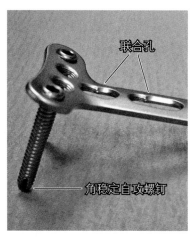

图1.65 桡骨远端LCP（掌侧）。锁定螺钉插入近端螺孔，传统螺钉也可插入联合孔

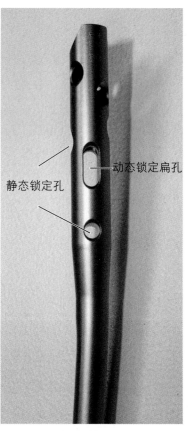

图1.66 不扩髓胫骨髓内钉上端，在导航装置辅助下可拧入交锁螺钉

骨折断端可承受压力载荷）。不扩髓髓内钉的交锁螺钉可能实现局部角稳定性。特殊设计的髓内钉不仅可用于治疗长管状骨骨折，还可用于治疗近关节或关节内骨折（如肱骨或股骨近端骨折）。

除此之外，各种形状和型号的弹性髓内钉也得到广泛应用，特别是儿童患者。它们全长单独插入（桡骨、尺骨）或成对插入（肱骨、股骨）髓腔（图 1.67）。

钢丝固定

骨折固定的一种简单、微创方式是钢丝固定（如带螺纹或不带螺纹的克氏针）。一根或数根钢丝交叉通过骨折间隙，为骨折二期愈合提供稳定性。这种方法在手部或前臂远端广泛使用。钢丝需钻至对侧骨皮质，但是并不穿透。为了确保旋转稳定，钢丝不应在骨折部位相互交叉

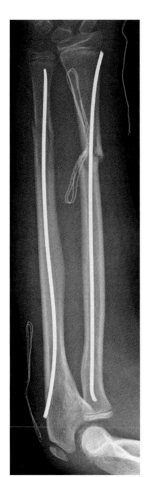

图 1.67　儿童尺、桡骨干骨折的弹性髓内钉固定

（图 1.68）。

在拧紧或截断前，钢丝环扎在骨折块周围或穿过骨折块。典型应用包括作为接骨板固定的补充，加强斜形骨折或碎裂骨折块的固定，或固定医源性撕脱骨折（图 1.64，1.68）。

张力带固定是直钢丝和环扎钢丝的结合，两个骨折块通过钢丝环被固定在一起，用垂直于骨折面的克氏针（通常是两枚）防止骨折移位。骨折块通过肌肉的牵引力量压在一起，从而实现骨折一期愈合。典型应用包括鹰嘴骨折、截骨术和髌骨横行骨折（图 1.69）。

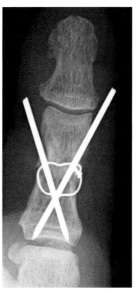

图 1.68　钢丝固定。近节指骨干骨折使用 2 枚克氏针和钢丝环扎固定

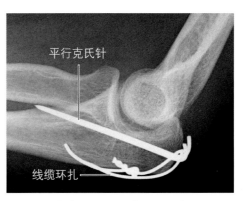

图 1.69　鹰嘴钢丝张力带固定。肱三头肌的牵引力逆时针"旋转"鹰嘴，使其在关节面一侧产生压力。克氏针位置非常好：软骨板未被破坏，克氏针在骨折面没有交叉

其他骨折固定方法

动力接骨板和螺钉固定 这种骨折固定方式的典型例子是动力髋螺钉（图 1.70），也可用于股骨髁骨折（动力髁螺钉）。

支撑接骨板 干骺端或骨骺骨折的近关节骨折块在复位后，可被通过接骨板置入的螺钉拉向关节。这种方式为骨折块提供了支撑力，可防止其移位。

角 / 刃接骨板 刃接骨板会成角（同义词：角接骨板）。刃片敲入髓腔，接骨板固定于干骺端骨皮质。多用于股骨远端或胫骨近端骨折。这种接骨板近年来应用越来越少，目前仅用于截骨矫形术。

重建接骨板 这种接骨板的孔之间侧面有深凹槽，使其可以通过塑形贴服非直线骨（如骨盆）表面。这种接骨板可在三个平面预弯或扭转（图 1.71）。

术后 X 线评估

骨折复位程度、骨折固定稳定性、医源性或漏诊的骨折、内置物的移位情况等，需在术后通过 X 线片进行评估。

骨折复位结果 描述骨折块之间的对线情况，以及成角、移位、压缩或分离移位等。对于关节内骨折，必须评估关节面不平整程度。即使骨折复位良好，骨折最终愈合还需骨折愈合期间足够强度的固定，以维持骨折块的位置。多种因素会导致固定不良，如接骨板固定时螺钉未穿透对侧骨皮质、接骨板过短、外固定架的两枚针之间距离太短等（图 1.72）。精确评估骨折术后 X 线片，需了解不同骨折固定技术及其潜在并发症。

> **！**
> **提示**
>　　评估骨折固定是否牢靠需要经验，并且至少要理解固定技术。在 X 线片上难以看出其他因素，如术前或术中临床因素的影响，因此在描述术后影像学结果时，谨慎使用"好""差""充分"等词语。

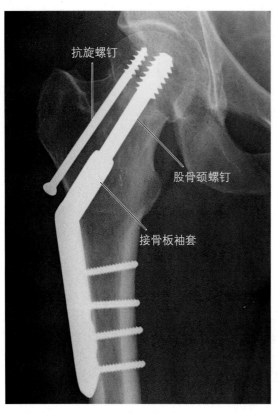

图 1.70　动力髋螺钉。螺钉可在接骨板的套筒内滑行，腿部的负荷会使骨折块之间产生压力。平行打入一枚抗旋螺钉，防止发生继发性旋转

抗旋螺钉
股骨颈螺钉
接骨板袖套

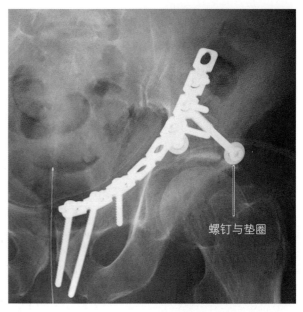

螺钉与垫圈

图 1.71　重建接骨板。骨盆前柱骨折通过沿髂骨和耻骨折弯的重建接骨板固定，后柱骨折使用 2 枚拉力螺钉（加垫片）进行固定

位置异常 若有任意一个金属固定物穿透关节面,则不可避免地会发展为骨关节炎(图1.73)。若其突入关节腔屈侧或伸侧太长，可能会影响关节活动。螺钉突出对侧骨皮质太长，则可能会损伤邻近软组织（如肌腱，图1.74）。

连续X线片随访可连续评估骨折复位情况、

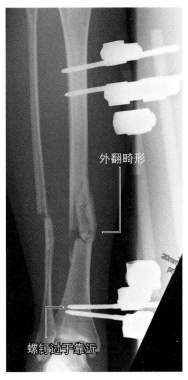

图1.72 外固定架。近端Schanz钉到达对侧骨皮质，因远端Schanz钉在这个投影面上不平行，故通过此X线片无法评估。远端2枚Schanz钉距离过短（稳定性不足），胫骨骨折外翻成角

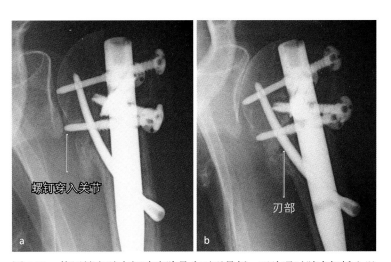

图1.73 使用锁定髓内钉治疗肱骨头下型骨折。刃片通过髓内钉插入以增加稳定性。a. 2枚螺钉穿透软骨板侵犯关节面；b. 随着时间的推移，关节间隙明显变窄，提示软骨损伤

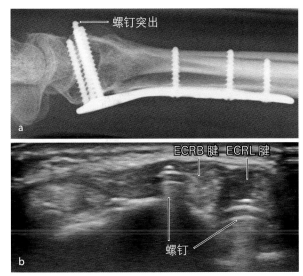

图1.74 突出的螺钉与腕背侧伸肌腱的不正常接触。a. 螺钉在Lister结节远端突出；b. 超声提示（腕背侧横截面）螺钉明显与伸肌腱接触。ECRB：桡侧腕短伸肌。ECRL：桡侧腕长伸肌

骨折愈合进程，寻找骨折内固定失败的证据。术后并发症的影像学标志见表1.2。

固定物移除后的X线片应显示无固定物存留，骨折愈合，无骨折复发或新的骨折。如果固定物掩盖了骨折部位，则去除固定物是评估骨折愈合的最佳方法（如手指）。

1.6.4 人工关节置换后周围骨的X线评估

髋关节全关节置换（TJR）是最常用、研究最多的关节置换类型。因此，以下关节假体的影像学评估以髋关节为例进行描述。

全髋关节置换术后的X线表现

髋臼杯和股骨假体通常由两部分组成：臼杯是含有聚乙烯垫的合金杯（图1.76），股骨假体由金属柄和与之相连的头（金属或陶瓷）组成。臼杯可以是非骨水泥型（"螺纹杯"，通过自攻螺纹拧入）或压在髋臼床上的（"压入杯"，有或无钉或螺钉固定）。

警示

比较全髋关节置换术前和术后X线片，角度应完全一致，即使轻微的差别也可能导致假阳性表现。

髋臼组件的位置应使用髋臼角（又称倾斜角，正常约40°，图1.77）和前倾角（正常约15°，图1.78）来描述。髋臼角是指水平线（参考线）与髋臼开口孔之间的夹角（正常约

表1.2 骨折X线随访中应注意的影像学表现

X线表现	（潜在的）并发症
内固定断裂或变形	骨折固定失败，不稳定（图1.75）
新的骨折或裂缝	骨折固定失败，漏诊骨折，医源性骨折
内置物周围透亮区	骨髓炎，无菌性松动
内置物组件移位	骨折固定失败，骨髓炎
继发性骨折块移位	骨折固定失败，骨髓炎，再骨折，骨坏死
关节内游离体	骨折固定失败，再骨折，漏诊的骨折块
松质骨、皮质骨或软骨新的骨缺损	骨髓炎，脓肿，营养不良性骨不连，骨坏死
点状高密度影	骨梗死，骨坏死，下沉，骨髓炎，骨关节炎
骨骺碎片塌陷	骨坏死，软骨下骨折
软骨下透亮线	骨坏死，软骨下骨折
脱矿化	CRPS，骨髓炎，失用性骨质疏松
丰富的骨痂形成	肥大型骨不连，活动受限，压迫神经或血管
骨膜反应	骨关节炎，骨梗死
关节间隙变窄	骨关节炎，类风湿性关节炎，化脓性关节炎，软骨溶解
近关节骨赘形成	骨关节炎
积气	软组织感染/蜂窝织炎，医源性引入空气（关节穿刺/注射、手术）
广泛异位骨化	活动受限，压迫神经或血管
软组织肿胀，关节腔积液	骨髓炎，化脓性关节炎，软组织感染/蜂窝织炎，术后出血

40°）。髋臼角改变超过 4° 是臼杯松动的表现。大转子的顶端与参考线之间的距离增加提示臼杯移位。如果柄向远端移位，则假体柄会向小转子移动（"沉降"）。

由于内置物的选择和置入技术的不同，假体可能会导致下肢不等长。双下肢之间长度的差异可通过测量小转子的高度并与对侧比较而得到量化。

假体的颈和柄之间的角度（柄前倾角）在轴

面应约为 10°。如果股骨相对柄外旋，可能会导致柄的前倾角增加。大转子通常朝向背侧，在轴位片将不再显现。如果在前后位片上两个转子都消失，则提示存在内旋。

警示

若下肢过度内旋，则在轴位片上柄的前倾角也可能增加。相反，若患者位置异常（下肢外旋），两个转子在前后位片上也会消失在柄的后方（或前方）。

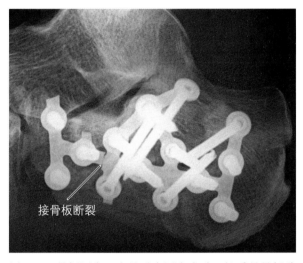

图 1.75　骨折固定 3 个月后内固定失败：松质骨骨折移位的 X 线片表现

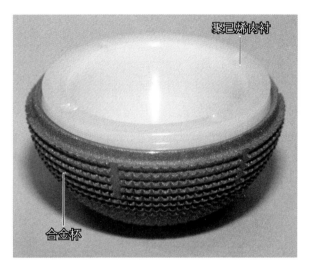

图 1.76　髋臼杯假体，外表面粗糙（压入固定技术）

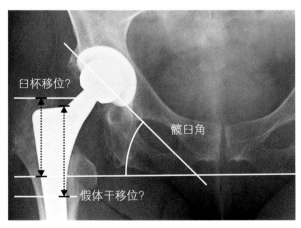

图 1.77　全髋关节置换术后正常影像学表现。水平线作为参考（见章节 1.6.1）

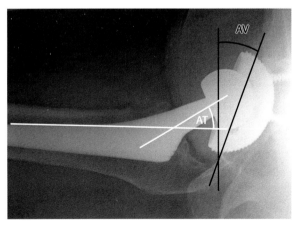

图 1.78　全髋关节置换后正常表现：穿桌侧位片。AV＝前倾角＝髋臼轴和垂直线之间的夹角（理想角度约 15°）。AT＝前倾角＝假体颈和柄之间的夹角（理想角度约 10°）

假体松动

▶ 临床表现 假体松动患者会自诉负重和旋转时疼痛,部位通常是同侧大腿(柄松动)或腹股沟/臀部(髋臼杯松动)。评估关节假体时,分析骨-假体接触面非常重要,可提供关于假体稳定性的重要信息。骨和假体之间或骨和骨水泥之间的透亮区(伴或不伴硬化线)不超过 2 mm 没有意义,超过 2 mm 则提示有假体松动。假体未牢固固定在假体床上会导致疼痛和功能障碍,甚至功能完全丧失。假体松动的明确标志是组件断裂(假体断裂或骨水泥断裂),随着时间的推移假体也会断裂。另外,假体置入过程中可能会发生医源性骨折,及时发现和治疗通常预后良好。

必须区分骨水泥型和非骨水泥型假体。骨水泥型内置物应该立即表现稳定的证据,即在假体和骨之间通过光滑的骨水泥固定。

• 如存在组件移位超过 4 mm(图 1.79)、中央杯旋转超过 4°、柄外翻或内翻移位(图 1.80),则应怀疑假体松动;柄下沉超过 2 mm,也应怀疑假体松动。

• 如假体周围的透亮区超过 2 mm 或呈楔形(图 1.81),也应怀疑假体松动。假体和骨水泥之间出现透亮区值得注意,提示存在骨水泥退化。透亮区越宽、越长、越圆,发生松动风险越高,即使多年后出现这些现象也具有同样意义。开始出现比较狭窄的透亮区(小于 2 mm)或不完整的骨水泥环,可能提示松动风险较大,尤其是柄的尖端不紧贴周围骨质时。

非骨水泥型假体柄的一期稳定性通过压力固定技术获得。在理想状态下,柄获得良好的皮质固定和楔入,提供了内置物向骨的转换力。这种特殊结构的表面可确保骨长入,获得二期稳定性;或者,也可仅通过纤维固定。如果一期稳定性不佳,各种暴力会影响金属-骨界面,导致骨产生不同反应:

• 应力遮挡区:假体周围骨皮质溶解,假体

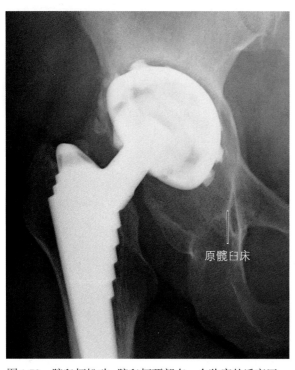

图 1.79 髋臼杯松动。髋臼杯顶部有一个狭窄的透亮区,其有一较宽的硬化区,向杯顶方向逐渐减弱。有一个平均很宽的透亮边缘,臼杯明显向臼顶方向移位。还要注意坐骨对面的小转子区

原髋臼床

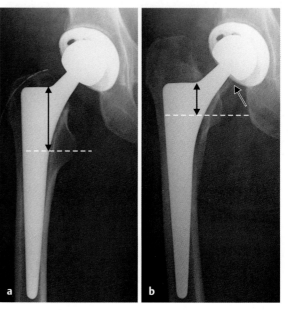

图 1.80 假体下沉。a. 术后初始影像;b. 4 个月后出现假体松动:假体柄明显下沉,柄尖向外侧移位(内翻移位),股骨距已到达臼杯附近(箭头)

周围出现透亮区，骨赘吸收或皮质骨转换为松质骨（图 1.82）。

- 负重区或翻修术后：骨膜反应（特别是内置物尖端水平），沿透亮区边缘形成硬化线；透亮区边缘硬化，包括基座形成和透亮区边缘新的骨小梁形成（图 1.83）。

在有利情况下，这些适应性改变会形成二期稳定性。然而，如果这些机制失败，则假体会发生松动或移位。大于 2 mm 的透亮区边缘出现硬化，位于近端或有一个基座并逐渐变宽，硬化消失，则应高度怀疑假体松动。假体移动加速或一期稳定后移动，则意味着假体松动。

其他并发症

股骨柄插入过程中会对骨皮质形成离心力，可能会导致股骨干断裂（图 1.84）。应与滋养孔区分，通过形态（边缘硬化）和位置（股骨背侧皮质近端 1/3）很容易鉴别。

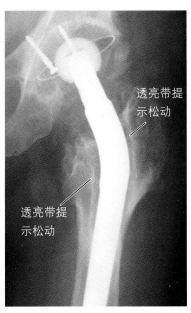

图 1.81　假体柄松动。在柄的近端周围有一个相当大的透亮区（3~6 mm）

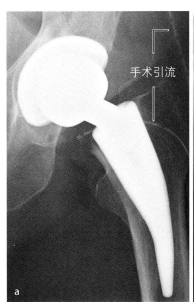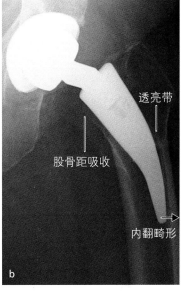

图 1.82　假体柄二期稳定性不足的表现。a.非骨水泥型关节置换术后影像；b.术后 6 个月：松质骨形成和骨赘再吸收，假体侧面弧形硬化边缘，柄内翻

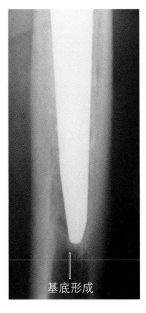

图 1.83　股骨柄尖端可见硬化底座形成

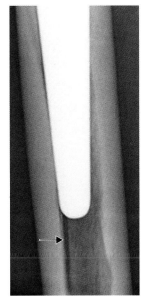

图 1.84　股骨的术中劈裂。在假体组件置入过程中没有注意到轴（箭头）向劈裂

人工髋关节脱位并不罕见，通常通过前后位影像可清晰显示（图1.85）。在双极髋关节置换中，通常整个假体会脱出骨性髋臼；而在全髋关节置换中，假体头通常脱出髋臼杯组件。髋臼杯假体脱离骨盆非常罕见。

关节置换术后可能会发生感染。另外，迟发性感染是关节置换后的一种特异性并发症，可隐匿起病（骨髓炎）或急性起病（化脓性关节炎）。假体周围骨髓炎的X线表现不明显，但会造成假体周围的骨和骨水泥的破坏。对假体松动患者，必须考虑是否存在骨髓炎。

感染对骨的破坏必须与继发于金属微粒、骨水泥、聚乙烯等异物反应（磨损样病变"wear disease"）的骨质溶解相鉴别。微粒也可引起骨水泥破坏，表现为圆形、椭圆形或蜂窝样改变，边界清晰（图1.86），可与感染性骨质溶解相鉴别。若骨质溶解特别严重或进展迅速，磨损样病变也可导致假体松动。

关节假体的金属组件断裂非常罕见。另一方面，聚乙烯髋臼垫会因磨损并产生非对称性变薄（X线表现为股骨头在髋臼杯内不对称，图1.87）。

髋关节置换术后假体周围软组织异位骨化非常常见（图1.88），通常在数月后发生。临床表现为骨化区扩大，从无症状到关节活动受限，甚

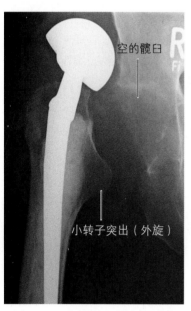

图1.85　骨水泥双极置入体脱位

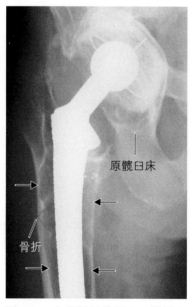

图1.86　肉芽肿异物反应。沿置入组件柄部出现明显的骨溶解（箭头），导致股骨近端骨干骨折。还应注意到髋臼组件中央移位

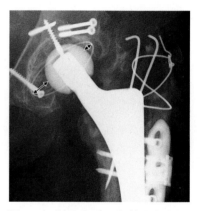

图1.87　衬垫失败。假体头部与臼杯（箭头）不对称，提示聚乙烯衬垫磨损或断裂

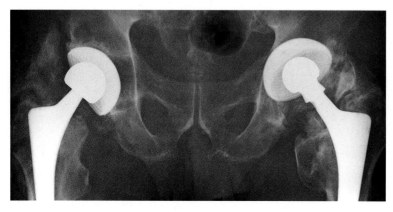

图1.88　假体周围软组织异位骨化。此DISH病例的影像显示，双髋关节成形术周围形成广泛的、导致关节功能受损的异位骨化

至发展为关节完全僵直。骨水泥压出很少产生类似症状。

结论

传统的 X 线片在评估人工关节置换中起着重要作用。CT 扫描很有帮助，特别是在评估假体松动和可能存在的医源性骨折时。骨扫描和 PET（正电子发射断层扫描）有助于区分化脓性与无菌性松动。MRI 在评估关节假体中扮演了更重要的角色，特别是在探测假体周围积脓或判断表面感染的程度方面。造影在部分特定病例可提供更多信息（图 1.89）。超声可发现假体周围脓肿或血肿，或动态评估金属内置物相对于周围软组织结构的位置。

1.7 骨折并发症

感染和骨坏死可能是骨折相关并发症，也可能由许多其他原因引起，因此将会在相关章节（第 3 章，第 6 章）进行描述。

异位骨化偶尔也会在骨折后发生，但其基本上是一种独立疾病，可在没有骨折甚至没有明显损伤的情况下发生，也将在相关章节（章节 11.5.2）进行描述。

1.7.1 骨折的延迟愈合、不愈合和创伤后骨囊肿形成

延迟愈合

> **❶ 提示**
>
> 骨折愈合中，"慢""延迟"甚至（无任何进一步干预）"不愈合"的定义都是高度主观的，所有关于骨折愈合的"正常"时机及其并发症的概念也都是粗略估计的。放射科医生应谨慎使用这些术语。

以下情况骨愈合缓慢可能是正常的：
- 骨折累及关节面。
- 老年患者骨代谢缓慢。
- 骨折块接触不良。
- 骨折块固定不牢。
- 严重软组织损伤（导致血供差）。

当骨折愈合时间超出正常愈合时间的 2 倍或以上时，提示延迟（受干扰）愈合（表 1.3）。

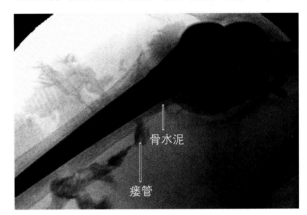

骨水泥

瘘管

图 1.89　X 线造影影像示人工肩关节假体置入几年后形成皮肤瘘，瘘管延伸至骨水泥

表 1.3　骨密度正常的成人骨折正常愈合时间的近似参考值

平均愈合时间	骨折部位
3~6 周	· 颅骨 · 锁骨、肩胛骨 · 胸骨、肋骨 · 肱骨头 · 远端肱骨 · 肘部 · 桡骨头 · 前臂远端 · 掌骨 / 手指 · 跖骨 / 脚趾
6~8 周	· 肱骨干 · 前臂 · 远端小腿
8~10 周	· 胫骨干 · 股骨干
10~14 周	· 腕 · 股骨颈 · 骨盆 · 股骨远端 · 胫骨平台 · 踝 / 跟骨

原因包括：

- 制动不足。
- 血供不佳。
- 感染。

骨折的延迟愈合不一定会导致骨不连。

骨不连

骨折未愈合通常可在 8~9 个月后确定。原发性或继发性骨折愈合出现问题，都有可能导致骨不连。原因包括：

- 制动不足。
- 骨折间隙内有纤维组织。
- 大块骨质缺损。
- 血供不佳。
- 感染与死骨形成。

骨不连有许多不同的分类，其影像学表现可以为确定病因提供线索：

- 肥大型："象足""马蹄"，制动不足。
- 萎缩型：灌注不良。
- 缺损型：节段性骨丢失，骨组织无法桥接和整合。

▶影像

肥大型（图 1.90a）：

- 骨折碎片末端变宽（象足、马蹄），边缘不规则，硬化。
- 周围骨质硬化。
- 骨桥缺失或不完整。
- 骨折碎片末端变圆。

萎缩型（图 1.90b）：

- 骨折端边缘很少或没有硬化。
- 骨折碎片边缘光滑。
- 骨质疏松明显。
- 随时间延长，骨质丢失加速。

▶ CT　CT 扫描已成为评估愈合程度不可或缺的手段，有助于区分创伤或术后骨缺损与骨不连（图 1.91）。

尽管有可能被表层结构所遮挡，在进行手术干预前，对于骨折愈合有疑问的病例，尤其是肥大型骨不连，需要对骨折边缘进行评估。5%~10% 的碎片表面整合，或甚至更小的周围桥接的存在，并不能排除骨不连的诊断（图1.92）。

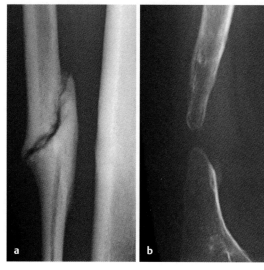

图 1.90　骨不连。a.腓骨肥大型骨不连；b.萎缩型骨不连

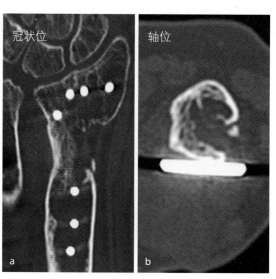

图 1.91　外伤后皮质缺损。a.冠状面影像示明显骨缺损；b.相应的轴位影像，实际骨皮质缺损较小

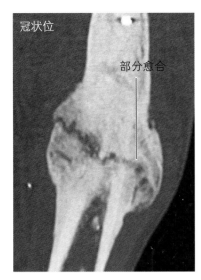

图 1.92 陈旧性肥大型骨不连

外伤后骨囊肿形成

骨折区可有明显血肿，被排除在骨折愈合的正常过程之外。有时，在罕见的情况下，即使骨折是稳定的，能够负重，也会出现大的溶骨性骨缺损，但十分罕见。这种现象常见于青枝骨折，也可见于其他类型的骨折。影像学上发现明显的透亮区常集中于中央和骨皮质附近。如果需要进行鉴别诊断，MRI 可明确其起源。外伤后骨囊肿通常会在几年内自发、缓慢愈合（图 1.93）。

1.7.2 儿童和青少年创伤后生长障碍

管状骨的纵向生长受自然控制，而骨直径的增加是由骨膜和骨内膜来决定的。由于再生能力强，青少年骨的径向性生长受到创伤干扰（如骨不连）非常罕见，但继发于累及生长板的骨折的骨骺损伤，会造成骨的纵向生长受影响，这在临床上是比较常见的（见章节 1.3.1）。

实际上，创伤可以造成生长加速和生长延迟两种情况：

• 生长加速是由创伤造成的生长板区域明显充血引起的。如果创伤在生理生长期持续存在，则会导致管状骨纵向生长异常。如果损伤发生在生长板闭合前或生长板闭合时，充血会引起生长板的过早成熟，（通常）导致管状骨轻度短化。

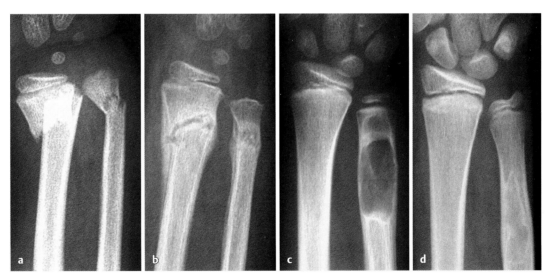

图 1.93 尺骨远端外伤性囊肿。a. 初始发现：前臂远端骨折；b. 最初：正常的骨痂形成；c.4 年后：外伤后尺骨囊肿形成；d. 7 年后：愈合的病变处广泛硬化（H. Rosenthal，Medical University Hannover 供图）

• 生长迟缓是严重骨骺损伤造成生长板过早闭合的结果，可以是部分性或完全性的（图1.94）。剩余的增长潜力越大（即年龄越小），管状骨缩短的程度就会越明显。如果创伤仅造成骨骺部分受损，骨骺和干骺端之间会有骨桥（"生长棒"）形成，此区域内的生长将停止；如果生长板内形成的骨桥不对称，将会导致轴向失序，位于中心位置的骨桥会导致干骺端呈杯状，骨骺呈锥形，骨骺陷入干骺端（图1.5，1.6）。

青枝骨折后也会发生生长障碍，凸侧骨皮质完全断裂，而凹侧骨皮质仅部分断裂，骨膜保持完整。凹侧骨折可迅速愈合，而凸侧骨折未愈合或延迟愈合，导致再次骨折的风险和（或）轴向失序。

然而，骨骼未成熟时，创伤造成的生长干扰可以得到一定的补偿，通过一种矫正机制恢复正常骨形态，这一点与成人不同，有助于恢复正常骨形态。年龄越小，自我纠错机制越强。例如，在移位的骨干骨折中，在最大静载荷侧形成骨膜新骨而在非负载侧出现骨内膜侵蚀，从而矫正异常成角，恢复骨的正常形态。

1.7.3　失用性骨质疏松

这是一种继发于肢体固定的骨量减少和骨结构改变。这通常在X线影像上不明显，直到固定至少14天后才有表现；但在儿童中，仅几天就可以被识别。

▶ X 线 / CT　失用性骨质疏松最初影响松质骨，表现为片状脱矿，为椭圆形、圆形或不规则环形透亮影（图1.95，1.96）。随着时间的推移，皮质骨变薄和哈弗斯管扩大也可见。

失用性骨质疏松主要表现为斑片状脱矿化，也可见条带状脱矿化，后者主要见于生长板和软骨下骨。此种透亮线常见于年轻的成年人。在儿童，脱矿化会形成均匀的骨质疏松，有时与对侧相比后方可识别。

▶ MRI　存在骨质疏松时，骨髓可能不明显，在液体敏感序列上或造影剂强化后出现点线样病灶，尤其在软骨下骨。这些病灶在液体敏感序列上或造影剂强化后可见，可能反映了高灌注（图1.97）。

▶ 鉴别诊断

骨质疏松症　不仅见于肢体（区域，局部），可呈弥漫性，累及中轴骨。

CRPS　这主要是一个临床诊断（见章节1.7.4）。相关影像学表现与失用性骨质疏松有所不同。

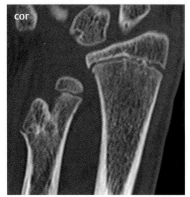

图1.94　在6岁男孩（14岁）的桡骨远端骨折中，桡骨远端部分骨折，生长板过早闭合，在此之前没有出现畸形

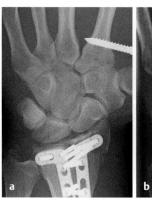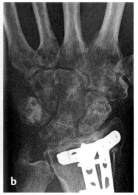

图1.95　失用性骨质疏松。a.桡骨远端粉碎性骨折手术固定后腕关节的初始形态；b. 2个月后明显脱矿化

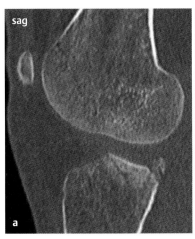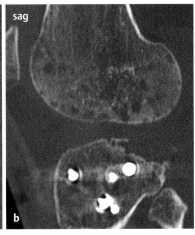

图 1.96 失用性骨质疏松。a.最初表现：胫骨平台骨折；b.内固定术 7 个月后片状脱矿化

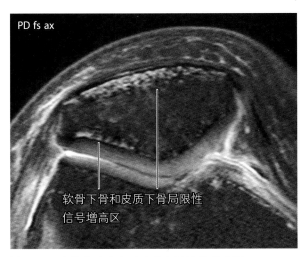

图 1.97 膝关节重建术后髌骨失用性骨质疏松

1.7.4 复杂局部疼痛综合征

复杂局部疼痛综合征（CRPS）的病因不明，典型表现为最初的痛性软组织肿胀，随后发展为软组织萎缩和斑片状骨质疏松，多见于肢体受伤后。

最初称为"Sudeck"病，随后也被称为营养不良、慢性创伤性水肿、交感神经营养不良和反射性交感神经营养不良等。1994 年，IASP（国际疼痛研究协会）将其定义为"CRPS"，目前这是首选的术语。

▶ 病理学 约 10% 没有明显诱因，90% 是创伤的结果，在桡骨远端或胫骨骨折后最常见。然而，起始事件的严重程度与功能受损、疼痛程度之间没有相关性。目前认为交感神经系统紊乱和微循环障碍可能与 CRPS 有关，确切的病理机制尚不清楚。

▶ 临床表现 CRPS 是由包括感觉、交感症状和运动障碍三部分组成，分为三个阶段：

1. 炎症期：自发性烧灼痛、软组织肿胀、皮肤红蓝，潮湿和温暖，痛性僵直；痛觉敏感；在初始事件后几小时至几天内发病。

2. 营养不良期：通常在几周或几个月内出现疼痛、僵直加剧，但休息后可缓解；皮肤苍白、发凉、干燥，并有营养改变（如纤维化，头发与指甲长度的改变）；挛缩。

3.（不可逆）萎缩期：皮肤萎缩呈干的"蜡样"，挛缩，功能完全丧失。

疾病并不总是按此顺序进展。可隐匿发病，皮肤发红、温暖最初可能未出现。

▶ X 线 在 X 线影像上，起始只可见软组织肿胀，骨改变直到症状出现 4 周后才可见，主要表现为斑片状或带状脱矿化，并随时间推移变得均匀（图 1.98）。由于骨膜下骨皮质和骨内膜的

软骨下骨和皮质下骨局限性信号增高区

吸收，可见软骨下骨板变模糊，骨皮质变薄（图1.99b）。缺少放射学改变不能排除本病。在儿童，骨的表现可能始终正常。

疾病消退几周后，骨性改变通常会再次消失。然而，严重病例的再矿化可能是不完全的，此时会残留粗大的骨小梁和窄的皮质骨。

▶核医学　在第一阶段，骨扫描显示软组织相的典型变化（注射示踪剂 5~15 分钟后）：关节周围摄取明显增加，尽管可见于整个受累肢体，但仍以肢体远端为主。在第二阶段，软组织的造影剂摄取减少，而骨内摄取仍然较高。在萎缩阶段，骨显像可以恢复正常。

▶MRI　在炎症期，MRI 显示软组织水肿，在受累区域内的造影剂吸收增加。多数情况下，在整个病程中骨改变不明显。当骨髓信号有异常时，常表现为单发或多发性软骨下骨水肿样改变（图 1.99a）。水肿内可见低信号线，提示继发于 CRPS 的不完全骨折。因此，MRI 只用于排除其他疾病，并不能用于确诊。

▶鉴别诊断

关节炎　多数关节炎中，关节周围骨质疏松仅限于受累关节；其他表现如关节周围软组织肿胀、关节间隙变窄、骨侵蚀有助鉴别。

失用性骨质疏松　仅通过 X 线影像中的脱矿化改变无法鉴别。失用性骨质疏松无疼痛和软组织肿胀。

一过性骨髓水肿综合征　MRI 显示明显的骨髓水肿，但缺乏营养不良的表现。

急慢性骨髓炎　有骨髓炎时，MRI 可见较多明显的骨髓异常，CRPS 则不同。也可伴发脓肿（见章节 3.1）。

1.7.5　创伤后骨关节炎

创伤后早发性骨关节炎并不少见，尤其是关节面受累时。创伤性软骨断裂可引起软骨的早期退变和变形性骨关节炎。创伤后关节面的不

一致使关节面负重发生改变，也可能引起骨关节炎。创伤后畸形或下肢的长度差异可能导致相邻关节或脊柱的负重异常，可能引起早期骨关节炎。

创伤后骨关节炎是继发性骨关节炎，尽管它与原发性骨关节炎有相同的临床过程（见章节 10.2）。

1.8　肌肉、肌腱和肌腱附着点的外伤或过用性损伤

肌肉、肌腱和肌腱附着止点形成一个解剖单位。撕裂总是出现在这条链最薄弱的环节，取决于患者的年龄、损伤程度，以及应力的类型。在儿童期和青少年期，肌腱在骨的止点处易发生劳损或骨撕脱。撕裂多发生于肌肉和肌腱交界处，并且多见于年轻人。肌腱内的撕裂不常见，除非肌腱之前受损或因与年龄有关的变性、慢性超载，常见于老年患者。因此，在这些患者中，肌腱断裂通常是一个漫长过程的最后一步。

出于教学的原因，"肌肉、肌腱和骨肌腱附着点"将在本章以单独的部分讲解。

1.8.1　肌肉

▶病理学　肌肉疲劳、神经源性因素（在腰椎和 / 或骶髂关节水平的干扰）和不同程度的过度牵拉导致肌肉损伤。肌肉挫伤（直接打击或挤压伤）或撕裂分别是直接钝 / 锐器伤的结果。肌纤维断裂即导致所谓的肌肉僵硬（DOMS = 延迟性肌肉酸痛）。

肌肉损伤通常分为简单的三个等级：

- 1 级：拉伤。
- 2 级：部分撕裂（图 W1.13）。
- 3 级：全层撕裂。

▶超声　肌肉拉伤的超声表现不是很清晰，有时在超声上是不可见的。发生部分或全层撕裂

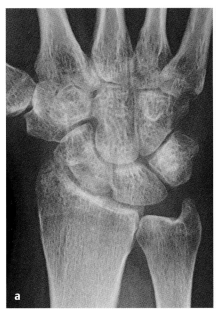
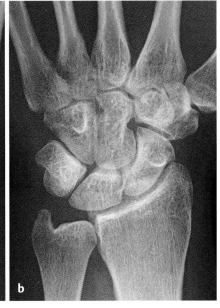

图 1.98　Ⅱ期复杂区域疼痛综合征（CPRS），挤压伤 4 个月后。患者是 47 岁妇女。a. 骨密度的弥漫性减少；b. 健康对侧比较

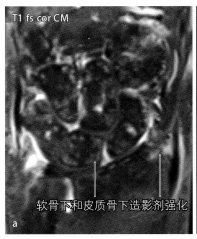
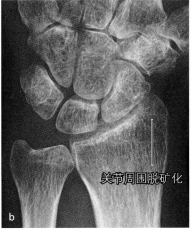

图 1.99　CRPS Ⅰ～Ⅱ期。无创伤史。a. 软骨下骨髓水肿和关节周围软组织水肿；b. 主要是关节周围脱矿化

时，超声多表现为一个无回声或低回声的血肿（图 1.100）。亚急性和慢性血肿常呈分层样或"洋葱皮"样外观。应当指出的是，出血损伤后的最初几天通过超声往往很难区分周围肌肉与血肿。卷曲的肌纤维末端延伸到血肿称为"铃锤"标志，为特征性表现。

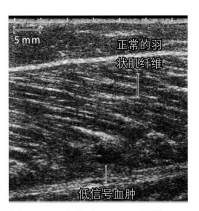

图 1.100　小的（＜ 5 mm）腓肠肌撕裂

▶ **MRI** 注射造影剂后，在脂肪饱和 T2WI 和 T1WI 上均可见水肿和出血（图 1.101~104）。简单的 MRI 肌肉损伤分级系统见表 1.4。

▶ 肌肉损伤后遗症：

• 创伤后异位骨化。

• 创伤后炎性假瘤。

• 筋膜疝，通常动态检测临床检查更易发现。

• 急性筋膜室综合征（见章节 11.6）。

• 神经卡压综合征（神经嵌顿，见章节 11.8）。

1.8.2 肌腱

▶ **病理学** 退变性肌腱疾病是由与肌肉牵拉或压缩有关的重复过载造成的一类退化性损伤，通常发生在肌腱改变方向的部位，可能累及腱鞘或肌腱本身。组织学上，肌腱退变以血管成纤维细胞增生和肉芽样组织为主（非炎症性/非肌腱变性）。肌腱内的这些变化可能导致钙化。最常见的受累部位见表 1.5。

对肌腱疾病的命名不一致，本书遵循 Donald Resnick 提出的术语：

• **腱周围炎** 这是指肌腱周围软组织的炎症（不论是退变性的或风湿性的）。典型的例子如跟腱周围脂肪结缔组织的炎症。

• **腱周炎** 通常与腱与腱周围炎有关，定义为肌腱周边的炎症（无腱鞘）。

• **腱鞘炎** 即腱鞘内炎症。如果另外有腱鞘内纤维渗出和粘连，即可称为"狭窄性腱鞘炎"

• **肌腱炎**（同义词：肌腱病） 这是指在增龄和/或应力有关的情况下出现的肌腱内退变。

肌腱炎和腱鞘炎都可导致肌腱部分或完全断裂。

表 1.4 肌肉损伤的 MRI 分级

分级	MRI 表现
I	在液体敏感序列上，水肿和出血表现为肌肉内或沿肌肉筋膜分布的局灶性或弥漫性高信号；宏观上，纤维的连续性未中断（图 1.101，1.102）
II	除 I 级发现外，肌纤维部分断裂明显，根据严重程度可进一步细分（ II a<⅓； II b<⅓–⅔； II c >⅔，但不完全）；肌腱部分断裂最常累及肌肉肌腱交界处（图 W1.13；又见图 1.103，1.104）
III	肌肉完全横断；血肿填补了所形成的间隙；一种变异是肌内腱完全断裂

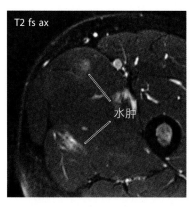

图 1.101 大腿内收肌损伤（ I 级，MRI）

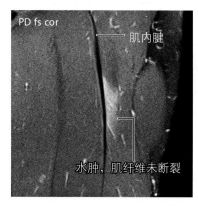

图 1.102 股二头肌损伤（ I 级、MRI）

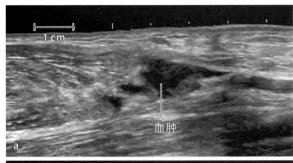

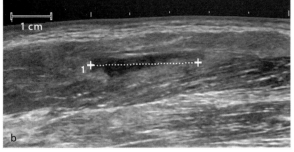

图 1.103 继发于挤压伤的大的（>5 mm）肱二头肌撕裂。a. 纵切面显示广泛的肌纤维断裂；b. 肌纤维只有部分断裂

▶ X 线 / CT　X 线影像能显示可能会引起肌腱病变的解剖特征，如外翻足可诱发跟腱病变，或马蹄内翻足可导致胫骨后肌腱过载。肌腱内无定形钙化通常提示慢性肌腱病变，可以用 X 线检测，但一般多用超声和 MRI 来评估肌腱。

▶ 超声　存在肌腱炎的情况下，超声表现为肌腱增厚和低回声。越是慢性病变，肌腱回声的异质性越强（图 1.105）。超声可比常规 X 线检查更早地发现肌腱钙化。存在腱鞘炎时，肌腱周围可有低回声的液体和 / 或高回声、低回声的组织存在（图 1.106）。通过超声来鉴别渗出和低回声的增厚腱鞘组织并不容易。多普勒可发现肥厚腱鞘组织的高灌注。

无腱鞘肌腱（特别是跟腱）表现为局限性低回声（局灶性肌腱炎）、腱周组织的低回声反应

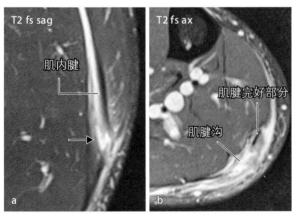

图 1.104　肌肉肌腱交界处部分肌腱断裂（Ⅱ级，MRI 分级）。a. 血肿和水肿高信号沿肌腱分布，部分肌腱撕裂（箭头）；b. 在轴面影像可清晰显示肌腱断裂，部分肌腱撕裂

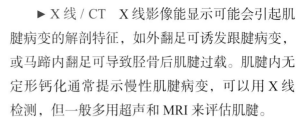

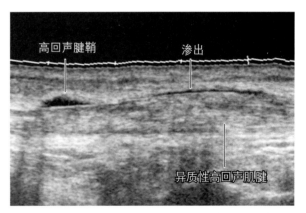

图 1.105　痛风引起的胫骨前肌腱慢性肌腱炎和腱鞘炎。无法通过影像与其他原因引起的肌腱炎相鉴别

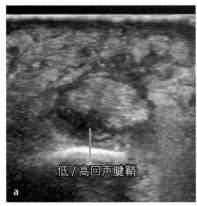

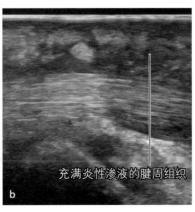

图 1.106　手指屈肌腱腱鞘炎在掌指关节处的超声表现。a. 横截面；b. 纵断面

表 1.5　应力相关肌腱损伤常见部位

位置	肌腱损伤	描述
肩和上臂	继发于肩峰下撞击的肩袖损伤	肩峰下间隙变窄或举手过头运动中对冈上肌腱的压迫造成的肩袖病变（图 1.108），以及肩峰下滑囊形成
手和手指	de Quervain 狭窄性腱鞘炎	桡骨茎突水平拇长展肌腱和拇短伸肌腱腱鞘炎和腱鞘滑膜炎
髋和股部	髂胫束综合征	髂胫束和大转子的摩擦（图 1.110）
膝关节	膝关节水平髂胫束摩擦综合征（称为跑步膝）	髂胫束和股骨外侧髁的摩擦
踝和足	跟腱痛 胫骨后肌功能障碍	跟腱炎由慢性劳损、过度拉伸或扭转引起的胫后肌腱炎

（急性腱鞘炎）、梭形肿胀和不均匀回声。断裂的特点是纤维完全断裂（肌腱可能完全消失），在急性期可有的低回声或不均匀回声的血肿（图1.107）。对于全层撕裂，在跖屈位进行动态检查，可更好地揭示撕裂的边缘。

▶ MRI　正常肌腱在 SE 序列上很少或根本没有信号，显得非常暗，甚至呈黑色。这是因为正常肌腱主要由胶原组成，T2 弛豫时间很短（平均低于 2 ms）。在 SE 序列，无论是 T2 序列和 PD 加权（PDW），回波时间应长于 10 ms。因此，正常肌腱组织的信号不能被显示。超短回波时间（UTE）成像解决了这一问题，但临床应用尚处于起步阶段。

相反，腱鞘是一种双层结构(纤维化和滑膜)，其 MRI 特征类似关节囊。

肌腱炎主要导致肌腱肥厚。在肌腱信号的增强与胶原蛋白解联程度、内部水含量的变化、血管数量密切相关。在液体敏感的 PDW 和 T2WI（最好加抑脂序列）上，呈环状或更为分散的高信号（图 1.108~110）。

肌腱部分撕裂表现多样，包括衰减、局部缺损或纵向撕裂。在 T2WI 上发现肌腱断端由高信

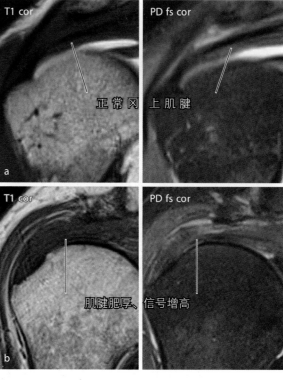

图 1.108　比较正常的冈上肌腱和肌腱炎。a.正常发现（MR 关节造影）；b.肌腱炎

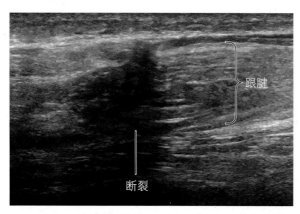

图 1.107　完全破裂的跟腱

号液体分隔时，可诊断肌腱全层撕裂。撕裂的肌腱也可能回缩（图 1.111）。肌腱部分撕裂可在肌腱内延伸或延伸至肌腱表面（图 1.112）。

肌腱病和腱周炎在液体敏感序列上表现为高信号，受累肌腱周围组织水肿。腱鞘炎会表示腱鞘增厚和鞘内液体积聚。

▶ 鉴别诊断

静脉注射造影剂后，肌腱病变，尤其是腱周和腱鞘的改变，可以得到清晰显示。

风湿性疾病 退变性和 / 或过用性肌腱炎和腱鞘炎需要与风湿性疾病相关的炎性肌腱病变相鉴别，仅凭形态学往往无法区分年龄相关的变性

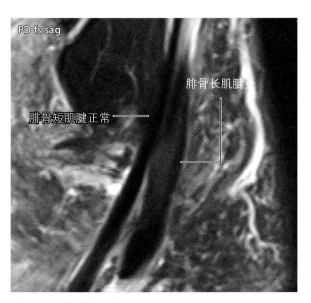

图 1.109　腓骨长肌腱炎

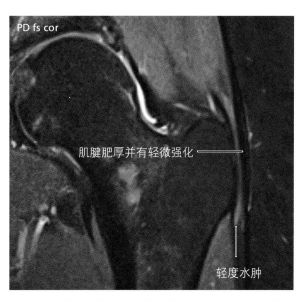

图 1.110　髂胫束综合征与髋关节"超负荷"，是由髋关节发育不良的不良负载造成的

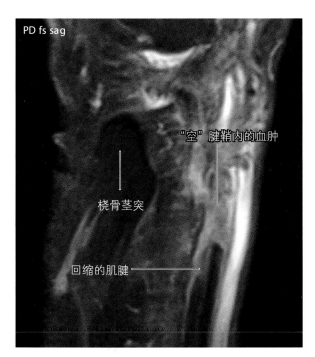

图 1.111　桡侧屈腕肌腱破裂回缩

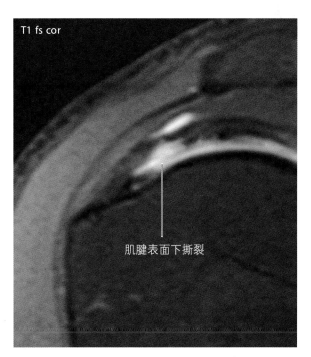

图 1.112　冈上肌腱部分撕裂。MRI 关节成像

和过用性肌腱改变。此时，临床病史和其他炎性表现（如实验室结果）就非常重要了。滑膜炎和关节侵蚀同时存在，高度提示风湿性疾病（图 W1.14）。

代谢毒性效应 肌腱损伤也可继发于有毒代谢的影响（如类固醇治疗、家族性高脂蛋白血症、糖尿病）。

黄色瘤 家族性高脂血症可导致患者跟腱肥厚和腱内信号改变。造影有助于鉴别，因为黄色瘤不摄取造影剂。

CPPD（焦磷酸钙沉积病）和羟基磷灰石沉积 这些疾病也可能导致肌腱钙化，仅凭影像学很难鉴别，并且这些类型的钙化可能仅简单增龄引起的（见章节 10.9）。

1.8.3 肌腱止点（病）

肌腱止点病是肌腱、韧带和关节囊止于骨处的损伤的总称，慢性劳损和老化是其重要原因，可能会伴有骨刺形成和/或骨侵蚀性改变。在如弥漫性特发性骨肥厚（DISH）中，骨刺就会特别明显，甚至有过度骨化的倾向。肌腱止点病处的急性损伤可以导致肌腱撕脱及相关骨碎片的形成。

> ⚠ **警示**
>
> 全身炎性风湿性疾病，如强直性脊柱炎、银屑病，也可导致起肌腱止点病（见第 10 章）。

▶ **解剖学** 肌腱、韧带和关节囊在骨的止点处无骨膜覆盖，其纤维不直接与骨止点处融合。相反，在纤维组织和骨之间有一层纤维软骨区，这种纤维软骨向骨矿化。在骨干，腱纤维呈扇形与骨膜交织在一起，实现与骨的连接。因此，尽管肌腱、韧带和关节囊的这些附件的形态不同，但功能是相同的。

▶ **病理学** 肌腱止点处的重复性损伤导致的炎性反应表现为淋巴细胞浸润、骨髓水肿和骨吸收，跟骨、坐骨、鹰嘴和髂嵴最常受影响。典型的位置和表现见表 1.6。慢性撕脱性损伤导致的肌腱止点处损伤与伴骨性撕脱的肌腱止点的急性创伤性撕脱有所不同，后者在年轻人尤为常见。

> ❗ **提示**
>
> 由于肌腱止点处始终保持形成新骨、创伤修复能力，退变性、炎性、代谢性改变可以在此处形成新骨。

▶ **X 线 / CT** 肌腱止点处可能出现新骨（骨刺、骨嵴，图 1.113）和骨缺损（疏松、吸收，图 1.114），通常有多种宽度的硬化缘。

在骨干，慢性或急性撕脱在肌腱止点处会导致骨膜抬升和/或钙化（图 1.115）。撕脱骨片的存在有助于识别真性肌腱撕脱。

表 1.6 应力相关性肌腱止点病的常见部位

部位	显示
肩	肩袖足印区（见章节 2.4）
肘部	如网球肘（见章节 2.7）
臀部和大腿	如大转子疼痛综合征（见章节 2.11）
膝关节	如髌骨两极、胫骨结节、鹅足（见章节 2.13）
踝关节和足	如跟骨骨刺，Haglund 畸形（见章节 2.15）

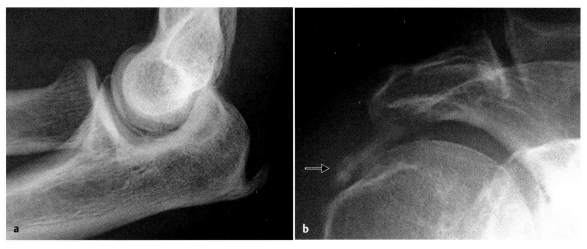

图 1.113　钙化。a. 在肱三头肌腱鹰嘴止点处的骨刺；b. 冈上肌腱的羟基磷灰石沉积（箭头）

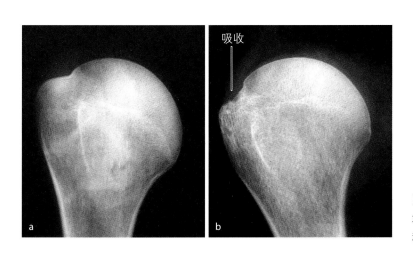

图 1.114　冈上肌腱止点处的小缺损，标本 X 线片。a. 比较的正常发现；b. 小面积吸收

⚠ 警示

仅通过 X 线影像很难鉴别骨刺与营养不良性肌腱钙化（尤其在肌腱止点处附近）。营养不良钙化在 X 线影像和超声上表现为肌腱的连续性丧失（见图 1.113b）。

▶ **超声**　有效的超声检查需要与健侧肌腱止点进行比较，可更好地识别微小改变。劳损会在肌腱止点处形成肥大和磨损，肌腱往往是低回声的，钙化表现为肌腱内高回声颗粒。一般来说，病变存在时间越长，回声异质性越强。在肌腱止

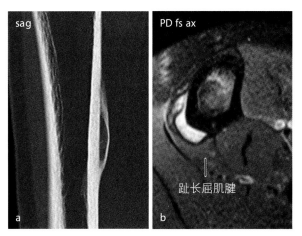

图 1.115　外伤后骨膜抬升。a. 在趾长屈肌腱骨止点处的层状钙化；b. MRI 扫描显示皮质和抬升的骨膜之间有液体积聚

47

点处撕裂（撕脱）情况下，可以发现肌腱断端以及其间的可与相关血肿相比为低信号的组织，动态检查可发现肌腱断端的分离。肌腱的创伤性部分断裂与慢性退变或劳损很难区分。在肌腱病中，彩色多普勒超声检查通常可发现血管过度形成（如"外上髁炎"）。

▶ MRI 典型发现包括在脂肪饱和液体敏感序列，以及静脉注射钆剂造影后的 T1WI 上肥厚的肌腱止点处的高信号（图 1.116~118）。如果肌腱止点附近有滑囊，则几乎总是会受累。另外，腱周组织和邻近肌腱止点处的骨常表现为高信号（特别是在疼痛的急性炎症期）。在 PDW 或 T2WI 上很容易识别肌腱止点处肌腱断裂，表现

为肌腱的缺失，肌腱断端扭曲或折叠。小的撕脱骨折在 MRI 上容易漏诊，X 线片对其显示更佳。

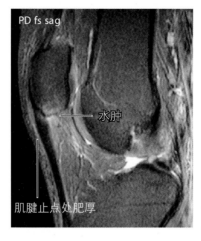

图 1.116　髌骨下极肌腱止点病和髌腱近端肌腱炎（称为跳跃膝）

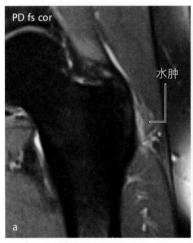
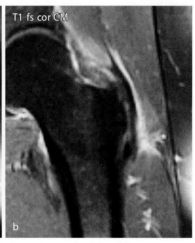

图 1.117　左侧股骨大转子处非特异性肌腱止点病，这可能与应力有关，但已知患者有风湿性关节炎病史。a. 臀中肌腱止点处水肿；b. 肌腱止点处有明显的造影剂摄取

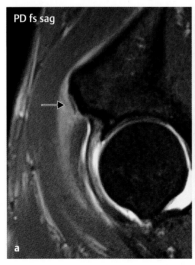
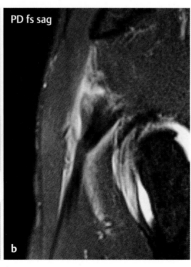

图 1.118　股直肌腱自其在髂前下棘的止点处撕脱。a. 小片骨撕脱（箭头）；b. 明显的肌腱内及腱周水肿

1.9 诊断性 X 线检查在创伤外科的实践建议

• 一般来说，创伤后应立即进行双平面成像检查，但在许多解剖部位（如肩部、臀部）通常难以满足这一要求。每个解剖区域都有特殊的观察角度（参见放射学相关文献）。

• 如果骨折线邻近关节，必须考虑有无关节面骨折。除了两种标准位影像外，其他投照位影像也有一定价值。CT 扫描对于评估可能的关节面骨折很有帮助。

• 如果前臂或小腿的双骨之一出现骨折，必须确认另一块骨有无骨折或移位。如果损伤涉及胫骨近端，对腓骨近端有无损伤的判断非常重要。

• 为了更全面、准确地评价骨折情况，拍片范围必须包括骨的全长，还必须能清楚看到长骨远端和近端的关节。

• 必须清楚认识到仅凭 X 线片不能确切排除骨折（如隐匿性骨折）。如果临床怀疑骨折而 X 线检查结果为阴性，则应进行 CT 和 MRI 检查。病历中应详细记录。

• 什么时候要特别小心？

  ◦ 通常股骨颈骨折的 X 线表现比较隐匿，特别是骨质疏松患者。因为漏诊的后果很严重，对 X 线检查结果为阴性但疑有髋关节周围骨折的骨质疏松患者应进行 MRI 检查。

  ◦ 在踝关节扭伤中，距骨和周围软骨·骨折在 X 线片常为阴性。

  ◦ 必须意识到，骨折后的旋转不良很难在 X 线片上得到良好显示。疑有螺旋形骨折时，应进行 CT 和 MRI 检查。

• 多数国家对医疗电离辐射有严格规定，放射科医师有责任确保安全。放射科医师还需要确保所做的检查可以解决临床问题。如果检查结果不能给出解释，放射医师有责任提供更多的临床相关信息，而不单单是放射学诊断。

• 放射科诊断报告在记录时需要备份。如果随后需要修改或更正报告，在病历中必须清楚记录，包括更改的日期。

1.9.1 影像学报告的解读

影像学的报告应该包括以下内容：

• 骨折线在哪？长骨一般分为三个部分，骨折应根据位置进行分类（如中段骨折或下三分之一骨折）。

• 骨折的类型？主要的骨折类型（横形、斜形、螺旋形等）以及是否存在多发骨折，应该明确标记。

• 骨折的对线情况如何？值得注意的是，对线不佳时，骨折远端的位置是相对于骨折近端而言的。应该清楚描述骨折移位的角度。内翻成角是指远端结构向中线偏移，外翻成角则是远端骨折碎片远离中线。正交影像可确认是否有前、后对线不良。对于中轴骨或远端肢体的先天性或慢性轴位对线不良，在侧位 X 线片上只能被描述为"疑似"；承重位 X 线片将提供可靠的信息，并允许更好的量化。

• 骨折碎片是否位移？如果骨折碎片在内侧、外侧、前方或后方对线不良，则应准确描述骨折碎片的移位情况。位移量可以用实际测量或相对骨本身的比例（如"一半骨宽度"）来描述。

• 是否累及关节面？这对术后的功能恢复至关重要。

• 邻近关节是否存在脱位或半脱位？

1.9.2 随访评价

随访评估的重要特征包括：

• 通过对比初始和最近的 X 线影像，确认骨折和碎片的位置是否发生改变。

• 骨桥和硬化的表现。

• 内置物并发症（如螺钉或接骨板断裂）。

• 同时合并骨髓炎时，有无新的溶骨病灶出现？内置物周围有无透亮影出现？

• 有无骨坏死的迹象？

1.9.3　应避免什么？

• 在评估手术或愈合过程时，应避免使用"好""足够""可接受"等术语。

• 描述骨折时，应避免使用"延迟愈合"或"骨不连"。使用这些术语需要有充分的临床知识。相反，应该描述愈合的影像表现，如骨痂的量，是否有骨桥形成的证据。还应说明骨折线是否仍然可见。

2 急性创伤和慢性过用性损伤

2.1 颅顶、面部和颅底骨

对急性颅脑外伤进行影像学检查时，颅内创伤的后遗症是关注的焦点，无论临床还是预后。诊断主要取决于受伤机制（如冲击力、冲击部位）和临床表现。传统的放射学检查仅限于面部骨骼。因此，颅骨的潜在损伤应通过高分辨率 CT 进行评估。在某些疾病中，如亚急性创伤性脑损伤或脑干病变，MRI 可以作为补充。

2.1.1 颅顶骨骨折

▶ 病理学　根据损伤机制的不同，颅顶骨骨折可分为横形骨折、粉碎性骨折、节段性骨折（常伴随碎片移位）。变异包括颅缝分离（裂缝骨折），常见于 30 岁以下的患者；青枝骨折（乒乓骨折）常出现在婴幼儿，形成像乒乓球一样有弹性和可逆的凹痕。

骨折的并发症包括脑脊液漏（某些情况下和颅腔积气一起出现）、脑挫伤和脑疝等。颞骨骨折常导致颅内出血（中间脑膜动脉、静脉窦）。在某些罕见的小儿病例中，由于颅骨较软，可表现为浮动颅。

▶ X 线　对于颅脑外伤，X 线检查可发现骨折，但不能显示相关的颅内改变。研究表明，只有约 50% 的颅内出血患者有骨折。X 线影像的异常可以是与骨折表现相似的正常变异，也包括血管沟、颅缝、软骨结合和颅骨内部不规则骨。

骨折线常经过正常骨组织，边缘硬化的缺失对骨折诊断很有帮助（图 2.1）。

▶ CT　头部外伤必须行 CT 检查的指征包括意识障碍、持续呕吐、逆行性遗忘、癫痫发作、严重（穿透）创伤、多发伤或颅底骨折等。

应当引起注意的骨折的间接征象包括：鼻旁窦、乳突细胞和中耳腔中的不透明或气 – 液平，或蛛网膜下腔的空气。

▶ 超声　超声只用于小儿，可以很好地评估头部血肿、颅骨挫伤和颅骨骨折。在这种情况下，区分骨折和颅缝是很重要的。如果有必要，可进行 CT 扫描。在有移位或嵌插的颅骨骨折中，必须排除相邻的硬膜外或硬膜下血肿。

▶ MRI　MRI 在急性颅脑损伤的诊断中很少应用。

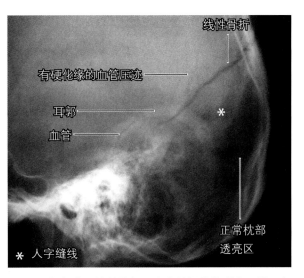

图 2.1　颅部典型线性骨折。注意骨折线的形态，并且与颅缝和血管通道相比，其周围缺少硬化缘

▶儿童特点　对儿童进行 X 线检查有严格规定，特别是轻度颅脑外伤。许多国家都有《儿童头部轻度外伤后影像学检查指南》。但对中、重度头部外伤，应立即行 CT 扫描。

2.1.2　颅底骨折

▶病理学　颅底骨折常见于头部外伤，多累及眶顶、筛板、颞骨岩部或枕骨，颅底的中心部位较少受累。这些骨折可能与通过这个区域的血管神经结构损伤（如颅神经损伤、脑脊液漏，颈动脉瘤、海绵窦瘘等，图 2.2，2.3）有关。视神经或视交叉损伤多为前颅底损伤常见的并发症。外伤性脑脊液漏是筛板骨折最常见的并发症，因为骨折线通常沿骨皮质的薄弱部分延伸。后颅底骨折常延伸至颅骨其他部位，常导致致命性的脑干损伤。

▶X 线　常规 X 线检查对此类损伤诊断价值不大。

▶CT　高分辨率扫描层厚 0.5~1 mm（带或不带三维重建）CT 在此情况下是标准成像技术。

▶MRI　疑有神经血管损伤时，MRI 可用于辅助诊断，绝对适应证是脑干损伤和仅凭 CT 扫描结果难以明确诊断时。

2.1.3　颞骨岩部骨折

对颞骨岩部骨折按横形和纵形进行分类有些武断，因为许多病例的骨折线并不完全朝向一个方向。

颞骨岩部纵形骨折：更为常见，占所有颞骨岩部骨折的 70%~80%，通常沿纵轴通过中耳室顶，止于在鼓膜张肌区域（图 2.4），常累及膝状神经节周围区域（10%~20% 与面神经损伤有关）并导致听骨链错位，形成传导性耳聋。颞骨岩部骨折 20% 的可并发外耳道来源的上行感染。

颞骨岩部横形骨折：多起于岩部后表面，横经内听管顶进入膝状神经节，通常止于咽鼓管（图 2.5，2.6）。症状取决于骨折的走行，可能包括

感音性耳聋和 / 或眩晕和自发性眼球震颤，面神经损伤比例可高达 50%。

▶CT　用薄层轴向 CT 数据行冠状面重建，通常有助于骨折评估。骨折的间接征象包括乳突和 / 或鼓膜损伤。

▶MRI　如果存在外伤后耳聋和 / 或面神经麻痹，MRI 可直接用于评估面神经并排除血肿。

▶重要发现　注意查找涉及迷路、内听道和面神经的骨折以及听骨链脱位。

2.1.4　面部骨折

分为中面部、眶周、下颌骨骨折。面部骨折主要由机动车辆事故造成，不常见的原因包括肢体冲突。

低剂量高分辨 CT（如果需要三维重建）是标准成像方式，特别是对于中面部和眶周骨折。下颌骨骨折（通常为多发）、牙科骨折等，可以通过传统 X 线片、仰卧位摄影术或低剂量 CT 等来评估。

典型的直接骨折征象：
- 轮廓中断线（有或没有形成台阶）。
- 双轮廓或增加密度（碎片叠加）。
- 放射透亮线。

典型的间接骨折征象：
- 软组织肿胀。
- 鼻窦混浊或气 - 液平。
- 悬滴征提示眶底骨折。
- 眶内或颅内气体的存在。

面骨骨折

鼻骨骨折　这是最常见的单独面骨骨折，通常无须摄片。对于可疑病例，鼻骨侧位片和鼻窦位片可能会有所帮助。

警示

鼻骨骨折经常会被误认为骨缝，前者更多见于周围（图 2.7）。

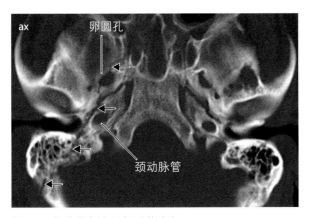

图 2.2 长节段颅底骨折（箭头）

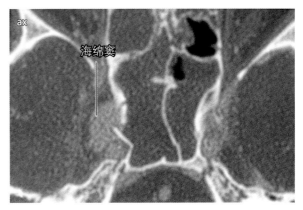

图 2.3 继发于蝶窦外侧壁骨折的累及海绵窦的颅底骨折。患者左侧眼球突出，注射造影剂后行 CT 扫描

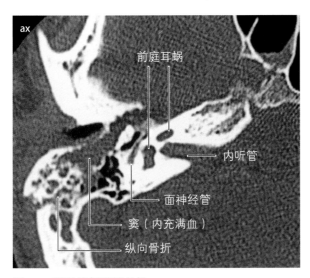

图 2.4 颞骨岩部纵形骨折

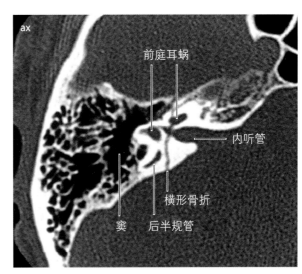

图 2.5 颞骨岩部横形骨折

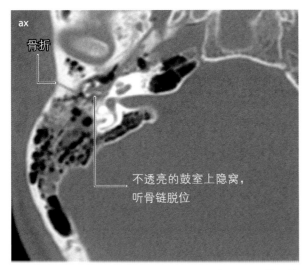

图 2.6 颞骨岩部横向骨折累及鼓室上隐窝。阴影使面神经无法显示，可见听骨链脱位

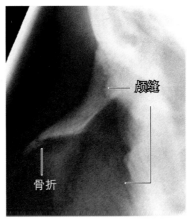

图 2.7 鼻骨骨折

颧弓骨折 轴位片显示最佳（图 2.8）。移位明显的骨折应该治疗。小儿颧弓骨折主要通过超声进行评估。

颧骨骨折 最常见的是角部骨折，使得颧骨与相邻骨和关节的连接被破坏（图 2.9，2.10）。可摄取鼻窦位或侧位 X 线片，也可以考虑 CT 检查。

眶周骨折 眶底骨折和筛骨内侧板骨折比较常见。眶内容物（如脂肪、下直肌）进入上颌窦可能使骨折复杂化（图 2.11~13）。典型的骨折间接征象包括"悬滴"征（图 2.11，2.12）和眶内气肿。风吹样骨折是指眶壁骨折导致骨移位进入眼眶。诊断成像通常以眼眶 X 线片开始；当发现骨折线时，常通过 CT 来寻找其他骨折，确定骨折的范围或评估相关的血肿形成。

中面部骨折

面部严重创伤的结果常常是难以定义和分类复杂的颌面部外伤，多采用 Le Fort 分类系统进行分类（图 2.14）：

• Le Fort Ⅰ：牙槽突与上颚其余部分分离（浮腭），上颌窦壁全部断裂。

• Le Fort Ⅱ：锥形骨折伴中面部分离。骨折线通过鼻根、眶内侧壁和眶底，上颌窦内侧壁未受损。

• Le Fort Ⅲ：这种骨折可导致面骨与颅骨的分离。骨折线在两侧经过鼻根、眶内侧壁、眶底、眶外侧壁，可有额外的颧弓骨折。

所有的 Le Fort 骨折的共同特征是累及翼状突（图 2.15）。

面部两侧或同侧同时发生不同类型的骨折很常见（图 2.16），应特别注意可能存在的伴发损伤（如前颅底、下颌骨等）。

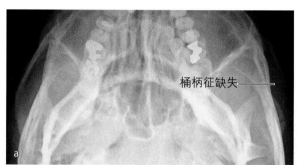
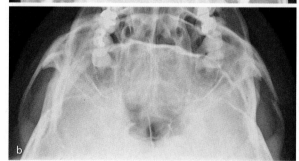

桶柄征缺失

图 2.8 颧弓骨折。a. 生理性轮廓消失，提示明显压缩；b. 手术复位后

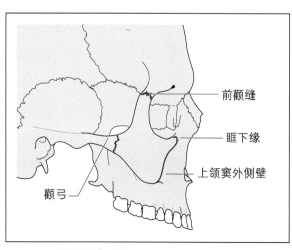

前颧缝

眶下缘

上颌窦外侧壁

颧弓

图 2.9 颧骨骨折典型部位

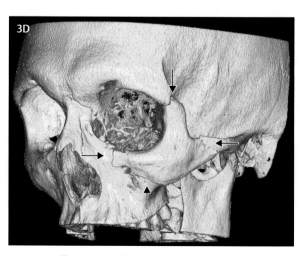

图 2.10 典型的三角部骨折，如箭头所示。CT 数据表面重建

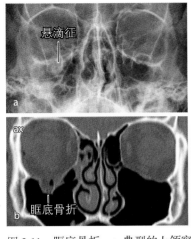

图2.11 眶底骨折。a. 典型的上颌窦头端部分阴影；b. CT 显示骨折效果更佳

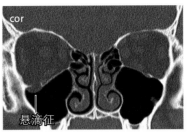

图2.12 轻微移位的眶底骨折

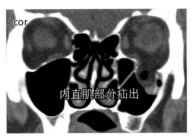

图2.13 眶底骨折

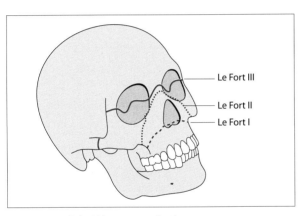

图2.14 面中部骨折 Le Fort 分型

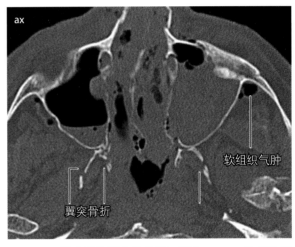

图2.15 累及蝶骨翼突的骨折。所有 Le Fort 骨折均累及翼突

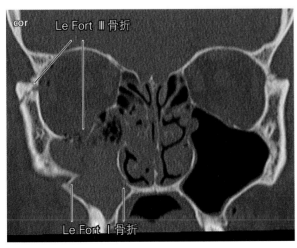

图2.16 复杂面中部损伤，伴右侧 Le Fort Ⅰ和Ⅲ型骨折

▶ CT 高分辨率 CT 是中面部复杂损伤患者的首选，三维重建往往有助于提供更好的显示。

▶ MRI 疑有脑神经损伤和 / 或脑损伤时，应该选择 MRI。

下颌骨折

下颌骨骨折通常是多发性的（50%~60%），通过齿槽的骨折被视为开放性骨折。可分为涉及下颌骨体、下颌角、下颌支、下颌关节的骨折。

▶ X 线 通常应获取标准 X 线片。全景片对诊断有很大帮助。

▶ CT 可提供最准确的骨折信息，往往对治疗很重要（图 W2.1）。除了三维重建，正位全景断层片也可以采用 CT 数据集生成（图 W2.2）。锥形束 CT 也被证明是有用的（图 W2.3）。

2.2 脊柱

2.2.1 解剖，变异，技术和适应证

▶ 解剖学 见章节 2.2.1 和图 W2.4。

技术和适应证

▶ X 线 仅适用于轻度脊髓损伤的筛选。侧位片最重要，应用时无须重新定位患者。严重的脊髓损伤应立即行 CT 检查，因为在常规的 X 线片上，受伤程度常被低估。对于侧位或斜位片在功能评估方面的价值应谨慎评估。如果可行多层 CT 扫描检查，则应对有明显损伤的患者在传统脊柱 X 线片外加行 CT 扫描。

除了骨折线和 / 或碎片外，脊柱损伤的直接迹象还包括：

• 椎体高度丧失。

• 椎体扩大或变形。

• 椎体内有线性硬化。

• 参考线的不规则或中断（图 2.17，2.18）

• 节段性对线不良（最好通过观察椎体后缘线来识别）；小关节面和棘突呈节段性扇状，提示存在较严重损伤（图 2.19）。

• 相对于相邻水平的椎间隙变宽或变窄。

• 椎前软组织影扩大（C2 水平，成人不应超过 7 mm）（图 2.20，2.17）。然而，椎前软组织外观正常不能排除潜在的骨或韧带损伤。还应注意椎前脂肪条纹的位移气管形态。

警示

应该记住，依据 X 线片对损伤在进行分类必须谨慎，因为复杂、不稳定的伤害在 X 线片上进行评估时往往会被低估，甚至在系列 X 线片上也不明显。

▶ CT 脊柱 CT 扫描已经成为严重创伤后（如高速机动车辆事故、摔倒等）评估患者的首选。对于 X 线片提示不稳定骨折和疑有骨折碎片或血肿造成椎管压迫时，必须行 CT

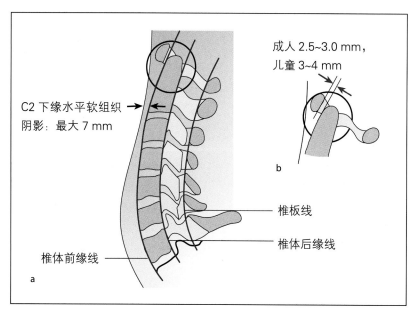

图 2.17 颈椎侧位片的评估标准。a. 评估椎前软组织对线和生理宽度的参考线；b. 寰枢前间隔的生理宽度

检查。

▶ MRI MRI 的优点是能够明确显示椎间盘突出（特别是有症状的患者）、脊髓损伤（脊髓水肿、出血、横断、血管闭塞）和骨擦伤。如患者神经系统检查结果为阳性，应行 MRI 检查。

2.2.2 损伤机制和分类

▶ 病理学 骨折、脱位和软组织损伤最常见于下颈椎和胸腰结合部。许多情况下，临床症状与放射学检查结果相结合，才能及时得出正确诊断。然而，成像质量差（使用便携式成像设备、表面遮挡，特别是在下颈部和上胸部区域）或影像医生经验不足，会使脊柱损伤被漏诊（15%~30%）。

除了解剖学原理（如脊椎位置）外，脊柱损伤还根据所涉及的力量进行分类，如压力、弯曲力、拉力、回转力、扭曲力（剪切力）。

Magerl 分类法基于目前的 AO 分类系统，是脊髓损伤最常用的分类方法之一（图 2.21），试图将 MRI 可清晰显示的椎间盘韧带损伤也考虑在内。Magerl 分类中，损伤严重程度从 A 类到 C 类，在每一类中，从第 1 亚类至第 3 亚类依次

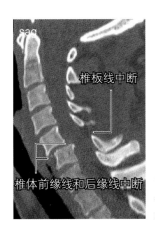

图 2.18 C5 前半脱位引起椎间盘韧带断裂和双侧小关节脱位（屈曲－分离损伤），造成 3 条参考线均中断

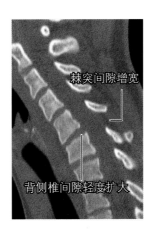

图 2.19 C5-C6 屈曲分离损伤造成棘突间隙和背侧椎间隙节段性变宽

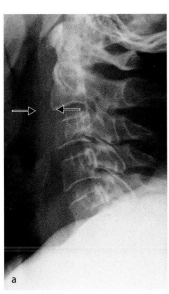

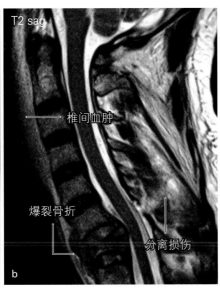

图 2.20 椎前阴影扩大，提示损伤。a. 由于肩带遮挡而无法在 X 线片上对下颈椎进行评估，因此必须通过断层影像来明确；b. MRI 显示（不稳定的）C6/C7 屈曲损伤是椎间血肿的原因

A 型 机制： 压缩 影像学特征： • 椎体高度减少 • 椎体裂开 • 椎弓根间距增加	A1：嵌插骨折 [1] 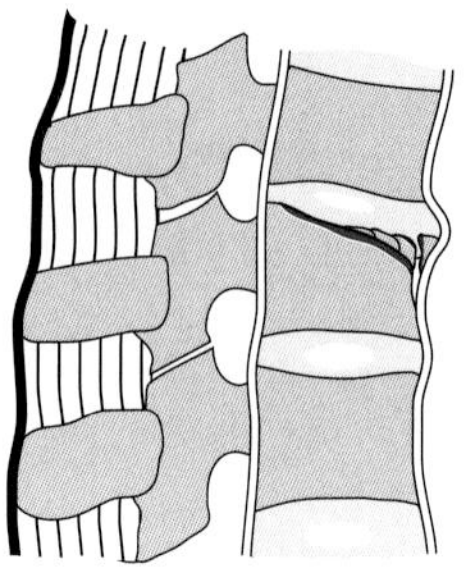	A2：分裂骨折 [2] 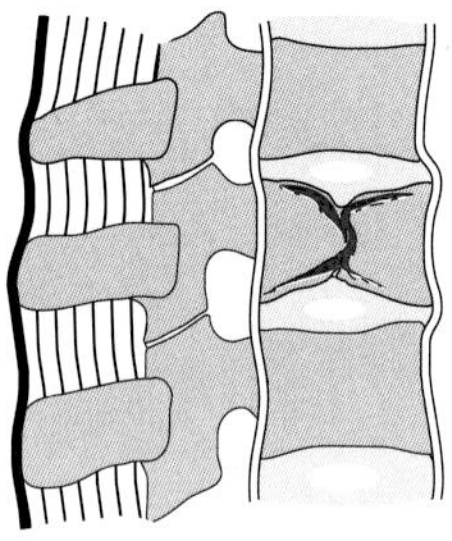	A3：爆裂骨折 [3] 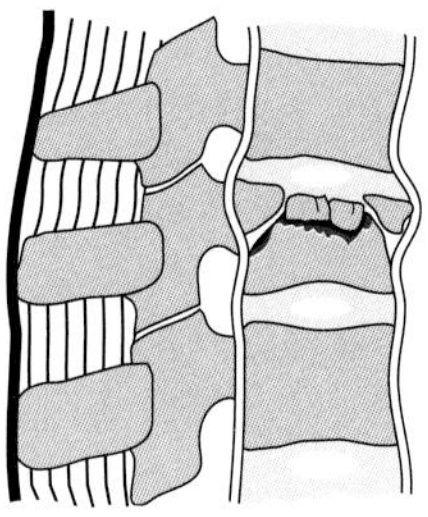
稳定性	稳定	通常稳定	见各亚型
亚型 A3 型 特征： • 典型的向上、背侧移位，存在后部 　骨折碎片 • 棘突或椎弓根骨折 • 相邻椎间盘受损 • 后韧带复合体完整	A3.1：不完全爆裂骨折 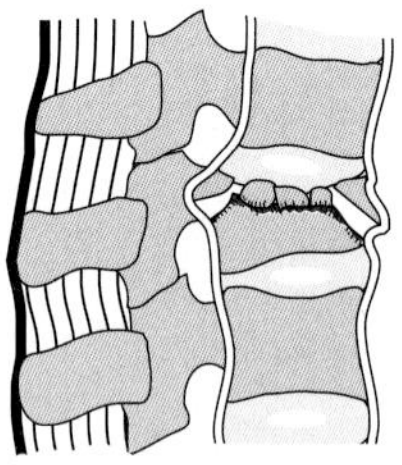	A3.2：爆裂 – 分离骨折 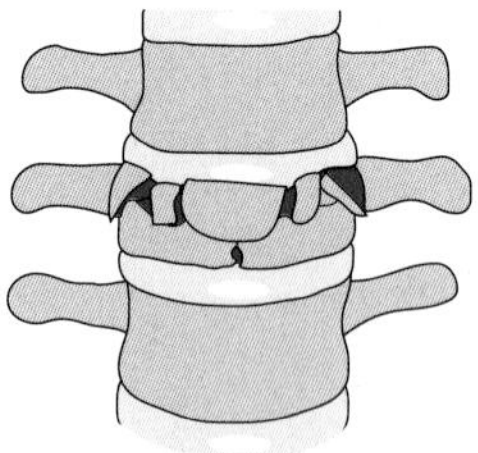	A3.3：完全爆裂骨折 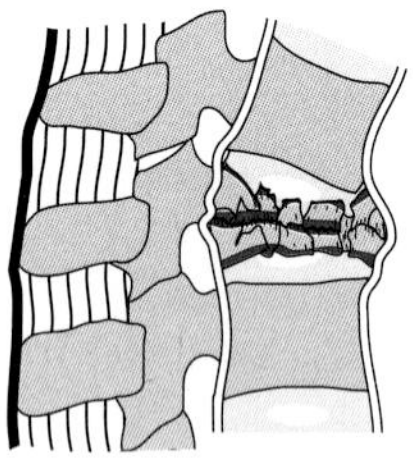
稳定性	不明确，大致稳定	不明确，大致稳定	不明确，大致稳定
B 型 机制： 牵伸 影像学特征： • 棘突间距增加 • 小关节半脱位 / 脱位 • 椎体后缘抬高 • 横形骨折 • 椎体边缘撕脱骨折	B1：后韧带断裂 ...[3] 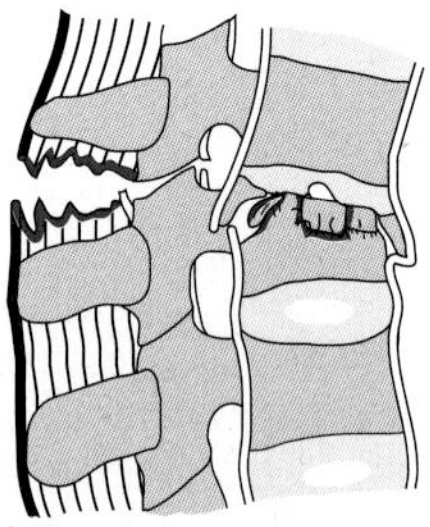	B2：后部骨质破裂合并 ...[4] 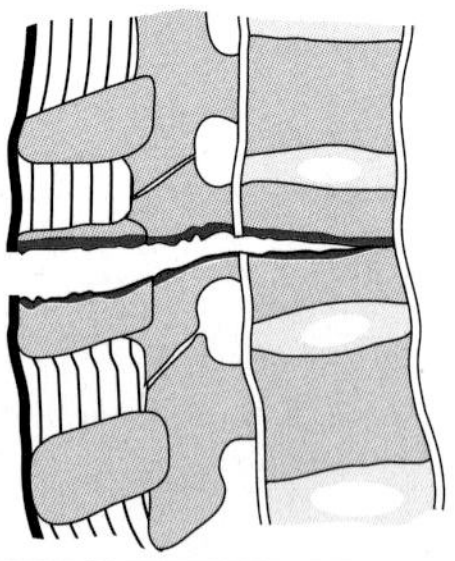	B3：椎间盘断裂合并 ...[5] 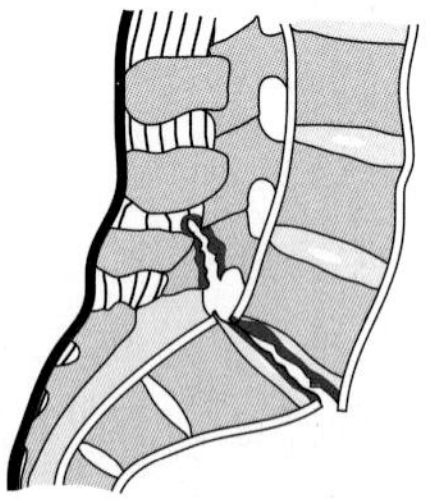
稳定性	不稳定		
C 型 机制： 旋转 影像学特征： • 椎体侧移 • 椎弓根不对称 • 棘突脱位 • 横突骨折 • 椎体后部结构单侧半脱位 / 脱位、骨折 • 单侧肋骨骨折 / 关节脱位	C1：A 型损伤伴旋转 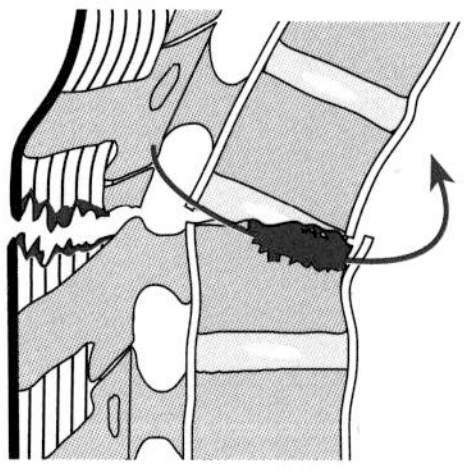	C2：B 型损伤伴旋转 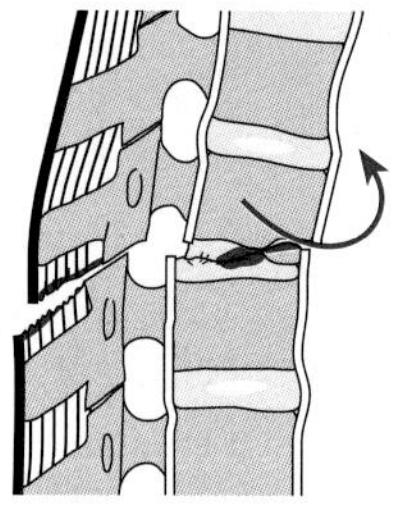	C3：旋转剪切骨折 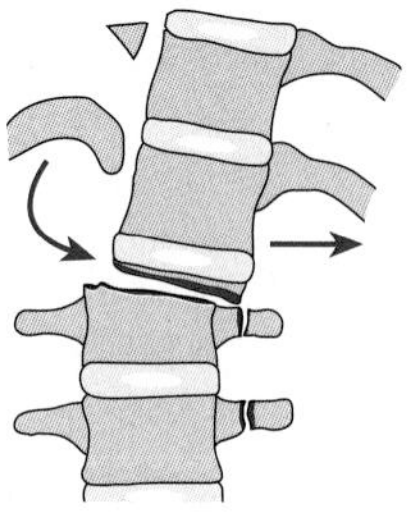
稳定性	高度不稳定		

[1] 变异：终板压缩（A1.1），楔形骨折（A1.2），椎体冲击（"鱼形椎"，A1.3）
[2] 矢状位观（A2.1）和额状位观（A2.2）稳定；合并椎体粉碎性骨折和椎间盘断裂的额状面分离骨折（"钳型骨折"，A2.3）不稳定
[3] 伴椎间盘破裂（B1.1）或 A 型骨折（B1.2）
[4] 伴椎体破裂（B2.1）、椎间盘破裂（B2.2），或 A 型骨折（B2.3）
[5] 伴关节突半脱位或骨折（B3.1），伴脊椎关节强硬（B3.2）或后脱位（B3.3）

图 2.21 Magerl（AO）脊柱损伤分类

加重。A 型和 B 型损伤常合并发生。

在美国，目前使用由 A. R. Vaccaro 等于 2005 年发布的胸腰椎损伤分类和严重性评分（TLICS，见章节 2.2.2）。

压缩损伤

压缩损伤由颅端或足端方向的力垂直作用于椎骨引起。骨折通常位于胸腰交界处，特征在于椎间隙变宽、椎体高度丧失和椎体骨皮质断裂。A1 病变（图 2.21）是单纯椎体前柱损伤：

- A1.1：上终板的单纯冲击骨折。
- A1.2：楔形骨折。
- A1.3：椎体塌陷。

A1.3 骨折是骨质疏松性压缩骨折，导致两个终板压缩骨折，椎体后壁完整（所谓"鱼嘴"样椎体）。

A1 和 A2 骨折通常稳定（图 2.21，2.22）。

由于涉及后壁和椎间盘，A3 型爆裂骨折（图 2.23，2.24）通常不稳定，可能需要手术固定，特别是完全爆裂骨折（A3.3）（图 2.24）。伴有椎管内骨折碎片移位的粉碎性骨折常导致相应的神经系统并发症。如果神经功能缺损与椎管狭窄程度无关，应该继续查找有无相关的硬膜外血肿、椎间盘突出或脊髓损伤等，此时可行 MRI 检查。如果 MRI 检查不可用或存在禁忌，可用 CT 椎管造影替代。

警示

棘突间距增宽和 / 或脊椎后部结构骨折损伤严重（图 2.25）时，通常可在 X 线片上进行评估，有时也须行 CT 检查来完整评估。

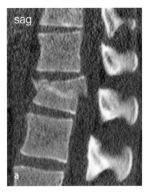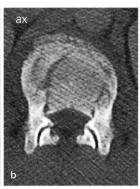

图 2.23　部分爆裂骨折（A3.1 型压缩骨折）。a. 椎体头端爆裂，骨折下终板完好无损；b. 继发于后部骨折碎片背侧移位的椎管狭窄

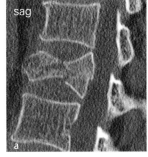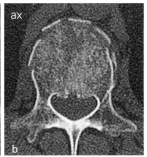

图 2.24　完全爆裂骨折（A3.3 型压缩骨折）。a. 上、下终板骨折；b. 多条骨折线贯穿椎体

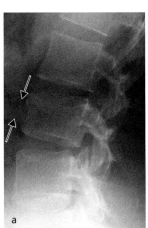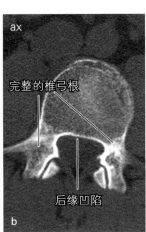

图 2.22　Magerl A1 型压缩骨折。a. 与相邻的椎弓根相比，受累椎体前部高度（箭头）降低；b. CT 扫描显示骨折仅累及椎骨前部

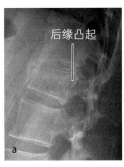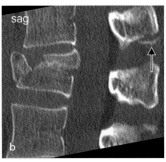

图 2.25　严重伤害？一定要关注看脊椎后部！a. X 线片示 L1 压缩骨折，包括后缘（最有可能是 A3.1 型），但是棘突未包括在成像范围内；b. T12（箭头）棘间韧带的骨性撕脱在 CT 上显而易见，证明为（不稳定的）B1 型屈曲损伤

过伸损伤

过伸损伤不如屈曲损伤常见，常因影像学表现不明显而被忽视或低估，其导致神经损伤的可能性低于屈曲损伤。此类损伤常见于老年人平地摔倒碰到头部，导致颈椎过伸。由于其位置暴露及其较高的矢状面动度，颈椎特别容易发生过伸损伤，旋转中心位于关节突水平。损伤后，椎体对线，包括棘突椎板线在内，均可表现为正常。

警示

对任何（节段性）椎间隙增宽应高度怀疑过伸损伤；节段性椎间隙增宽是不正常的！

伸展泪滴形骨折：过伸损伤（典型的是在浅水中头向下跳水）可造成前纵韧带附着处的真性骨性撕脱（图 2.26~28），通常发生在下颈椎（年轻患者）和 C2 区域（老年患者）。事实上，撕脱的泪滴形骨折碎片代表了固定点，因其尚与前纵韧带牢固相连。受累椎体被撕裂，在 X 线片上表现为沿椎体前下壁的三角形骨折碎片。无论 X 线片还是 CT，都无法充分显示相关软组织损伤程度；此时，应行 MRI 检查以明确韧带和脊髓损伤。

后部半脱位 / 脱位：前 / 后（很少见）纵韧带以及椎间盘的破裂，合并小关节脱位 / 半脱位，以及在某些情况下通过神经孔的骨折，将导致脊椎的瞬时后移或平移（图 2.29）。这种损伤非常不稳定，多与严重的神经功能缺陷有关。它最经常见于中心静脉区域（C4–C6）和胸腰交界处。因为脊椎移位经常自发复位，在 X 线片上脊柱对线可看起来正常。如果发现有椎前软组织肿胀或椎间隙变宽等间接、模糊的表现，应进行 MRI 检查以评估韧带和脊髓损伤。这种过伸损伤在患有脊柱退变性疾病的老年患者中特别常见，其椎管已因骨赘和多余韧带而变窄（见章节 2.2.4）。

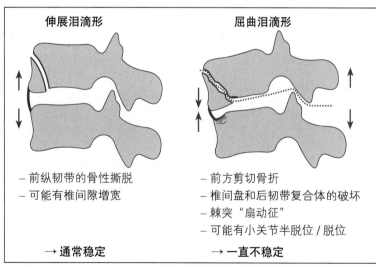

图 2.26　泪滴形撕脱骨折损伤机制

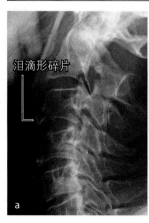
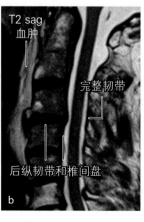

图 2.27　泪滴形损伤，常见于上颈椎。a.C3 前缘下方的三角形骨折碎片，对线保持整齐，棘突间没有缝隙；b. 无脊髓损伤。总的来说，上述发现符合屈伸损伤（稳定）

此类患者经常出现脊髓中央综合征，其上肢的症状比下肢更明显。

屈曲损伤

屈曲损伤是最常见的脊柱损伤，是脊柱过度屈曲的结果，旋转轴通常处于椎间、背侧三分之一的水平,椎体前部被最大限度地压缩,后部分离。通常，后韧带复合体的横断（B1 型损伤）或骨性结构的横断（棘突，椎弓根，关节韧带；B2 型）可导致典型的压缩 / 牵拉损伤（图 2.30~33）。

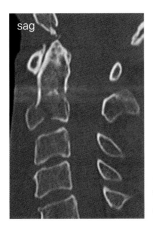

图 2.28 典型部位的伸展－撕脱骨折。本例为 C2

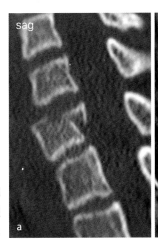

图 2.29 后半脱位。a. C7 后部撕脱骨折碎片；b. 前部椎间盘韧带与纤维环分离

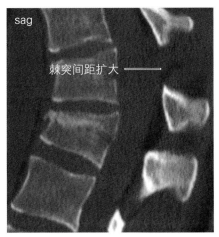

图 2.30 屈曲损伤。楔形骨折的胸椎楔形后缘断裂，单节段棘间隙增宽，证实为 B1 型不稳定骨折

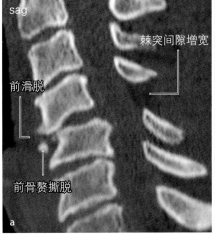

图 2.31 退变性颈椎屈曲损伤。a. 典型的背侧棘突间隙增宽和前部骨赘撕脱；b. MRI 显示椎间盘韧带完全断裂，提示严重不稳定的屈曲－分离损伤

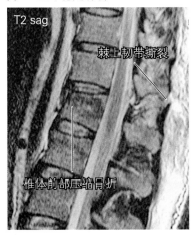

图 2.32 腰椎 B1 型损伤。背部韧带结构（黄韧带和棘上韧带）断裂，同时伴椎体前部压缩骨折

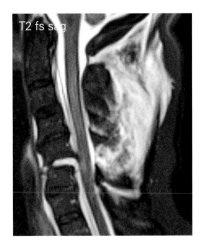

图 2.33 单纯的椎间韧带屈曲损伤

在高速屈曲负荷下，小关节发生半脱位/脱位，在某些情况下导致双侧完全脱位和关节交锁，可由单纯粹的椎间盘韧带损伤引起，没有相关骨折（图 2.33）。

当存在额外的旋转力时，可发生单侧小关节脱位或骨折，这在 X 线片上经常被忽略。患者取仰卧位时骨折可自行复位。单纯前部压缩骨折是稳定的，而所有的屈曲－分离损伤都是潜在不稳定的。

前部楔形骨折 屈曲损伤的最温和形式包括椎体终板的前部压缩，后部保持完整。较强的力产生的压迫更广泛，形成的椎骨楔形改变更明显，并可能累及椎体后部（中柱）。椎骨楔形改变可以向前、向外侧延伸。骨质疏松的楔形椎骨骨折将在第 8 章讨论。

> **提示**
>
> 一般来说，应注意在常规 X 线片上不要轻易排除压缩损伤累及中柱。如果相对终板楔变超过 15°~20°，应通过 CT 了解排除中柱损伤。

屈曲撕脱骨折 在这种类型的骨折中，屈曲导致三角形或"泪滴"形碎片自椎体前下角撕脱（图 2.34，2.26，2.36）。椎体在冠状面上分裂，后部碎片突入椎管。此型骨折最常见于下颈椎（70% 为 C5）。然而，这种损伤的最重要的特征是后纵韧带断裂，因此非常不稳定。它也常导致脊髓损伤。

Chance 骨折 旋转中心移至椎体前柱（如安全带损伤中常出现）的屈曲损伤，导致作用于脊柱的拉力显著放大，以及椎体水平方向的断裂。此类骨折常累及中胸段到中腰段脊柱，导致包括椎弓根和其他后部结构的骨折，使骨折变得极不稳定（图 2.35，2.36）。值得注意的是，破坏可能主要涉及软组织（椎间盘，韧带），通过 MRI 检查可明确诊断。这种骨折也可能与椎体前部压缩（A 型骨折）和后凸成角有关。

前半脱位/脱位 这是一种严重的屈曲－分离损伤，特征是后纵韧带复合体断裂，通常也累及椎间盘（椎间韧带断裂），非常不稳定。极少数情况下，后方纤维环断裂可导致创伤性椎间盘脱出，会导致上位椎体相对下位椎体前倾，棘突呈扇形张开，小关节面不完整，以及脱位的椎体前移超过 50%。在比较明显的病例中，可见单侧或双侧小关节脱位（图 2.37），在下颈椎尤其明显，即脱位的上位椎体下关节面尖端锁定于下位椎体上关节面之前。因为脱位的小关节的内在锁定机制，单纯的单侧脱位是稳定的，通常无神经症状。但是，旋转对线不良必须矫正。X 线影像上的反汉堡征和耳机征有助于识别（图 2.38）。双侧小关节脱位常导致创伤性椎管狭窄和神经功能障碍，也可能延迟发生。

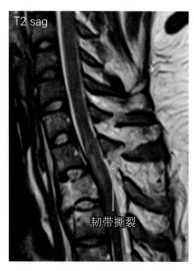

T2 sag

韧带撕裂

图 2.34 上胸椎的屈曲损伤，棘突骨折，后韧带复合体断裂，T2 前三分之一的垂直骨折（大的屈曲撕脱骨折碎片）

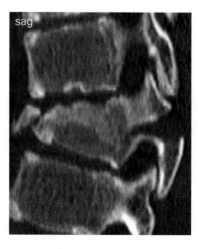

sag

图 2.35 Chance 骨折。椎体后部结构骨折，合并椎体前部屈曲撕裂骨折碎片

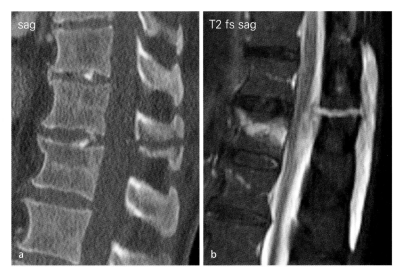

图 2.36 Chance 骨折。a. CT 示背侧骨质破裂；b. MRI 显示前方骨质断裂

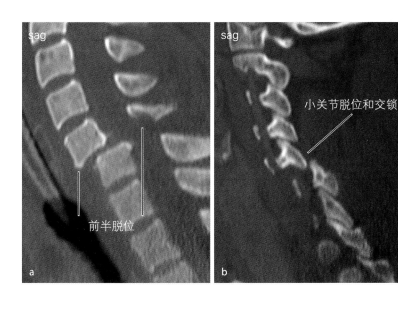

图 2.37 屈曲损伤。a. 前半脱位；b. 关节交锁

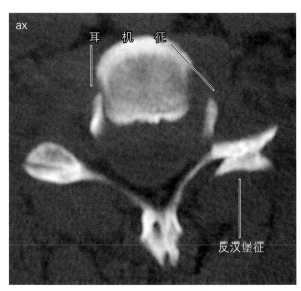

图 2.38 颈椎脱位轴位像典型发现。旋转损伤造成单侧脱位。耳机征：椎体脱位和台阶。反汉堡征：小关节面失去正常接触。在每种情况下，小关节面的位置都是"背靠背"的

旋转损伤

寰枢椎水平和胸腰段交界处是旋转损伤的典型好发部位。旋转损伤通常是严重的屈曲创伤与扭转矢量相结合造成的，引起后纵韧带和/或椎间盘韧带复合体损伤，和/或小关节骨折，导致脊柱轴线的旋转对线不良。椎间盘韧带损伤会导致不稳定，多伴脊髓损伤。小关节不对称脱位或骨折，和/或近关节神经弓骨折，都提示致损伤外力有旋转成分（图2.39）。此外，肋骨近端部分、横突和棘突骨折也间接提示必须仔细评估有无显示脊柱损伤（特别是爆裂骨折），以对旋转对位不良进行评估。旋转损伤虽然不常见，但在多发伤患者中往往被忽略和漏诊。

单侧关节面错位是由于旋转过度组合而发生的，主要发生在下颈椎（见图2.39），只有三分之一的病例与关节突骨折有关。相关的椎体狭窄，常导致神经损伤。

警示

单侧关节面脱位治疗前应进行MRI检查以排除椎间盘损伤。任何治疗小关节脱位的操作都可能导致现有椎间盘突出的向后移位，导致神经系统并发症。

平移损伤（剪切损伤）

这些伤害是巨大的水平或倾斜力作用的结果，通常身体的下半部分是固定的，而上部部分相对移动。椎间韧带损伤模式较为复杂，如果上脊柱组件向背侧移位，即使没有相关的骨折，韧带也总是被破坏。这些损伤通常是根据AO分类的C3级损伤（图2.21），即使旋转成分并不总是很明显（定位的效果，固定装置的自发减少；图2.40，2.41）。这些损伤常与严重的神经系统症状相关，多水平损伤常见于刚性脊柱（见章节2.2.4）。

不影响脊柱稳定性的特殊骨折

横突断裂 腰椎横突的骨折主要是直接打击作用的结果，通常没有临床意义。然而，它们作为警告标志是重要的，因为这些骨折常与伴随的损伤［如其他脊柱损伤（可能在相当远的距离）］相关，特别是腹部和腹膜内器官的损伤（如肾破裂）（图2.42）。

铲土者骨折 这种棘突尖骨折是由头部和颈部相对致密韧带的突然屈曲造成的。在上颈椎韧带附着在颈椎交界处，这是一种骨性撕脱骨折，棘间韧带和后纵韧带保持完整。骨折线通常是垂直于棘突背部，并且通常是偶然发现的（有或没有相关的颈韧带钙化的硬化边缘作为证据，图2.43）。但是，铲土者骨折不应与棘突的倾斜机能性骨折或棘突的骨折混淆，后者提示严重的背侧过伸损伤。

骶尾骨创伤后遗症

骶骨骨折 这些通常是直接创伤（跌倒）的结果，多与盆腔骨折联合发生。Denis区分为三种类型：

- Ⅰ型：神经孔外侧骨折，无神经系统症状。
- Ⅱ型：经椎间孔的骶骨骨折，通常与神经系统症状相关（图2.44）。
- Ⅲ型：骨折累及骶管，神经系统症状很常见。

调查发现，骶骨骨折在X线片上经常被忽略，比例甚至高达50%。因此，如果临床高度怀疑，或者在X线片上发现间接征象（如L5横突骨折、骨盆前环骨折、骨盆联合断裂），都应行CT扫描。

尾骨骨折 由于个体的解剖差异，在X线片上评估骶尾部（疾患）较困难。骶尾部移行处的腹侧角变异尤其明显。此处的骨折往往通过CT或MRI才能辨识，但随后的治疗是一样的。尽管如此，部分病例可能会出现慢性创伤性骶尾部疼痛。

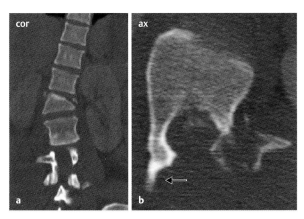

图 2.39 胸腰段交界处的旋转损伤。a. 明显的分段成角；b. 小关节面凹陷：凸面上的"空"小关节（箭头），提示小关节错位

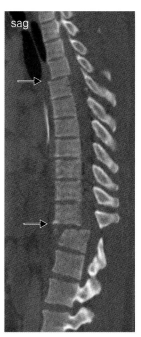

图 2.41 罕见的非连续性、长距离胸椎和胸腰椎骨折 – 脱位，伴 T12 前上缘骨性撕脱。相应的轴位层面显示受累节段轻度旋转对线不良

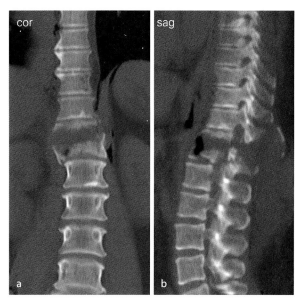

图 2.40 胸腰椎移行处剪切损伤。a. 外侧半脱位伴骨韧带完全断裂；b. 背侧脱位并形成明显分离

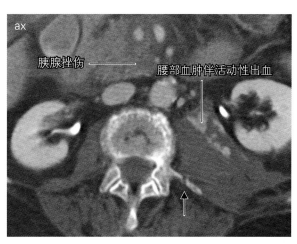

胰腺挫伤
腰部血肿伴活动性出血

图 2.42 横突骨折（箭头）。本身没有临床意义，但常提示存在相关损伤

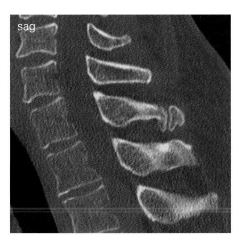

图 2.43 T2 棘突陈旧骨折（铲土者骨折）

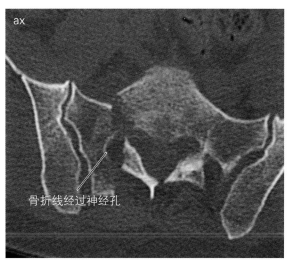

骨折线经过神经孔

图 2.44 骶骨经椎间孔骨折（Ⅱ型）

2.2.3 颈椎和颅颈交界区的特殊创伤

Magerl 分类系统（给予 AO 系统）可以用于枢椎下区颈椎骨折和胸腰椎骨折（后者也可以使用 TLICS 系统，见章节 2.2.2）。其他分类系统可以用于上颈椎（颅颈交界区到 C2）。

枕骨髁骨折

枕骨髁骨折较少见，通常是头部受到轴向打击的结果。通常采用 Anderson-Montesano 系统进行分类：

• Ⅰ型：枕骨髁压缩骨折。

• Ⅱ型：颅底骨折并延伸至枕骨髁。此型骨折一般比较稳定，并只能在 CT 中发现（图 2.45）。

• Ⅲ型：有骨性撕脱的枕骨髁部内侧面撕脱骨折（寰椎和寰椎十字韧带）。此类损伤具有潜在的不稳定性，通常伴有脑干损伤，是严重创伤的结果。撕脱骨片多模糊不清，必须在多层 CT 影像中仔细搜寻，因为这也可能是颅颈部韧带断裂仅有的征象（图 2.46）。MRI 可以用于评估韧带和 / 或脊髓损伤。

颅颈交界处脱位

颅颈交界区所有韧带均断裂少见，代表颅颈交界区脱位的最终形式。这种损伤见于高速创伤，头部相对于受限的身体做大幅度甩鞭样运动。这在儿童中尤其多见，因为儿童的头部相对于身体比例较大，同时其颅颈交界处韧带较松弛。这种伤由于合并严重的脊髓损伤常致命，即使患者幸存，也会遗留严重的神经功能缺损。

寰椎骨折

枕骨髁的成角位置、寰枢椎关节面和寰椎环的形态，决定了寰椎在轴向压力下易在前后弓的位置发生爆裂骨折（"爆裂效应"）。另一方面，单纯的寰椎前、后弓骨折多由过伸损伤导致。神经功能缺陷在寰椎骨折当中非常罕见，因其经常

导致椎管直径增大。

目前常用的是 Jefferson 修订的骨折分型：

• Ⅰ型：寰椎前弓骨折，常伴有齿突骨折，伸展机制通常稳定。

• Ⅱ型：寰椎后弓骨折，最常见。寰椎后弓在枕部和 C2 之间呈楔形。伸展机制通常稳定。

• Ⅲ型：同时有前弓和后弓的骨折（Jefferson 骨折，图 2.47a），是头部伸展情况下，通过枕骨髁作用于寰椎的异常轴向力造成的（压缩骨折）。如合并寰椎横韧带断裂，则不稳定。在齿状位或重建冠状位 CT 影像上，韧带断裂的一个间接征象是双侧关节侧块超出关节轴向边缘外 7 mm（图 2.47b）。然而，此征象可能会因旋转而难以察觉，所以应用 CT 检查来精确评估骨折很有必要。

• Ⅳ型：单侧或双侧寰椎侧块压缩骨折。由于寰枕关节的创伤性关节炎，该型稳定但预后不佳。

• Ⅴ型：寰椎横突骨折（稳定）。

警示

　　Jefferson Ⅴ 型骨折可能并发外伤性椎动脉剥离。

另外，还有许多其他未分型的骨折，如前纵韧带和颈长肌牵拉造成的寰椎前弓水平骨折，以及由于头部强迫过伸导致的双侧后弓垂直骨折（其应与寰椎先天性后弓未融合相区别）。

寰枢脱位和寰枢旋转分离

这种创伤性脱位是由寰椎横韧带和 / 或翼状韧带断裂造成的，很少见。相对于稳定的 C2，寰椎向前、向后和向外的脱位是有差别的。常通过 CT 或 X 线片确诊，X 线片应包括张口齿状突位片。成人的寰齿间隙不应超过 3 mm，儿童不应超过 5 mm（Spence 原则）。然而，必须牢记先天性颅颈交界区畸形患者可以发展为寰枢不稳（如齿突游离小骨）；同时，慢性关节炎如类风湿性关节炎，也可以导致颅颈交界区和寰枢韧带松弛。

对创伤性旋转、寰枢对线不良（半脱位或脱位）的评估，以及其与自主的、姿势性的上颈关节旋转的鉴别比较困难。提示旋转损伤的间接征象包括前后齿突位像上的不对称；尤其在调整后的影像中，单侧（双侧很少）寰枢关节间隙丢失（眨眼征，图 2.48）。在轴位 CT 上可以确定旋转的角度（正常旋转最大可达到 45°），同时

也可以发现寰椎病理性前脱位。

Fielding-Hawkins 分型系统：

• Ⅰ型：单纯旋转，单侧寰枢关节脱位（图 2.49），没有骨折。在静态 CT 影像上很难与患者头部自主旋转进行辨别，只有通过动态检查才能确定是否存在固定的旋转错位（不能通过向对侧旋转头部来纠正错位）。

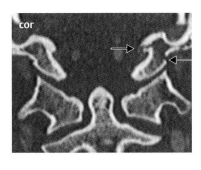

图 2.45　枕骨髁骨折（Anderson–Montesano Ⅱ 型，箭头）

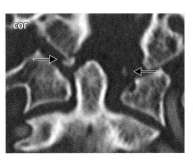

图 2.46　Anderson–Montesano Ⅲ 型创伤，翼状韧带骨性撕脱（箭头）

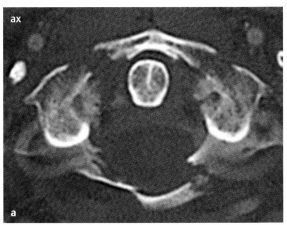

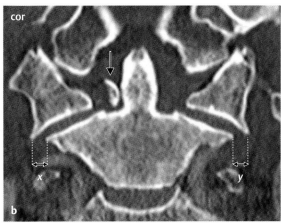

图 2.47　Jefferson Ⅲ 型经典四部分爆裂骨折。a. 寰椎环的爆裂骨折。注意距离寰椎骨折很近的椎动脉；b. 寰椎Ⅲ型骨折的间接征象：寰椎侧块向外移位（x+y > 7 mm）。另外，还有寰椎横韧带的骨性撕脱（箭头所指）：不稳定骨折

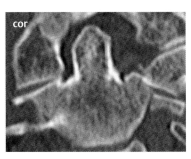

图 2.48　寰齿间隙和寰枢关节间隙不对称（"眨眼"征），提示寰枢椎旋转损伤

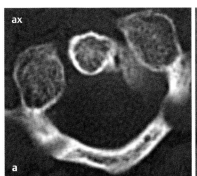

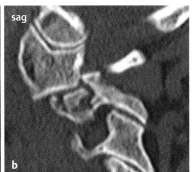

图 2.49　Fielding-Hawkins Ⅰ 型。a. 单侧寰枢关节旋转半脱位；b. 合并 C2 侧块爆裂骨折的寰枢关节交锁

• Ⅱ型：寰枢旋转异常，伴前脱位，寰齿间隙小于 5 mm。寰椎横韧带可能断裂。

• Ⅲ型：寰枢旋转异常，伴前脱位，寰齿间隙小于 5 mm。寰椎横韧带断裂合并不稳。

• Ⅳ型：寰枢关节旋转异常，寰椎单侧或双侧后移，常伴有Ⅱ型齿突骨折或不稳定的齿突不愈合。

枢椎和齿突骨折

齿突骨折比较常见，见于 20% 的颈椎骨折。此类骨折最常见的原因是过伸机制，暴力事故主要见于年轻人，在老年人则主要为摔倒。合并神经功能缺陷的病例可达 30%。CT 扫描最适合用于此类骨折的评估。齿突骨折可以根据 Anderson 和 D'Alonzo 分为三型（图 2.50）：

• Ⅰ型：骨折线斜经齿突基部，实际上就是寰椎韧带的撕脱骨折，很少发生。

• Ⅱ型：骨折横经齿突基底部，不稳定，是最常见的骨折类型（图 2.51）。约 30% 的病例会出现骨不连。

• Ⅲ型：C2 椎体骨折，常累及寰枢关节面。约 90% 的病例向前脱位。这种骨折同样不稳定，但一般并不发展为骨不连。

警示

• 齿突骨折在 X 线片（前后位的齿突成像）上可通过 Mach 效应来确认（图 2.52），即通过齿突基部的一条线样透亮影，见于当两个不透 X 线的结构重叠时，即边缘效应（如寰椎弓与齿突重叠）。

• 枢椎齿突和体部多在 3~7 岁间融合（图 2.53），但也有可能融合发生较晚或不融合，会产生Ⅱ型骨折的印象。未发生融合的齿突小骨呈圆形，边缘光滑、硬化，有助于与骨折相鉴别（图 W2.5；图 2.53）。

• 存在游离齿突时 C1 前弓多肥大，而齿突则发育不全，齿突终末小骨正常多在 12 岁时发生融合，也有可能不融合，后者会产生Ⅰ型骨折的印象（图 2.53）。

创伤性枢椎滑脱

同样也称为"绞刑骨折"。这种损伤是由拉伸同时合并垂直压缩造成的，如追尾事故。然而其他作用机制也可以导致这种损伤，如单纯屈曲。常用 Effendi 分类系统进行分类：

• Ⅰ型：无移位骨折，椎间盘完整，稳定。

• Ⅱ型：累及 C2–C3 椎间盘，枢椎体沿矢状方向移位超过 3mm，或齿突成角大于 11°，不稳定（图 2.54~56）。

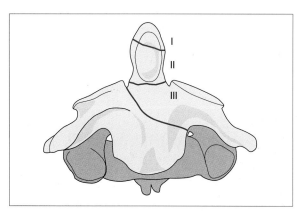

图 2.50　齿突骨折

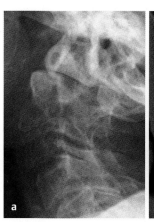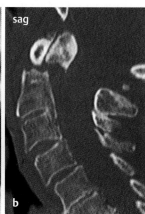

图 2.51　Anderson–D'Alonzo Ⅱ型齿突骨折。a. 寰椎前弓位于齿突基部；b. 齿突尖明显背移，并可能压迫邻近颈髓

• Ⅲ型：除了Ⅱ型骨折外，C2–C3小关节脱位并交锁。

由于此水平椎管相对较宽，与其他损伤相比，此种损伤较少引起神经并发症。

颈椎甩鞭样（过屈–过伸）损伤

"过度屈伸损伤"有许多定义，包括任何形式的颈椎加/减速损伤。Quebec Task Force 定义过度屈伸损伤的症状为"过度屈伸相关紊乱"。这种损伤除了见于追尾事故外，还见于侧面碰撞事故。如果影像证实骨性结构或软组织损伤的存在，即为"过度屈伸损伤"。

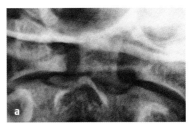
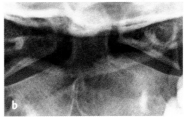

图 2.52　易被误读的 Mach 效应。a. Anderson–D'Alonzo Ⅲ型齿突骨折；b. 没有骨折！寰椎弓与枢椎齿突的重叠而产生的线状透亮影（Mach 效应）

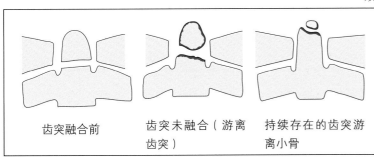

| 齿突融合前 | 齿突未融合（游离齿突） | 持续存在的齿突游离小骨 |

图 2.53　枢椎齿突的特殊形态

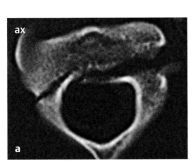
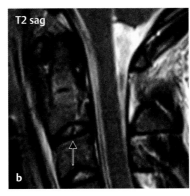

图 2.54　C2 创伤性枢椎滑脱（绞刑骨折）。a. 骨折线通过枢椎体；b. 累及椎间盘（箭头），属于 Effendi Ⅱ型损伤

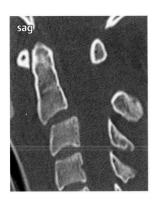
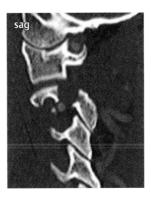

图 2.55　C2 创伤性椎体滑脱。C2 椎体向前成角

图 2.56　C2 创伤性椎体滑脱。椎体前移超过 3 mm，属于 Effendi Ⅱ型损伤

▶ X 线　X 线检查可以同来排除骨性损伤或节段性对线不良。

▶ MRI　MRI 适用于有根性症状或疼痛特别严重的患者，用于确定有无骨和软组织水肿及椎间盘、韧带损伤。MRI 用于评估翼状韧带的价值还有争论，不推荐作为常规。

警示

正常颈椎前凸的消失并不一定提示存在潜在病变，也有可能是不正常姿势导致的。单独发现时，也不应误认为病变。

儿童特点

儿童的骨弹性较大，因此儿童的椎体损伤少见，即使存在事故相关的神经功能障碍，这一特点概括为 "SCIWORA 综合征"（无影像学异常的脊髓损伤）。儿童的韧带松弛、灵活，导致了椎体的活动度较大，受伤时会发生挫伤、过伸，甚至脊髓断裂。髓内出血也时有发生（图 2.57）。

最重要的一点是虽有神经功能障碍的表现，但无放射学征象（骨折、脱位）。这也提示了 MRI 检查在这些病例中的重要性。10 岁以下的孩子最容易出现，尤其是 3 岁以下者。常见的脊髓损伤位于 C2 水平。

小儿颈椎损伤的另一个特征是寰枕关节脆弱易受伤：寰枕韧带和覆膜无法在减速事件发生时控制并稳定小儿相对较大的头部，导致寰枢复合体断裂，在某些病例中甚至引起致死性的寰枕关节分离。

骨化中心未完全骨化或融合时，应避免与骨折相混淆。下面是骨化过程中重要的时间点（见章节 2.2.1）：

• 寰椎：前弓在 4 岁时骨化，7~10 岁完成骨化。

• 枢椎：后弓在 2 岁或 3 岁时骨化，C2 椎体在 7 岁时骨化。齿突小骨与齿突体的融合发生在 11~12 岁。软骨联合部可持续存在至青少年期，而且易与 II 型齿突骨折相混淆。诊断有疑问时可行 MRI 检查，因为真实损伤通常伴有骨髓和邻近软组织水肿。

约 20% 的 5 岁及 5 岁以下的儿童会出现 C2 相对 C3 或 C3 相对 C4 的前脱位。然而，"半脱位"时仍椎板线保持正常。

咽部膨胀不充分可以导致在 X 线片上显示椎前软组织阴影，容易被误认为血肿。MRI 有助于鉴别。

2.2.4　"僵硬"脊柱的损伤

获得性或退变性阻滞椎（骨性连接）可以延伸若干脊柱节段。例如，弥漫性特发性骨肥大（DISH）或强直性脊柱炎可以导致长节段脊柱丧失正常形态，最终导致创伤时脊柱灵活性的丧失，去矿化作用也降低了骨的稳定性，尤其是在强直性脊柱炎。

由于丧失了节段性运动，长杆状、僵硬并有骨质疏松的脊柱使得即使普通的跌倒也可能造成椎间盘、韧带断裂，以及严重的骨折、半脱位或脱位（图 2.58）。骨折一般是通过椎体、相邻椎间盘和后部结构的水平或斜形骨折，通常脊柱的三柱均受累（图 2.59）。通常是多水平多发骨折。

这些骨折由于可以导致脊柱骨和椎间盘韧带结构的断裂，属于高度不稳定性骨折。

三种因素导致这种骨折的诊断十分困难：

• 椎骨增生重叠（如 DISH）和明显的骨质疏松（如强直性脊柱炎）使得在 X 线片上难以确定骨折（图 W2.6）。

• 骨折可能发生在远离受冲击部位和多个水平（如强直性脊柱炎患者的颈胸、胸腰椎移行处）。

• 即使只是轻微创伤（如水平跌倒头部着地），也可以导致严重的椎体损伤。

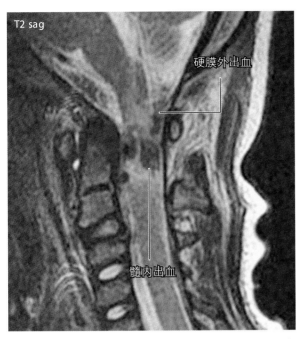

图 2.57　6 岁男孩车祸后发生 SCIWORA 综合征。X 线片未见异常

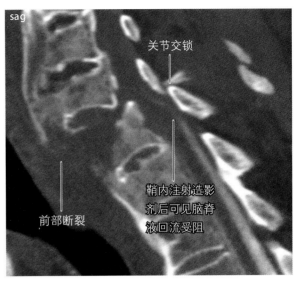

图 2.58　颈椎伸展导致僵硬脊柱发生骨折 – 脱位。合并椎间盘、椎体损伤，椎体前对线不良和脊髓的"钳状"压缩

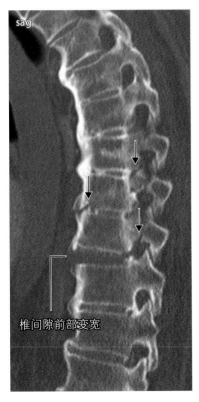

图 2.59　从梯子上摔下的伸展损伤。既往存在强直性脊柱炎造成的脊柱僵硬。水平骨折线（箭头）纵贯椎体

结果：如果通过病史采集及检查确定患者为"僵硬脊柱"，意味着脊髓损伤在 X 线片上可能无征象，CT 扫描应包括较长节段以查找是否存在骨折。鉴于上述骨折导致不稳定的倾向和老年人常伴发的脊髓狭窄，随后应行 MRI 检查以全面评估脊髓损伤。

2.2.5　骨折的稳定性

"稳定"的含义

脊柱损伤的"稳定"，意味着脊柱可以抵抗生理负荷而没有损伤，或者脊髓以及神经根功能未受累，没有出现畸形或结构变化。临床常需要对脊柱稳定性进行评估，但目前还没有令人十分满意的客观标准。

上颈椎

寰椎及齿突骨折的稳定性评估已经在相关损伤中进行过描述（见章节 2.2.3）。

中、下颈椎

枢椎以下颈椎损伤稳定性的评估还没有通用标准，但是 Magerl 分类系统应用越来越多。虽然还没有不稳定的绝对诊断标准，下面的标准可以作为严重性的指标：

• 相邻脊柱部分水平移位大于 3.5 mm（如果前滑脱或后滑脱可以解释为退变，那么其他退变性改变的表现应该非常明显，如椎间隙变窄、骨刺形成等）。

• 相邻椎骨成角大于 11°。

• 椎间隙变宽。

• 小关节半脱位导致关节面重叠部分少于 50%。

• 棘间距增加。

> **⚠ 警示**
>
> 如果颈椎前部楔形撕脱骨折情况不明，那么很重要的是确定是否为泪滴状骨折，因为这种骨折常不稳定。完全爆裂骨折（A3.3 型）几乎总合并后部韧带结构的断裂，并被认为是不稳定的 B 型损伤。

胸腰椎

对于胸腰椎骨折稳定性的评估，目前已经有了较广泛的统一认识，尤其是骨损伤的形式，可以使用 Magerl 分类系统进行分类（见章节 2.2.2）。

除了 A3 型，A 型骨折通常被认为是稳定的，但并不意味着均应进行保守治疗。对于 A3 型骨折，近些年倾向于将其视为不稳定性骨折（中轴骨的进展性塌陷伴对线不良，有较大的后壁撕脱骨片的病例，有发生神经功

能受损的可能）。以后壁完整性作为稳定与否的标志已经被放弃（见章节 2.2.1）。

B 型骨折可因屈曲、伸展力而形成潜在椎间盘韧带断裂，因而是不稳定的。然而，当没有骨性损伤或其十分微小时，通过 X 线片或 CT 来进行辨别十分困难。例如，小的泪滴样骨折，是严重屈曲 - 伸展损伤的征象。通过测量若干指标来假定存在不稳定是很有帮助的（如节段成角超过 11°、矢状面平移超过 3.5 mm、半脱位超过关节面的 50%），但可能不适于特殊情况。除了确定矢状面的完整性，确定椎间盘高度和椎间隙一致同样重要。此外，在 CT 上应确认脊柱两侧小关节的一致性。

> **⚠ 警示**
>
> 对上述 B 型损伤的任何节段性形态变化，需要进行合理解释，在严重创伤后必须将其视为椎间盘韧带损伤，直到 MRI 结果得出结论。

在某些病例，C 型损伤由于影像学改变轻微或模糊而难以发现。C 型损伤为旋转损伤，常导致严重不稳，可能会导致神经系统症状。任何单侧小关节骨折或脱位都提示旋转损伤。近端肋骨和横突的骨折可反映前旋创伤。确定旋转损伤和剪切损伤很困难，因其常在体位改变和运输过程中自发复位，从而掩盖了受伤的机制。

2.2.6 新鲜还是陈旧骨折？

确定骨折的时间看似简单，却存在一些问题，在某些情况下甚至无法确定。首先，在椎体畸形和疼痛点位之间应当有临床相关性。如果没有相关性，那么应对骨折锐度则存疑。然而，必须了解的是，骨质疏松性骨折可以没有明显的临床原因。

► X 线 通过 X 线片进行辨识不可靠。发现椎体锋利的边缘部分，并排除骨赘形成则可以表明有急性骨折，但只适用于外伤性的椎体骨折。骨质疏松压缩骨折的时间难以判定，除非有近期 X 线片进行对比。

► CT CT 可以更好地评价急性骨折时椎体皮质的完整性（图 2.60），但不能评价骨小梁，因为骨小梁损伤在形成带状硬化后才会显现（图 2.60）。平行线性松质骨密度的存在提示急性骨小梁损伤，而在亚急性阶段吸收带也可变得更明显。

► MRI 无论病因如何，MRI 是区分急性和陈旧骨折的最可靠方法。液体敏感和抑脂序列已用于检测急性骨折相关的水肿。在这些序列上，水肿呈带状高信号，平行于上、下终板（图 2.61a）。同样，T1WI 可以显示相应的反应性低信号骨折线，但也可观察到正常的高信号脂肪骨髓（图 2.61b）。当整个椎体受累时，那么必须考虑潜在肿瘤导致的病理性骨折！造影有助于清晰显示骨折线。

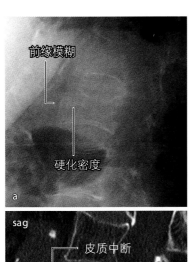

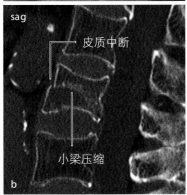

图 2.60 L2 急性创伤性骨折。a. 在 X 线片上可见严重的骨质疏松；b. CT 则证实急性骨折

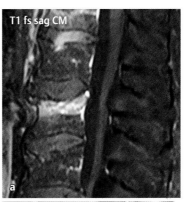

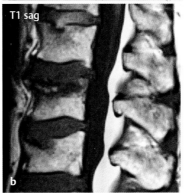

图 2.61 终板的急性骨质疏松性骨折。a. 沿受累终板呈带状分布的水肿和造影剂吸收；b. 多水平终板不规则

2.2.7 骨质疏松性骨折与病理性骨折的鉴别诊断

表 2.1 描述了影像学的重要征象。图 2.62~65 是影像学征象实例。

> **提示** !
>
> 骨质疏松性骨折不同于病理性骨折。病理性骨折常与骨的恶性病变有关；极少情况下，脊柱的良性肿瘤也可导致骨折（如朗格汉斯组织细胞增生症、脊椎血管瘤或动脉瘤性骨囊肿）。

2.2.8 脊柱的应力现象：椎弓（峡部）的应力反应和应力骨折

反复创伤引起的椎弓应力反应是一种慢性脊椎损伤。有脊柱反复前凸（如体操、网球、游泳）的活泼、好动的儿童及青少年受影响最大，同时风险也最高。持续超负荷可以导致椎弓关节间部分的真实应力骨折（包括峡部），也称为椎体脱位。

> **提示** !
>
> 儿童和青少年的持续腰背痛是非生理性的，应行 MRI 检查，可以发现椎弓根峡部的应力反应或椎体滑脱（图 2.66）。

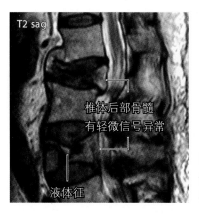

椎体后部骨髓有轻微信号异常

液体征

图 2.62 骨质疏松性椎体骨折的典型征象

> **警示**
>
> 椎弓应力骨折在 MRI 上有时会被误认为椎间关节，从而难以确诊。除了类似水肿密度的信号，某些非直接征象也是有用的，如椎管管径进行性扩大、神经孔呈水平位或沙漏形。

不完全骨折，如骨质疏松或妊娠引起的骨折，在骶骨部分比较常见（见章节 2.3.3）。

2.2.9 MRI 在急性创伤中的诊断价值

由于 MRI 的应用日益普及、硬件水平的提高及适应证的扩大，创伤患者的诊断评估模式已经有所改变。尽管 MRI 检查并不是多发伤患者的首选，但其对于椎间盘韧带和脊柱损伤的评价越来越重要。

MRI 的征象

对于脊柱损伤，经过多学科商讨（创伤外科医生、麻醉医生、神经学家 / 神经外科医生和影像科医生），必须确定是否以及何时应该进行 MRI 检查。一般来说，出现以下情况时应行 MRI 检查：

• 创伤后患者出现模糊的脊髓神经功能障碍，CT 检查结果不足以充分解释。

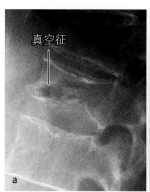 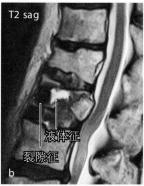

真空征

T2 sag

液体征

裂隙征

a

b

图 2.63 骨质疏松性椎体骨折，椎体间裂隙形成（裂隙征）。a. X 线片上可见真空现象；b. MRI 可见椎间液体（液体征），在裂隙中存在气 - 液平，与患者取仰卧位有关

表 2.1 椎体骨折的病因

影像发现	创伤	骨质疏松（良性）	恶性
椎弓根及其他后方结构	可能	几乎无	经常存在
后壁外膨 / 断裂	骨折碎片可能部分移位进入椎管	无	典型
椎旁软组织	无	无	经常存在
椎体水肿	骨折区域的线样、带状或不规则状信号	常呈带状，很少累及整个椎体	集中、不规则、分散
对比增强	骨折区域可有	常为线样、带状	集中、不规则、分散
脊柱内脂肪骨髓（T1WI）	一般可检测	经常可检测	黄骨髓被完全或不规则替代，或为低密度灶围绕
裂缝征 / 液体征	可能	如有，则典型	很少
椎体间真空现象（X 线片）	很少	非常典型	非典型

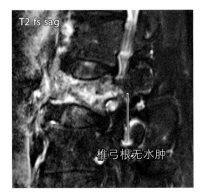

图 2.64 骨质疏松性椎体骨折，水肿只累及部分椎体

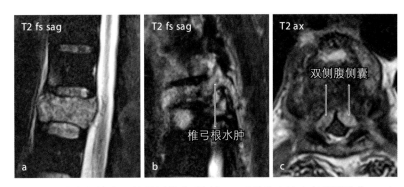

图 2.65 肿瘤相关病理性骨折的典型征象。a.后缘偏心性突起背侧移位；b.水肿累及椎弓根；c.双侧肿瘤腹侧囊壁侵入硬膜外腔

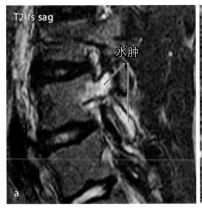
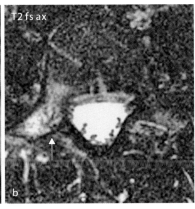

图 2.66 竞技体操运动员应力相关椎体滑脱的初期。a.椎弓和关节突骨髓水肿；b.低密度线样影（箭头）代表初期应力性骨折

• CT 显示特定损伤形式，提示椎间盘韧带的潜在不稳定（如泪滴形骨折、过度屈曲的半脱位 / 脱位、过伸机制导致的椎间隙增宽等）。

• 根据损伤机制高度怀疑韧带或脊髓损伤而不能进行神经系统检查的患者（减轻，精神状态改变），无法进行完整、有意义的神经系统查体。

• 对儿童的脊髓损伤应首先考虑 MRI 检查，因为若干严重创伤（如 SCTWORA）的 X 线表现有时会正常，而全部中轴骨的 CT 扫描因放射安全性原因而使用受限。

• MRI 可以确定脊髓压迫位置、范围，脊髓内血肿的位置、细微椎体骨折等。

MRI 检查可因重要的治疗措施（如紧急脊髓减压）而推迟。同样，如果有 MRI 检查禁忌，CT 脊髓造影则应当作为备选。

韧带损伤

除了对脊髓的评估，MRI 同样可清晰显示椎间盘韧带损伤；考虑到未经治疗会导致相关不稳定和愈合不良的可能，后者就显得十分重要。

重要的韧带结构包括：

• 前、后纵韧带。

• 黄韧带。

• 棘间韧带。

值得单独一提的是，上颈椎和颅颈交界区的重要韧带是寰椎横韧带、覆膜及寰枕后膜。由于寰椎韧带形态和信号强度多变，评估时尤其需要小心。

韧带断裂在抑脂 T2WI 或 STIR（短反转恢复序列）上最易辨别。过屈损伤经常合并后部韧带复合体的断裂，并可因明显的棘间软组织水肿而被发现（图 2.31，2.33）。通常可以直接发现纵韧带和黄韧带的断裂和撕裂（图 2.33，2.34）。出血和骨折碎片移位通常可使纵韧带抬升，甚至变得不清楚。

椎间盘损伤

尽管有各式各样的假说，椎间盘损伤的影响还未确定。

创伤性椎间盘突出：创伤性椎间盘疝的发生是激烈讨论的焦点——特别是在保险法律文献中。虽然发生很少，如有创伤较严重，仍有一定的发生率（图 2.67，2.68）。相关研究表明，在这些病例中都可以观察到急性损伤（软组织水肿、韧带撕裂、血肿、骨擦伤）。创伤性椎间盘突出，连同过屈损伤，都可以导致脊髓损伤（脊髓挫伤，甚至髓内出血），尤其是颈椎。

血肿

创伤相关的脊髓出血主要涉及硬膜外腔，蛛网膜下腔出血极其罕见。

硬膜外血肿多位于椎体、椎弓骨膜与硬膜之间，并向头、尾侧延伸——通常为若干个节段。最常见于腹侧硬膜外腔。除了合并创伤性椎体骨折的简单硬膜外出血外，涉及硬膜外静脉丛的血肿往往会形成占位性血肿，从而导致脊髓受压，马尾受压少见。如出现硬膜外血肿导致的快速进行性截瘫，则需要紧急处理。

除了外伤性硬膜外血肿，脊髓出血可在抗凝治疗中自发或在受到轻微创伤时发生（图 2.69）。其他导致硬膜外血肿的可能还包括脊髓介入治疗或手术。

▶ MRI　MRI 上血肿的表现取决于时间。新鲜血肿常与脑脊液（CSF）相比是等信号的，两者在 T1WI 上很难区分；在 T2WI 上急性期为低信号，随后迅速变为中等信号，甚至高信号。典型的高铁血红蛋白形成见于几天后（亚急性阶段），在 T1WI 上为高信号。GRE（梯度回波）序列有助于确定血肿中的含铁成分，从而确认血肿。急性期可行造影检查。

慢性硬膜外血肿可表现为造影后边缘强化。间歇性出血导致的硬膜外出血信号异质性明显。

警示

尽管临床症状可疑，但硬膜外血肿仍然难以确诊。对于一些线索如硬膜外脂肪紊乱或硬膜囊的肿块效应，都必须仔细查找原因，否则即使是长段硬膜外血肿也很容易漏诊。

创伤性脊髓损伤

除了前面已讨论过的椎间盘韧带损伤，脊髓损伤对脊柱损伤患者的预后有重要影响。必须区别出血性与非出血性脊髓挫伤，因为出血性损伤通常预后不良。

► MRI　脊髓挫伤在 T2WI 上表现为髓内高信号（图 2.67），脊髓异常信号可能是细微的，也可以明显位于椎体损伤水平，或者占据广泛的脊髓区域，并可延伸若干节段。应该注意的是，原有退变性椎管狭窄（如骨刺等）也可能在外伤

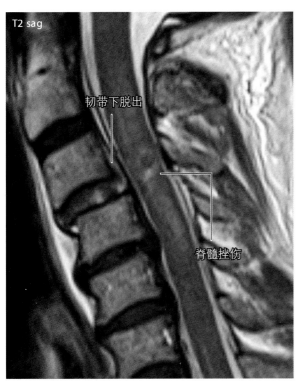

图 2.67　椎间盘脱出

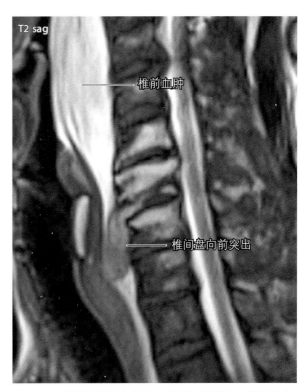

图 2.68　创伤性椎间盘断裂，伴明显的椎间盘向前突出

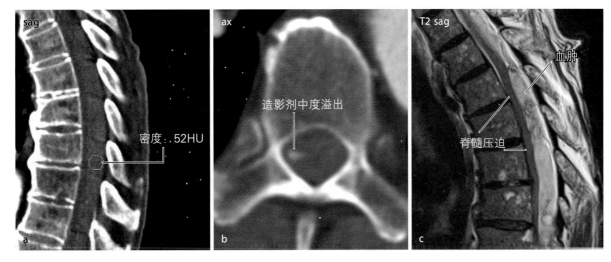

图 2.69　使用抗凝剂导致的自发性硬膜外血肿。a. 髓内密度增高很容易被忽视，在 CT 上则较明显；b. 造影后胸椎活动性出血明显；c. MRI 显示占位性硬膜外血肿

很轻的情况下造成脊髓挫伤。脊髓信号异常程度（肿胀、水肿）与预后密切相关。髓内出血表现为局灶性，有时为点状改变，因此，磁敏感加权序列［扩散加权成像（DWI）、梯度回声（T2*W）或 FLAIR（液体衰减反转恢复）］最适合发现髓内出血。创伤后大面积髓内出血少见，髓内肿瘤、血管畸形等作为导致大面积髓内出血的原因的可能性较高，但与严重的神经系统功能缺损有关（如脊髓不完全挫伤），这有助于诊断。最严重的脊髓损伤是脊髓断裂，如果患者存活，除了疼痛之外，还会出现截瘫或四肢瘫，以及自主神经功能障碍。

外伤性脊髓挫伤引起的后遗症包括不同程度的脊髓软化、脊髓空洞、脊髓囊肿形成，脊髓栓系综合征和脊髓萎缩。

2.2.10 脊柱手术后的影像学评估

影像学检查适应证与价值

▶ X线　对标准投照位影像的描述是脊柱手术后评估的主要方法。内置物位置不当无须更复杂的成像技术即可发现。其他的功能学检查可以发现术后或相邻椎体节段退化性不稳定，如相邻节段的长节段融合。在正确使用这些检查方法的情况下，矢状面移位超过 3.5 mm 或在相邻节段成角超过 11° 提示不稳定。

▶ 脊髓造影　随着 MRI 的应用越来越多，脊髓造影在脊柱于术后患者中的应用也逐渐增加，尤其在不能接受 MRI 检查的患者中。在术后晚期，它有助于术后瘢痕形成的识别，如髓核切除术后综合征。由于可以观察动态功能性改变，脊髓造影也适于评估术后不稳定、继发性节段性过度活动，以及其对脑脊髓空间和神经结构的影响。

▶ CT　CT 可以对骨结构和内置物位置进行高分辨率评估，并对所有病例均可提供骨与软组织的二次重建。对软组织的评估，尤其是椎管内软组织，受到术后各种因素的限制，但可以通过与脊髓造影联用而得以改善（CT 脊髓造影）。CT 血管造影可以显示血管问题（如颈椎手术中的椎动脉损伤）。对所有椎旁结构（如继发于肺损伤的气胸）都需要评估。

▶ MRI　MRI 是评估脊柱软组织的最佳手段，适用于诊断椎管内血肿、复发性椎间盘突出、椎管损伤、脊髓型颈椎病、炎性疾病，以及评估椎旁软组织的血肿、炎性改变、肌肉韧带损伤、血管病变（经常借助于 MRI 血管造影）等。它也可用于评估骨髓，尤其适用于术后椎体水肿或者继发性骨折的病例。MRI 扫描参数至少包括矢状位 T1WI 和 T2WI、轴位 T2WI，以及冠状位脂肪抑制和矢状位 T2WI。此外，重 T2 加权 3D 序列与 MIP（最大投影强度）重建也很有帮助（MR 脊髓造影）。在术后 2~4 周，因为术后的改变，静脉应用造影剂所得到的影像常难以解释，因此只能用于特定情况，如怀疑感染或脓肿形成时。由于金属内置物引起的场强异常，脂肪抑制序列的使用常受限，因此，其他技术如反转恢复（STIR）序列或减影成像可能会有所帮助。敏感加权序列可用于疑似出血，DWI 加权序列可用于疑似缺血。

脊柱手术并发症

直接后遗症：指涉及脊柱周围结构的术后并发症，如邻近的神经血管结构的损伤等（图 2.70）。在颈胸交界处，肿胀或占位性血肿形成可对气管、食管（图 2.71）或胸腔产生直接或间接的影响。

间接后遗症：包括内置物错位、松动及其对骨结构的影响，广泛后部结构切除引起的医源性不稳，以及骨水泥外溢。

术后晚期椎体、椎间盘、椎旁间隙的感染，尤其是椎管感染的诊断是一种挑战。

椎体节段性融合后，由于应力集中和生物力学改变，相邻椎体节段退变加速（交界性疾病）。

相邻节段不稳的定义是指在融合水平上、下发现邻近活动节段存在过度活动。它不会在术后立即出现，通常发生于手术多年后，通常位于融合节段以上。

对侧屈 / 伸展的诊断价值仍存在争议，因为如果运动因疼痛受限，过度活动将会被低估。反向平移超过 4 mm 可见于高达 1/3 的无症状患者。

请参阅关于继发于瘢痕形成的术后综合征的相关文献（髓核切除术后综合征）。

术语

椎管后入路　经典的椎间盘手术入路包括经椎板间窗（ILW）入路，无须切除骨性结构；或扩大经椎板间窗（eILW）入路，即额外切除部分骨性结构以实现对黄韧带的切除，甚至有时会进一步扩大显露，以切除内侧关节突。

半椎板切除　即切除单侧椎弓椎板，保留棘突，多用于椎间盘脱出或椎管骨性狭窄。椎板切术包括完全切除椎体后部结构和棘突。

融合手术　目的是在两个相邻脊椎间建立永久性骨性连接，包括腰椎前路椎间融合（ALIF）、腰椎后路椎间融合（PLIF）、经椎间孔腰椎间融合（TLIF）以及外侧椎间融合（XLIF），入路各不相同（参见专业文献）。

后路器械　描述的是借助内固定器械的后路稳定。

术后脊柱内置物的位置评估

椎间盘内置物　多数内置物有不透射 X 线的标记，使得能够通过 X 线影像对其与相邻椎体的位置进行评估，特别是相对于椎体的前、后边缘。对于具体每个内置物，应咨询手术医生或者从制造商处获得信息以进行评估。

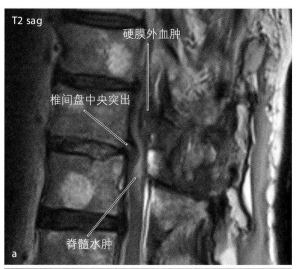

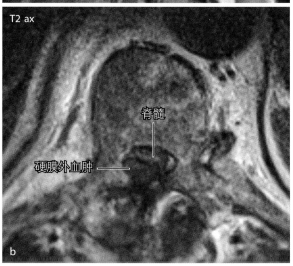

图 2.70　T10 椎板切除术后硬膜外血肿。a. 脊髓压缩和水肿；b. 轴位像完全没有 CSF 流动信号

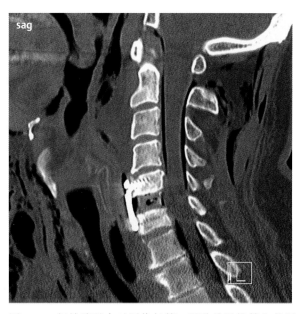

图 2.71　行前路融合时误伤气管，导致涉及椎管和软组织的广泛皮下气肿

融合器与椎体置换物 必须确认有无融合器或椎体置换物发生倾斜，甚至穿透邻椎终板（图2.72）。这发生在因骨质疏松导致椎体弱化并且未加用其他稳定措施的情况下，会导致内置物穿透椎体。内置物与相邻终板未平齐可导致渐进性排列不齐，应仔细记录。

螺钉 "次优"螺钉定位，如穿透前椎皮质几毫米，偏外而不是内侧同心进入椎体的螺钉，会对内侧或外侧椎弓根壁造成损伤，但一般无临床相关性。另一方面，在椎弓根外的错误位置通过椎管的螺钉常需要翻修。如螺钉压迫血管，可能需要CT血管造影等进一步证实（图2.73）。如有硬化缘的2 mm以上的透明环，和/或随着时间推移方向改变或穿透终板，提示螺钉松动（图2.74）。

骨水泥 如果骨水泥紧邻椎体终板出现时，则意味着骨水泥溢出进入椎间隙（图2.74c）。少量骨水泥进入椎旁间隙、椎旁静脉或硬膜外静脉丛通常无症状，而骨水泥进入椎管会造成椎管内占位效应，或进入静脉系统，包括下腔静脉、奇静脉及半奇静脉，会出现肺栓塞的相关风险，这被认为是一种并发症（图2.75；图W2.7）。

2.3 骨盆

2.3.1 骨盆环骨折

▶**解剖学** 参见章节2.3.1，包括图W2.8。

▶**病理学** 骨盆环损伤通常是由跌倒或直接撞击造成的，轻微损伤主要见于老年患者，年轻患者骨盆环损伤通常是高能量创伤的结果。因此，骨盆损伤患者常伴有其他损伤，复杂骨盆骨折的死亡率较高。典型的相关损伤包括泌尿生殖道损伤，如膀胱破裂和尿道撕裂，以及血管损伤。

基于Tile分类的AO分类是骨盆环骨折的最新分类系统，将其分成三类：

- 稳定性骨折。
- 旋转不稳定性骨折。
- 旋转和垂直不稳定性骨折。

除了影像学检查，包括创伤能量和力量矢量在内的外伤史也是非常重要的（参见X线与CT部分）。

分类

A型：骨盆环稳定性骨折（图2.76）。

• A1型：由剧烈的肌肉自发收缩引起，在青少年运动员中最常见（图2.77）。

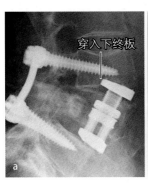
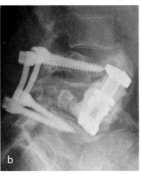

图2.72 椎体置换和后路器械置入术后内置物移位。a.椎体替代物不与上位椎体的下终板平行，并嵌入下终板；b. 5个月后随访，发现尽管使用了骨水泥，椎体替代物还是发生了移位，上椎解体

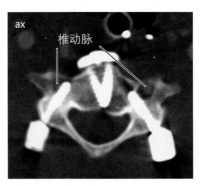

图2.73 椎弓根螺钉。右侧椎弓根螺钉危及椎动脉。CT血管造影

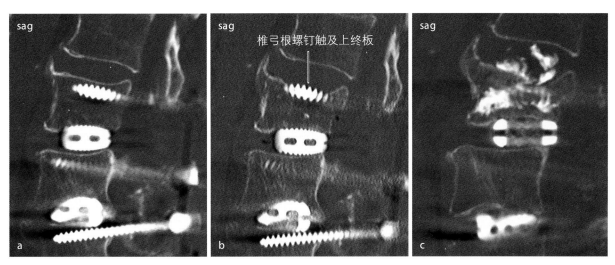

图 2.74 L2–L3 和 L3–L4 腰椎后路椎间融合和背侧器械置入术后并发症。a. 术后 CT 表现不明显；b. 术后 2 周随访：L2 上终板不完全骨折，伴椎弓根钉穿出；c. 椎体成形术后：骨水泥溢入椎间隙至 L1 下终板

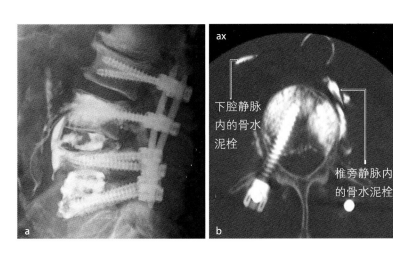

图 2.75 后路器械加骨水泥增强椎弓根螺钉置入后的骨水泥溢出。图 W2.7 示多发性肺动脉骨水泥栓塞。a. 大量骨水泥进入椎旁和椎前血管；b. CT 扫描证实骨水泥进入下腔静脉

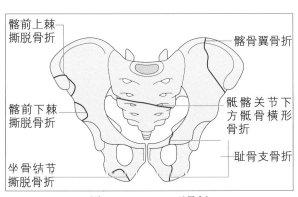

图 2.76 A1~A3 型骨折

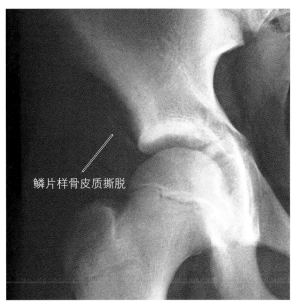

图 2.77 股直肌牵拉造成的髂前下棘撕脱骨折（A 型）

• A2 型：髂骨翼骨折或骨盆前环骨折，通常是侧方压缩损伤的结果。CT 扫描可见常伴有骶前压缩骨折。A2 型骨折通常不会变得不稳定（图2.78）。

• A3 型：骶骨下端横形骨折，包括尾骨。

B 型：旋转不稳定但垂直稳定性骨折（图2.79）。

• B1 型：单侧外旋损伤与耻骨联合断裂。致伤力量通常来自前方，可造成耻骨联合分离（即所谓的开书样损伤）。典型的例子是摩托车骑手发生迎面撞击，摩托车油箱将骨盆一分为二（图2.80，2.81）。

• B2 型：单侧内旋损伤、耻骨联合断裂和骨盆前环挤压伤。撞击来自侧面，使撞击侧骨盆内旋，导致骨盆前环骨折，伤侧骨盆内旋。因此，对侧半骨盆被迫分离，可能会因骶髂前韧带断裂导致骶髂关节向前断裂。典型病例是驾驶室车门的侧面撞击造成的汽车司机损伤。

• B3：双侧 B1 或 B2 型损伤引起的双侧旋转不稳定。

C 型：旋转不稳定和垂直不稳定性骨折。此型损伤常由践踏或掩埋引起，由高处跌落也可导致骨盆前环完全断裂。

• C1 型：伴有半骨盆完全断裂，对侧稳定（图2.82，2.83）。

• C2 型：C1 型半骨盆损伤，伴对侧 B 型损伤。

• C3 型：双侧 C1 型损伤（图2.84）。

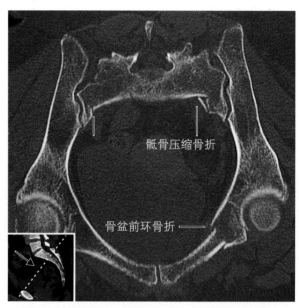

图 2.78　A2 型骨折。骨盆前环骨折，伴骶骨压缩骨折，稳定。斜轴位 CT 重建。小图示薄层 CT 所见

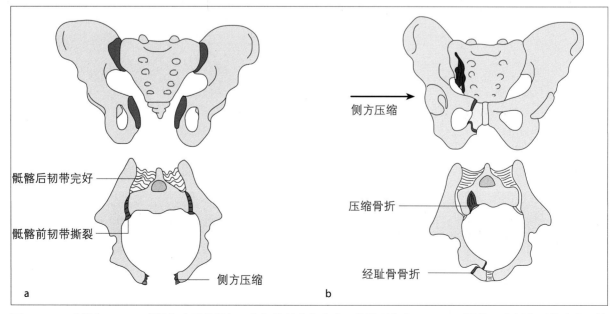

图 2.79　B 型损伤。a. B1 型损伤（开书样），由矢状面冲击造成，旋转不稳定；b. B2 型损伤，由侧方压缩造成，旋转不稳定

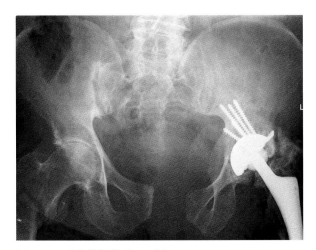

图 2.80 开书样损伤（B1 型）

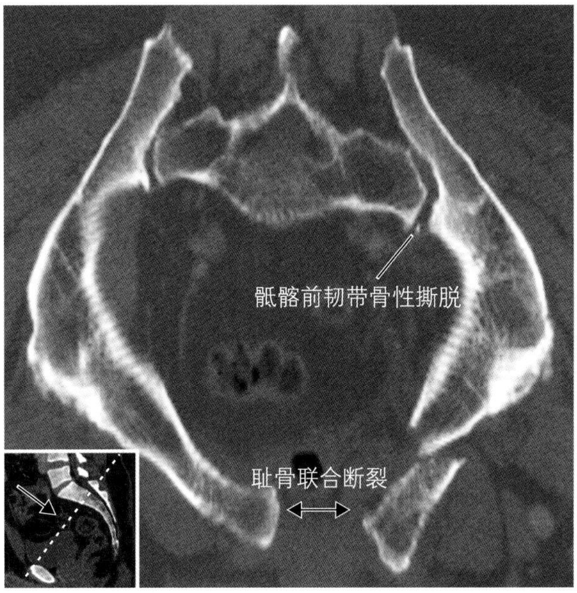

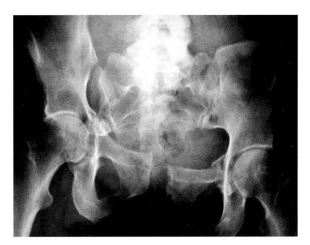

图 2.81 开书样损伤（B1 型）。右侧骶髂关节前方裂开

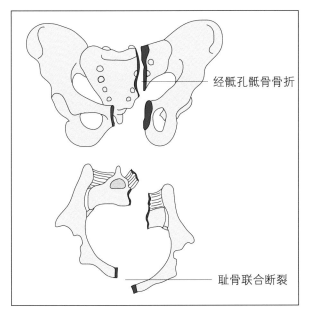

图 2.82 C1 型损伤。旋转不稳定和垂直不稳定，左半骨盆完全分离

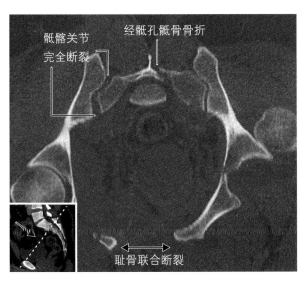

图 2.83 骶髂关节垂直分离移位合并耻骨联合断裂的 C1型骨折。另外，左侧骨盆前环有骨折

图 2.84 双侧骨盆后环断裂并耻骨联合分离的 C3 型骨折。左侧股骨头向后脱位。小图片示薄层 CT 扫描所见

有一种骨折类型不包括在 AO 分类系统中，就是跳楼者骨折——轴向压缩损伤导致骨盆脊柱分离（图 2.85）。

影像

▶X线　尽管目前 CT 成像广泛应用，AP 位骨盆影像仍然是首选，不仅可用于评估，还可与术后 X 线影像进行比较。骨盆入口位影像有助于对骨盆前、后环和旋转对线不良进行评估，而出口位影像可展示骨盆环的垂直对线不良（图 2.86）。

▶CT　除了轻微创伤后骨盆前环的无移位骨折和典型的骨突撕脱骨折，CT 通常可以显示骨盆骨折，进行多平面重建。在对 CT 影像进行评估时，应注意骨折线的走行，以及间接的不稳定征象，如单侧或双侧骶髂关节增宽。多数情况下，骶骨尾端小的撕脱骨折为骶骨结节或骶棘韧带撕脱骨折，提示垂直不稳定。

▶MRI　MRI 不用于急性外伤的诊断，但在骨盆疲劳骨折的诊断中有重要作用（见章节 2.3.3）。

应力相关的撕脱骨折

撕脱骨折可能是单一损伤或运动员慢性重复性微小损伤的结果，主要影响坐骨结节（有腘绳肌起源）、髂前下棘（股直肌，图 2.77），髂前上棘（缝匠肌、阔筋膜张肌），而耻骨很少出现（内收肌）。转子撕脱骨折（髂腰肌）也有可能出现，尤其是年轻患者。未经治疗的骨突撕脱骨折可导致骨化，类似软骨外生骨疣（骨软骨瘤）或其他骨肿瘤。

▶X线　如果骨突处已经矿化并充分吸收，在 X 线片上很容易辨认。

▶超声　多数骨突分离可以很容易地通过超声进行评估。

▶MRI　MRI 扫描可显示骨突生长板和周围软组织水肿。

2.3.2 髋臼骨折

髋臼骨折几乎都是由高能量创伤所致。发生事故时髋关节的位置和力的方向决定了骨折的类型。

▶解剖学　髋臼由三块骨融合而成（髋骨），由三个骨化中心形成：髂骨、坐骨、耻骨。这三部分连接成 Y 形软骨，中心在髋臼。髂骨的完整融合发生在青少年后期。

从外面看，髋臼有长、短两支，长支形成前柱，短支形成后柱。前、后两柱发挥支撑作用，代表了骨小梁沿应力线的聚集。

前柱由耻骨和髂骨大部分组成，从髂嵴向下经髂骨翼至向耻骨联合上方。后柱主要由坐骨和

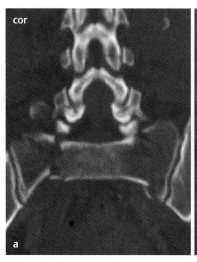
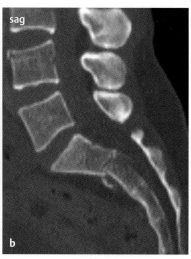

图 2.85　跳楼者骨折。轴向压力使得骶骨与脊柱分离。a. 骶骨双侧纵向骨折；b. 伴骶骨横形骨折

髂骨的一部分组成。

前、后柱向外凸出形成髋臼前、后壁。

髋臼骨折 AO 分类（图 2.87）最早由 Judet

和 Letournel 提出（图 W2.9），考虑了髋臼胚胎发育和前、后柱的区别：

• A 型骨折：只累及单柱，关节主要部分完整。

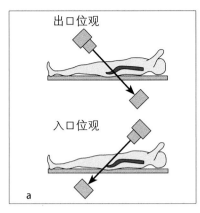
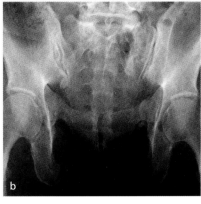
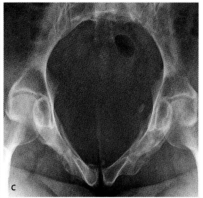

图 2.86 骨盆入口位与出口位观。a.示意图；b.出口位影像；c.入口位影像

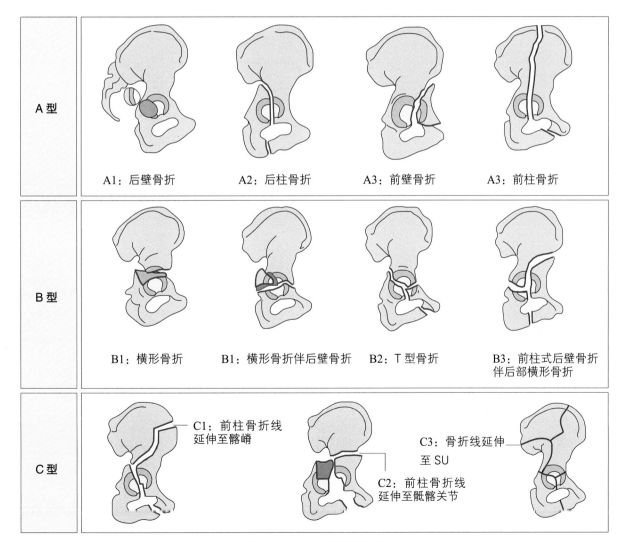

图 2.87 AO 髋臼骨折分类

- B 型骨折：双柱均受累，部分髋臼顶部附着于髂骨。

- C 型骨折：髋臼与髂骨分离，双柱受累。

▶ X 线　传统的 X 线片仍然用于评估髋臼骨折。除了传统的 AP 位片，也应获取髂骨和闭孔斜位（Judet 位）片。通过这些投射位的影像可对骨折进行分类（图 2.88；图 W2.10）。

⚠️ **警示**

"双柱骨折"常引起误解。这是一个明确定义的实体，但并不仅意味着骨折涉及两柱。相反，经典的双柱骨折分别累及前、后两柱，也包括髋臼所有负重部分与骨盆后环的分离（图 2.89）。双柱骨折的典型原因是侧方碰撞伤，股骨头几乎所有部分与髋臼内侧受力，导致股骨头中心脱位；所有关节碎片与股骨头保持大体一致（图 2.89）。这种现象被称为"继发性一致"。在闭孔斜位影像上，髋臼内侧脱位使髂骨也进入轮廓中，形成骨刺征，是双柱骨折的一个特征（图 2.90；图 W2.11）。

▶ CT　目前，CT 是髋臼骨折诊断的重要手段。虽然 CT 会使骨折分类变得困难，但它提供了详细的骨折形态学评估，也很容易发现关节间隙内的小骨片（图 2.91）。CT 检查结果在优化手术计划时也十分重要。

2.3.3　骨盆的疲劳骨折

骨盆的疲劳骨折主要发生在耻骨支和耻骨联合周围区域。骶骨应力性骨折也可见于儿童、运动员、孕妇（图 2.92）；骨质疏松相关的不完全骨折也经常发生在此部位。其他不完全骨折常见部位包括髋臼上区、髂骨、耻骨和耻骨联合周围区域。

不完全骨折在 X 线片上的改变通常不明显，很容易被忽视，CT 和 MRI 非常适合发现这些骨折。骶骨不完全骨折（单侧或双侧）的骨折线多出现于骶髂关节附近并垂直走行，水平骨折线多

见于骶骨中部（被称为 H 模式或本田标志征，图 2.93）。

2.3.4　髋关节脱位与骨折

髋关节脱位

髋关节脱位通常是由轴向高能量压缩力量所致，也可发生于极度肌肉痉挛，如癫痫发作或触电事故，分为多种类型（后脱位，髂骨和坐骨；前脱位，耻骨和闭孔）。

髋关节脱位同时伴有股骨头骨折的病例罕见，无论是圆韧带撕脱性骨折或与髋臼后缘相关剪切骨折。此种股骨头骨折可按 Pipkin 进行分类（图 2.94）。

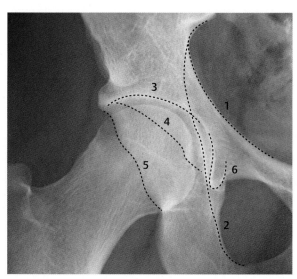

图 2.88　AP 位髋关节影像参考线。1. 髂耻线（前柱）；2. 髂坐线（后柱）；3. 臼顶线；4. 髋臼后缘；6. Koehler 泪滴撕脱线

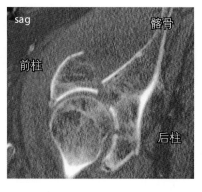

图 2.89　双柱骨折。所有承重部分与骨盆后环分离

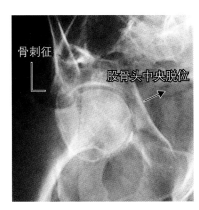

图 2.90 双柱骨折骨刺征

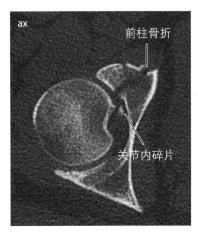

图 2.91 前柱骨折。CT 显示关节内游离体

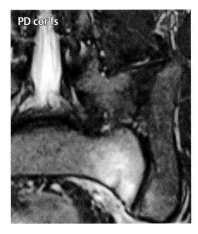

图 2.92 妊娠患者骶骨骨折。根据 MRI 所示，推断应为不完全骨折和疲劳骨折

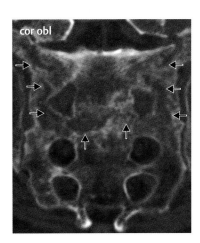

图 2.93 骶骨骨质疏松性不完全骨折。因为骨折形态（箭头），也称为 H 形骨折。根据 CT 数据进行斜冠状位 MPR（多平面重建）

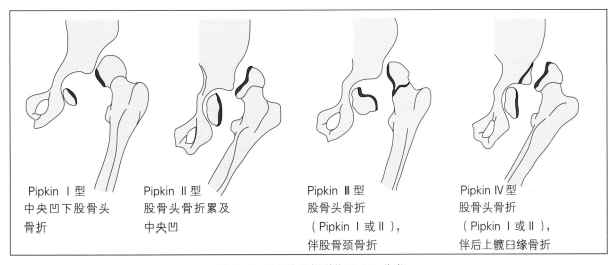

Pipkin Ⅰ型
中央凹下股骨头骨折

Pipkin Ⅱ型
股骨头骨折累及中央凹

Pipkin Ⅲ型
股骨头骨折（Pipkin Ⅰ或Ⅱ），伴股骨颈骨折

Pipkin Ⅳ型
股骨头骨折（Pipkin Ⅰ或Ⅱ），伴后上髋臼缘骨折

图 2.94 股骨头骨折脱位 Pipkin 分类

CT 对 Pipkin 骨折的评估至关重要，是唯一可以正确评估剪切骨折骨碎片大小和股骨头缺损的方法（图 W2.12）。

2.3.5 耻骨联合痛（耻骨炎）

▶ 解剖学　见章节 2.3.5 和图 W2.13。

▶ 病理学　耻骨炎（耻骨联合炎）是耻骨联合与耻骨支的慢性过用性炎症，经常导致运动员，尤其是足球运动员的腹股沟区疼痛。这种应力反应也可能与股外展肌病变有关。

> ⚠ **警示**
>
> 多数耻骨联合痛患者（运动员）被诊断为腹股沟疝。

▶ X 线 /CT　表现取决于应力反应的慢性程度。最初，以吸收病变为主，关节间隙变宽（图 2.95a，2.96）。多数慢性病例以软骨下硬化和骨刺形成为主，关节间隙通常变窄（图 2.95b）。

▶ MRI　有助于区别耻骨炎与外展肌病变及其他导致腹股沟痛的病变。

耻骨炎的发现：

• 在液体敏感序列或进行强化（静脉应用钆造影剂）后，耻骨联合附近骨和耻骨联合关节间隙信号增强（图 2.97）。

• 同时伴外展肌末端病（0~60%，图 2.97）。

• 骨刺形成。

• 有囊肿或空洞形成（0~80%，图 2.98）。

• 耻骨韧带止点处侵蚀性病变。

• Cleft 征（骨与关节间有透亮线，图 2.99）。

▶ 超声　有助于发现腹直肌和外屈肌止点处损伤，但无法显示骨的应力性改变。

▶ 鉴别诊断

感染　在感染的情况下，应用 MRI 检查是否存在关节内或关节周围脓肿（图 2.100），也应行相关实验室检查。

风湿性疾病　血清阴性脊柱炎也可影响耻骨联合。由于临床医生对此了解甚多，鉴别诊断不难。

腹股沟疝　仔细查体，某些情况下行超声检查，有助于确诊。

腹直肌或外展肌腱病　超声或 MRI 有助于确诊。

2.4 肩关节

2.4.1 解剖，变异和技术

▶ 解剖学　见章节 2.4.1，以及图 W2.13~19。

变异

肩峰解剖变异较多。Bigliani 和 Gagey（图 2.102）报道了肩峰在矢状面上的形态变化。但由于肩峰在冠状面上也存在解剖学变异，故这一报道提供的肩峰下空隙位置数据并不完整。

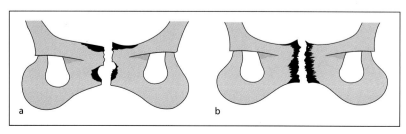

图 2.95　耻骨炎临床表现。a. 主要为伴骨吸收的侵蚀性改变，多见于早期；b. 晚期主要为硬化和骨赘形成

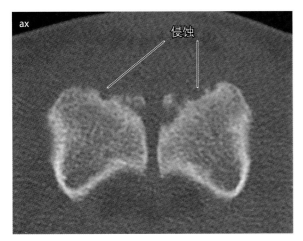

图 2.96 耻骨联合前方耻骨炎，伴侵蚀性改变和骨吸收

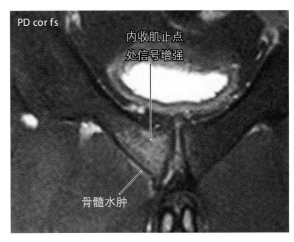

图 2.97 耻骨炎

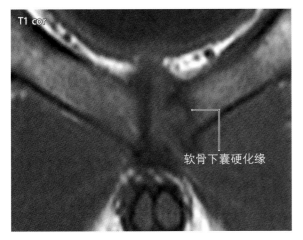

图 2.98 耻骨炎的软骨下囊（淋巴）

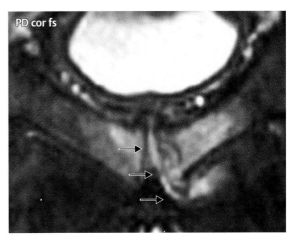

图 2.99 耻骨炎。骨与软骨间有高信号线（继发于裂隙征）。左侧耻骨上、下缘可见骨赘形成

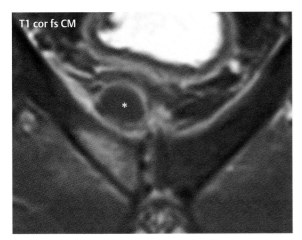

图 2.100 耻骨周围肿脓（星号）造成耻骨联合炎

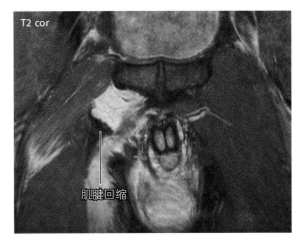

图 2.101 内收肌自耻骨撕脱

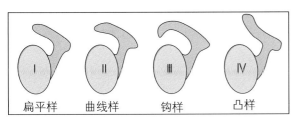

图 2.102 Bigliani 与 Gagey 报道的肩峰形态学变异

肩峰骨（图 2.103）指肩峰前部正中的永久性骨化中心，约 60% 的病例存在此种现象，绝不能将其误认为肩峰骨折。应牢记肩峰骨化中心直到 21~25 岁才会完全融合。

从解剖学角度来看，肩关节盂唇是一个多变的结构，横截面可为三角形、圆形，并且大小不一。下方孔（图 2.104，2.105）变异则相对较小，7%~12% 的个体存在变异。下方孔变异常指盂唇 1 点到 3 点位置附着结构的缺失。Buford 复合体指此区域盂唇缺失伴增厚的条索状盂肱韧带，在极少数情况下其会插入二头肌腱。后一种现象更为少见，发生率为 1.5%~2%。前下盂唇保持正常。

肱二头肌腱附着处变异较常见，只有约 30% 的个体上唇部坚固附着于盂部边缘（图 2.106）。较为常见的变异如下方凹陷（图 2.106b），指与滑膜并行的深度不一的下方沟裂。当下方凹陷较深时，上盂唇会如同半月板一般，活动度极大。下方凹陷有可能会向前方延伸至下方孔。

技术

肩关节 MRI 检查应遵循以下原则：

• 检查应包括三个平面：横断面，斜冠状面（与冈上肌腱平行），斜矢状面（与关节盂表面平行）。

• 常规序列应包括脂肪饱和 PDW 序列（斜冠状面与横断面）、T1WI（斜冠状面）与 T2WI（斜矢状面）FSE（快速自旋回波）序列。对特定病例可使用 GRE 序列。扫描厚度不应超过 3 mm。

• 上肢应置于中立位。

• 可以通过外展–外旋位（ABER 位）的额外序列和 MR 关节成像对前下盂唇与前唇韧带复合体进行更好的评估。患者将手置于自己的头后或颈部，即为外展–外旋位。在这种体位下，可以获得平行于肱骨近端的斜矢状位影像。

MR 关节成像的首要指征（关节内注射钆剂）：

• 各种肩关节不稳。

• 疑有 SLAP 损伤（上盂唇前后损伤，见章节 2.4.6）。

• 运动员肩关节疼痛的诊断。

2.4.2 撞击综合征

撞击综合征是最常见的肩部损伤，分为原发性外源性撞击综合征、继发性外源性撞击综合征和继发性内源性撞击综合征（表 2.2）。

原发性外源性撞击综合征

肩峰下撞击综合征

▶ 病理学 原发性外源性撞击综合征（如出口撞击综合征）常由肩峰下间隙狭窄所致。冈上肌腱撞击位于前部肩峰和肱骨头间的肩峰下滑囊，造成慢性滑囊炎和冈上肌腱炎，长期可导致肌腱撕裂。患者常大于 40 岁，无肩关节不稳症状。

致病因素包括 Bigliani 3 型肩峰变异（图 2.102）、肩峰下骨赘形成、肩峰侧滑、肩峰喙突韧带增厚，以及肩峰不稳。作为致病原因，肩锁关节骨关节炎伴严重的骨赘与肩袖肥大少见。

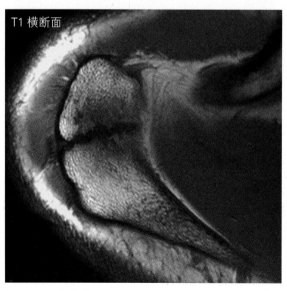

图 2.103 肩峰骨

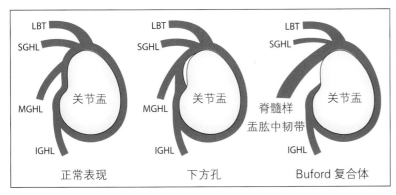

图 2.104　前盂唇的变异。矢状面示意图。IGHL，盂肱下韧带；LBT，肱二头肌长头腱；MGHL，盂肱中韧带；SGHL，盂肱上韧带

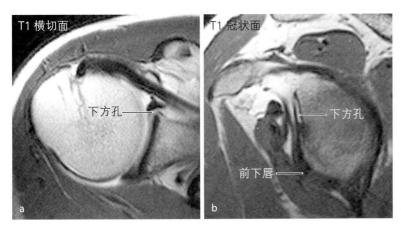

图 2.105　下方孔关节成像。a. 横断面；b. 冠状面

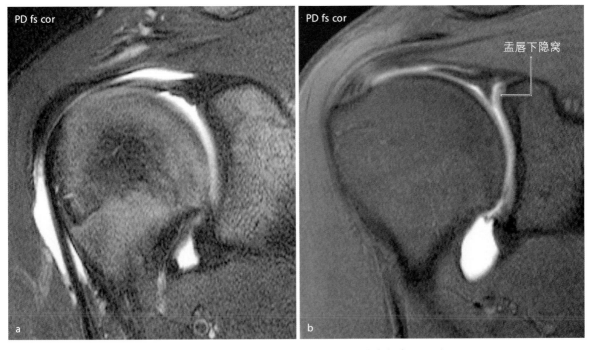

图 2.106　上盂唇与二头肌腱连接处。MR 成像。a. 紧固连接；b. 下方隐窝与半月形唇

表 2.2　肩部撞击综合征的分类

类型	病因	所影响的软组织结构
原发型外源性撞击综合征		
·肩峰下撞击综合征	·肩峰下间隙狭窄	·肩峰下滑液囊，冈上肌腱（前部）
·喙突下撞击综合征	·喙突下间隙狭窄	·肩胛上肌腱
继发性外源性撞击综合征	不稳定	冈上肌腱
继发性内源性撞击综合征		
·后上撞击综合征	·轻微不稳定	·冈上肌腱（后），冈下肌腱，唇上后部
·前后撞击综合征	·轻微不稳定	·冈下肌腱，滑车系统

▶ 临床表现　典型的临床表现包括夜间痛，上臂抬高至 60°~120° 时疼痛（疼痛弧），肩关节僵硬、无力。

▶ X 线　出口位影像［SST（冈上肌腱）影像，Neer 影像］对肩峰形态的评估效果最佳。肩峰喙突韧带附着处上缘可见肩峰下骨赘，严格来说应为肌腱或韧带的止点处的异常骨质突起。肩峰肱骨间隙小于 7 mm 即可认为异常，提示肩袖撕裂（图 2.107）。肌腱钙化不是肩峰下撞击综合征的一部分，而是继发于钙盐代谢疾病的肌腱钙化。

▶ MRI　肩峰下撞击综合征是一个临床诊断。MRI（图 2.108，2.109）可能会显示一系列典型表现，但无法确诊。MRI 的作用是判定疾病的分级，尤其是在肩袖撕裂方面。液体敏感序列会显示肩峰下滑囊增厚和含水量的增加，可能为疾病早期表现。随着时间发展，冈上肌腱病变会逐渐加重（见章节 2.4.3）。肌腱增厚也会使肩峰下间隙进一步缩小。肩袖撕裂常与冈上肌腱前部纤维化有关，这一病变可以进一步加重。在矢状面和斜冠状面上可以很好地评估肩峰的形态学，但对肩峰骨的评估最好在横断面上进行。MRI 往往会报告肩峰喙突韧带增厚或突出，以及肩峰脂肪层消失，意义不大。

▶ 超声　超声常表现为肩峰下 / 三角肌滑囊壁增厚，并充满积液。在手臂外展期间，肩峰下撞击综合征的一个可识别的征象是三角肌囊外侧部分 "膨胀"，这是由肩峰下滑囊内的液体从囊的内侧部分压出导致的。肌腱病变的迹象是肌腱变厚、回声减少和不均匀，并且丧失正常的纤维结构，与对侧比较有时是有帮助的。然而，有肌腱病并不能证明存在肩峰下撞击综合征。

喙突下撞击综合征

▶ 病理学　肩胛下肌腱在喙突与肱骨头间产生撞击，导致肌腱病。这种综合征很少见，主要发生于喙突的后天性改变（如骨折、手术），有时也是喙突先天性畸形的结果。其他病例可能与未发现的肩部不稳定有关，归为继发性撞击综合征可能更适合。

▶ X 线 /CT　X 线影像可能显示异常喙突形态学改变，可疑病例应行 CT 确诊。

▶ MRI　MRI 可用于显示肩胛下肌腱病变或排除其他病变。有报道认为肋骨间隙宽度小于 6~11 mm 为病理性的，但并不可靠。

▶ 超声　肩胛下肌腱的异常很容易通过超声进行评估，提示喙突下撞击综合征的可能。

继发性外源性撞击综合征

▶ 病理学　继发性撞击综合征是肩关节不稳定的结果。肩峰和肱骨头之间的软组织结构撞击，是由肱骨头的异常活动性引起的。诊断时，不能单独依据影像学与原发性撞击综合征，需要结合临床检查做出判断。

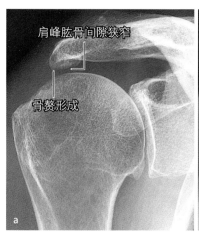
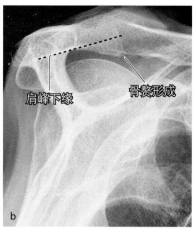

图 2.107 肩峰下撞击综合征的影像学表现。a. 正位片；b. 侧位片

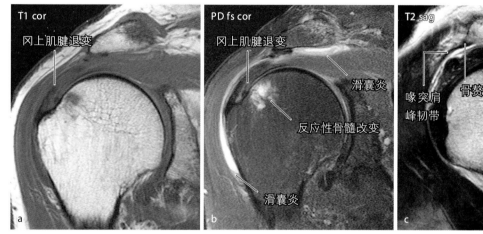
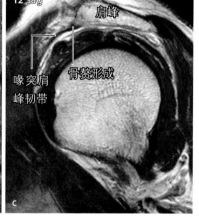

图 2.108 肩峰下撞击综合征的 MRI 表现。SSP，冈上肌。a. 冈上肌腱信号不均匀增高；b. 骨髓水肿。肩峰下 / 三角肌滑囊炎（滑囊壁增厚伴积液）；c. 喙突肩峰附着处骨赘形成

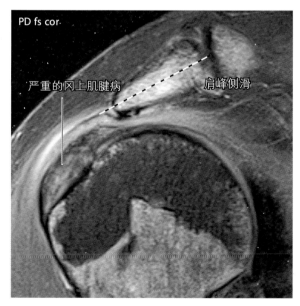

图 2.109 肩峰下撞击综合征伴肩峰侧滑

▶ MRI 不稳定性撞击的 MRI 表现与肩峰下撞击综合征的肩峰下空间改变没有区别（见章节 2.4.2）。

继发性内源性撞击综合征

见章节 2.4.5。

2.4.3 肩袖病变与二头肌腱病变

肩袖损伤

▶病理学 绝大部分肩袖损伤继发于肌腱慢性过用。由于各种内在和外在因素，该慢性过程最终会导致肌腱撕裂。通常影响有肩峰下撞击综合征病史的老年人，年轻患者更容易因急性损伤骨性撕脱伤而不是肌腱断裂造成，与重复性偏心过用相关的慢性微创伤和原发性撞击可导致年轻运动员的肌腱损伤，尤其是那些参与举手过头运动的人（如棒球手、网球运动员等）。

肩袖损伤的分类

肌腱病变、肌腱非全层撕裂和全层撕裂之间有一个基本区别。肌腱病仅存在肌腱退变，没有肉眼可见的连续性中断。肌腱非全层撕裂只涉及肌腱的一部分，而肌腱全层撕裂至少在一个部位（图 2.110）横过整个肌腱。因此，肌腱全层撕裂是"跨越式"，并使关节腔和肩峰下囊之间互通。

非全层撕裂

根据位置将其分类为关节侧型（最常见的类型）、滑膜囊侧型或肌腱内型。近年，有报道描述了撕裂伤的几种形式（表 2.3，图 2.110）。依据 Ellman（见章节 2.4.3，表 W2.1）可对关节囊侧、关节侧撕裂进行分类。

警示

关于肌腱撕裂，"非全层"（部分）和"全层"（完整）没有说明（但通常错误地假设）破裂是涉及整个肌腱还是仅涉及肌腱的一部分。

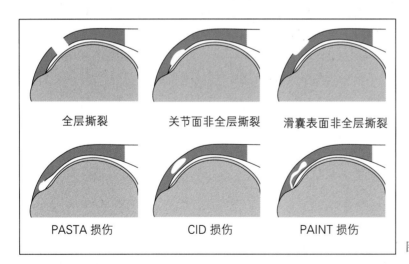

全层撕裂	关节面非全层撕裂	滑囊表面非全层撕裂
PASTA 损伤	CID 损伤	PAINT 损伤

图 2.110 肩袖损伤的分类。与表 2.3 对照

表 2.3 肩袖部分损伤的变异

名称	含意	形态学变化
PASTA 损伤（rim-rent 撕裂）	关节侧冈上肌腱部分撕脱	冈上肌腱的关节侧部分非全层撕裂，并延伸至肌腱止点处（足迹损伤），肌腱分层以及关节侧不同程度的回缩（图 2.115a）
CID 损伤	隐匿性肌腱内分层	隐匿性肌腱内非全层撕裂（分层）
PAINT 损伤（分层撕裂）	关节侧非全层撕裂，伴肌腱内延伸	关节内部分撕裂（图 2.115b）
STAS 损伤	冈上肌腱关节侧，非足迹损伤	足迹损伤区之外的关节侧冈上肌腱损伤

全层撕裂

全层撕裂多由非全层层撕裂随着时间推移发展而来。根据撕裂的大小，可分为小撕裂（≤ 1 cm）、中等撕裂（1~3 cm）、大撕裂（3~5 cm）和巨大撕裂（矢状面上 >5 cm），更大的缺陷可能与近端肌腱残端回缩有关，回缩范围可根据 Patte 进行分类（图 2.111）。

肩胛下肌腱撕裂

肩胛下肌腱通常在广泛的肩袖退变性病变中可受累。单纯撕裂不常见，并且多发生于肩关节向前脱位后。由于肩胛下肌腱的缺陷通常沿颅端向尾端发展，Fox 和 Romeo 提出了一个特定的分类系统（表 2.4）

▶ X 线　在 X 线影像上无法诊断肩袖病变。肱骨头部相对于肩峰向头端移动小于 7 mm，提示冈上肌和冈下肌腱存在较大缺陷。"缺损性关节病"（图 2.112）描述了肱骨头与肩峰接触，导致骨重塑和退变性囊肿形成，以及伴肩袖撕裂的长期、广泛的盂肱关节炎。

▶ MRI　肌腱病在短回波（T1WI，PDWI）序列上表现为高信号，在长回波序列上表现为低信号（图 2.113）。受影响的肌腱会增厚，但不会出现纤维中断。魔术角伪影可能会导致类似的表现，使用中间加权脉冲序列（回波时间 > 35 ms）通常不会出现问题。

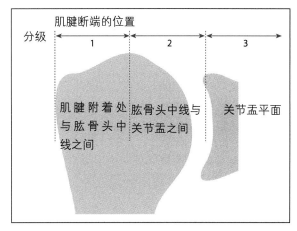

图 2.111　肩袖全层撕裂近端回缩的 Patte 分级

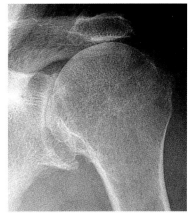

图 2.112　肩袖撕裂关节病

表 2.4　冈下肌腱撕裂的 Fox–Romeo 分类

等级	撕裂类型
1	非全层撕裂
2	最多累及 25% 的肌腱，全层撕裂
3	最多累及 50% 的肌腱，全层撕裂
4	全肌腱的全层撕裂

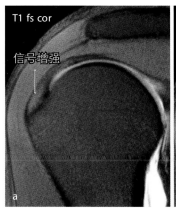
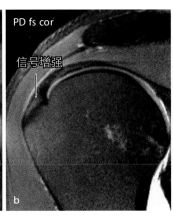

图 2.113　冈上肌腱病，MR 造影。a. 在 FS T1WI 上肌腱内信号增强，部分由于魔术角效应；b. 在中等加权序列上信号增强较轻微

当在中间加权序列或 T2WI 上看到肌腱内类似液体强度的信号时，可诊断为肌腱撕裂。在非全层撕裂（图 2.114a）中，改变仅影响部分肌腱的部分厚度，而全层撕裂则影响肌腱的整个厚度（图 2.114b）。除了信号特征，还应注意肌腱的形态，即肌腱纤维中断的证据。常规 MRI 的局限性在于难以区分肌腱病变与非全层撕裂，因此对肌腱撕裂的诊断准确性相对较低。MRI 对全层撕裂的诊断准确性较高。

MR 关节成像对关节侧肌腱非全层撕裂的敏感度可达 80% 以上。诊断非全层撕裂而不是肌腱病的另一个标准是渗入肌腱的造影剂（图 2.115，2.116）。在全层撕裂的情况下，造影剂会穿过肌腱缺损处进入肩峰下囊（图 2.114b）。

肩袖撕裂可能导致其萎缩，并且随时间的推移，受累肌肉将出现不可逆的脂肪变性。通过半定量 Goutallier 分类系统（表 2.5）可以对肩袖肌肉进行评估。可用极外侧斜矢状位 T1WI 或 T2WI（没有脂肪饱和）作为参考，在此层面上关节囊呈 Y 形（图 2.117）。

> **！ 提示**
>
> 肩袖撕裂患者的功能性肌肉损失，决定了修复的预后。包含对肩袖损伤的描述必须包括肌肉状态。

▶ **超声** 对有经验的检查者，在肌腱缺陷识别方面，超声可与常规 MRI 相媲美，但区别肌腱病与肌腱非全层撕裂仍然很困难。此外，应该记住，肌腱纤维的各向异性可以形成"缺陷"的表现。为了避免这种情况，应该从不同角度、多个方面来检查任何可疑的发现。除了直接的撕裂迹象，如肌腱纤维断裂和液体流入肌腱或滑囊（图 2.118a），还应寻找间接征象。对于透明关节软骨，肌腱凸面或肱骨头双曲表面（对应关节透明软骨）（图 2.118b）的局部凹痕仅见于撕裂而不是肌腱病。超声的局限性仅包括评估肌肉状态的可靠性中等，以及对伴随病理状态（如盂唇部病变）的敏感度低。

表 2.5 肌肉脂肪变性的 Goutallier 半定量分类

等级	形态学
0	正常肌肉，无脂肪组织
1	有一些脂肪条带
2	显著的脂肪浸润，但脂肪组织还是少于肌肉组织
3	进一步的脂肪浸润，脂肪组织和肌肉组织一样多
4	脂肪浸润进一步加重，脂肪组织多于肌肉组织

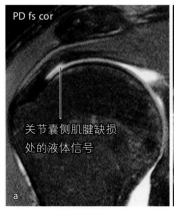

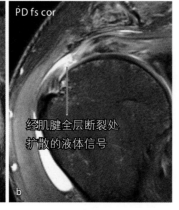

图 2.114 肩袖撕裂：非全层撕裂与全层撕裂。a. 冈上肌腱下表面非全层撕裂；b. 冈上肌腱的全层撕裂

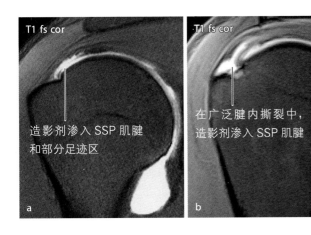

图 2.115 肩袖撕裂，MR 关节成像。a. PASTA 损伤；b. PAINT 损伤。SSP = 冈上肌

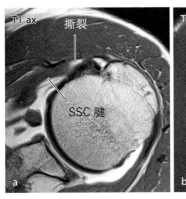
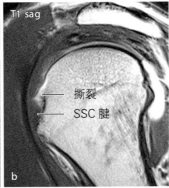

图 2.116 肩胛下肌腱撕裂，Fox–Romeo 2~3 级。MR 关节成像。a. 造影剂在肌腱止点处漏入肌腱；b. 通过矢状面影像进行 Fox–Romeo 分类。SSC，肩胛下肌

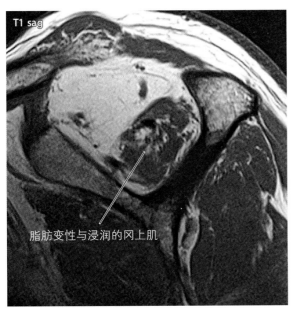

图 2.117 冈上肌腱全层撕裂、萎缩和 Goutallier 2~3 级脂肪变性

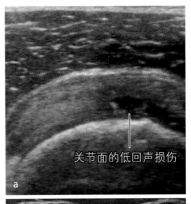
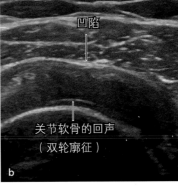

图 2.118 肩袖撕裂的超声表现。a. 冈上肌腱关节侧部分撕裂（纵切面）；b. 冈上肌腱全层撕裂（横截面）

▶ CT　CT关节造影检查可在三个解剖平面通过多探测器技术和图像重建成像，当存在MRI检查禁忌时可作为"备用"技术。由于其敏感性和特异性高，可以发现冈上肌和冈下肌腱的跨越性缺损和关节表面的部分撕裂（图2.119）。然而，这种技术也有一定限制性，对肌腱内、滑膜囊侧病变以及肩胛下肌腱病变的敏感度较低。可以使用 Goutallier 分类系统，因为它最初是针对CT扫描开发的。

▶ 鉴别诊断

肩袖撕裂需要与下列情况进行鉴别。

随着急性症状的发展，必须与不伴肩袖损伤的单纯肩峰滑囊炎、继发于钙羟磷灰石沉积病的钙化性肌腱炎和大结节的撕脱骨折相鉴别。继发于卡压神经病变或炎性神经炎（Parsonage-Turner综合征）的肩胛上神经麻痹是一种相对罕见的鉴别诊断。临床表现类似肩袖撕裂的其他病变包括SLAP损伤（见章节2.4.6）和锁骨远端的弧形骨溶解（见章节2.5.6）等。

二头肌腱病变

▶ 病理学　肩峰下撞击和肩袖病变患者常有肱二头肌长头肌腱病，以及继发于腱不稳定的滑车损伤（见章节2.4.4）。然而，肱二头肌腱病也作为单纯的过用性损伤见于参与举手过头运动和投掷活动的运动员。肩前疼痛是主要临床症状。肌腱非全层撕裂和最终的全层撕裂可以从最初的肌腱病发展而来，通常累及肌腱的水平（关节内）部分。

▶ MRI　肱二头肌腱病的MRI征象为肌腱增厚且轮廓不规则，在短回波序列上信号强度增强，在斜矢状面上显示效果最佳（图2.120）。

部分撕裂可表现为T1WI和T2WI上的肌腱直径和信号强度增加，或肌腱衰减；水平部分肌腱不连续或完全没有是全层撕裂的表现（图2.121）。

▶ 超声　超声无法显示肱二头肌腱近端在盂唇的止点，但可以看到更多外侧关节内节段。对肥胖患者的检查可能会出现困难。肱二头肌腱病的超声表现为肌腱增厚、异质性回声和血管化增加，可能是全层或非全层撕裂。如有"空的"结节间沟，则应注意区别肱二头肌长头腱脱位与撕裂（图2.125），可以通过从其肌腱结合处向头部方向追踪来证实。

2.4.4　肩袖间病变

▶ 病理学　"肩袖间损伤"指累及此区域解剖结构的各种类型的损伤。肩袖间囊撕裂可见于肩前不稳定患者，并且通常呈水平方向。

盂肱上韧带损伤（也称为滑车损伤）具有重要的临床意义，可以单独发生也可伴有冈上肌腱和/或肩胛下肌腱的撕裂，导致肱二头肌长头腱不稳定。Habermeyer描述了4种类型的滑车损伤（图2.122，表W2.2），1型（29%~74%）

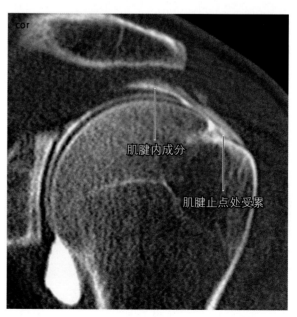

图 2.119　冈上肌腱关节侧部分撕裂。CT关节造影

指单纯盂肱上韧带撕裂。

▶ MRI　MR 关节造影能很好地显示肩袖间病变,可通过斜矢状位 MR 关节造影诊断滑车病变,敏感性和特异性超过 80%。可靠的征象是肱

二头肌长头腱在肩袖间向下移位至肩胛下肌腱上(移位征),以及盂肱上韧带的断裂(图2.123),这几乎总是与二头肌腱变性有关。肱二头肌腱的内侧移位在横断面上可识别,通常伴有肩胛

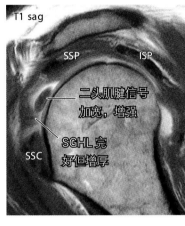

图 2.120　二头肌长头腱孤立性肌腱病。MR 关节造影。ISP,冈下肌;SGHL,盂肱上韧带;SSC,肩胛下肌;SSP = 冈上肌

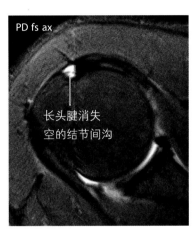

图 2.121　二头肌长头腱全层撕裂

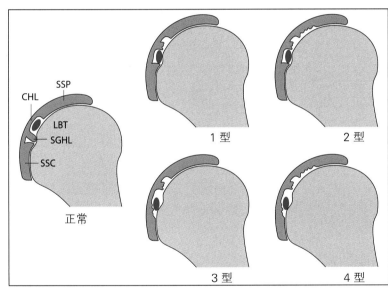

图 2.122　滑车病变的 Habermeyer 分类,矢状位示意图。CHL,喙肱韧带;LBT,二头肌腱长头;SGHL,盂肱上韧带;SSC,肩胛下肌;SSP,冈上肌

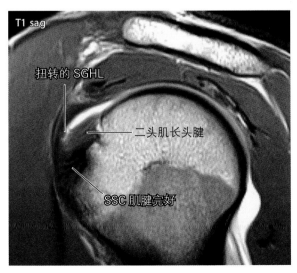

图 2.123　1 型滑车损伤,MR 关节造影。肱二头肌长头腱信号强度增加,符合肌腱病改变,向尾端移位至肩胛下肌腱上(图2.120)。SGHL,盂肱上韧带;SSC,肩胛下肌

下肌腱的损伤,但不伴有单独的盂肱上韧带撕裂。盂肱上韧带病变伴肩胛下肌腱部分缺损时,二头肌腱可能脱位进入缺损部位,如喙锁韧带深面。肩胛下肌腱全层撕裂可发生关节内脱位(图2.124)。与喙肱韧带撕裂相关的肱二头肌腱(肩胛下肌腱腹侧)的囊外脱位非常罕见。关节囊撕裂有时可通过造影剂渗漏至肩峰下/三角肌区域来发现。

▶超声 肱二头肌长头腱的不稳定,有时可通过超声发现其自结间沟半脱位或脱位来确诊,这可以通过强制外旋下的动态检查来实现(图2.125)。

2.4.5 肩关节不稳

创伤性肩前不稳

▶病理学 盂肱前(前后)不稳定是最常见的创伤性(单向)肩关节不稳定(95%以上)。在病理解剖学上,前下盂唇韧带复合体的连续性中断,导致盂肱下韧带功能不全,随后导致复发性前脱位或半脱位。创伤性损伤(首次急性创伤性脱位)导致急性肩关节前脱位,肱骨头撞击前下盂唇,可以导致盂唇韧带复合体损伤和/或肱骨头的后外侧撞击性骨折(Hill-Sachs骨折)。

Bankart 与 Perthes 损伤

Bankart病变和Perthes病变约占继发于首次急性创伤性脱位的90%。在典型的Bankart损伤中,前下盂唇与盂肱下韧带自骨性关节盂(图2.126)撕裂。由于还有肩胛骨膜的破裂,盂唇通常会从其正常解剖位置移位,并可能在关节前间隙自由"浮动"。

Perthes病变与Bankart病变的区别在于,尽管存在盂唇自关节盂撕脱,但其仍然通过肩胛骨膜附着于关节盂,其在前内侧发生剥离但不会断裂。不稳定的盂唇通常保持在相对正常的位置,为瘢痕组织所遮盖并发生再滑膜化。在盂唇和

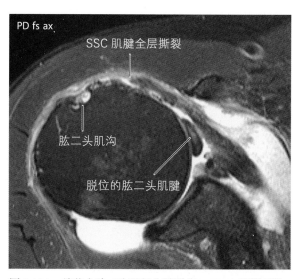
图 2.124 关节内肱二头肌长头腱脱位。SSC,肩胛下肌

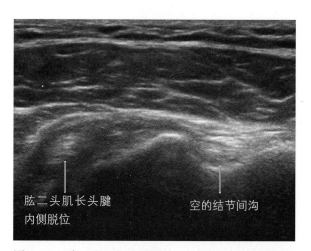
图 2.125 肱二头肌长头腱脱位。上臂近端超声横断面影像

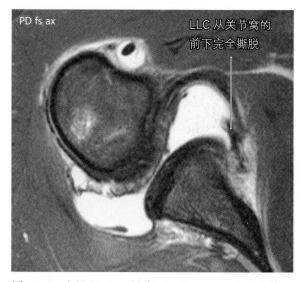
图 2.126 急性 Bankart 损伤。LLC,盂唇韧带复合体

关节盂之间或在骨膜下方可见液体，有时也可在 ABER 的位置，伴盂肱下韧带紧张（图 2.127）。

ALPSA 损伤

ALPSA 损伤（盂唇韧带骨膜袖前撕脱）是 Perthes 损伤的一种慢性形式，通常继发于多发肩关节前脱位（慢性不稳定）。对于此种病变，前下盂唇带复合体自关节盂边缘脱离并向内侧移位，通过骨膜瘢痕附着于肩胛颈。尽管韧带实际没有断裂，但会导致盂肱下韧带的不完整，唇侧

位置异常，造成肩关节不稳定。ALPSA 损伤的特征是盂唇组织向内侧、尾端移位（图 2.128），主要是由肩胛颈瘢痕组织增生以及关节盂和盂唇之间的折痕或裂隙造成的（图 2.128b）。

骨性 Bankart 损伤

骨性 Bankart 损伤是一种撕脱骨折，前下盂唇韧带复合体自关节盂分离，并伴有大小不等的骨碎片（图 2.129）。尽管小的骨碎片可能被认为与治疗和预后无关，但碎片较大时需要固定或

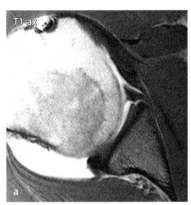
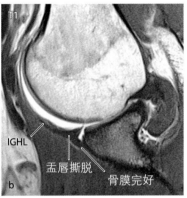

图 2.127　Perthes 损伤，MR 关节造影。a. 前下盂唇前膜为造影剂所遮挡，但仍处于正常位置；b.ABER 位影像可更清楚地显示盂唇的分离。IGHL，盂肱下韧带

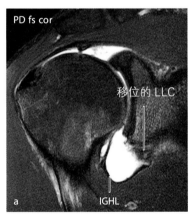
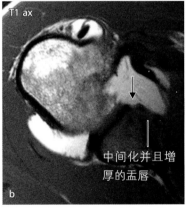

图 2.128　ALPSA 病变，MR 关节造影。a. 盂唇韧带复合体向内侧和下方移位；b. 典型的裂痕征（箭头）。IGHL，盂肱下韧带；LLC，盂唇韧带复合体

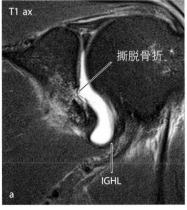
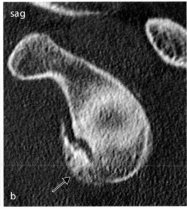

图 2.129　骨性 Bankart 病变。a. MR 关节造影，盂肱下韧带本身是完整的；b. 关节盂前下方的骨性撕脱（箭头）。IGHL，盂肱下韧带

盂肱关节重建。

HAGL 损伤

在非常罕见的 HAGL 病变（盂肱韧带肱骨端撕脱伤）中，前下盂唇韧带复合体在肱骨侧而不是关节盂侧被破坏（图 2.130）。盂肱下韧带于肱骨颈止点处直接撕脱或与骨碎片一起撕脱（约 20%）。由于盂肱下韧带外侧断裂，腋下隐窝前囊在冠状位上不再呈 U 形而是呈 J 形（J 形征）。急性 HAGL 病变可能表现为盂肱下韧带止点处的液体渗漏和 / 或血肿形成。

Hill-Sachs 损伤 / 骨折

在 47%~100% 的病例中，首次急性创伤性脱位后可发现 Hill-Sachs 损伤。这种病变在显著的盂唇韧带前部损伤患者中可能存在，也可能不存在。除了非常大的病变外，Hill-Sachs 损伤几乎没有临床意义，但这种病变的存在提示先前发生过肩关节脱位。在轴位影像上，Hill-Sachs 损伤总是位于喙突后外侧或其上方。急性病灶周围通常有骨挫伤区（图 2.131）。

▶ X 线 传统 X 线检查几乎不可能漏诊急性肩关节前下脱位（图 2.132）。复位后 X 线影像用于排除任何相关的骨性损伤（骨性 Bankart 损伤，大结节骨折）。在标准投照位影像中，来自关节前盂唇缘的较小骨碎片通常不可见。如果需要行传统的 X 线检查，那么 Westpoint 位或腋位影像可更好地观察骨性 Bankart 损伤，而 Hill-Sachs 损伤在上肢内旋的后前位或 Stryker 位影像中显示最佳。

▶ CT/CT 关节造影 CT 是显示多发脱位后进行性骨丢失导致的急性关节盂骨折或慢性关节盂骨缺损程度的最佳选择。骨异常的量化最好在斜矢状位重建影像中完成。CT 也很容易检测 Hill-Sachs 损伤。在盂唇韧带结构损伤评估方面，CT 关节造影的效果与 MR 关节造影相当。CT 关节造影的优势在于对骨性 Bankart 病变的识别

和对关节软骨病变的诊断，缺点包括评估软组织结构能力有限和有电离辐射（对年轻患者尤其重要）。

▶ MRI/MR 关节造影 常规 MRI 检查最适合在创伤发生后立即查找损伤，即在急性脱位后几天内，因为相关的关节积液或关节积血充当了自然对比剂，并允许更准确地评估关节囊结构。也可选择 MR 直接关节造影术，用于检测盂唇韧带损伤，灵敏度超过 88%，特异性超过 90%。与关节镜检查结果相比，其表征损伤类型的准确性为 84%。该技术还可以可靠地检测相关损伤，如 SLAP 损伤（见章节 2.4.6）。

▶ 鉴别诊断 从关节盂唇的解剖变异角度去分析盂唇韧带损伤相对容易，异常几乎总是出现于盂唇前上象限（下方孔或 Burford 复合体，见章节 2.4.1），而多数真正的盂唇韧带病变通常累及前下象限，或至少从那里开始。

创伤性后部不稳定

▶ 病理学 创伤后肩关节后部不稳定相对少见（2%~4%）。多数情况下，后脱位是癫痫发作、电气事故（偶尔会导致双侧后脱位）或上臂外展和内旋时发生异常轴向负荷的结果，而病变模式与前部不稳定患者正好成"镜像"，盂唇韧带后部损伤的分类类似前部结构损伤["反向"（骨性）Bankart 损伤；DOLPSA（盂唇关节囊后部骨膜袖撕脱）损伤；后 HAGL 病变等]，包括盂唇韧带后部损伤和肱骨头前内侧的"反向"Hill-Sachs 损伤。临床上有可能在标准的额状位 X 线影像上漏掉未复位的（"锁定的"）、小的后脱位。一个线索是上肢无法外旋，固定于内收和内旋位。

▶ X 线 X 线影像可诊断急性或交锁的肩关节后脱位。在前后位 X 线影像中，内旋的肱骨头和关节窝的轮廓重叠很明显（图 2.133），通常可见一条平行于肱骨头内侧轮廓的密度线（波谷线，图 2.133），对应"反向"Hill-Sachs 损

伤的外侧缘（波谷征）。在存疑病例中，第二个投影位（腋位或经胸位）的X线影像可证实肱骨头后脱位。

▶ CT　CT可准确显示"反向"Hill-Sachs损伤的大小和方向、关节盂后缘的额外骨性损伤，以及脱位的肱骨头是否沿关节盂后缘被"锁定"（图2.134）。

▶ MRI　与前方不稳定性一样，常规MRI检查在脱位后立即进行最为有用；而对慢性情况，应考虑行MR关节造影（图2.135）。除了盂唇韧带复合体唇部损伤外，肩关节后方不稳定患者常伴有肩袖损伤。

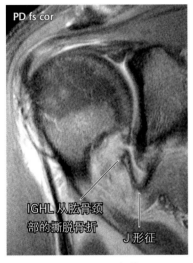

图2.130　急性HAGL损伤。IGHL，盂肱下韧带

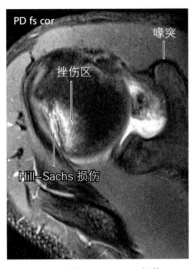

图2.131　急性Hill-Sachs损伤

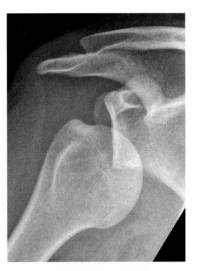

图2.132　肩关节前下方脱位

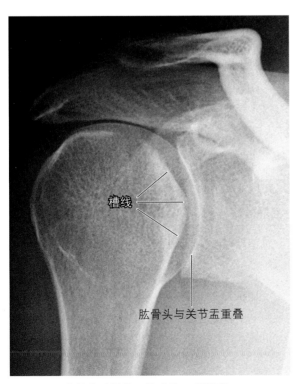

图2.133　肩关节后脱位，前后位X线影像

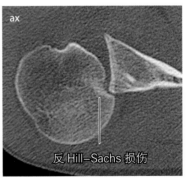

图2.134　肩关节后脱位并锁定

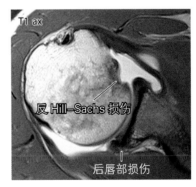

图2.135　创伤性肩关节后方不稳，MR关节造影

非创伤性不稳定

▶ 病理学　非创性肩关节不稳定通常是多向的，可以双侧发生，并且多影响关节松弛（先天性过度活动过度综合征）的患者。典型表现为肩关节多发性半脱位 / 脱位，偶尔也可以自发形成。除了关节囊宽大外，关节内表现少见。然而，在肩部多向不稳定的运动员中常可见盂唇和肩袖损伤。

▶ MRI　由于肩关节多向不稳定的存在，MR 关节造影的主要作用是排除关节内病变。通常可以容易地识别关节囊拉伸和冗余，特别是在肩袖间隙。在 ABER 位影像上未显示被拉伸的盂肱韧带也提示关节囊冗余。

微不稳定

▶ 病理学　微不稳定（也称为"功能性不稳定"或"微创伤性不稳定"）是肩关节不稳定的亚临床形式，主要发生于运动员，多继发于重复性慢性过用性关节囊损伤。这些不稳定最常见于涉及肩部外展和外旋的运动（如举手过头运动）。患者通常表现肩关节疼痛和活动减少，而不是明显的半脱位 / 脱位。可能会出现关节结构的继发性损伤，特别是关节盂唇和肩袖损伤。

关节盂唇上方撞击综合征是一种典型的内源性撞击，多见于从事举手过头运动的运动员，由肱骨头在翘起阶段异常向前平移引起。临床上通常表现为急性或慢性肩后疼痛。存在关节盂后上方撞击时，在外旋和外展运动中，肩袖关节面（特别是冈上肌后部纤维和冈下肌腱前部纤维）与关节盂后上缘之间存在反复的异常接触。这些肌腱也可能嵌于关节盂和大结节之间，导致后肩袖和关节盂唇后方受损。

前上方撞击涉及肩胛下肌腱和滑车相对少见。手臂内旋转和内收（投掷或打击运动的后续阶段）时这些结构被夹在关节盂前上缘与肱骨头之间。最常见的临床症状是肩关节前部疼痛。

▶ MRI　MR 关节造影是评估运动员的肩部问题最有效的成像技术。微不稳定可导致各种轻微的关节损伤，包括关节囊的拉伸、盂唇病变（如退化、撕裂、撕脱、SLAP 损伤）或肩袖损伤，可单独也可同时发生（图 2.136）。

在关节盂后上方撞击患者会发现"对吻损伤"（图 2.136c）。MR 关节造影的典型表现为冈上肌腱后部肌纤维和 / 或前部肌纤维关节侧的非全层撕裂，伴有关节盂唇后上方病变。在过度接触的情况下，也可以看到骨髓水肿、囊肿形成以及大结节和关节盂上部的硬化。前关节囊的病变在轴位影像上很明显，ABER 位影像显示效果更佳，包括盂肱下韧带的退变、延长和撕裂。

在关节盂前上撞击的情况下，MR 关节造影可以显示伴盂肱上韧带断裂的滑车病变，以及相应的肱二头肌腱不稳。肩胛下肌腱病变通常沿肌腱上部的关节面开始。

2.4.6　其他的上盂唇病变

SLAP 损伤

▶ 病理学　SLAP 损伤是上盂唇和肱二头肌 / 盂唇锚的损伤，沿前后方向延伸。关节镜检查显示其发生率为 4%~10%。常见损伤机制包括伸直手或屈肘时跌倒、肩关节前脱位，以及举手过头运动（如俯仰运动和游泳）引起的肱二头肌反复扭转造成的慢性过用性损伤。肩关节脱位后，SLAP 损伤最终多表现为前下盂唇向上延伸（如 Bankart 损伤）。

Snyder 分类系统区分了四种不同类型的 SLAP 损伤（表 2.6，图 2.137）。尽管 1 型 SLAP 病变作为单纯退变几乎没有任何临床意义，但 2 型（最常见的类型）和 4 型病变往往会引起二头肌锚不稳定，提示需要行唇间修复或二头肌腱固定。在 3 型 SLAP 病变中，肱二头肌腱

表 2.6　SLAP 损伤的 Snyder 分型

类型	损伤
1	上唇退变性磨损
2	上唇撕脱，二头肌止点自关节盂分离
3	上唇桶柄状撕裂，二头肌止点未受损
4	上唇桶柄状撕裂，并累及二头肌止点

是稳定的，因此治疗只涉及桶柄样撕裂的切除。报道的其他病变大多为 2 型 SLAP 病变与上盂唇、盂肱中韧带或肩袖的损伤的组合。这种扩展分类不常用。

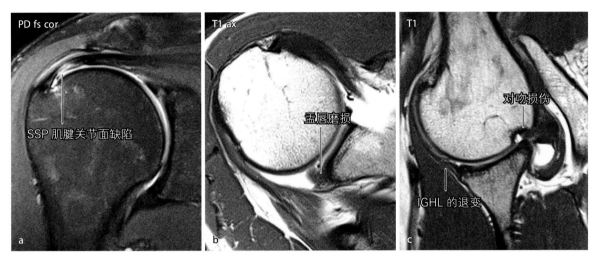

图 2.136　微不稳定：关节盂后上方撞击，MR 关节造影。a、b 和 c 图的发现可能与微不稳定有关。ABER 位影像显示盂唇和冈上肌腱的相应病变。a. 肩袖损伤；b. 盂唇后上方的退变性磨损；c. 盂肱下韧带退变。IGHL，盂肱下韧带；SSP，冈上肌

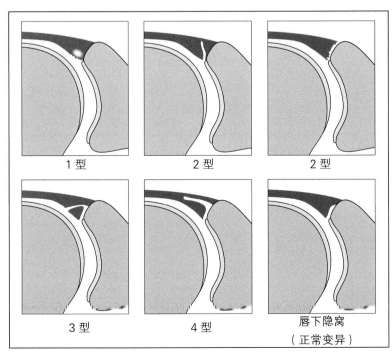

图 2.137　SLAP 损伤冠状位 MRI 关节造影所见

▶ MRI　常规 MRI 对 SLAP 损伤的灵敏度较低，因此常选择行 MR 关节造影，其在这方面灵敏度（82%~92%）和特异性（80%~99%）均较高（图 2.138）。

1 型 SLAP 病变表现为上唇的轮廓不规则，但很难检测到。对于 2 型损伤，可观察到造影剂在盂唇中上部和肱二头肌 / 唇间锚处的泄漏。由于 2 型 SLAP 撕裂可能难以与盂唇下隐窝相区分，如在造影中发现横向延伸到盂唇的裂隙，则提示 SLAP 撕裂。正常的凹陷通朝向内侧（见章节 2.4.1）。其他提示真正的 2 型 SLAP 损伤的发现包括盂唇边缘不规则以及盂唇和关节盂之间的广泛分离。3 型和 4 型损伤为桶柄样撕裂，碎片可以不同程度地向尾端移位并进入关节。在 3 型损伤中，在冠状面上碎片通常看起来呈三角形，并与完整的肱二头肌腱分开。在 4 型损伤中，桶柄样碎片包括上盂唇和部分二头肌腱。

▶ CT/ 关节造影术　在 SLAP 诊断中，CT 造影术与 MR 造影术效果相当。

▶ 鉴别诊断　2 型 SLAP 损伤与盂唇下凹陷的鉴别（见章节 2.4.1，图 2.137）可能很难，"裂隙"的方向及其形态有助于确诊。

GLAD 损伤

▶ 病理学　GLAD 损伤（关节盂关节断裂）涉及沿关节盂前下方的局灶性关节软骨缺损，多伴有邻近盂唇的轻微撕裂，通常并不意味着盂肱关节不稳定。推测原因可能是在上肢伸直摔倒时肱骨头对盂窝的偏心撞击。也报道了 GLAD 损伤的后部变异。

▶ MRI　MR 关节造影显示无移位的盂唇基部附近的撕裂以及关节盂前下或后下象限的软骨病变（图 2.139）。通常盂肱韧带下正常。关节盂软骨损伤的程度各异。

盂周囊肿

▶ 病理学　盂周囊肿是从胶原结缔组织黏液样变性发展而来的假囊肿性病变，并且由缺乏真正滑膜衬里的纤维壁包围的凝胶状基质组成。由于关节盂附近的腱鞘囊肿多源于关节唇病变，故通常被称为盂周囊肿，通常提示相邻盂唇损伤。盂周囊肿最常见于后唇，但也可发生于后唇与 SLAP 病变或前下盂唇交界处。背侧的囊肿可以延伸到冈盂切迹，在此处可导致肩胛上神经的压迫（章节 11.8）。

▶ MRI　MRI 表现为一个或多个圆形灶，常为多发分叶状的肿块，在所有脉冲序列上显示内部液体信号强度（葡萄簇样）（图 2.140a）；静脉注射造影剂后，仅表现为周围 / 间隔增强（图 2.140c）。这些肿块密邻盂唇，某些情况下可延伸至盂唇撕裂处。如果盂周囊肿通过盂唇撕裂处与关节腔相通，在注射造影剂行关节 MR 造影时，囊肿内有时也会显影。

2.4.7　术后并发症

肩稳定术后再发

▶ 病理学　对于多数病例，创伤性肩关节前方不稳可以通过解剖修复来治疗（被称为 Bankart 修复），多在关节镜下进行：用金属 / 生物可吸收缝合锚将盂唇重新连接于关节盂。治疗的目的是恢复前下盂韧带复合体的连续性，辅以关节囊折叠或移位以缩小前关节囊。通常使用 3 根缝合锚钉，于关节盂的 2 点钟和 5 点钟之间置入。此类修复后如出现复发性不稳，则可能是由新的创伤导致肩关节脱位 / 半脱位或盂韧带复合体撕裂造成的。其他原因包括前关节囊未缝紧或继发于多发脱位的关节盂骨质明显丢失。

▶ MRI　MR 关节造影可充分显示盂韧带复合体和前关节囊。

另外，ABER 位影像可能是有帮助的。再撕裂表现为盂下韧带脱离盂唇，连续性丧失（图 2.141）。在前关节囊松弛的情况下，在 ABER 位影像上盂肱韧带并不与肱骨头直接接触。

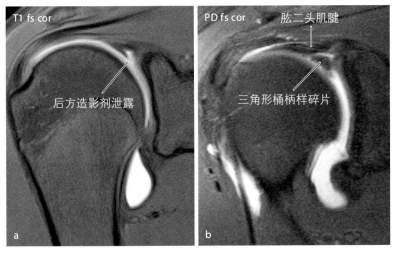

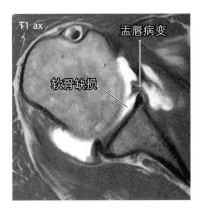

图 2.138 SLAP 损伤，MRI 关节造影。a. 2 型 SLAP 损伤；b. 3 型 SLAP 病变

图 2.139 GLAD 损伤

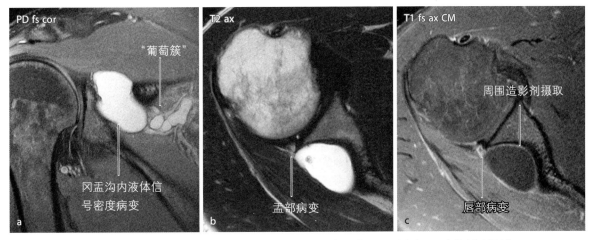

图 2.140 盂周囊肿。a. 在所有序列上，病变信号与水相同；b. 囊肿水平后唇病变；c. 周围薄层强化

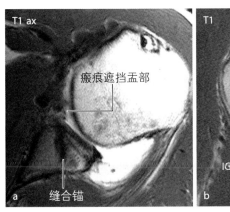

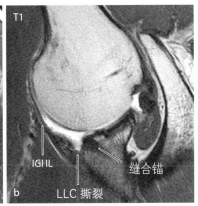

图 2.141 Bankart 修复后创伤性撕裂（复发性前方不稳）。a. 上肢中立位的水平 MR 关节成像；b. ABER 位 MR 关节成像显示撕裂。IGHL，盂肱下韧带；LLC，盂韧带复合体

肩袖重建后再撕裂

▶病理学 肩袖修复可以通过关节镜或开放手术完成，主要取决于缺损的大小。使用经骨缝合技术或缝合锚栓将肌腱重新连接于肱骨，几乎总是涉及肩峰下减压和去除肩峰下/三角肌下囊。术后再撕裂可能的原因是缝合线、固定锚被拉出，或重建肌腱失效。

▶MRI 实际上，重建肌腱在 MRI 上并不表现为均匀的低信号。异常的信号强度、非全层撕裂和较小的全层撕裂可能表现正常，在功能良好的情况下也可能发生。具有临床意义的肌腱缺损通常为直径超过 1 cm 的撕裂，MRI 对此有时无法识别（图 2.142）。

总的来说，MRI 的敏感性和特异性分别约 85% 和约 90%。与传统 MRI 相比，术后 MR 关节造影没有明显优势。是否需要进一步治疗取决于肩袖肌肉的质量，特别是肩袖肌肉萎缩的程度（见章节 2.4.3）。原肩峰下囊区域存在液体通常是术后正常表现，并不表示需要再次手术或有感染存在。

内置物相关并发症

▶病理学 缝合锚和螺钉的错位或脱位可能会造成关节的机械性损伤，甚至导致骨关节炎。此外，生物可吸收性内置物可引起异物反应，表现为骨质溶解或增生性滑膜炎。值得注意的是，可吸收缝线锚周围的骨质溶解不一定提示固定装置失效。

▶X线 X线影像可以发现明显的金属内置物位置错误（图 2.143）。生物可吸收内置物在 X 线影像上不显影，因此无法评估。

▶CT CT 和 CT 关节成像可精确显示金属内置物的位置错误、松动和断裂（图 2.144）。生物可吸收内置物表现为骨中无结构区域。如其移位进入关节，则只能通过 CT 关节成像进行检测。

▶MRI 生物可吸收材料在 MRI 上表现为缺乏信号强度，因此无论在骨或关节腔中都表现明显。此外，生物可吸收缝线锚和干预螺钉通常会表现为与流体等强度的中空结构（图 2.145）。内置物附近的溶骨性改变造成脂肪骨髓被肉芽组织完全替代，在某些情况下表现为囊性损伤。异物性滑膜炎通常是增生性的，并可导致广泛的骨质破坏。

神经损伤

▶病理学 医源性神经损伤很少见。在肩部手术中，它可能由神经直接损伤、卡压或术中过度牵拉引起。在开放式肩袖修复或肿瘤切除手术中，肩胛上神经尤其易受损。腋神经在盂下缘处易受损，特别是在肩关节稳定手术中。

▶MRI 如有典型的去神经支配 MRI 表现，可以间接诊断神经损伤。

发生肩胛上神经损伤时（图 2.146），如果损伤位于近端，可出现冈上肌和冈下肌的去神经支配性水肿；如果损伤位于远端，则只有冈下肌受累。腋神经损伤可造成三角肌和/或小圆肌受累。去神经支配性水肿可持续数月甚至数年，随着时间的延长，肌肉的进行性脂肪萎缩将变得明显。

术后感染

▶病理学 总体而言，肩部手术后感染很罕见，可表现为脓毒性关节炎（伴或不伴骨髓炎）、脓毒性黏液囊炎或关节旁软组织感染。确诊需要联合抽吸或组织活检（白细胞计数，病原体鉴定）。

▶超声 超声能够证明存在关节积液，通常不是完全无回声的。多普勒超声可显示肥大滑膜组织的高灌注，为可能存在的感染提供额外证据。

▶MRI MRI 无法区分脓毒性关节炎和反

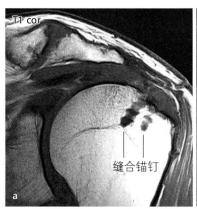

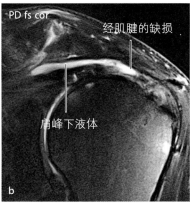

图 2.142　冈上肌腱修复后再撕裂。a. 重建韧带信号增高；b. 大的肌腱撕裂

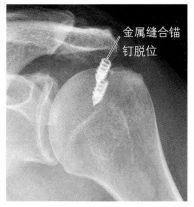

图 2.143　肩袖重建后缝合锚钉脱位

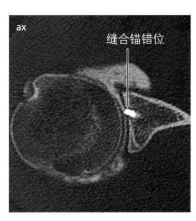

图 2.144　Bankart 修复后缝合锚钉的位置错误。CT 关节成像

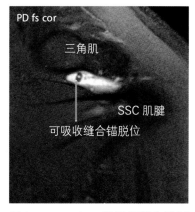

图 2.145　Bankart 修复后缝合锚钉脱位。可见生物可吸收缝合锚的典型形态及其在关节内的位置

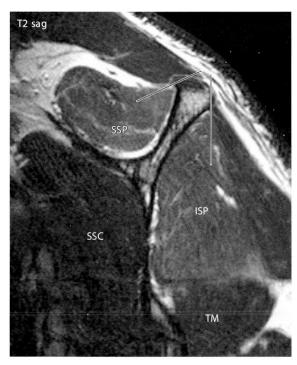

图 2.146　肩胛上神经近端病变。ISP，冈下肌；SSC，肩胛下肌；SSP，冈上肌；TM，小圆肌

应性滑膜炎（图 2.147）。MRI 的作用是确定感染的程度，特别是在相邻软组织脓肿形成和骨受累（骨髓炎）方面。标准 T1WI 对于检测或排除骨髓炎至关重要。与反应性（非感染性）骨髓改变相反，诊断骨髓炎最有用的标准是与骨骼肌相比呈低或等信号的组织完全代替正常骨髓脂肪。

2.5 肩带和胸壁

▶ 解剖学　见章节 2.5.1 和图 W2.20。

2.5.1 胸锁关节脱位

多数情况下，锁骨内侧向前移位（约 90%），向上或向后移位少见。

▶ 病理学　损伤程度可根据 Allman 进行分类：

• Ⅰ级：关节囊非全层撕裂，伴胸锁韧带损伤，关节面一致性保留。

• Ⅱ级：关节囊和胸锁韧带撕裂，肋锁韧带完整→半脱位。

• Ⅲ级：关节囊、胸锁韧带和肋锁韧带撕裂→脱位。

▶ X 线　技术：AP 位成像，球管倾斜 40°（颅端或足端）。由于表面组织的遮挡，真正的 AP 位影像通常无法用于诊断。

▶ 超声　除了显示关节积液和软组织肿胀外，在与对侧进行对比的情况下，超声也能发现胸锁关节脱位。

▶ CT　CT 显示胸锁关节最佳，并应辅以冠状位成像和三维重建（图 2.148）。

▶ MRI　应在俯卧位进行 MRI 检查，以尽可能地减少呼吸伪影。它可以对关节盘、韧带和关节囊进行评估，并可用于检测 Allman Ⅰ级病变。

▶ 儿童特点　锁骨内侧骨骺骨化（约 18 岁以下）和融合（约 25 岁以下，图 2.148）晚。因此，18 岁之前难以区分骺板损伤与正常未融合

的骨骺。

▶ 鉴别诊断　锁骨内侧慢性脱位或半脱位相关的肿胀，可能会被误认为是由炎症或肿瘤造成的。

▶ 重要发现　必须注意锁骨内侧端脱位的程度（半脱位或脱位）与方向，以及可能的伴发伤（如气管压迫、血管损伤等）。

2.5.2 锁骨骨折

▶ 病理学　目前广泛使用的是 Allman 分类，描述了骨折的部位：

• Ⅰ型：锁骨中间三分之一的骨折（图 2.149）。

• Ⅱ型：喙肩韧带外侧骨折。

• Ⅲ型：近端节段的骨折。

▶ X 线　X 线影像用于锁骨骨折的诊断，通常需要摄取中央电子束头足方向倾斜 15° 的 AP 位片。其他影像仅在有需要时或特殊情况下使用。

▶ CT　CT 对于区别锁骨内侧骨折和胸锁关节脱位特别有用。

▶ 超声　对于有轻度移位的骨折患儿，超声可发现骨折并进行随访。

▶ MRI　对于处于骨骼发育阶段的患者，MRI 可能有助于区分骺板骨折和胸锁关节脱位，但这对随后的治疗是否影响目前还有争论。应在患者处于俯卧位时进行检查，以尽量减少呼吸伪影。

▶ 儿童特点　锁骨骨折是新生儿最常见的产伤，约占所有产科骨折的 90%（发生率：30‰～8‰）；有的是隐匿性骨折，只有在骨痂形成后才会发现。应努力寻找相关的神经血管损伤。

▶ 重要发现　应记录骨折的位置、碎片的数量、移位的程度，以及骨折部位是否有骑跨/缩短。

2.5.3 肩锁关节脱位

▶ 病理学　这种损伤最常见的原因是肩部受到直接打击。肩锁关节损伤的程度根据 Tossy 分为 3 型；Rockwood 等考虑了不太常见和更严

重的损伤，提出了一种更全面的分型方法（图 2.150）：

• Rockwood Ⅰ型（Tossy Ⅰ型）：关节囊和韧带轻度扭伤，但无全层撕裂。

• Rockwood Ⅱ型（Tossy Ⅱ型）：关节囊和肩锁韧带撕裂，喙锁韧带扭伤或非全层撕裂。

• Rockwood Ⅲ型（Tossy Ⅲ型）：关节囊、肩锁韧带和喙锁韧带撕裂。

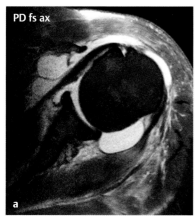
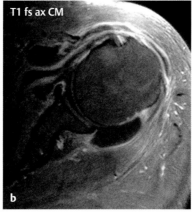

图 2.147　术后脓毒性关节炎。a.关节明显扩张，关节周围软组织水肿；b.滑膜增厚并强化，滑膜炎

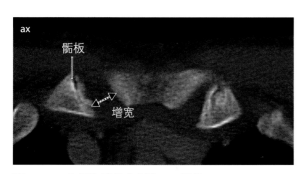

图 2.148　右侧胸锁关节创伤 CT 影像

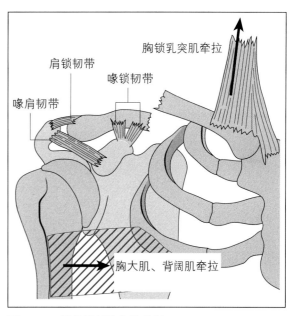

图 2.149　锁骨骨折移位的机制

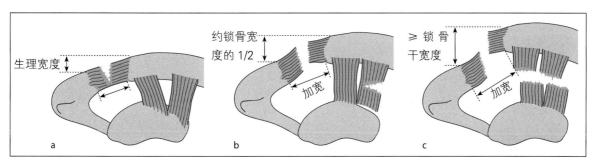

图 2.150　肩锁关节脱位的 Tossy 和 Rockwood 分型。a. Tossy Ⅰ型；b. Tossy Ⅱ型；c. Tossy Ⅲ型

- Rockwood Ⅳ型：锁骨外侧端向后移入斜方肌。
- Rockwood Ⅴ型：锁骨外侧端明显向上移位。
- Rockwood Ⅵ型：锁骨外侧端在喙突或肩峰后向下移位。

▶ X线　传统X线检查可发现关节间隙增宽和锁骨对线不良。

技术：上肢轻微外旋并负重3~5 kg，中央电子束足头向倾斜10°~15°，摄取AP位片。与相同情况下的对侧X线片进行对比很重要，除非有明确的临床表现（Tossy Ⅲ型）。由于技术因素和患者位置的不同，常规肩部X线片不适合显示肩锁关节（图2.151）。

▶ 超声　超声可以显示肩峰锁骨关节间隙的宽度并与对侧进行比较。

▶ CT　与X线片相比，CT通常无法提供更多的信息。

▶ MRI　MRI能够发现关节囊和韧带损伤（图2.152，2.153；图W2.21）。

2.5.4　肩胛骨骨折

▶ X线　由于肩胛骨解剖结构和骨折的复杂性，X线影像的诊断价值有限。

▶ CT　CT可用于骨折分型和关节盂表面受累情况的评估（图W2.22）。

▶ 重要发现　对于肩胛骨骨折，重要的是描述关节盂关节面的不协调性，以及肩胛颈和肩胛体之间的明显成角，因为这些与并发症和症状增加有关。

2.5.5　胸骨和肋骨骨折

▶ X线　常规胸片（使用高压技术的PA位片）对肋骨和胸骨的骨折显示不充分。应摄取肋骨受累侧胸部的斜位片（45°），受伤侧靠近底片。对于胸骨来说，很少需要辅助性侧位片。

▶ 超声　超声可用于确定胸骨骨折的位置、形态和移位情况（图2.154），也可以排除创伤性心脏压塞，以及某些情况下的胸骨后血肿或气胸。超声也可代替X线影像，用于肋骨局部症状的检查，特别是对儿童。

▶ CT　除了胸部骨折外，CT在严重胸部创伤（如多发伤）中是必不可少的，用于检查内部器官是否有损伤，尤其是心脏、肺和大血管。

2.5.6　肩锁关节应力现象

锁骨外侧过用导致的骨溶解可见于经常进行抬升运动的人（如举重运动员、手球运动员）中。MRI可发现早期可逆性骨髓水肿，水肿也可能累及肩峰（图2.155；图W2.23）。

2.5.7　肩带损伤后的状态

锁骨骨折后通常会产生因移位和/或明显的骨痂形成导致的美容问题。保守治疗的骨不连发生率率约20%，手术后的骨不连发生率约2%（图W2.24）。

胸锁关节脱位后可能会出现继发于骨关节炎的不稳定。

肩锁关节断裂所造成的锁骨外侧端高骑跨通常只是美容问题。

无论何种类型的治疗，喙锁韧带骨化会作为肩锁关节损伤的晚期后遗症出现。极少数情况下可以发现锁骨外侧端的创伤后骨溶解，在影像上应与过用性骨质溶解相区别。

2.6　上肢

2.6.1　肱骨近端骨折

▶ 解剖学　参见图W2.25，W2.26。

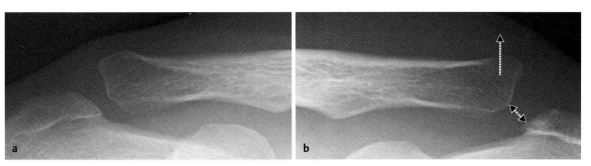

图 2.151　Tossy Ⅱ型（箭头），负重位观。a. 健侧（右侧）；b. 伤侧（左侧）

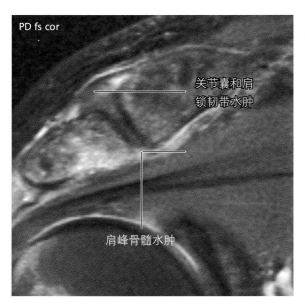

图 2.152　Tossy Ⅰ型损伤 MRI

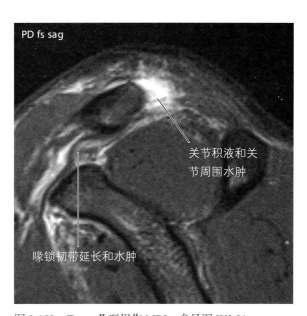

图 2.153　Tossy Ⅱ型损伤 MRI。参见图 W2.21

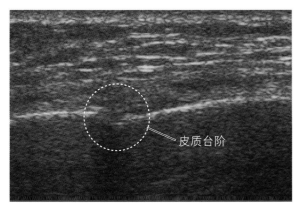

图 2.154　胸骨骨折超声影像，长轴位观

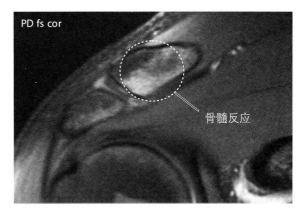

图 2.155　高尔夫球手肩锁关节过用（应力）性反应，参见图 W2.23

▶病理学 临床最常用的肱骨头骨折的分类系统是 AO 和 Neer 分类系统（图 2.156）。Neer 系统根据骨折的解剖和预后进行分类，临床使用较多。一般来说，在对骨折进行分类时，只考虑移位大于 1cm 或成角大于 45° 的情况（图 2.157；图 W2.27）。AO 基金会网站（www.aofoundation.org）有关于骨折的 AO 分类的交互式演示，该分类更多考虑了骨折的处理。

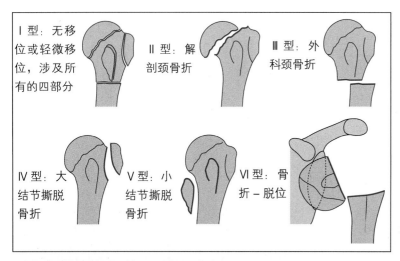

图 2.156 肱骨近端骨折：Neer 分类。如果有若干骨碎片移位，应采用高级别分类系统

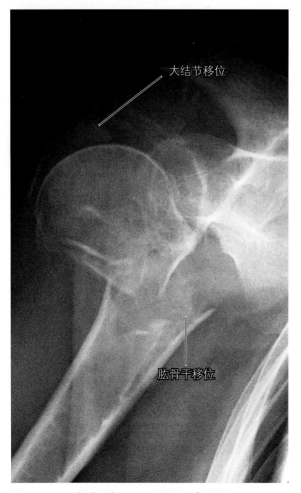

图 2.157 三部分骨折，Neer Ⅳ型。参见图 W2.27

一种变异是头部劈裂型损伤，骨折累及肱骨头软骨承重部分。这些骨折导致肱骨头关节面呈台阶样，并可能破坏血供，导致近端碎片的骨坏死（图 2.158；图 W2.28）。

▶X 线 AP 位和轴位片是必需的，可能需要辅以经关节囊或经胸位片。

▶超声 超声可以发现可能的相关损伤，如肩袖撕裂、肱二头肌长头腱撕裂或关节积血。

▶CT 在 X 线表现不明确的情况下，CT 可以对骨折进行可靠的分类。同时，它对 X 线表现模糊的台阶样关节面、关节内碎片或伴发的关节盂骨折也比较敏感。

▶儿童特点 肱骨近端骨折在儿童中罕见，通常涉及骨骺分离和干骺端碎片（Salter-Harris Ⅱ型），或肱骨外科颈水平的青枝骨折（结节下骨折）。在诊断存疑的情况下，与对侧的 X 线片进行对比，或行 MRI、超声检查可能会有帮助。

压力相关的变化：在儿童和青少年中，可以因为过用（通常是投掷动作）而出现肱骨近端骨骺增宽，被称为"小联盟者肩"。

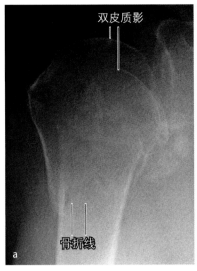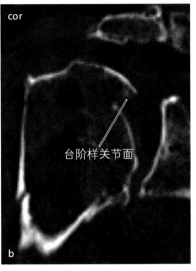

图 2.158 肱骨头部劈裂型骨折。a. 双皮质影；b. 评估关节面时最好使用 CT。参见图 W2.28

▶ 重要发现　在肱骨近端骨折中，应描述骨折碎片的数量和移位的程度，然后进行分类。由于后续发生骨坏死或继发性骨关节炎的风险，分别详细描述任何肱骨头劈裂型骨折或关节盂骨折很重要。

2.6.2　肱骨干骨折

肱骨干骨折可伴或不伴骨折位移。主要骨折碎片的移位取决于骨折水平及其与不同肌肉止点的关系（图 2.159；图 W2.29）。肱骨干骨折有伴发其他损伤的风险，尤其是累及肱骨中间三分之一时：桡神经损伤发生率约为 18%，其中 90% 以上为可逆性。很少对肱骨干骨折进行分类，需要分类时可参考 AO 分类系统（参见 AO 网站）。

▶ X 线　AP 位片和经胸位片就足够了。图像中必须包含相邻关节以排除伴发损伤。重要发现包括骨折碎片的移位程度和旋转对线不良。

▶ 超声　超声可以分辨桡神经损伤是由局部神经损伤、内固定还是由骨痂形成引起的。

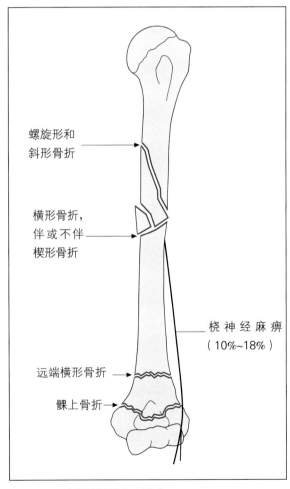

图 2.159　肱骨骨折的典型模式

115

2.6.3　肱骨远端骨折

▶ **病理学**　90% 的成人肱骨远端骨折累及肘关节。与之相比，儿童关节外髁上骨折是肘关节周围最常见的骨折。可以根据 AO 系统对骨折进行分类（图 2.160）

▶ **X 线**　应摄取肘关节屈曲 90° 的 AP 片和侧位片。AP 位片无法清楚显示无移位的骨折，因此对于任何骨折的间接征象，尤其是提示关节积血的脂垫抬升应多加注意（图 2.161）。

▶ **CT**　如果 X 线影像模糊，CT 扫描有助于确认是否累及关节（图 W2.30）。

▶ **MRI**　怀疑应力性骨折、骨软骨炎性分离和儿童骨折时应行 MRI 检查。

▶ **儿童特点**　儿童肱骨远端骨折的准确诊断需要熟悉骨化中心的出现和融合，但骨化中心出现的时间因人而异（图 2.162）。助记符 "CRITOL" 有助于列出骨化中心最常见的出现顺序（肱骨小头→桡骨头→内上髁→滑车→鹰嘴→外上髁）。基于这个顺序的预期骨化中心的缺失，应该引起对骨化中心移位的警惕。

这些损伤往往只能通过骨化中心的移位来发现。对于继发于肱骨髁上骨折或骨骺溶解的肱骨小头移位，最好在侧位片上借助 Roger 线来评估（图 2.163）。在诊断存疑的情况下，可与对侧影像进行对比或行 MRI 检查。

对于肱骨骨折患儿，应特别注意是否有旋转畸形，通常在侧位片上表现为旋转碎片（称为旋转骨刺）变宽（图 2.164）。

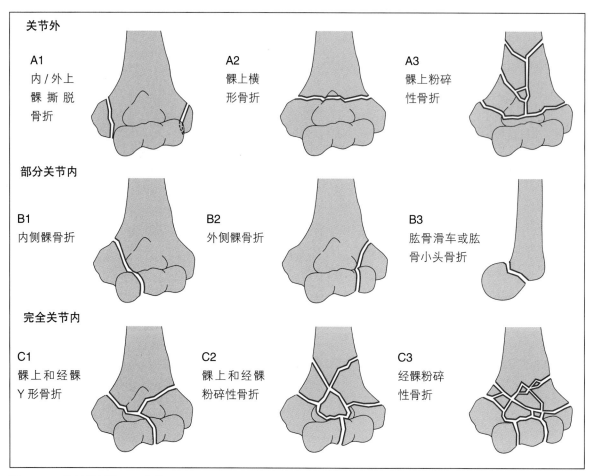

图 2.160　肱骨骨折的 AO 分类

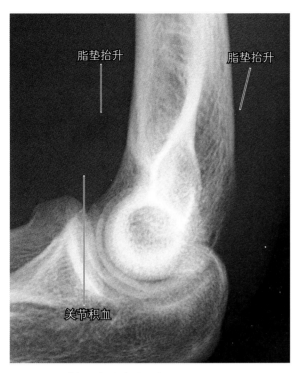

图 2.161　肘部骨折非直接征象

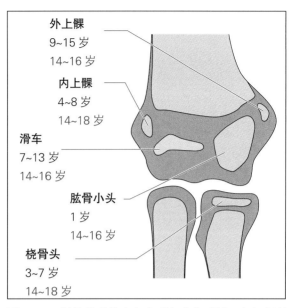

图 2.162　肘关节骨化中心出现和融合时间，未包含鹰嘴（6~13 岁出现，14~18 岁融合）

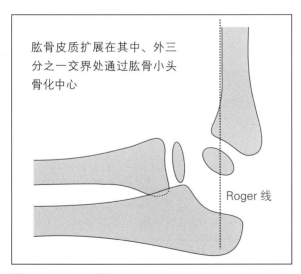

图 2.163　Roger 线

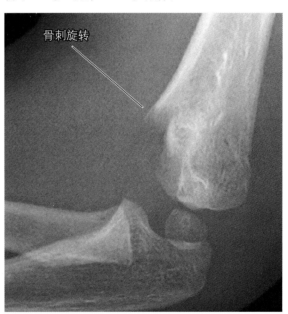

图 2.164　肱骨髁上骨折，无旋转畸形

2.6.4　上肢术后影像学评估

肱骨近端骨折

　　总的来说，目前通过三种方法对肱骨近端骨折进行治疗：接骨板、髓内钉和关节置换。

　　原则上来说，接骨板适用于几乎所有上肢骨折，角稳定手术最常用。附着于肩袖的结节撕脱性骨折可以通过缝合于接骨板上的小孔来得到固定，这种张力带结构在 X 线片上不明显。

　　肱骨头部保持完整是使用髓内钉的先决条件，结节的张力带缝合可将其连接于交锁螺钉，由足端外侧方向置入预弯刃接骨板可进一步增强稳定性。

关节置换适用于肱骨四部分嵌插骨折、肱骨头粉碎性骨折以及伴有严重骨质疏松的情况，通常不进行关节盂置换。反向假体（关节盂为假体头取代，而关节头为假体球窝所代替）适用于关节盂受损严重或肩袖功能丧失的患者。这会使得关节支点偏移，三角肌部分代替肩袖功能，同时降低了脱位的风险。置入假体时，肌腱止点处的结节可通过张力带缝合于肱骨干。

▶X线

技术：术后多数患者无法忍受外展，而这又是轴位成像所必需的。此时，肩胛骨"Y"位片可作为替代。

术后影像学检查必须回答以下问题：

• 是否完全复位？应注意是否存在肱骨头的任何成角（图 2.165）或肱骨大结节向头端的移位（可能导致撞击）。

• 螺丝的位置是否合适？肱骨头螺钉尖部应该距离软骨下骨板几毫米（图 1.73）。相反，骨干螺钉应为穿皮质螺钉或自钻螺钉。

• 固定板位置是否正确？接骨板近端不应超过肱骨头，以防止发生撞击。

• 髓内钉的位置是否正确？髓内钉近端不应超出肱骨头，避免撞击或肩袖损伤（图 2.165）。

• 对线情况如何（不稳定？）？关节置换后肩峰下间隙如何（撞击？）？相对于关节窝或关节盂的肱骨头离心置换会导致不稳定（图 2.166）。肩胛骨"Y"位片或轴位片有助于评估。

后续影像学随访应注意有无组件移位、复位丢失（继发性骨块移位）、骨折不愈合、缺血性坏死、异位骨化、感染等的迹象。

肱骨干骨折

肱骨干骨折可以通过置入接骨板或髓内钉进行治疗，由于后者创伤更小而应用更为普遍。髓内钉可通过肱骨头（顺行）或鹰嘴窝（逆行）置入。

▶X线

技术：由于体位所限，最佳体位的X线片常难以获取，此时可行透视。对于复杂骨折，术

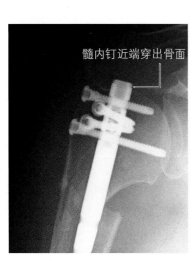

图 2.165　肱骨头骨折髓内钉置定。髓内钉近端穿出肱骨头轮廓，进入肩袖。另外，骨折处内翻，肱骨头向内成角

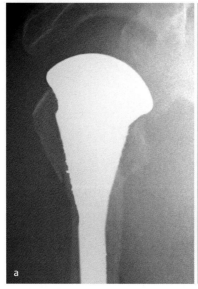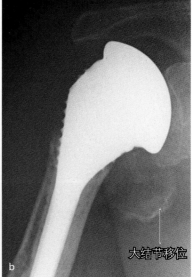

图 2.166　肱骨头粉碎性骨折－脱位的骨水泥假体置换。a. 术后次优位 X 线片，正常位置；b. 术后 6 周随访，发现大结节继发性移位，肱骨头高位，冈上肌功能丧失（上部不稳定）

后考虑翻修时可行 CT 检查。如果肘关节伸展受限，肱骨远端 AP 位 X 线片必不可少，方向通常垂直于前臂。

术后放射学诊断需要回答以下问题：

- 对线是否良好？
- 骨碎片有无移位？
- 螺钉位置是否正确？髓内钉两端在骨折两侧应锚定足够的长度，交锁螺钉皮质固定充分。顺行置入的髓内钉的近端不应超过肱骨头，对于逆行置入的髓内钉，应当注意其置入位置是否正确，这也是在置入髓内钉时容易发生医源性骨折的原因。

肱骨远端骨折

远端肱骨骨折通常采用拉力螺钉、接骨板或线缆固定进行处理。

▶ X 线

技术：如果肘部不能完全伸展，则分部分摄取 AP 位片（射线先垂直于上臂，随后垂直于前臂；图 2.167）。在较为困难的病例中，有时可通过 CT 扫描来评估骨片复位和关节面重建情况。

放射学诊断应该对以下问题进行评估：

- 关节面是否重建？
- 关节是否正常？
- 是否有关节内碎片？

2.7 肘关节

▶ 解剖学 见章节 2.7 和图 W2.31~34。

2.7.1 内侧间室

内上髁炎

内上髁炎（肱骨尺侧上髁炎，屈肌腱端病）也称为"高尔夫肘"，尽管这种病也见于进行其他体育项目的运动员。

▶ 临床表现 查体会发现常见的屈肌腱止点处局部压痛（尺侧副韧带上点近端），并且会随屈腕而加重。

影像学发现与外上髁炎一样，因为后者更为常见，所以会在随后一并讲述。

▶ X 线 通常 X 线片提供的信息有限，可能会发现软组织钙化和骨刺（图 2.174）。

▶ 超声 典型的发现包括肌腱束回声减少和外观异常（图 2.175）。随着病情进展，多普勒超声检查可发现血管化增多（图 W2.35）。

▶ MRI 主要发现是在抑脂序列和 T2WI 上止点处肌腱增厚，信号异质性增加，在 T1WI 上外观异常也很明显（图 2.176，2.177；图 W2.36）。这些表现在冠状位片和轴位片上最明显。肌腱止点处常同时有骨髓水肿。

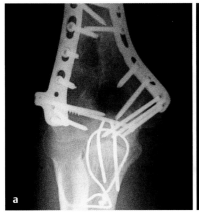
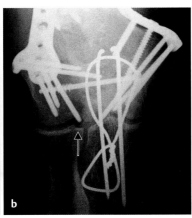

图 2.167 肱骨远端经髁粉碎性骨折固定后。a. 垂直于上臂的 AP 位片可对肱骨远端进行评估；b. 垂直于前臂的 AP 位片显示突出的螺钉造成的桡骨头缺损（箭头），而在 a 图上看不到

急性创伤也可造成屈肌群自内侧上髁部分或全部撕脱，可伴有撕脱骨折。这些外翻损伤往往与桡骨头软骨软化有关。

▶ 儿童特点　小联盟者肘是一种发生于尚未融合的内侧上髁隆起的慢性牵拉伤。重复外翻应力导致的累积性微创伤被认为是致病原因，如年轻棒球运动员的反复投掷运动（见章节 7.3.5）。

尺侧副韧带和屈肌总腱损伤

▶ X 线　急性损伤的 X 线表现不明显，而慢性过用可能造成鹰嘴尖骨裂（图 2.168）。

▶ 超声　尺侧副韧带的全层撕裂导致边缘撕裂韧带分离（正常表现见图 2.169）。只有前束的尺侧韧带在超声上是可见的。关节液自韧带撕裂处溢入关节周围软组织。

如果显示为非连续，或在动态检查及外翻作用下表现为完整但松弛（波浪状），则提示为非全层韧带撕裂。

▶ MRI　韧带全层撕裂比部分撕裂更常见，前者在冠状位抑脂序列中通常很容易被发现（图 2.170~172）。在肱桡关节，撕裂多同时伴有关节软骨损伤。

相比之下，非全层撕裂往往不易发现。关节远端韧带多受累，与尺骨分离。此类损伤最好通过 MR 关节成像进行显示。在韧带远端纤维深面，超出鹰嘴尖的连续的造影剂的存在提示关节面非全层撕裂。在这些病例中，造影剂通常表现为垂直的"T"形，被称为 T 形征（图 2.173）。此外，

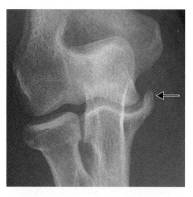

图 2.168　尺骨冠突表面骨刺（箭头），与牵拉性骨质增生一致

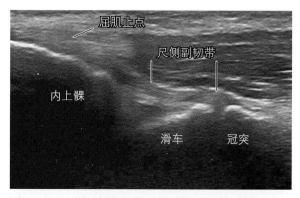

图 2.169　正常尺侧副韧带的超声表现，长轴观

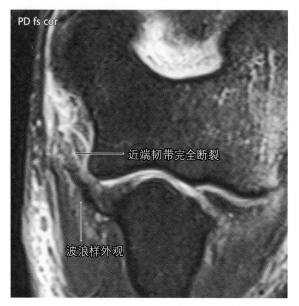

图 2.170　尺侧副韧带全层撕裂

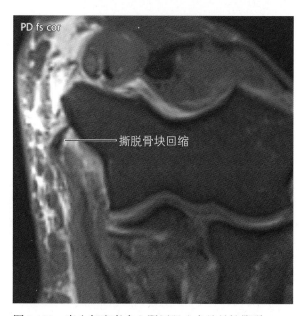

图 2.171　青少年患者内上髁屈肌止点处骨性撕脱

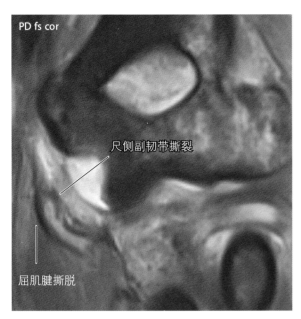

图 2.172　屈肌腱自内上髁撕脱，伴尺侧副韧带撕裂

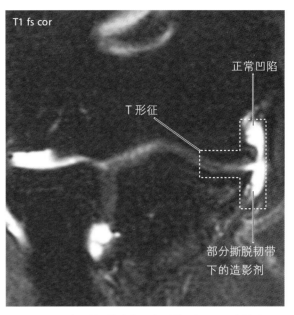

图 2.173　尺侧副韧带关节面部分撕裂，MR 关节造影

在慢性韧带撕裂病例中，常可见其上方的屈肌总腱变宽。

2.7.2　外侧间室

肱骨外上髁炎（肱骨桡侧上髁炎）

慢性伸肌总腱止点炎也被称为"网球肘"，尽管此类疾病并不局限于特定运动。其发病率约为内上髁炎的 10 倍。组织学检查显示类黏蛋白退化。约三分之一的病例会累及指伸肌。

▶ **临床表现**　临床表现与内上髁炎相似，只是发生于外侧。

▶ **X 线**　肱骨外上髁炎的 X 线特征不明显；偶尔在韧带止点处可以发现韧带内钙化或肌腱止点病（图 2.174）。

▶ **超声**　与内上髁炎相似，超声可以显示伸肌总腱近端增厚和低回声信号（图 2.175），桡侧腕短伸肌腱与伸肌总腱连接处的前部和深部的纤维比后部和表层纤维更易受影响。

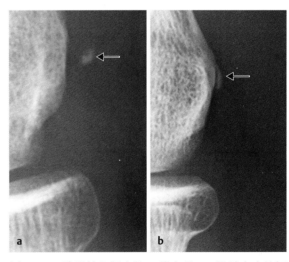

图 2.174　肱骨外上髁炎的 X 线表现。a.肌腱内小的钙化（箭头）；b.肌腱止点病（箭头）

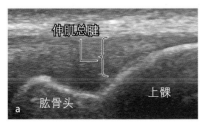

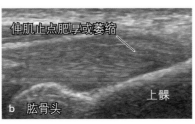

图 2.175　外上髁伸肌总腱超声表现。a.正常表现；b.慢性外上髁炎

随着病情的发展，血管化会加速，在多普勒上表现为流体信号增强（图 W2.35）。

▶ MRI 抑脂序列对诊断最有效，轴位影像可以很好地显示病变（图 2.176，2.177；图 W2.36）。相关改变同样可以在 T1WI 中观察到，但不如 T2WI 明显。

桡侧（外侧）副韧带、伸肌总腱起点和环状韧带损伤

▶ 病理学 桡侧副韧带和尺侧副韧带都是重要的肘关节背外侧稳定结构。伸手态坠落可导致对桡骨的轴向压缩（有或没有桡骨头骨折），伴桡骨背侧移位。结果是这些韧带的全层或非全层撕裂，甚至桡侧韧带系统和伸肌总腱起点自外上髁完全撕脱。

在更严重的创伤中，撕裂会波及部分关节囊，直至内侧副韧带。此时，内侧副韧带后部会在前部撕裂前发生断裂。环状韧带断裂和随后的桡骨移位，会导致关节囊环形撕裂（Horii 环）。

尺骨冠突是另一个重要的肘关节稳定结构，此处的骨折常见于之前曾有尺骨背侧移位（通常自发复位）的病例。通常也有肱肌背侧部分和指浅屈肌近止点处的部分撕裂。

▶ X 线 桡骨头和肱骨小头的不一致，提示桡侧副韧带损伤。

▶ 超声 桡侧副韧带在超声上表现为近端增厚的束状结构。沿关节面可以清晰显示滑膜皱襞（肘部的半月板同系物）。桡侧副韧带撕裂导致其外形异常和 / 或纤维断裂。超声检查发现伸肌总腱撕裂提示尺侧副韧带受累，变宽是旧伤的迹象。此外，也可发现桡骨头半脱位。

▶ MRI 伸肌总腱起点病常与桡侧副韧带撕裂有关，应该特别注意查找。MRI 可良好显示韧带内信号增高或韧带撕裂。

肘关节脱位可以伴有桡侧副韧带和尺侧副韧带的撕脱，韧带撕裂处可因关节液外溢而被定位（图 2.178）。也可表现为环状韧带撕裂，

桡骨头和肱骨小头的一致性通常会被破坏（图 2.179）。

2.7.3 前间室

肱二头肌腱病

▶ 病理学 前间室最重要的病变是肱二头肌远端肌腱撕裂和肌腱病，肱二头肌腱膜多撕裂，此时肌腱会回缩至肘部。如果腱膜保持完整，则临床不能发现回缩，肌腱断端仍保持在靠近桡骨结节的位置。

▶ 超声 采用常规超声检测技术，轴位影像即可对肱二头肌腱病和/或滑囊炎进行良好评估。肌腱炎表现为肌腱出现低回声并增厚。多普勒可显示血管化。全层撕裂时，残端可回缩，远端肌腱床空虚或充满液体。在可疑病例中，屈伸运动中的动态超声观察有助于区分全层与非全层撕裂。

▶ MRI 采用传统的成像技术，轴位影像即可对肱二头肌腱进行良好评估。如果强烈怀疑肱二头肌远端肌腱病，应将患者置于 FABS 位（俯卧，上肢过头、弯曲、外展和旋后），可使整个肱二头肌远端肌腱在一个切面上（图 2.180）。

在 T1WI 和 PDW 序列上，肌腱炎表现为肌腱增厚并有轻度信号增强，但在 T2WI 上信号没有明显变化。可能会有全层或非全层撕裂，特点是形成多条小的肌腱结构（图 2.181）。肌腱止

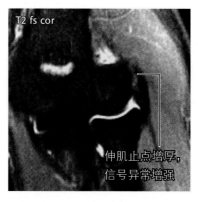

T2 fs cor

伸肌止点增厚，信号异常增强

图 2.176 肱骨外上髁炎

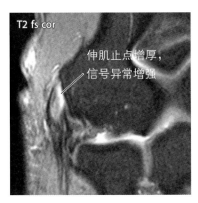

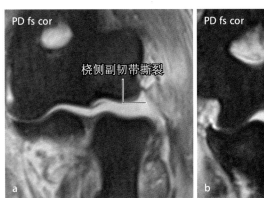

图 2.177　肱骨外上髁炎，与图 2.176 不是同一患者

图 2.178　内翻损伤导致桡侧韧带系统损伤。a. 外侧副韧带撕裂，伸肌总腱起点处明显撕脱；b. 在更靠背侧的部分可见尺侧副韧带撕裂。LUCL，尺侧副韧带

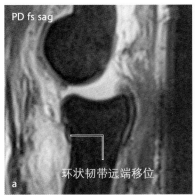

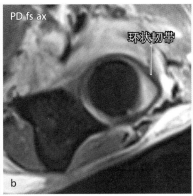

图 2.179　肘关节脱位表现。a. 桡骨头向后半脱位，相对于环状韧带向近端脱位；b. 轴位影像显示环状韧带相对松弛

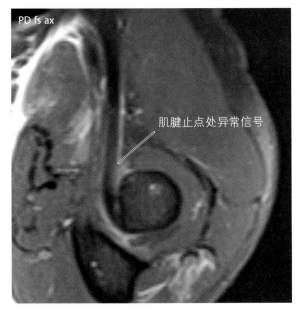

图 2.180　创伤进展的肱二头肌腱止点处的轻微损伤（FABS 体位 MRI）

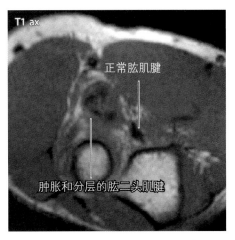

图 2.181　肱二头肌远端肌腱慢性肌腱炎

点病应与肌腱止点处的肌腱炎相区别(图2.182)。发生急性全层撕裂时肌腱连续性被完全破坏,伴有邻近软组织水肿和出血（图2.183）。肱二头肌远端肌腱病常伴有肱二头肌桡侧滑囊炎（图2.184），可能会导致神经压迫综合征,会被误诊为肿瘤（图2.185）。

2.7.4 后间室

鹰嘴滑囊炎

鹰嘴滑囊位于肘关节背侧皮下组织内。常见病因是慢性机械刺激和风湿性疾病。直接创伤可导致囊内出血及随后的炎症反应。

▶ X线　表现为鹰嘴上方软组织肿胀和其他潜在原因,如肘关节风湿性关节炎。

▶ 超声　鹰嘴滑囊炎表现为充满液体的薄 / 厚壁囊性结构,取决于发病时间的长短。多普勒超声显示邻近炎性组织流体信号增强。慢性滑囊炎（如风湿性疾病）可能在相应区域表现为团块。

▶ MRI　一般无须行 MRI 检查。在液体敏感序列或脂肪饱和序列多表现为高信号。

肱三头肌腱病

▶ 病理学　肱三头肌腱病比肱二头肌腱病少见,肌腱撕裂通常发生在肌腱在鹰嘴的止点处,由跌倒或者直接打击造成。偶尔会伴有桡骨头骨折。发生在糖尿、类风湿性关节炎患者以及举重选手的肱三头肌腱撕裂常与滥用类固醇有关。

▶ X线　传统 X 线片可以发现鹰嘴部骨性撕脱与桡骨头骨折。慢性肌腱病可有骨刺形成（图2.186）。

▶ 超声　超声可良好地描述各种类型的肱三头肌腱病（见章节 2.7.3）。

▶ MRI　虽然 MRI 可以确诊,但是一般很少用到。

2.7.5 骨软骨疾病

创伤,Panner 病,剥脱性骨软骨炎

▶ 病理学　软骨以及软骨下骨的急 / 慢性创伤是骨软骨病变的最常见病因。相邻关节面多受累,尤其是肘关节脱位后。

Panner 病是一种发生于儿童和青少年的良性、自限性骨软骨骺炎(生长中软骨的发育不良),最多见于青春期前男性（5~10 岁）,多随着骨化而痊愈。

剥脱性骨软骨炎常见于骨骼成熟前的十几岁的年轻人（见章节 7.2.5）。因此,可能会出现骨软骨碎片,造成骨软骨缺损和游离体。

Panner 病和剥脱性骨软骨炎多累及肱骨头。

▶ X线　检查时应当特别注意骨的微小、不规则的变化。肱骨小头可能会出现扁平的软骨下硬化和透亮区。不规则形硬化提示慢性病程。一般在急性期多只能发现关节积液。对游离碎片应当予以重视（图2.187）。

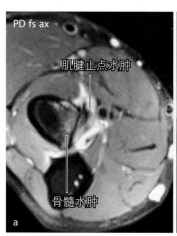
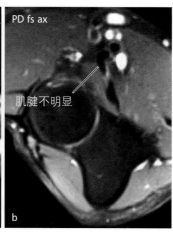

图 2.182　肱二头肌远端肌腱止点病。a.肌腱止点炎性病变；b.肌腱位于近端 2.5 cm 处,在此水平无肌腱炎

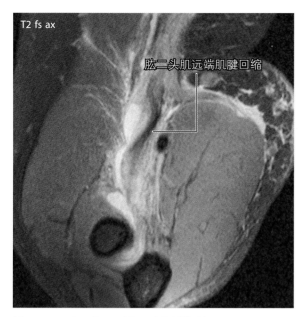

图 2.183 肱二头肌远端肌腱全层撕裂

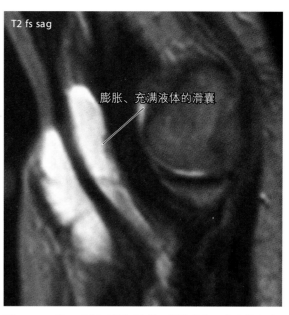

图 2.184 肱二头肌远端肌腱明显的滑囊炎，有液体积聚

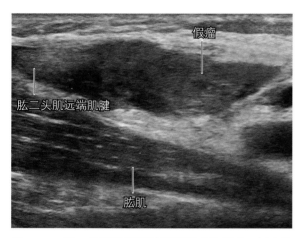

图 2.185 肱二头肌远端肌腱撕裂形成的假瘤，超声长轴位观

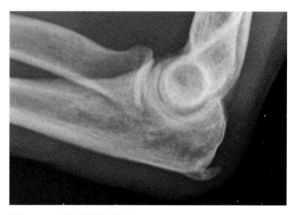

图 2.186 鹰嘴牵拉骨刺

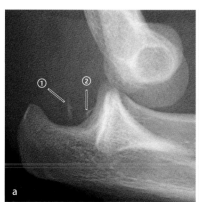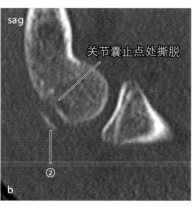

图 2.187 肘关节向后脱位。a. X 线片示小的薄骨片；b. 复位后的 CT

▶超声　超声显示关节面不规则或呈台阶状，晚期则会出现缺损（图2.188）。游离体多出现于冠状突和鹰嘴周围，在进行超声检查时应对这些区域特别关注。

▶CT　CT对游离体的显示比X线片更清晰。CT关节成像空间分辨率更高，有助于发现细小的软骨损伤（图2.189）。

▶MRI　急性损伤通常表现为软骨及下方松质骨的信号强度异常（图2.190，2.191）。不稳定损伤表现为软骨下碎片周围积液，或者沿碎片表面分布的大的囊性结构。MRI和CT对软骨缺损的显示效果较好。

⚠️ **警示**

不应将解剖变异与骨软骨损伤相混淆，包括肱骨小头后面的假性缺损、肱骨小头和外上髁的生理性缺损（图2.192），以及滑车神经沟（鹰嘴和冠状突之间明显的软骨缺损）（图2.193）。

2.7.6 神经病变

尺神经

尺神经受压会导致肘部内侧区疼痛以及环指、小指的感觉障碍，与内上髁炎相关。

▶X线　在X线片或CT上偶尔可见尺神经沟处有骨性异常（图2.194）。

▶超声　正常尺神经断面呈椭圆形，内部结构呈斑点状。神经受压时，尺神经在肘管处变狭窄，其近端水肿、肿胀，失去正常的束状结构（图2.195a）。

神经压迫的原因有时可见，如增厚的韧带、腱鞘，跨过肘管的肌肉（肱骨内上髁炎）或骨刺。15%的人在肘关节屈曲时尺神经会向内侧半脱位，可以通过动态超声检查发现。其他导致神经炎的原因还包括慢性摩擦和脱位。

▶CT　与传统X线片和MRI相比，CT可以更清晰地显示骨性异常和骨赘。肘管骨性狭窄也是相关表现。

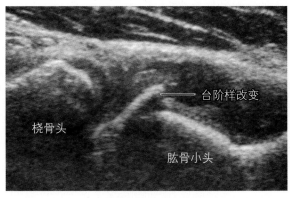

图2.188　肱骨小头软骨下病变和台阶样改变，长轴位观

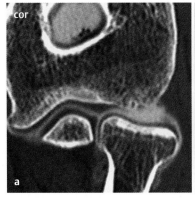
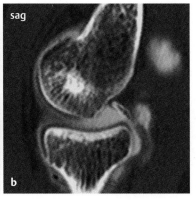

图2.189　肱骨小头陈旧性软骨下撕脱，CT关节成像。a.缺陷处软骨缺失；b.碎骨片位于背侧凹，连于关节囊

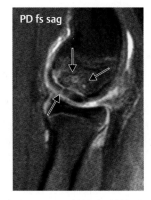

图2.190　肱骨小头软骨损伤。注意软骨下的骨折线（箭头）及其上软骨

► MRI　轴位 T1WI 可显示尺神经与肘管的关系。轴位抑脂 T2WI 适于观察病理性异常信号。MRI 可显示尺神经在神经沟处受压且近端增粗，在 PDW 序列或者 T2WI 上可见病理性信号增强（图 2.195b）。神经的脱位/半脱位或手术移位，会在该位置形成"空沟"表现。尺神经损伤还可能由慢性摩擦引起，此时其内部信号密度异常比较明显，但没有明显的压迫征象。

正中神经

► 病理学　正中神经可在不同水平受损，最常见的是肱骨远端，正中神经于二头肌腱膜下方、旋前圆肌两个头之间走行，特别是有副肌束形成时。

　　髁上突（肱骨远端前内侧表面的骨性凸起）见于 0.7% 的人群，并且通过 Struthers 韧带与上髁相连，正中神经在通过这一骨纤维结构时常受压。

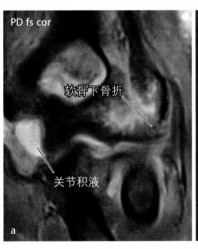
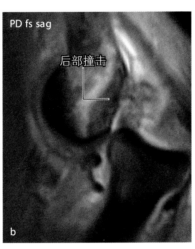

图 2.191　肘关节脱位导致软骨下嵌插骨折。a. 皮质断裂，肱骨小头水肿；b. 肱桡关节脱位

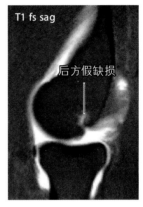

图 2.192　正常变异：后方假缺损。矢状位 MRI 显示干骺端周围小的造影剂积聚。软骨无损，无水肿

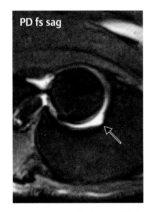

图 2.193　正常变异：滑车沟（箭头）

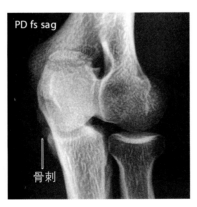

图 2.194　肘管处骨刺形成

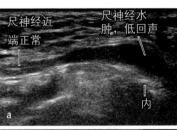
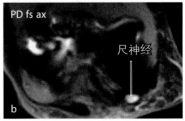

图 2.195　尺神经病变（K. Scheglmann, Augsburg, Germany 提供）。a. 尺神经超声表现（长轴位观）；b. 在轴位脂肪饱和 RDW 序列上神经信号增强

▶ X 线　髁上突的存在可能与正中神经病变有关（图 2.196）。

▶ 超声　正中神经截面呈椭圆形，内回声不均匀。神经压迫造成神经变窄，压迫导致近端肿胀。常可以显示导致压迫的原因。

正中神经远端两条主要分支中的一支——骨间前神经的压迫，最常见于前臂血肿。

▶ MRI　MRI 除了显示受压神经（或者造成压迫的病变）外，还可以发现受累肌肉的去神经改变（水肿或萎缩），取决于受损水平。例如，肘关节以上压迫会造成旋前圆肌水肿或萎缩；而由肌肉本身造成的压迫则不会导致其萎缩，因为支配肌肉的那一部分神经没有受到影响。

尺神经

▶ X 线　尺神经损伤在常规 X 线片上很难发现。部分病例可有软组织占位性肿块或异常钙化。

▶ 超声　与正中神经和尺神经相比，桡神经束结构松散，并且在更远的位置才分出。神经在受压迫部位变窄，近端肿胀。超声可发现压迫原因，如肱骨干骨折、纤维鞘、血管异常，以及桡神经深支（骨间后神经）在旋后肌两头之间受压。

▶ MRI　除了神经肿胀和引起压迫的原因外，MRI 还可以显示受影响肌肉的早期去神经支配性水肿，有助于判断受损水平。例如，肘关节以上的神经受压迫导致水肿，后期会导致旋后肌萎缩（图 2.197；图 W2.37）；如果前臂伸肌有改变，则神经损伤位于更远端。

2.8　前臂

▶ 解剖学　见图 W2.38。

2.8.1　前臂近端骨折

鹰嘴骨折

▶ 病理学　鹰嘴骨折占肘部骨折的 1/3，通常由直接打击引起，多为关节内横形骨折。关节外骨折较少见，绝大多数为斜形骨折。肱三头肌的牵拉常导致骨折近端移位从而导致骨不连。

Weigel 的临床实用肘关节骨折分型从治疗角度出发，根据已有的 Schatzker 和 Morrey 分型从临床角度进行分类（图 2.198，2.199；图 W2.39，W2.40）。

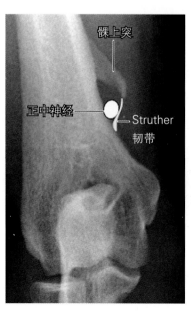

图 2.196　髁上突与 Struther 韧带和正中神经的关系

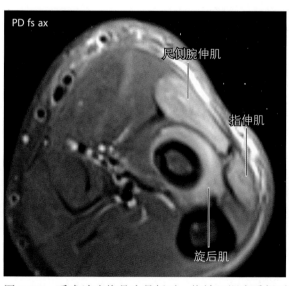

图 2.197　手术治疗桡骨头骨折时，桡神经深支受损引起的失神经支配性水肿

警示

　　肘盖骨是肱三头肌腱内的一块籽骨，和 / 或滑车上骨，即鹰嘴窝处的一块副骨，都可能被误认为鹰嘴骨折。

尺骨冠突骨折

　　尺骨冠突骨折通常与肘关节后脱位有关。考虑到尺神经冠突对背侧稳定性的重要影响以及发生再骨折的可能性，肘关节复位后排除相关损伤十分重要，如内、外侧韧带撕裂，或前关节囊、肱肌的损伤。

　　Regan-Morrey 分型考虑了骨碎片的大小，后者是肱尺关节不稳定性的间接征象（图 2.200~202）。

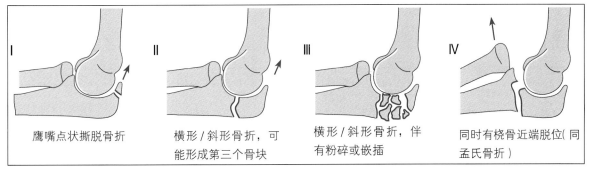

I	II	III	IV
鹰嘴点状撕脱骨折	横形 / 斜形骨折，可能形成第三个骨块	横形 / 斜形骨折，伴有粉碎或嵌插	同时有桡骨近端脱位(同孟氏骨折)

图 2.198　鹰嘴骨折 Weigel 分类

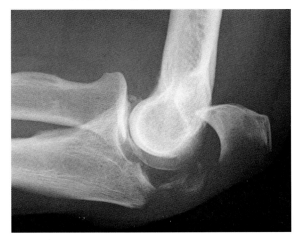

图 2.199　鹰嘴骨折伴桡骨粉碎性骨折和脱位，Weigel Ⅳ 型

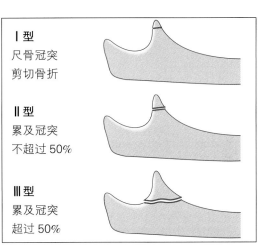

I 型
尺骨冠突
剪切骨折

II 型
累及冠突
不超过 50%

III 型
累及冠突
超过 50%

图 2.200　冠突骨折的 Regan-Morrey 分类

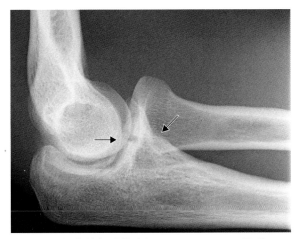

图 2.201　冠突骨折（箭头），Regan-Morrey Ⅱ 型

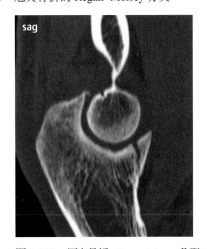

图 2.202　冠突骨折，Regan-Morrey Ⅱ 型

129

▶X线 应包括正、侧位片（如可能，应使肘关节外展90°）。有时候只有在45°斜位片上才能发现无移位骨折。

▶CT CT适用于隐匿性和复杂骨折，可以对关节完整性和关节内结构进行评估。

▶MRI MRI可以显示肌腱、韧带损伤和软骨软化，在撕脱骨折或临床有不稳、复位后再脱位趋势时使用。

对于继发于肘关节后脱位的屈肌总腱撕裂或者内上髁撕脱，应当着重检查正中神经有无受压。

2.8.2 桡骨头和桡骨颈骨折

▶病理学 桡骨头和桡骨颈骨折是成年人最常见的肘关节骨折，占此类损伤的20%~30%，通常是由处于伸展位的手受到轴向力作用，桡骨头和肱骨小头相互挤压形成的，多伴有桡骨小头撕脱骨折和侧副韧带撕裂，使肘关节不稳加重。

最常用的桡骨头骨折分类是由Mason提出的，涉及骨折片的数量和移位的程度（图2.203~2.205）。

桡骨颈骨折在儿童中最为常见，骨折的移位和成角很重要（图2.206，2.207）。

Essex-Lopresti骨折包括桡骨头粉碎性骨折，严重的桡骨近端骨碎片移位，骨间膜撕裂以及远端桡尺关节移位，造成桡骨相对缩短。因此，轴向过度承重（高速损伤）后，对于整个前臂和相邻关节进行影像学评估是非常有必要的。

肘关节恐怖三联征是指包括桡骨头骨折、冠突骨折以及尺侧副韧带撕裂的严重不稳定损伤，多伴有肱尺关节后脱位。

▶X线 主要应获取正、侧位影像（肘关节屈曲90°）。由于非移位的桡骨头骨折（50%）在X线片上难以直接观察到，因此应注意查找间接征象，如关节血肿、关节周围脂肪垫增厚（图2.207，2.208）。另外，对于软组织征象可疑而又无可见骨折的病例，应摄取45°斜位片。对

桡骨头粉碎性骨折，两个投射位的X线片应包括前臂和腕关节，以排除Essex-Lopresti骨折。局部压缩骨折可能仅表现为局灶性软骨下骨密度增加以及周围软组织的非直接征象。

▶CT CT可显示关节内骨折以及容易被忽视的复杂骨折，这些损伤在X线片上很容易被忽视（图2.209）。

▶MRI 对于关节囊、韧带以及肌腱的软组织损伤，无论是否合并由骨折都应行MRI检查（见章节2.7）。MRI还可以显示隐匿性骨软骨病变，在儿童能发现骺板损伤。

▶超声 在儿童中，超声可以用于发现X线片难以发现的骨折（图2.207）。应以侧骺板作为对照。

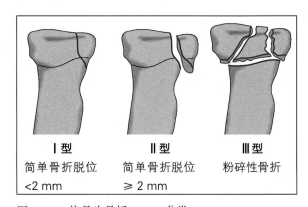

Ⅰ型
简单骨折脱位
<2 mm

Ⅱ型
简单骨折脱位
≥2 mm

Ⅲ型
粉碎性骨折

图2.203 桡骨头骨折Mason分类

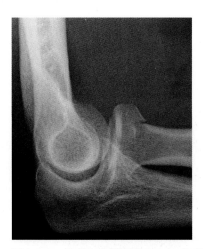

图2.204 桡骨头凿样骨折，MasonⅠ型

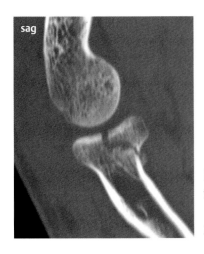

图 2.205 桡骨头凿样骨折，Mason Ⅰ 型（与图 2.204 不是同一患者）

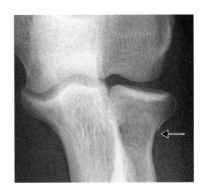

图 2.206 桡骨颈轻度嵌插骨折（箭头）

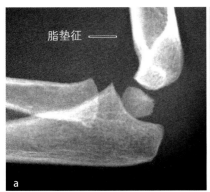

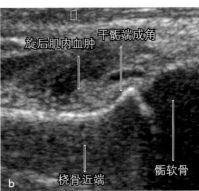

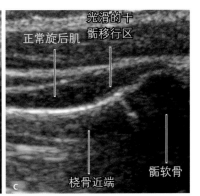

图 2.207 超声检查证实 4 岁儿童的桡骨颈骨折。桡骨腹侧软组织内出血。a. X 线片上无明显骨折表现，但脂肪垫征间接提示存在骨折；b. 干骺端成角，旋后肌内血肿；c. 对侧正常

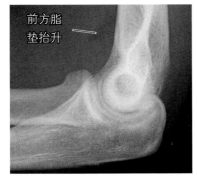

图 2.208 脂垫阳性征是骨折的非直接征象

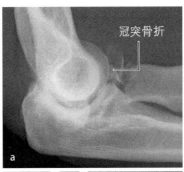

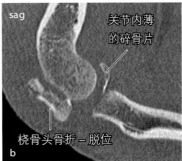

图 2.209 伴有冠突尖剪切骨折的复杂桡骨近端骨折。a. 侧位 X 线片，骨折类型不明；b. 在 CT 影像上损伤范围明确

▶ 儿童特点 在儿童和青少年中，三分之一的桡骨近段骨折为 Salter–Harris Ⅰ 或 Ⅱ 型骺板损伤，另外三分之二为干骺端 / 桡骨颈骨折。生长板未闭合时很少发生关节内骨折。虽然 10 岁以内可以自发纠正 50°，10 岁以后可以自发纠正 20°，但是桡骨近端骨折的成角对于治疗来说仍然很重要。

移位的鹰嘴骨折几乎不能通过保守治疗纠正。

一般来说，在关节内骨折中，2 mm 以内的移位可以通过保守治疗来纠正。

考虑到骨成熟的差异，对于可疑病例可采用对侧肢体影像作为对照，以区别正常骨化与骨碎片。轻度成角的桡骨近端骨折多不易察觉，位于桡侧的干骺端的局部压缩区域多提示存在损伤。

2.8.3 前臂骨干骨折

▶ 病理学 前臂骨干骨折一般累及前臂双骨。前臂远端骨折移位较传统的骨干骨折（10%）更少见，但由于可能造成桡尺远端关节旋转功能受损（立即手术的指征），故应充分重视。

前臂骨折的 AO 分类：

• A 型骨折：尺骨（A1）、桡骨（A2）或两者（A3）分为两部分；

• B 型骨折：尺骨（B1）、桡骨（B2）或两者（A3）楔形骨折；

• C 型骨折：尺骨（C1）、桡骨（C2）或两者（C3）复杂的粉碎性骨折。

骨折移位

孟氏骨折

此类骨折多发生于前臂抵抗直接打击而内旋的情况下，包括尺骨干近端或鹰嘴骨折，以及近端桡尺关节的桡骨小头脱位（图 2.210）。

应当注意的是，可能会合并桡骨环状韧带和茎突的损伤。

盖氏骨折（反孟氏骨折）

此类骨折发生于前臂为抵抗打击而外旋的情况下，包括桡骨远端骨折、远端桡尺关节的尺骨头背侧脱位（图 2.211）。桡尺反向脱位包括骨间膜断裂，腕骨位于桡骨和尺骨远端之间，以及远端桡尺关节分离。

Essex–Lopresti 损伤

Essex–Lopresti 骨折可以参见章节 2.8.2。

▶ X 线 应以腕关节为中心摄取两个投射位影像，在真侧位片上排除骨折移位。整个前臂包括相邻的两个关节都应看到，特别是高速损伤中。图像会有重叠。

▶ MRI 在骨折 – 脱位中，MRI 可以评估远、近端关节的关节囊和韧带结构，包括在盖氏骨折中经常受损的三角纤维软骨复合体。

▶ 儿童特点 儿童前臂骨折通常发生于手臂处于外展位时跌倒。除了完全骨折（骨皮质完全断裂），不完全骨折也常见，如青枝骨折、带扣样骨折和压缩骨折等（图 2.212，见章节 1.3.1）。5 岁以下，20° 以内的轴向对线不齐可以自行纠正；超过 5 岁，则仅为 10°。旋转畸形一般无法自行纠正。

2.8.4 前臂远端骨折

▶ 解剖学 见图 W2.41。

▶ 病理学 累及或不累及尺骨的桡骨远端骨折是成人最常见的骨折之一，约占所有骨折的 20%；单纯尺骨骨骺骨折较少见，通常是由前臂伸展跌倒后发生撞击引起的，无论腕关节是伸展（Colles 骨折，90%）还是屈曲（Smith 骨折，10%）。

一般来说，对于前臂远端骨折，应当区别骨折是累及桡腕和 / 或桡尺关节面的关节内骨折还是关节外骨折。然而，在严重脱位的情况下，即使是关节外骨折也可以造成受累关节的关节囊和韧带损伤。

手术指征取决于骨折类型、关节对线和伴发损伤，以及是否有影像学不稳定表现：

- 尺骨茎突撕脱骨折。
- 桡尺远端关节的骨折或移位。
- 干骺端粉碎性骨折（大于 50% 掌背径）。
- 剪切或移位骨折。
- 尺骨的变异（或桡骨缩短）大于 3 mm。
- 桡骨远端背侧成角大于 20°。

桡骨远端骨折的常见伴发损伤还有舟状骨骨折、舟月韧带损伤和舟月分离、三角纤维软骨复合体撕裂，以及桡尺远端关节不稳定。

可能的创伤后并发症包括腕管综合征（见章节 11.8）、筋膜间室综合征（见章节 11.6）以及 CRPS（见章节 1.7.4）等。

Lister 管中的拇长伸肌腱在损伤发生数周、数月后仍然有断裂的可能，甚至在没有移位或移位轻微的骨折中也是如此。

分类：有很多针对桡骨远端骨折的分类系统，每一种都有各自的特异性治疗策略和预后价值。正确描述骨碎片及其位置比分型更重要。

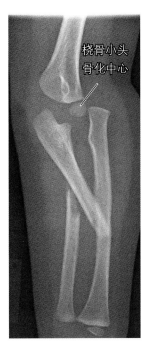

图 2.210 孟氏骨折。尺骨干骨折，伴桡骨头脱位

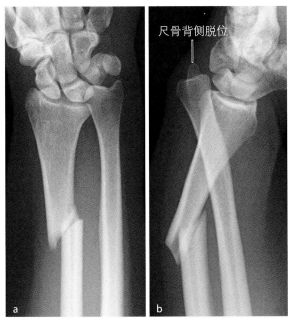

图 2.211 盖氏骨折：伴远端桡尺关节尺骨头脱位的桡骨干骨折。a.PA 位观：骨折造成桡骨变短，尺骨突出；b.侧位观

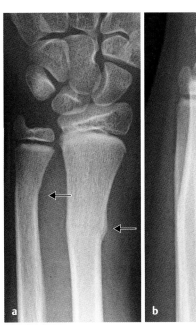
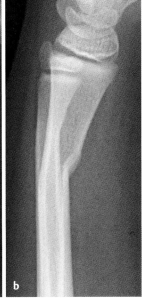

图 2.212 桡骨和尺骨带扣样 / 压缩骨折（箭头）。a.桡骨远端轻度成角；b.轻度掌侧成角

AO 分型常用（图 2.213），但是 Fernandez 分型在制订治疗计划时更为重要（图 W2.42）。Melone–Frykman 分型（见章节 2.8.4，图 W2.43）相对应用较少。

旧的分类系统在归纳桡骨远端骨折（Colles，Smith，Barton，反 Barton，Hutchinson/Chauffeur，die punch；图 2.214）时，主要描述了导致损伤的力和移位方向，但对关节受累和预后的描述较少。

需要结合关节复位和桡骨内固定的稳定性，对同时发生的远端桡尺关节损伤进行评估。三角纤维软骨复合体断裂和尺骨茎突基部的撕脱骨折都是不稳定的（图 2.215）。

▶ X 线　应摄取两个投照位（背掌位和侧位）的影像；怀疑累及关节时，还应当加摄内旋或外旋 45° 斜位片，以对月骨和舟状骨进行评估。

对远端桡尺关节的详细观察是非常有必要的。使用中立位 X 线片是否充分，有很多评判标准（图 W2.44）。采用不同的形态学标准，对创伤后腕关节畸形和复位后关节的一致性进行量化评估（图 2.216）。

"桡骨移动"是指桡骨远端骨折碎片向背掌侧或桡尺侧代偿偏离。判断桡尺远端关节对线时，由于尺骨变异与位置有关（仰卧位尺骨缩短，俯卧位尺骨延长），摄片时应注意是否为确切的中立位（图 W2.45）。

在不确定的病例中，为了分别病理性尺骨变长（继发于桡骨远端嵌插）和固有尺骨的长度变异，应当与对侧进行比较，在 MRI 上效果更好。

阅读前臂远端骨折 X 线片时，应当通过检查腕关节的关节线和对线情况来判断腕部受损情

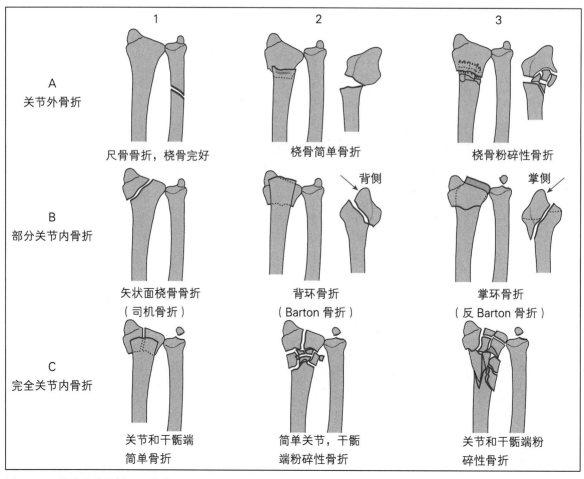

图 2.213　前臂远端骨折 AO 分类

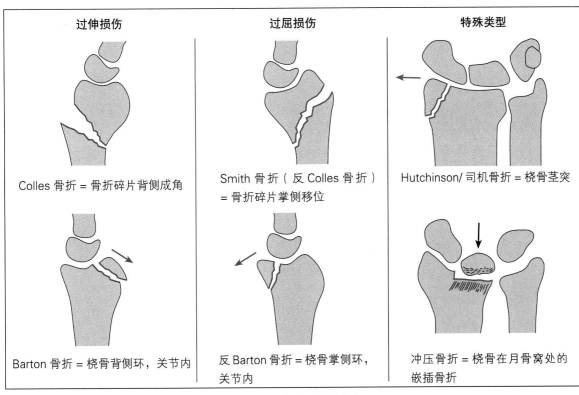

图 2.214　桡骨远端骨折类型。蓝箭头示移位方向，黑箭头示力的方向

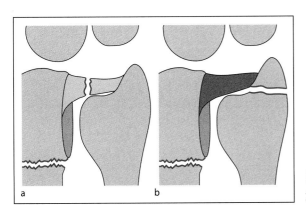

图 2.215　远端桡尺关节损伤相关不稳定。a. 三角纤维软骨复合体断裂；b. 尺骨茎突基底部撕脱骨折

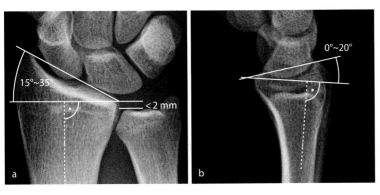

图 2.216　桡骨远端形态测量。a. AP 位观（桡倾）桡侧角为 15°~35°；中立位尺骨变异（尺骨相对桡骨的长度）<2 mm；b. 矢状面桡侧角（掌倾或掌斜）为 0°~20°

况，尤其是舟状骨和月骨（见章节 2.9.3）。此外，还应当注意骨折的间接征象，如出血导致的旋前肌的消失、掌侧脂垫移位（位于旋前方肌与深部屈肌间）的旋前方肌征（图 2.217）。

▶超声 超声检查在儿童发生创伤后非常有用，可以看到骨皮质呈台阶状以及周围软组织损伤。超声检查还可以用于肌腱损伤的检查与功能评估。对于缺乏经验的医生，还可以与对侧进行比较来发现是否异常。

▶CT 随着高分辨率成像和三维重建的应用，CT 可以对复杂骨折 – 脱位中桡腕和桡尺关节的关节面进行准确评估，并确定是否存在关节面不一致。X 线片上不确定的骨折、关节不连续，以及关节内骨折都可以通过 CT 得到确认。三维重建（容积再现技术、表现遮盖技术）可以为复杂骨折提供一个完整的视角，尤其是在计划行内固定时（图 2.218）。

在与对侧对比的情况下，轴向 CT 可对桡骨远端骨碎片相对骨干轴向旋转不良的方向和程度进行准确评估。

▶MRI MRI 对隐匿性骨折和骨软骨骨折有特殊的诊断意义。抑脂 T2WI 上骨髓内水肿样信号对于诊断急性骨折很有意义。T1WI 或者 T2WI 上骨折线表现为明显的线性异常信号区。

此外，MRI 和 MR 关节造影有助于发现伴发的韧带（图 2.219）和三角纤维软骨复合体损伤（见章节 2.9.4）。

▶儿童特点 在儿童中，远端桡骨骨折通常为 Salter–Harris Ⅰ 型或 Ⅱ 型骨骺损伤，或青枝 / 带扣样骨折，适于行保守治疗。考虑到前臂远端生长板对于骨纵向长度的影响（80% 远端，20% 近端），自发纠正的可能性极高。10~12 岁以下儿童前臂的 40° 以内的对线不良都可以自行纠正。如成角畸形或者短缩畸形更严重，则应行复位，如有需要的话还要加以固定。

2.8.5 桡尺远端关节不稳定

▶病理学 桡尺远端关节不稳定可由前臂远端骨折或者过度旋前（掌侧韧带断裂）、旋后（背侧韧带断裂，少见）造成的韧带损伤所导致，累及 / 不累及三角纤维软骨复合体。桡尺远端关节做旋转运动时，尺骨保持相对固定而桡骨围绕其进行旋转运动（约 150°）。

如果在轴位影像上 25%~30% 尺骨头超出桡骨切线（Mino 线，图 2.220），则可以诊断为半脱位；如果 50% 以上的尺骨头超出 Mino 线，则可诊断为脱位。

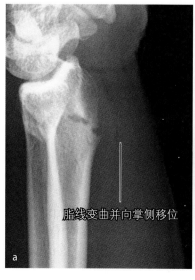
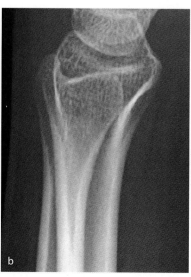

脂线变曲并向掌侧移位

图 2.217 旋前方肌征。a. 桡骨干骺端骨折；b. 对比侧正常发现

桡骨掌侧脱位 / 半脱位见于掌侧桡尺韧带断裂时，桡骨背侧脱位 / 半脱位（或尺骨掌侧脱位 / 半脱位）见于背侧桡尺韧带断裂时。

警示

在旋前时背侧方向和旋后时掌侧方向会出现尺骨头假性脱位，桡尺远端关节尺骨半脱位必须与这一功能性、位置性的变异相区别。

► **临床表现**　桡尺远端关节尺骨背向脱位在临床表现为旋转运动受限以及背侧痛性尺骨头突出，伴弹簧样阻力（琴键征或弹簧实验）。

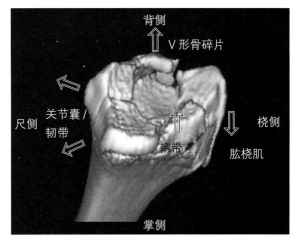

图 2.218　有典型骨碎片的桡骨远端压缩骨折的薄层 CT 数据三维重建，骨碎片所受牵拉力如箭头所示

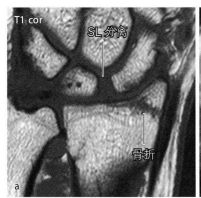
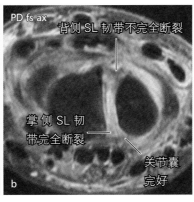

图 2.219　桡骨远端关节内骨折 MRI 表现（AO B1 型，司机骨折），伴舟月韧带掌侧部和背侧部断裂。SL 韧带即舟月韧带。a. 线性低密度骨折裂隙，舟月分离；b. 舟月韧带掌侧完全断裂，背侧部次全断裂

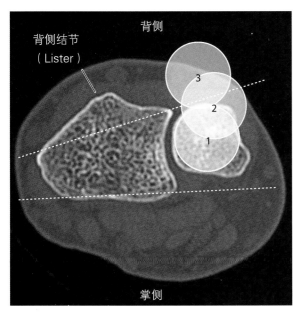

图 2.220　以 Mino 线（通过桡骨背侧缘和掌侧缘的切线）为参考，评估桡尺远端关节关节面位置。1. 正常；2. 半脱位；3. 脱位

▶X 线　以下为桡尺关节脱位的影像学表现（中立位）：

• 侧位片上尺骨远端掌侧或背侧轴向对线不良。

• AP 位观可见桡尺远端关节间隙增宽超过 3 mm。

• 骨折相关的桡骨缩短超过 5 mm。

> **提示** !
>
> 中立位影像不一定总可获得，因为过度旋前脱位或过度旋后脱位可能会使对线不良并保持固定。

▶CT　在轴位 CT 影像上通过 Mino 线可以很容易地辨别脱位和半脱位（图 2.220）。

尽管判断是否存在脱位并不依赖于标准位置，但为了对脱位程度进行准确分级，有时会需要最大旋前位或者最大旋后位轴位 CT 影像并与对侧进行比较。通过这种方式，也可以发现单纯的功能性不稳定。

CT 还可以准确发现骨损伤和关节内骨碎片而不被上覆组织遮挡。

▶MRI　轴位 MRI 可显示对线不良。此外，MRI 还可以直接显示桡尺韧带、三角纤维软骨复合体和骨内膜的损伤。此外，MRI 还可以对肌腱性结构进行评估，如旋前方肌、尺侧腕屈 /

伸肌腱，这些结构提供动态稳定性。

2.8.6　尺骨撞击综合征

▶病理学　尺骨撞击综合征由创伤或术后尺骨短缩引起。

> **警示**
>
> 尺骨撞击综合征不能与尺腕关节撞击（尺腕撞击综合征）相混淆（见章节 2.9.5）。

▶X 线　尺骨短缩，桡尺关节分离；在晚期，AP 位影像可见骨硬化和骨侵蚀等（图 2.221）。

▶MRI　MRI 可以显示软骨下水肿，因此可用于本病的早期诊断。

2.8.7　前臂术后影像学评估

前臂近端

经典的鹰嘴骨折处理包括张力带的使用（图 2.222）。复杂前臂近端骨折多采用接骨板内固定和外固定处理，桡骨头骨折通常使用螺钉进行固定。

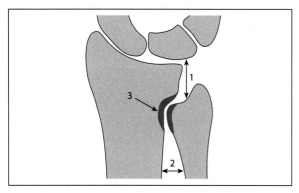

图 2.221　尺骨撞击综合征。1.尺骨缩短；2.桡骨压迫尺骨；3.桡骨远端形成扇贝形缺损

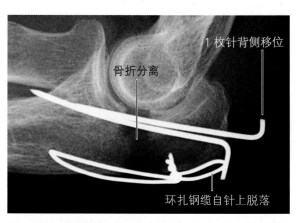

图 2.222　鹰嘴张力带线缆固定失败

▶X线

技术：如果肘关节外展不充分，那么在 AP 位上中央射线应垂直于前臂（见章节 2.6.4）。对疑难病例，CT 可以评估骨折碎片复位程度及关节面恢复情况，还可以检测关节内游离体。

术后 X 线片的评估应包含以下方面：

- 关节面是否重建（图 2.223）？
- 关节内螺钉位置是否有误？
- 关节（包括桡尺近端关节）位置是否正确？
- 有否关节内碎片？

前臂骨干

前臂骨折一般采用接骨板固定或者髓内钉固定（儿童）进行治疗。在使用弹性髓内钉时，针沿骨干置入并几乎达骨干全长，可以抵及干骺端生长板但不能穿透，以防止影响生长发育。

▶X线　术后 X 线片应当对以下方面进行评估：

- 骨干有否成角畸形？
- 桡尺远端关节和近端关节的对线是否良好？

前臂远端

应根据不同的骨折类型选择不同的内固定技术。目前，接骨板（通常为掌侧板，最好是角稳定性的）内固定作为标准治疗措施，用于累及关节的骨折以及复杂关节外骨折的治疗。

▶X线

技术：平行于关节面的 15° 倾斜 PA 位片可用于排除螺钉穿过桡腕关节。复杂骨折一般还需要行 CT 检查以评估关节面。

术后的影像学检查应当对以下方面进行评估：

- 关节面是否恢复？
- 关节位置是否正确？尤其应注意桡尺近端关节的位置。
- 关节内螺钉位置是否正确（图 2.224）？
- 有无术前未发现的伴发损伤？对腕关节进行完全检查以确定没有腕关节断裂（最常见的是舟月分离）或其他骨折（最常见的是舟骨骨折），是很有必要的。

2.9　腕关节

2.9.1　解剖，变异，技术与手术指征

▶解剖学　见章节 2.9.1 和图 W2.46~48。

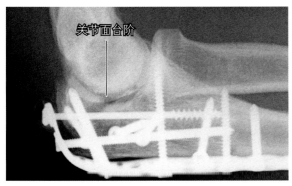

图 2.223　尺骨近端完全骨折固定后滑车切迹处明显的关节台阶（2 mm）

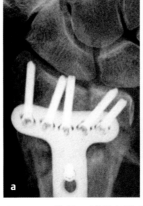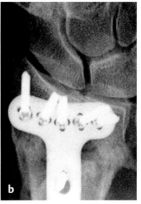

图 2.224　桡骨远端骨折接骨板固定。a. 背掌观可证实螺钉穿入桡腕关节；b. 背掌 15° 倾斜位观可见螺钉在关节外的正确位置

技术和手术指征

▶ X 线　基本的腕关节诊断需要摄取正、侧位 X 线片。保持正确位置很重要（摄 PA 位片要求肩关节外展 90°，前臂保持在同一水平；摄侧位片要求肩关节外展，肘关节屈曲 90°）。应根据 Gilula 三条腕弓的划分来判断近列和远列腕骨的排列情况（图 2.225），通常表现为光滑的连续曲线。M 线用于评估腕掌关节（图 2.226）。

标准位置正确成像见图 W2.44。

Stecher 正位片在握拳尺偏摄取，用于检查有否舟骨骨折（图 2.227）。影像应以腕关节桡侧为中心。

检查是否存在舟状骨尺骨分离时，可采用手握柄的 PA 位影像，因为压力通过屈肌腱传导至舟尺韧带（图 2.228）。

▶ 超声　超声检查可以进行动态观察，适用于肌腱病、关节积液和腱鞘囊肿的诊断。超声也可用于痛性和炎性关节病，在超声引导下准确进行关节注射。

▶ CT　薄层 CT 三维重建可用于复杂骨折的评估。其他应用指征还包括评价可能的舟状骨不连、月骨缺血性坏死，通过与对侧在旋前、旋后状态下进行对比，发现桡尺远端关节的不稳定。

▶ MRI　MRI 检查对不明原因的腕部疼痛、舟状骨和月骨的缺血性坏死，以及炎症、肿瘤等患者，都可发挥重要作用。

▶ 透视 / 关节造影　透视与适当的加压配合可用于检测韧带损伤和关节稳定性。也可行关节造影，通常在 CT 和 MRI 检查中使用。注射部位应根据有疑问的方面来确认。一般来说，单间室桡腕关节注射用于检查固有韧带损伤（图 W2.49a），双间室注射用来检查三角纤维软骨复合体的撕裂（首先进入桡腕关节，如果有造影剂泄漏，随后进入桡尺远端关节；图 W2.49b）。CT 或 MRI 关节造影可对韧带、三角纤维软骨复合体的损伤以及软骨病变进行评估。

2.9.2　骨折，脱位及相关并发症

最常见的腕部骨折是舟状骨骨折（超过 70%）和三角骨骨折（约 25%）。对腕部的脱位和骨折 - 脱位应予以足够的重视，因为对月骨周围脱位或骨折的处理不当会导致月骨缺血性坏死。

舟状骨骨折

10% 的舟状骨骨折发生于舟状骨远端三分之一，70% 发生在中段三分之一，20% 发生在近端三分之一。

Krimmer–Schmitt–Herbert 分类（图 2.229）

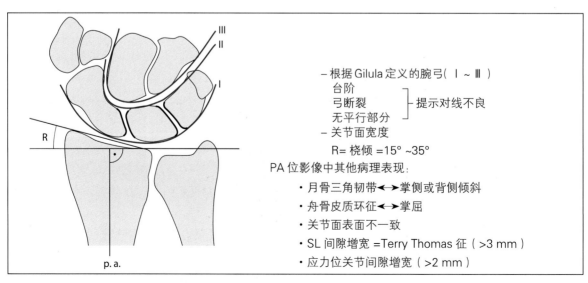

- 根据 Gilula 定义的腕弓（Ⅰ～Ⅲ）
  台阶
  弓断裂　｝提示对线不良
  无平行部分
- 关节面宽度
  R= 桡倾 =15°～35°
PA 位影像中其他病理表现：
- 月骨三角韧带←→掌侧或背侧倾斜
- 舟骨皮质环征←→掌屈
- 关节面表面不一致
- SL 间隙增宽 =Terry Thomas 征（>3 mm）
- 应力位关节间隙增宽（>2 mm）

图 2.225　腕关节背掌位观的重要参考线。SL，舟月骨

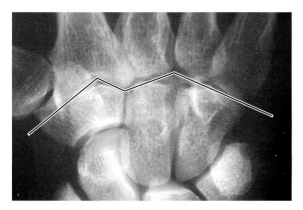

图 2.226　M 线有助于评估腕掌关节对线情况

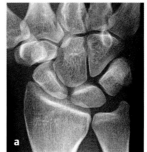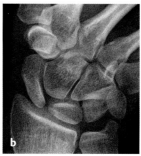

图 2.227　背掌位与 Stecher 位 X 线片。a. 背掌位观；b. 舟骨 Stecher 位观

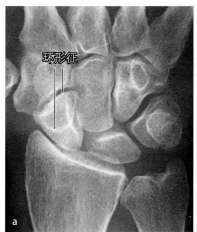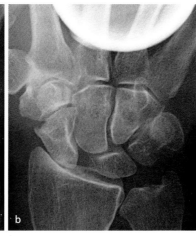

图 2.228　舟月分离在握柄位观上很明显。a. 在正常背掌位观上，舟月间隙明显，舟骨背侧病理性环形征；b. 手握球时，舟月间隙增宽明显

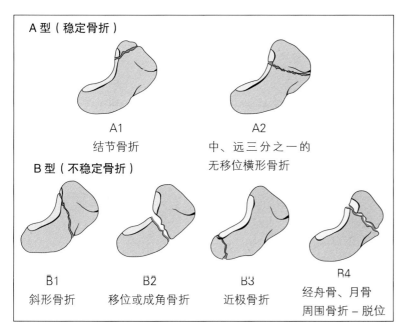

图 2.229　舟骨骨折 Krimmer–Schmitt–Herbert 分类

区分了稳定性骨折和不稳定性骨折。多数骨折因斜形骨折线、骨折间隙大于 1 mm，或者同时有移位而被归入不稳定骨折。

▶ X 线 /CT　Stecher 位片可用于确认骨折存在（图 2.230）。然而，15%~30% 的病例无法确诊，因此需要行 CT 检查。对于检测骨折是否存在，与 MRI 相比，CT 敏感性较低但特异性较高。同时，CT 在骨折分级和制订治疗计划方面的效果优于 MRI。此外，CT 也可用于监测骨折愈合情况（图 2.231）。

▶ MRI　MRI 在液体序列上经常可以看到骨折线（高 / 低信号）。在没有骨折线的情况下，弥散性水肿并不提示有需要治疗的骨折，可能仅是小梁微骨折（图 2.232）。

▶ 重要发现　舟状骨骨折的准确分类对初次诊断评估非常重要（图 2.229）。驼背畸形（骨折近段背侧旋转，骨折远段掌侧旋转）是局部不稳定的明确标志。除了 A1 型，新鲜舟状骨骨折通常在 Herbert 螺钉固定后都可以达到稳定。CT 随访发现，6 周后可见骨小梁骨桥形成良好（图 2.231）。骨折隙有中央硬化形成可认为骨性愈合。

> **⚠ 警示**
>
> 　　重要的并发症包括舟状骨缺血性坏死（高达 13%）以及由漏诊、治疗未及时或不充分引起的骨不连（高达 18%）。早期诊断较为重要。

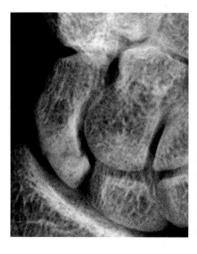

图 2.230　舟状骨近极骨折。根据 Krimmer 等，为 B3 型（不稳定）骨折。Stecher 位观

舟状骨骨不连

> **❗ 提示**
>
> 　　舟状骨骨折通常在 8 周内愈合。CT 发现骨吸收和囊形成，和 / 或伤后 6 个月时未出现愈合，即可诊断骨不连。

▶ X 线 /CT　骨不连的分级取决于骨折边缘骨吸收和囊形成（图 2.233），并且应与骨折早期的正常骨吸收和骨折间隙增宽相区别。随着时间推移，骨折边缘会出现渐进性硬化和腕部塌陷，随后发展为骨关节炎（SNAC 腕，见下）。

SNAC 腕

SNAC 腕（SNAC = scaphoid nonunion advanced collapse，舟状骨骨不连后塌陷）为舟状骨骨不连最后阶段，一般分为三个阶段（图 2.234~236）。

舟状骨缺血性坏死

> **❗ 提示**
>
> 　　与继发于舟状骨骨折的骨坏死不同，原发性舟状骨骨坏死罕见且病因不明。

创伤后舟状骨缺血性骨坏死好发部位为舟状骨近极（继发于远端与近端血供中断）。

▶ X 线 /CT　根据病变的不同阶段，会出现软骨下骨硬化和囊形成（图 2.237），随后

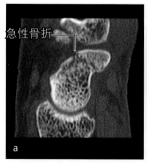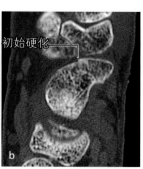

图 2.231　舟骨骨折渐进性愈合。a. 伤后 1 周；b. 伤后 6 周

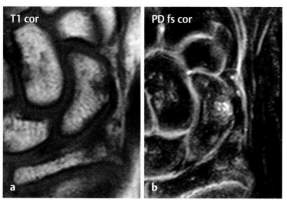

图 2.232　创伤后舟骨骨小梁微骨折。a. 未发现明显骨折线，皮质完好；b. 舟骨腰部局灶性骨髓水肿

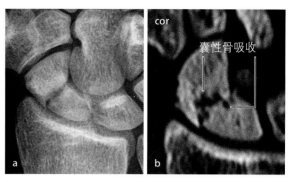

图 2.233　舟骨骨不连。a. 最初发现：舟骨骨折发生 2 周后，根据 Krimmer 等为 B2 型骨折；b.3 个月后，CT 显示骨吸收和囊形成

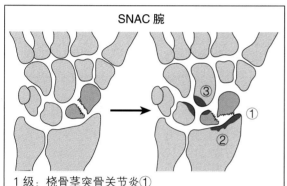

图 2.234　SNAC 腕关节的 Watson 分级系统

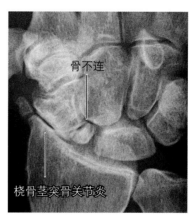

图 2.235　SNAC 腕关节：Watson Ⅰ 级

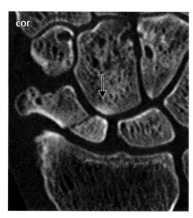

图 2.236　SNAC 腕关节：Watson Ⅱ 级，此时腕骨之间的骨关节炎已存在（箭头）

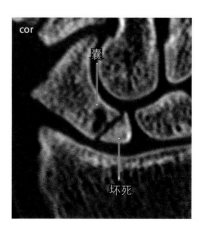

图 2.237　舟骨近端缺血性坏死

为腕部塌陷（图 2.235），最终表现为继发性骨关节炎。

▶ MRI　静脉注射造影剂后行 MRI 检查，可早期确认骨折近端活性。如果在 T1WI 上有弥散的高强度信号影，应用钆剂后无强化，则可以确认无活性（图 2.238）。T2WI 影像与活性无关。

三角骨骨折

▶ X 线　通常在侧位片上可以看到背侧片状骨皮质撕脱骨片（图 2.239）。

▶ CT　CT 是判断骨碎片大小和移位程度的最佳手段，可决定是否需要进行手术和手术入路的选择。

▶ 重要发现　对于三角骨骨折来说，即使是最小的骨片，对骨碎片的详细描述也会影响治疗选择，因为韧带撕脱会影响局部稳定性。

其他腕骨骨折

其他腕骨骨折少见，按发生率从高到低的顺序包括钩骨、头状骨、月骨、豌豆骨、大多角骨和小多角骨。这些骨折在传统 X 线片上很容易被漏诊。对于临床疑有骨折而 X 线片无阳性发现者，CT 检查是必需的。

月骨的缺血性坏死（Kienbock 病）

急性损伤后月骨缺血性坏死罕见，见章节 6.3.2。

月骨周围脱位与骨折 – 脱位

月骨周围脱位是指由于固有韧带和非固有韧带断裂所致的腕骨相对于月骨的脱位（最常为背侧脱位）。如果随后腕骨在前臂肌肉的牵拉下复位，月骨就会向掌侧旋转（尖茶杯征，图 2.243b），表现为月骨掌侧脱位。事实上，这在月骨周围脱位终末期应被认为是病理性的，提示月骨周围所有的支持韧带均已受损。

月骨周围骨折 – 脱位可伴发于相邻腕骨、桡骨和 / 或尺骨的骨折。因此当确认月骨周围脱位时，必须仔细寻找相关骨折。Johnson 根据腕弓受损情况进行了分类（图 2.240）：

• 大弓受损，伴月骨周围骨折 / 脱位（图 2.241）。

• 小弓受损，伴桡骨和 / 或尺骨骨折，但无腕骨骨折（图 2.242）。

最常见的骨折形式是经桡骨、经舟状骨（de Quervain 骨折 – 脱位）和经三角骨三种。

▶ X 线　AP 位可见 Gilula 线中断及三角状月状骨（图 2.243a）。侧位片上可见桡骨、月状骨、头状骨和第三掌骨的连线中断，同时在腕骨间形成病理三角（图 2.243b）。

▶ CT　CT 扫描对于完整评估骨受损情况是必要的。由于月状骨可能发生缺血性坏死，所以应尽快行 CT 扫描。

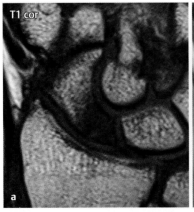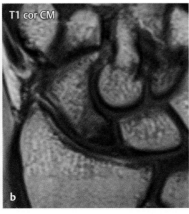

图 2.238　创伤后舟状骨近端缺血性坏死：a. 在 T1WI 上，坏死和水肿的差异不明显；b. 静脉注射对比剂后，舟状骨近端未见增强，表明没有活性

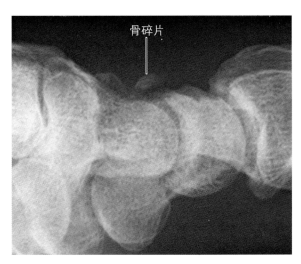

图 2.239 典型的三角骨背侧撕脱骨折，侧位片

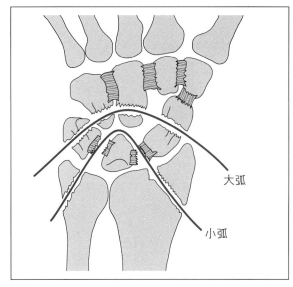

图 2.240 Johnson 对月骨周围骨折脱位的分类

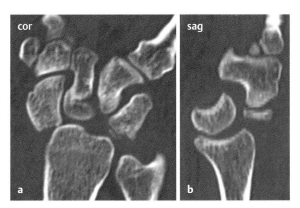

图 2.241 月骨周围骨折脱位，较大的弧形损伤。a. 舟状骨骨折，由此造成 De Quervain 骨折－脱位；b. 远端腕骨向背侧脱位

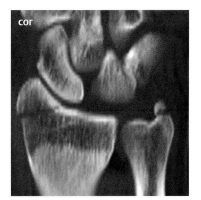

图 2.242 较小弧形损伤。月状骨脱位，桡骨茎突和尺骨茎突骨折。厚层 MPR（4 mm）

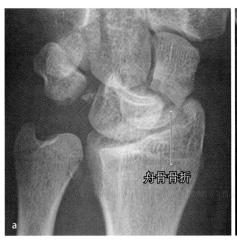

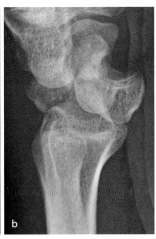

图 2.243 舟状骨贯穿骨折脱位。a. 月状骨的掌背侧投影为三角形，则提示关节脱位；b. 侧位片证实掌骨月状骨脱位

轴向脱位及骨折脱位

此种损伤是轴向挤压的结果，有尺侧分离与桡侧分离之分（图 2.244）。

尺侧分离线经过第 3、4 掌骨基底部，穿过钩状骨与头状骨向近端延伸通过月三角韧带或月骨（图 2.245）。可能出现相关掌骨基底部的骨折。

桡侧分离则相对少见，通过第 2、3 掌骨基底部且有舟骨 – 大多角骨 – 小多角骨（STT）关节的破坏（舟状骨、大多角骨、小多角骨之间的关节），部分病例也可伴有掌骨基底部骨折。

▶ X 线　这种损伤可能因腕掌关节的投影重叠而被忽视。诊断的基本标准是在腕掌关节前后位影像上 M 线中断（与图 2.226 比较）。

▶ CT　CT 扫描的绝对指征是疑有复杂损伤或者评估损伤严重程度（图 2.245）。

2.9.3　腕骨不稳和排列不齐

腕骨不稳的定义是在生理负荷下不能维持正常的腕骨序列。病因包括创伤、健身、退变、骨关节炎。根据解剖进行分类：

• CID（不稳性腕骨分离）：近排腕骨的结构破坏（舟月韧带和月三角韧带撕裂）。

• CIND（腕骨非分离性不稳）：相对于前臂和远排腕骨，全部近排腕骨的结构破坏。

• CIC（综合性腕骨不稳）：包括月骨周围脱位和骨折 – 脱位（章节 2.9.2）。

• 轴向腕骨不稳：此种类型包括轴向脱位和骨折 – 脱位（见章节 2.9.2）。

治疗腕骨不稳时，"DISI"（背侧嵌插骨块不稳畸形）和"VISI"（掌侧嵌插骨块不稳畸形）这两个术语很重要（图 2.246）。DISI 指的是矢状面上月状骨背旋，桡月角增大超过 15°。相反，VISI 畸形指的是月骨掌旋。

此外，动态不稳与静态不稳的严重程度也需要区别。在动态不稳的情况下，只有当行动态临床检查或应力位 X 线检查时才能观察到腕骨的对线不良；相反，在静态不稳的情况下，常规 X 线片上始终可见结构破坏。

▶ X 线 /CT　腕部 X 线影像能为诊断提供相关信息。握拳应力位影像可以提供舟月骨分离的证据。CT 扫描可以清晰显示腕骨对线不良（图 2.247）。

▶ MRI　MRI（有或没有 MR 关节成像）可直接识别韧带损伤。

▶ 关节造影　动态不稳可使用荧光镜检查证实，可以在透视下确认与之相关的临床症状，如在荧光镜检查时可轻敲或重击，确认与实际累及结构的关系。关节造影（随后行 CT 或 MRI 检查）可提升诊断的可靠性。

分离性不稳

舟月骨分离（舟月骨韧带损伤）

▶ 病理学　舟月骨分离常见于过伸性损伤，也可能与桡骨远端关节内骨折延伸至舟月关节有关。X 线检查无法分辨舟月韧带的急性创伤与慢性退变。如果年轻患者的舟月韧带较强的背侧纤维断裂，提示创伤是病因。

可分为四期：

• Ⅰ级：舟月韧带部分断裂，但至少部分（如掌侧部分）相连。

• Ⅱ级：动态全层撕裂，累及韧带所有部分。

• Ⅲ级：静态全层撕裂，累及舟月韧带的全部，以及外在的桡舟头韧带。

• Ⅳ级：骨性关节炎，不同程度的塌陷（SLAC 腕，见后）。

▶ X 线　Ⅰ级无明显异常。Ⅱ级可通过应力位 X 线片或荧光屏摄影检查术诊断。

Ⅲ级：

• 舟月关节间隙增宽 >3 mm（Terry Thomas 征，图 2.248）。

• 舟状骨旋转半脱位，形成舟状骨远极环形征（图 2.228，2.248）。

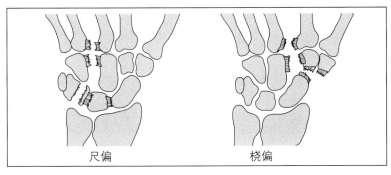

尺偏　　　　　　　　　桡偏

图 2.244　腕骨的轴向脱位损伤

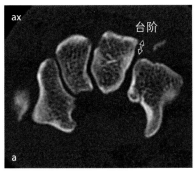

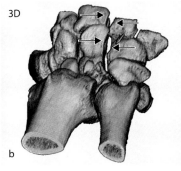

图 2.245　轴向暴力所致的复杂腕关节损伤。a. 头状骨与钩骨之间的关节面错位、分离；b. 3D 重建（近端背侧视图）揭示了桡骨和尺骨腕部支持带之间的错位、分离（箭头），伴月状骨骨折

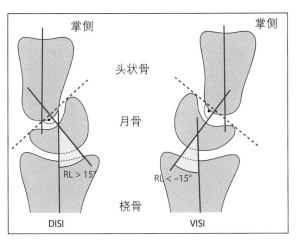

掌侧　　　　　　　　　掌侧

头状骨

月骨

RL > 15°　　　RL < -15°

桡骨

DISI　　　　　　　VISI

图 2.246　在侧位片上确认失稳方向和角度。RL= 桡月角

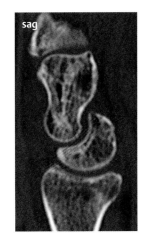

图 2.247　DISI 畸形。月状骨，相对于桡骨和头状骨明显旋转不良

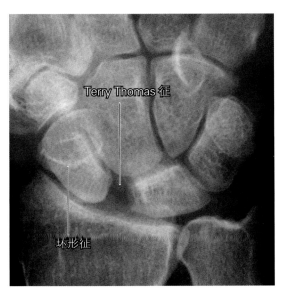

图 2.248　Ⅲ级舟月骨分离，尚未出现 SLAC 腕

• 月状骨处于 DISI 位置（图 2.246，2.247）。

Ⅳ级：持续的 SLAC 腕。

SLAC 腕

SLAC（舟月骨进行性塌陷）腕是未经治疗舟月骨分离的终末阶段，分为三期（图 2.249）。

▶ CT/MR 关节成像　CT 关节成像与 MR 关节成像是判定韧带损伤程度及分期的最精准的手段（图 2.250，2.251）。

> **！提示**
>
> 舟月韧带由背侧、掌侧、中尖部分组成。背侧部分对舟月骨的稳定至关重要，因此在阅读 CT、MRI 片时必须仔细评估。中央部分仅为一层薄膜，老年患者会出现与年龄增大有关的裂孔。因此，在行关节成像时，造影剂通过舟月骨之间的间隔发生泄漏未必是重要的临床征象。

月三角骨分离（月三角韧带断裂）

▶ 病理学　此种分离不常见。常继发于急性过度旋前损伤或者慢性损伤，常伴有三角纤维软骨复合体病变。

根据程度不同分为三期：

• Ⅰ期：动态全层撕裂，全部韧带断裂。

• Ⅱ期：动态全层撕裂，除整条月三角韧带外，所有非固有韧带均受累。

• Ⅲ期：Ⅱ期的表现，同时伴有腕中关节骨性关节炎。

▶ X 线　在 X 线片上，Ⅰ期表现明显。Ⅱ期可见 Gilula 弓中断，同时伴有月骨掌旋畸形（VISI），侧位片上可见掌屈；月三角关节间隙增宽不太常见。

▶ CT/MR 成像　可见到与舟月骨韧带病变相同的征象。CT/MR 成像诊断精确性最高（图 2.252）。

非分离性不稳

应区分桡腕关节不稳、腕关节移位、腕中关节不稳及头月关节不稳。由于篇幅所限，本书只对两种最重要的不稳形式进行描述，更多的详细信息可查阅相关文献。

腕关节移位：可向全部 4 个方向发生移位，

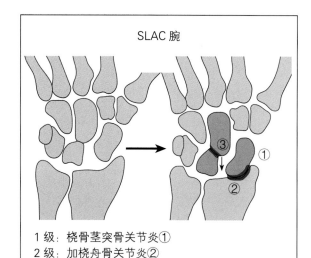

1 级：桡骨茎突骨关节炎①
2 级：加桡舟关节炎②
3 级：加舟骨与头状骨间腕中关节骨关节炎，伴头状骨向近端移位③

图 2.249　SLAC 腕关节的 Watson 分级系统

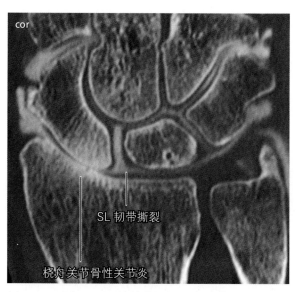

图 2.250　Ⅱ级 SLAC 腕关节。SL，舟月骨

不仅发生于创伤后，也可能继发于类风湿性关节炎或 CPPD（焦磷酸钙结晶沉积症，假性痛风）关节病所致的韧带断裂。这与非固有韧带病变有关。尺腕移位（图 2.253）常见，多见于类风湿性关节炎患者。

腕中关节不稳：由先天性或者外伤后背侧 V 形韧带与固有韧带功能不全引起。透视时可见螺旋形的钩三角关节之间三角骨跳跃征（"点击现象"）。有时 MRI 可显示韧带松弛，尤其在腕中关节注射造影剂后再行 MR 关节成像时。

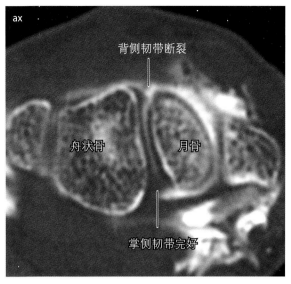

图 2.251　Ⅰ级舟月骨分离

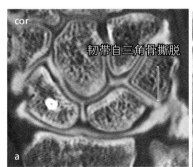
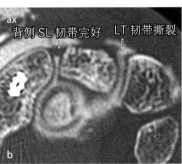

图 2.252　月三角韧带全层撕裂。CT 关节成像。a. Gilula 弓近端和中部可见月三角韧带呈轻度台阶状；b. 整个月三角间隙充满自背侧向掌侧溢出的造影剂。LT，月骨－三角骨；SL，舟状骨－月骨

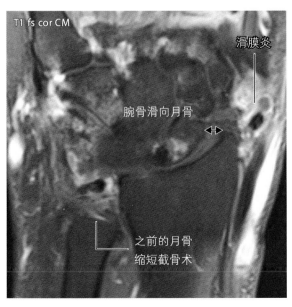

图 2.253　类风湿性关节炎出现腕骨尺侧移位

2.9.4 三角纤维软骨复合体(TFC)

▶解剖学 见于章节 2.9.4，图 W2.51。

▶病理学 临床常采用 Palmer 分级系统来描述不同程度的三角纤维软骨复合体（TFC）病变，分为创伤（Ⅰa–d型；图 2.254~256）和退变（Ⅱa–e型；图 2.257，2.258）两种类型。然而在临床实践中，由于这两种因素经常同时存在，三角纤维软骨本身可能在 20~30 岁就开始发生退变，两者很难区别。

▶MRI 高分辨率（无造影剂）MRI 可以实现对 TFC 的精确诊断。静脉注射造影剂有助于识别三角软骨盘缺陷中的血管成分。

▶MR 关节成像 单间室或双间室 MR 关节成像可以提高诊断的准确性。损伤后明确尺骨附着处的情况十分重要（图 2.255），因为虽然常有症状，但无法通过关节镜直接观察。MR 关节成像的另一个优点是能够更好地显示与退变相关的（Palmer Ⅱ型）软骨病变（图 2.258）。

提示

如果桡腕关节注射造影剂后桡尺远端关节显影，则无须再行注射，否则外伤后为明确尺骨附着处的情况需要行桡尺远端关节注射（图 W2.49）。

2.9.5 尺腕撞击综合征

尺腕撞击综合征形式多样：

• 尺月撞击：力传递至月状骨（图 2.259~261）。

• 尺三角撞击：力传递至三角骨，同时累及过长的尺骨茎突。

• TILT（三角骨撞击韧带撕裂）：尺侧关节

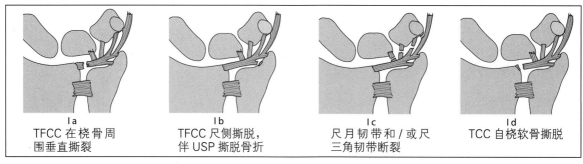

| Ⅰa | Ⅰb | Ⅰc | Ⅰd |
| TFCC 在桡骨周围垂直撕裂 | TFCC 尺侧撕脱，伴 USP 撕脱骨折 | 尺月韧带和 / 或尺三角韧带断裂 | TCC 自桡软骨撕脱 |

图 2.254 三角纤维软骨复合体创伤的 Palmer 分类。USP，尺骨茎突；TFCC，三角纤维软骨复合体

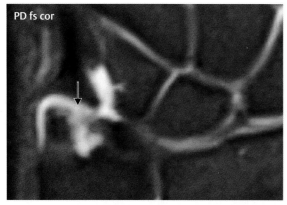

图 2.255 Palmer Ⅰb 病变（箭头）

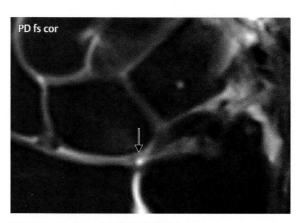

图 2.256 Palmer Ⅰd 病变（箭头）

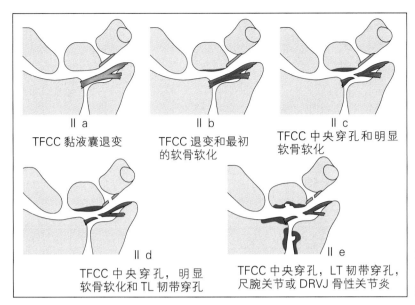

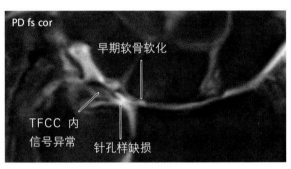

图 2.257 三角纤维软骨复合体退变的 Palmer 分类。DRUJ，桡尺远端关节；LT，月骨－三角骨；TFCC，三角纤维软骨复合体

图 2.258 TFCC 退变，Palmer Ⅱb 与 Ⅱc 之间的表现

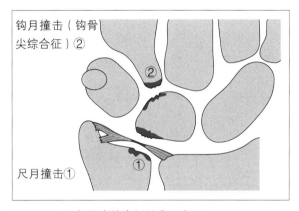

图 2.259 尺侧撞击综合征的典型表现

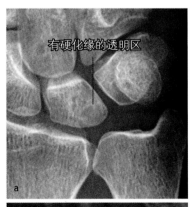

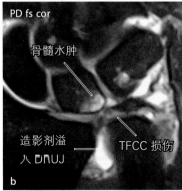

图 2.260 尺月撞击综合征。a. 轻度尺骨增长变异。典型的月状骨位置异常；b. MR 关节成像的三种病理表现。DRUJ，桡尺远端关节；TFCC，三角纤维软骨复合体

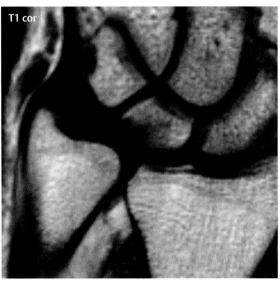

图 2.261 尺月撞击，与图 2.260 患者不同

囊韧带结构被破坏后，韧带在尺骨茎突与三角骨之间受限。

钩状骨尖端综合征（钩月撞击综合征；图2.259）也可以视为一种尺腕撞击综合征，常发生于Ⅱ型月骨，这种月骨的远端通过内侧关节面与钩状骨相关节。钩月撞击综合征导致钩状骨近极软骨缺损，随之发生软骨下骨重建。

在尺腕撞击发生机制中，尺骨正向变异常被提及。然而，尺骨中性变异也可能发展为尺腕撞击综合征，如三角纤维软骨盘肥厚尺骨所受的应力可增加（图2.262）。此外，撞击不仅有静态的，也有动态的，可以通过透视确诊。

▶ X线/CT 应仔细查找近端月骨不规则硬化；与月骨缺血性坏死不同，这些改变局限于尺骨近端关节面。有时，少量的骨溶解是其突出表现，伴坏死周围不同程度的软骨下透亮区（图2.260），并可发现月骨头和/或三角骨，以及钩骨尖端的坏死。

▶ MRI 尺骨撞击综合征通常伴有较大的三角纤维软骨盘中心穿孔，部分病例还可伴有月三角韧带撕裂。局部软骨病变，连同有从水肿样到硬化性信号（图2.260b）的局灶性骨质病变，使其可与月骨缺血性坏死有所区别。

▶ 重要发现 因治疗措施不同，尺腕撞击综合征应与月骨缺血性坏死相鉴别，尺骨短缩截骨术可以减少尺腕撞击综合征尺侧受力传导。而月骨缺血性坏死时禁用此种方法，因为这会使作用于月骨的反常力量明显增加。

2.9.6 腕部肌腱

▶ 解剖学 见章节2.9.6和图W2.52。

▶ 病理学 在腕部，肌腱（肌腱变性）及其周围结构的慢性过用性退变较为常见，与摩擦综合征类似。少数情况下，桡骨远端的成角骨折或掌侧接骨板固定后螺钉的刺激，导致拇长伸肌腱的急性损伤。继发于炎性疾病所致的肌腱或腱鞘

改变见第10章。

肌腱炎

肌腱炎常发生于桡侧腕屈肌、尺侧腕屈肌和尺侧腕伸肌。

桡侧腕屈肌腱炎，常由STT关节的骨性关节炎所致。

尺侧腕屈肌腱是腕部肌腱炎所致肌腱钙化最常见的部位。

尺侧腕伸肌腱由于自身的骨纤维通道与尺骨茎突沟的摩擦而受到慢性损伤。相比之下，覆盖其上的支持韧带的断裂可能导致掌侧肌腱半脱位（临床表现为当手掌从旋后位运动至旋前位时出现撕裂样疼痛），同时伴肌腱的继发性改变，如网球运动中常发生的损伤。

▶ 超声 肌腱位置表浅，超声是肌腱检查的极佳手段，可对肌腱进行动态检查。肌腱的局部增厚常与肌腱炎有关（图2.263）。腱鞘增厚和液体积聚提示腱鞘炎。在行腱鞘内注射时，超声也是准确定位的理想方式。

▶ MRI MRI同样能够发现肌腱病变（图2.264）。静脉造影剂的使用可以改善对肌腱疾病的显示。

摩擦综合征

亚急性狭窄性腱鞘炎累及桡骨茎突处的第一伸肌间室中的肌腱（图2.265）。术前预料到可能的存在解剖变异是十分重要的，如间室中有垂直间隔或副肌腱，因为这些变异并不罕见。

本病应与远端交叉综合征相鉴别。远端交叉综合征是位于第三伸肌间室拇长伸肌腱在舟状骨近极水平与第二伸肌间室相交叉所致。

然而，近端交叉综合征多见于腕部近端约5 cm处，第一伸肌间室的肌腱在此位置与第二伸肌间室的肌腱相交叉。

▶ 超声 超声是这些综合征的首要影像学

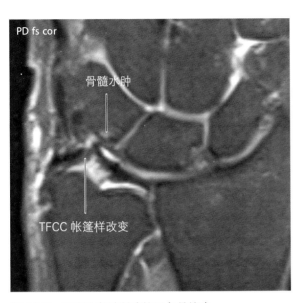

图 2.262 TFCC 变异所致的三角骨撞击

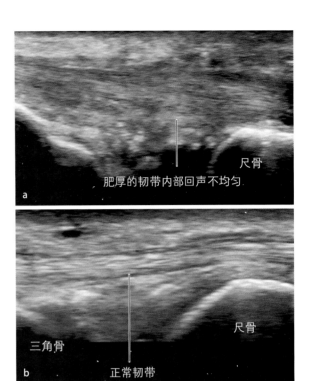

图 2.263 超声所示尺侧腕伸肌腱，纵向截面。a. 尺侧腕伸肌腱变性；b. 正常肌腱作为对比

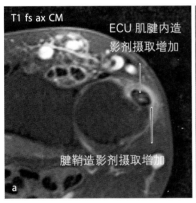
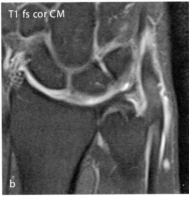

图 2.264 尺侧腕伸肌腱变性和腱鞘炎。a. 尺侧腕伸肌腱增厚，肌腱和滑液鞘对比增强；b. 冠状面影像。ECU，尺侧腕伸肌

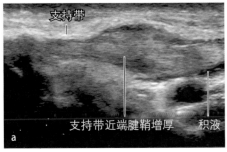
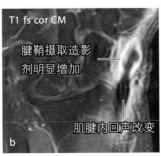

图 2.265 狭窄性腱鞘炎（de Quervain）。a. 超声典型表现（纵切面）；b. MRI 扫描示第一伸肌间室肌腱变性和腱鞘炎

检查方法。除了肌腱增厚或者腱鞘位于摩擦处近端，静态影像上常可见腱鞘内有渗出。腱鞘在摩擦处受压（图 2.265a）。超声的主要优点是可以进行动态检查，证明肌腱滑动受限。此外，超声还可以在进行治疗性注射时用于准确定位。

▶ MRI MRI 也是一种检查摩擦综合征的极好手段（图 2.256b）。

2.10 掌骨与手指

2.10.1 解剖，影像技术与征象

▶ 解剖学 见章节 2.10.1 和图 W2.53~56。

影像技术与征象

▶ X 线 常规拍摄两个投照位的 X 线片，是一种较好的筛查方式。

▶ 超声 对于腕部，超声主要用于评估软组织，特别是对肌腱疾病和侧副韧带损伤（尤其是拇指掌指关节的尺侧副韧带损伤——滑雪者拇指）有良好的诊断效果。

▶ MRI MRI 扫描对于创伤性或过用性损伤的诊断起补充作用。

2.10.2 骨折

评估掌骨或指骨骨折时，以下证据特别重要：
• 涉及关节的骨折；
• 关节外骨折，但是邻近基部；
• 骨干骨折及头下型骨折。

除了明确骨折部位以外，对骨折移位的方向和程度的描述也很重要。

拇指基底关节（图 2.266）骨折包括关节内的 Bennett 骨折（图 2.267）和 Rolando 骨折，还包括关节外的 Winterstein 骨折。

发生肌腱和韧带损伤时，还应特别注意可能存在的撕脱骨折，尤其是与拇指掌指关节指伸肌腱和尺侧侧副韧带相关的撕脱骨折。

2.10.3 肌腱和韧带损伤

指伸肌腱损伤

指伸肌腱损伤可能出现各种手指畸形，取决于损伤发生的位置：
• 槌状指见于远端指骨基部背侧的撕脱骨折。
• 纽扣样畸形是由在近端指间关节水平的滑车中央破裂和掌外侧半脱位导致的。
• 掌指关节对线不良（拳击手关节）的原因是矢状韧带（通常沿着桡侧方向）断裂，同时伴伸指肌腱向指骨间隙部分或完全脱出。

▶ X 线 诊断性 X 线检查适合于排除/确认撕脱骨折（图 2.268）。

▶ 超声/MRI 动态超声是诊断伸指肌腱损伤、掌指关节上方的伸肌罩损伤，以及手指屈曲时伸肌腱半脱位的首选。MRI 可用于疑似病例。

屈肌腱与滑车损伤

对于屈肌腱损伤的评估，多从肌腱的收缩程度和是否存在撕脱骨碎片两个方面进行。

当远端指间（DIP）关节被迫过伸时，指深屈肌（FDP）会强烈收缩，使得指深屈肌腱在其远端指骨附着处发生撕脱，如当橄榄球运动员抓住对方球员的运动衫而对方球员挣脱时（运动衫手指损伤），可能导致屈肌腱断裂，甚至是指深屈肌附着处的远端指骨掌侧基底部撕脱骨折。在侧位片上可见到骨碎片。由于附着力较弱，故 75% 的此类撕脱发生于无名指。

当出现屈曲不足时，应考虑滑车损伤。

▶ X 线 评估撕脱骨折时可考虑使用。

▶ 超声/MRI 超声可以显示屈肌腱损伤后的肌腱收缩范围（图 2.269）。疑有滑车损伤（登

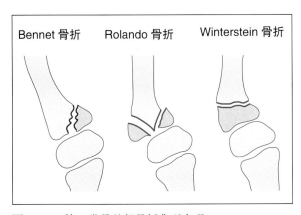

图 2.266　第一掌骨基部骨折典型表现

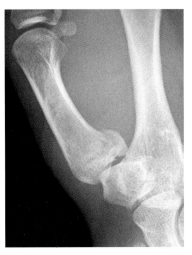

图 2.267　Bennett 骨折

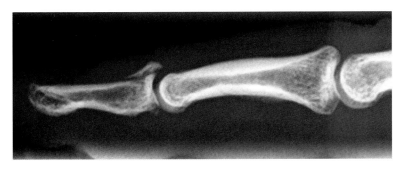

图 2.268　远端指骨伸肌腱的骨性撕脱

山者手指）时也可通过超声确诊，而且具有可动态评估的优点。在对抗阻力的情况下（弓弦样），远离骨的肌腱（正常：1 mm 或更少）移位更加明显。通常无需 MRI 检查作为补充。

狭窄性腱鞘炎

"扳机指"指掌骨头部上方 A1 滑车水平的屈肌腱退变。

▶ 超声　通过动态检查能够精确定位狭窄部位。除了发现 A1 滑车的增厚（正常：多达 15mm）、肌腱变性及腱鞘改变外，多普勒超声还可以发现血流信号的增加。

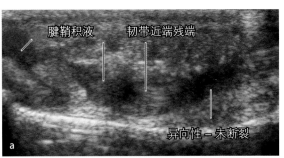

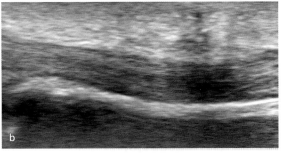

图 2.269　手指屈肌腱的超声示意图，纵切面。a. 肌腱全层创伤性撕裂；b. 正常表现

侧副韧带损伤

▶ X 线　X 线片可用于撕脱骨折的评估。

▶ 超声 /MRI　动态超声检查可评估韧带撕裂的程度。

滑雪者拇指应与无移位的韧带残端以及拇内收肌腱膜嵌入破裂韧带残端相鉴别，对治疗十分重要（图 2.271）。可疑病例可行 MRI 扫描作为补充（图 2.272）。

> **提示** ❗
>
> 对滑雪者拇指的评估不再强调应力位 X 线片。

2.11　髋关节

2.11.1　解剖，变异与技术

▶ 解剖学　见章节 2.11.1 及图 W2.57。

变异

髋关节内的部分滑膜皱襞血管穿髋关节囊至骨面。95% 的病例通过 MR 关节成像可发现最明显的滑膜皱襞：从股骨颈内侧缘至髋关节囊，被称为"耻骨中央凹皱襞"（或内侧滑膜皱襞，图 2.273）。

在股骨头颈连接处常有一个囊性结构，称之为"疝窝"，对应一条滑膜皱襞。之前这种改变被认为是一种正常变异，但个体研究已经证明股髋撞击综合征（FAI，图 2.274）患者疝窝出现率较高。然而，由于疝窝也见于 1/4 的正常人群，不能仅凭疝窝的存在来诊断 FAI。

直接毗邻髋关节的部位可能存在多个黏液囊。以髂耻囊最为常见，位于髂腰肌腱连接点与髋关节囊之间。15% 的髂耻囊与髋关节相通（图 2.275）。

影像学征象

▶ X 线　首先应在位置良好的 AP 位片上对骨盆进行评估。除了可能存在的骨折或关节间隙变窄，还应对臼顶部及髋臼方位进行评估，对于 FAI 或髋关节发育不良的评估十分重要。

▶ CT　CT 用于骨盆的骨折或肿瘤的诊断，以及对 X 线检查不明确的部位进行评估。对于有 MRI 成像禁忌者，CT 关节成像可用于盂唇和关节软骨的评估。

▶ 超声　超声可评估髋关节内的渗出物情况，也可用于评估软组织（肌肉、肌腱）或可疑脓肿。超声检查对儿科病例尤其重要，特别是对进行性髋关节发育不良进行评估。

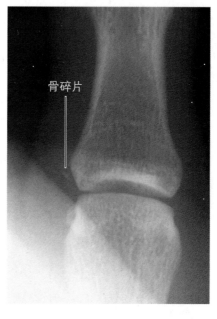

图 2.270　滑雪者拇指，小块骨性撕脱

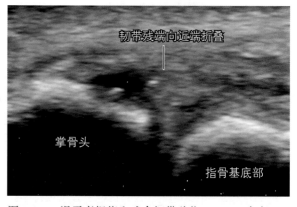

图 2.271　滑雪者拇指和残余韧带移位，Stener 病变

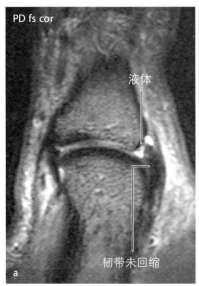

PD fs cor

液体

韧带未回缩

a

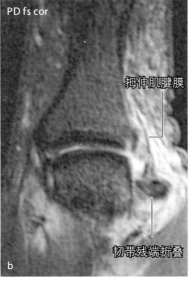

PD fs cor

拇伸肌腱膜

韧带残端折叠

b

图 2.272　2 例滑雪者拇指。a. 远端韧带撕裂，可行保守治疗；b. 残余韧带移位，有手术指征

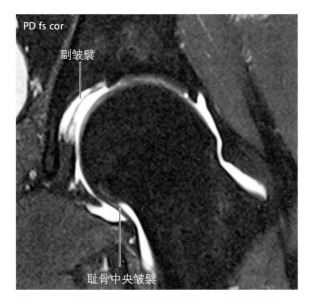

PD fs cor

副皱襞

耻骨中央皱襞

图 2.273　正常变异的中间滑膜皱襞。MR 关节成像

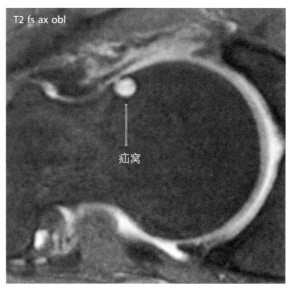

T2 fs ax obl

疝窝

图 2.274　女性 FAI 患者的疝窝，MR 关节成像

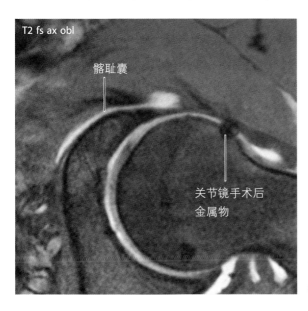

T2 fs ax obl

髂耻囊

关节镜手术后金属物

图 2.275　髂耻（髂腰肌）囊。MR 关节成像。此囊由于与髋关节腔相通而充满囊液

► MRI　MRI 检查通常用于骨盆和髋部骨折、肿瘤、炎症的诊断性检查，以及对肌肉、肌腱、臼唇及髋关节软骨的评估。怀疑 FAI 时，斜轴位和 / 或冠状位影像可用于评估股骨近端。全骨盆 MRI 通常不需要静脉使用造影剂即可获得；当焦点对准髋关节时，可直接进行 MR 关节成像。行 MR 成像时，在透视下注射少量含碘对比剂，随后再注射 8~12 mL 稀释含钆造影剂（部分国家未批准使用）来确定指针位置（图 W2.58）。另外，也可在超声指导下进行注射。

2.11.2　骨折

髋臼骨折详见章节 2.3.2，股骨头骨折见章节 2.3.4 和章节 2.12.2，髋关节不全骨折见章节 1.5.1。

2.11.3　股骨髋臼撞击症（FAI）

► 病理学　FAI 有两种基本形式（图 2.276），即凸轮型撞击（非球面股骨头颈的外形与凸轮轴类似，减少了股骨头颈连接处的偏移）和钳夹型撞击（髋臼过度覆盖）。此外，也有混合型 FAI。所有 FAI 的共同特征是股骨近端和髋臼之间发生不正常接触，导致不正常的骨接触，以及臼唇和关节软骨的继发性损害。

凸轮型 FAI 的 α 角增大（图 2.277）。髋臼过深或后倾导致髋臼过度覆盖时，则会发生钳夹型 FAI（图 2.278，2.279）。

► 临床表现　FAI 患者常诉髋部和腹股沟区疼痛，尤其是在内收和内旋时。通常见于热衷于体育运动的年轻（20~50 岁）活跃人群。一般来说，凸轮型 FAI 倾向于发生在 20~40 岁男性，而钳夹型 FAI 更有可能影响 30~50 岁女性。

当有 FAI 临床症状时，需要进行股骨头颈连接处骨软骨成形术并修复髋臼边缘。考虑到缺乏长期疗效的证据，哪种临床或影像学表现是绝对的手术适应证还不明确。

► X 线 /CT　疑有 FAI 时，应首先摄取位置良好的骨盆 X 线片，以检查髋臼的深度和方向（图 2.279），有时可发现股骨近端不正常的头颈偏移（凸轮型 FAI）。然而，X 线片上不正常的偏移

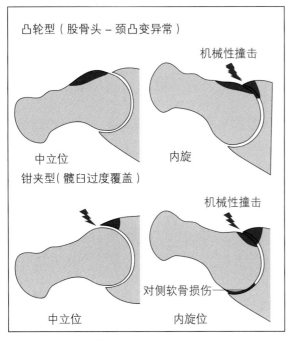

图 2.276　FAI 的基本形式

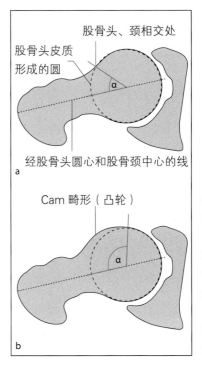

图 2.277　股骨近端 α 角，正常 < 55°。在平行于轴向的切面（沿股骨颈的平面）上测量。a. α 角的测量（正常）；b. 凸轮畸形所致 α 角病理性增大

有时会被低估，尤其是涉及股骨前上段时。CT 检查发现髋臼后倾，但选位良好的 X 线片则更好，因为像图 2.278 那样测量髋臼倾斜角度的方法仅能量化其平均倾斜角度。钳夹型 FAI 常与髋臼后倾有关，使用图 2.278 所示方法不能进行评估。

▶ MRI　MR 关节成像是确诊可疑 FAI 的第二步选择。股骨头颈连接处不正常的偏移可在标准成像平面或特殊方位的 X 线片上展示出来（图 2.280）。MRI 也能显示臼唇及关节软骨的相关损伤。这一点十分重要，因为严重的臼唇或软骨损伤所致的不良预后与手术治疗密切相关。

▶ 鉴别诊断　轻度异常偏移或髋臼轻度深陷

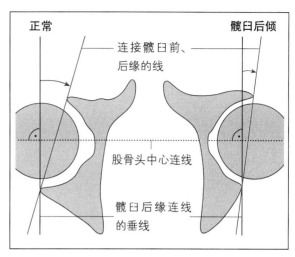

图 2.278　轴向 CT 影像上髋臼前倾角的测量，正常值为前倾 15°~25°

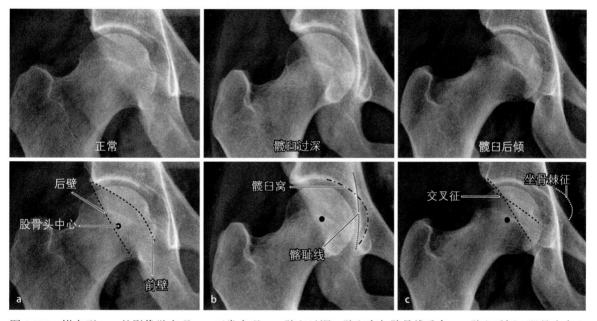

图 2.279　钳夹型 FAI 的影像学表现。a. 正常表现；b. 髋臼过深：髋臼窝与髂骨线重合；c. 髋臼后倾：股骨头中心投影于髋臼后缘的侧面（后壁征）；轮廓内可见坐骨棘。前壁与后壁重合，形成正交叉征象

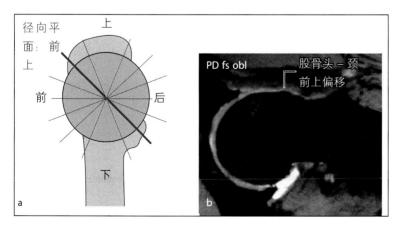

图 2.280　使用径向 MRI 层面扫描对凸轮型 FAI 患者的股骨头颈偏移进行评估。a. 径向扫描原理图（矢状面投影）；b. MR 关节成像的径向层面定向（见平面 a）

不一定提示 FAI，因为这种表现也常见于无症状个体。影像学检查和临床症状必须结合在一起才能做出诊断。

2.11.4 臼唇损伤

▶ **病理学** 臼唇撕裂时会出现髋部或腹股沟区疼痛，也可能无临床表现。臼唇损伤常由慢性超负荷所致，如继发于髋臼发育不良或 FAI，急性创伤性撕裂少见。臼唇损伤常与关节软骨损伤有关，并且臼唇改变先出现。随着年龄增长也可见到臼唇的进行性退变。10%~14% 的人群臼唇前中段不存在，被认为是一种正常变异。在 20% 的个体中，前下臼唇会有一个下唇沟（图 2.281）。约 25% 的个体会有下唇后下沟（图 2.282）。

▶ **X 线** 在部分病例中可以区分骨性髋臼外侧缘和髋臼缘，相当于一个未融合的骨化中心（图 2.283）。然而，臼唇撕裂后也可能发生骨化，此时在 X 线片上无法准确区分。

▶ **MRI** 臼唇撕裂多发生于基底部（50% 以上的病例），臼唇与髋臼和关节软骨分离（图 2.284）。臼唇间撕裂较少发生。必须在多个平面对臼唇进行评估，因为在标准成像图像平面上臼唇方向是倾斜的。MR 关节成像因可识别微小撕裂，也可以用于评估。

▶ **鉴别诊断** 臼唇撕裂必须与已知的臼唇正常变异相区别。下唇沟最常见于后下、前下或前位，而在前上象限中，臼唇撕裂比唇沟更常见。臼唇撕裂有时与唇旁囊肿相关，可能变得很大。总的来说，唇旁囊肿常提示潜在的臼唇疾病（图 2.285）。

2.11.5 软骨软化与滑膜炎

软骨软化

▶ **病理学** 髋臼缘常可发现关节软骨损伤，髋臼软骨的前段最先受影响。除了软骨缺陷外，髋臼软骨还可出现剥脱现象，这在 FAI 患者中较为常见。在晚期病例中，皮质下可能会出现水肿或囊肿（图 W2.59）。

▶ **X 线** 可以明确髋关节骨关节炎的严重程度；注意骨赘的形成、关节间隙变窄，以及软骨下硬化灶、对线不良和畸形（见章节 10.2）。

▶ **CT** CT 关节成像对于关节软骨损伤敏感度高。

▶ **MRI** 关节软骨损伤的可能很小，所以必须通过不同的平面来仔细检查软骨。MR 关节成像特别适用于关节软骨的评估（图 2.286）。值得注意的是，不同部位的软骨并不等厚，股骨软骨在中央部位较厚，而髋臼软骨则在侧面更厚。

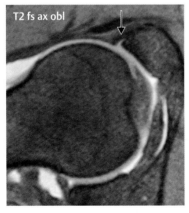

图 2.281 上臼唇前下部的唇沟（箭头）为上臼唇的一种正常变异。MR 关节成像

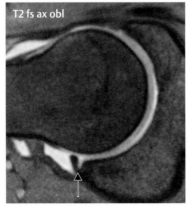

图 2.282 下臼唇后下部的唇沟（箭头）为下臼唇的一种正常变异。MR 关节成像

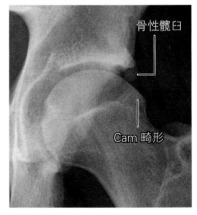

图 2.283 FAI 和髋臼

滑膜炎

▶ **病理学** 伴有关节积液的急性滑膜炎可能源于炎性疾病、骨坏死、外伤等。慢性刺激或类风湿性关节炎可导致髋关节滑膜增生和渗出。另外，PVNS（色素沉着绒毛结节性滑膜炎，见章节 4.6.5）也可以发生在髋关节。

▶ **超声** 超声可以观察到关节积液与滑膜增生（图 2.287），也可以在 B 超引导下对关节积液进行穿刺抽吸。

▶ **MRI** 滑膜炎表现为分泌滑液的绒毛增生、肥厚，伴关节积液（图 2.288），静脉注射造影剂后滑膜会显著增强。

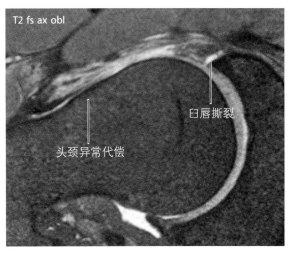

图 2.284　FAI 患者的上臼唇基部撕裂，MR 关节成像

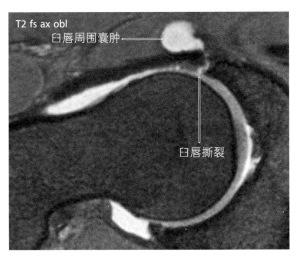

图 2.285　上唇旁囊肿相关的上臼唇撕裂，MR 关节成像

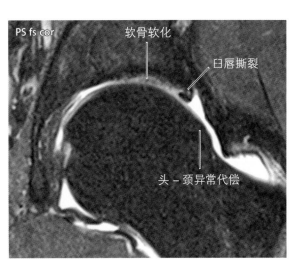

图 2.286　FAI 软骨软化，MR 关节成像

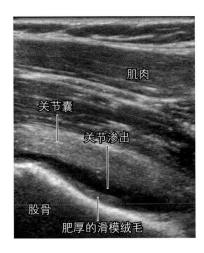

图 2.287　髋关节滑膜炎的超声表现，关节有少量渗出

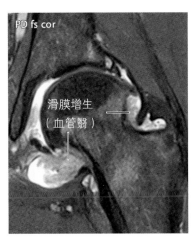

图 2.288　继发于风湿性关节炎的髋关节骨关节炎患者的严重滑膜炎。MR 关节成像

2.11.6 肌肉和肌腱损伤

外展肌

▶ 解剖学　见章节 2.11.6 和图 W2.60。

▶ 临床表现　外展肌腱病变多见于老年女性和关节成形术后的患者。臀肌腱在大转子止点的撕脱常发生在前外侧。臀肌腱病变、撕裂或转子滑囊炎表现为大转子疼痛综合征，包括髋关节外侧慢性钝痛和压痛。髋关节外展肌肌力减弱会导致髋关节活动范围减小以及单足站立试验阳性。

▶ 超声　超声诊断转子滑囊炎简单可靠（图 W2.61）。超声引导下的滑囊穿刺广泛应用于镇痛治疗。

▶ MRI　外展肌腱通常在所有序列上都为低信号。肌腱变性（病变）在液体敏感序列上和静脉注射造影剂后表现为肌腱和周围组织增厚信号的强度增加（图 2.289）。有时很难区分病变和非全层撕裂。全层撕裂也可能发生，但不常见（图 2.290）。臀部肌肉的脂肪萎缩也可见于慢性外展肌腱病变，通过 MRI 很容易诊断（图 2.291）。

> ⚠️ **警示**
>
> 　　外展肌腱止点处水肿样改变也可见于没有任何临床症状或体征的患者。大转子疼痛综合征的诊断不仅基于影像学发现，还要结合临床表现。

股后侧肌

▶ 解剖学　见章节 2.11.6 和图 W2.62。

▶ 病理学　股后肌在行走时发挥使髋关节伸展和膝关节屈曲的作用，也是最常受损的肌肉。此类损伤常表现为坐骨结节钝痛、压痛，尤其是在屈髋状态下。股后肌损伤通常难以治愈，尤其是运动员。肌腱撕裂一般发生在近端，成人撕脱骨折少见。

▶ X 线　能够通过 X 线片发现骨性撕脱和骨折，慢性股后肌损伤常见骨硬化。

▶ 超声　超声评估肌腱损伤是可行的，但需要很好地掌握相关的解剖学知识。特征表现是低回声水肿，伴肌腱部分或完全断裂。

▶ MRI　MRI 是诊断股后肌损伤的最佳手段，可充分展示肌腱撕脱，以及肌腱断端和肌腱间的间隙（图 2.292）。

股直肌

▶ 解剖学　见章节 2.11.6 和图 W2.63。

▶ 病理学　股直肌及其周围软组织损伤多见于足球和短跑运动员。股直肌近端受伤者多诉腹股沟区急性锐痛。股直肌中心腱损伤最常见。股直肌腱全层撕裂主要采用手术治疗。直接打击造成的肌肉撕裂多位于远段，很可能伴有大的血肿（假瘤）。

▶ X 线　骨性撕脱在 X 线片上可见，多见于青少年。陈旧性非全层撕裂或骨突损伤可能会骨化而显示为小骨块，在某些病例中会形成髂前下棘骨块（图 2.293）。

▶ 超声　超声可显示股直肌的肌肉、肌腱及其损伤，因此可用于诊断。超声还可以识别肌内血肿，为穿刺抽吸提供引导。

▶ MRI　MRI 可显示受伤的程度和类型，确认肌腱撕裂边缘的位置和血肿的大小。

内收肌

内收肌损伤常表现为肌腱、肌肉撕裂（图 2.294），多由急性创伤或慢性过用引起（见章节 1.8、2.12.3）。

弹响髋

弹响髋的临床定义为髋关节内部及其周围的疼痛，在髋关节运动（特别是在跑步时）时伴随可听到的和/或可触及的"弹响"。关节内病因（臼唇病变、滑膜炎）少见，一般更多由于髂腰肌腱划过髂耻梳产生"弹响"。同样，髂胫束划过大转子时不够顺滑也能够导致外侧"弹响"。

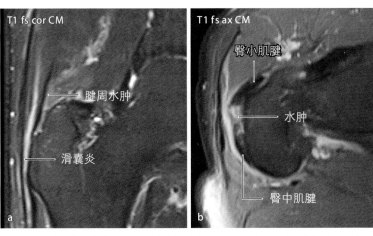

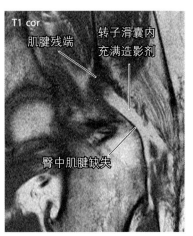

图 2.289 转子疼痛综合征。a. 滑囊摄取造影剂增多；b. 腱周水肿，造影剂摄取中度增多

图 2.290 臀中肌腱撕脱

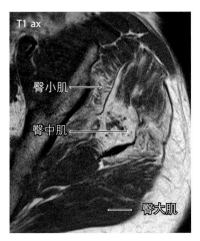

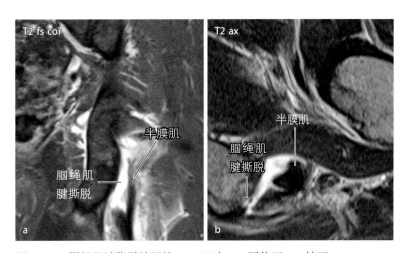

图 2.291 臀肌腱断裂引起的外展肌脂性肥厚

图 2.292 腘绳肌腱撕脱并回缩 1 cm 以内。a. 冠状面；b. 轴面

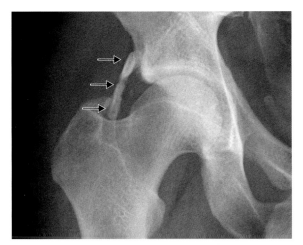

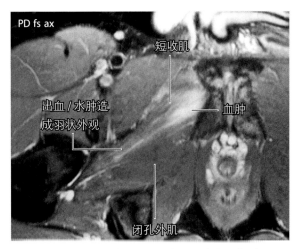

图 2.293 创伤后骨赘形成（箭头），股直肌腱非全层撕裂 3 年后

图 2.294 短收肌于其在耻骨止点处的非全层撕裂

2.11.7 股骨头骨骺滑脱

这种疾病也被称为股骨头骨骺分离（青少年髋内翻），是股骨近端生长板与骨骺的分离。多见于 10~14 岁年轻人，此时髋软骨仍未闭合。男孩比女孩多见。20%~40% 的病例双髋关节受到影响，发病时间多不同。

▶ **病理学** 确切病因不明。由于股骨头骨骺滑脱多发生在青春期，因此推测其受激素影响。受影响最严重的是超重患者，因此肥胖也可能是一种致病因素。疾病也可能发生在没有外伤的情况下。根据发展的时间及其程度，股骨头骨骺分离分为急性和隐性两种形式。

急性骨骺分离（3 周以内）的结果通常是骨骺完全脱位。如果治疗延迟或不当，发生缺血性股骨头坏死的概率明显增高。

隐性骨骺分离（3 周 ~3 个月）的脱位程度是可变的，骨骺完全分离罕见，一般骨骺仍然在原位。一旦骺板软骨骨化，则脱位就会停止。

▶ **临床表现** 股骨头骨骺分离的临床表现可以是轻度的负重状态下下肢的保护性疼痛，也可以是静息痛。

▶ **X 线** 基本诊断检查包括髋关节正侧位、Lauenstein 位 X 线片。在初始阶段，AP 位片可见骺板增宽和不规则（图 2.295a），但不能检测到骨骺脱位。如果已经发生脱位，则沿股骨颈外侧缘的参考线不通过骨骺，而正常情况下应与其外缘相切。此外，由于移位，骨骺变短。在长期股骨头骨骺分离中，干骺端囊性再生、修复明显，滑脱骨骺与股骨颈的背侧出现胼胝。头足方向的股骨头脱位可以在侧位 X 线片上早期发现。（图 2.295b）。

> ⚠ **提示**
>
> 早期股骨头骨骺分离在 X 线片上可无明显改变，因而诊断困难。

▶ **CT** 采用低剂量 CT 检查，可以进行早期诊断并准确测定滑动角。

▶ **超声** 采用超声，诊断比较容易。

▶ **MRI** MRI 能够最早发现股骨头骨骺滑脱的早期征象。在 T2WI 上，骨髓内沿骨骺生长板出现的高密度信号，提示应力存在与早期股骨头

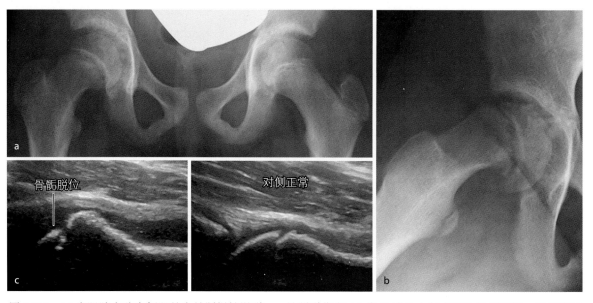

图 2.295 10 岁肥胖女孩右侧股骨头骨骺慢性滑脱。a. 骨骺脱位在 AP 位 X 线片上仅表现为骺板变宽。干骺部已有重塑（硬化）；b. Lauenstein 位 X 线片可见骨骺向头背侧滑移；c. 超声表现明显

骨骺滑脱。轴位和矢状位影像可显示脱位的程度。考虑到累及双髋的可能性很大，应行包括双髋在内的骨盆标准成像。系列 MRI 影像可以早期识别对侧迟发性受累。

2.11.8 髋关节骨折固定术、关节置换术后的 X 线评估

见章节 1.6.3、章节 1.6.4。

2.12 股骨与股部软组织

2.12.1 解剖与技术

▶解剖学　见章节 2.12.1。

技术

▶X 线　对于股骨近端创伤，常规 X 线检查应包括髋关节正、侧位片。在正位片上，小转子应位于股骨内侧皮质处。如果下肢过于外旋，小转子会明显突出，同时股骨颈缩短。Lanenstein 位片用于特殊情况（如股骨头骨骺滑脱等）。

▶CT　CT 可显示 X 线片显示不清之处，在复杂骨折中确认骨折碎片的位置和来源特别有用。

▶MRI　MRI 的主要优势包括可清晰显示 X 线片显示不清的隐匿性骨折、软组织损伤（如肌纤维撕裂），以及如股骨头无菌性坏死或骨髓炎等骨折并发症。

▶超声　超声用于诊断儿童骨骺分离和评估软组织病变。

2.12.2 骨折

股骨近端骨折

▶病理学　股骨近端骨折包括髋关节脱位相关的股骨颈骨折（见章节 2.3.4），以及股骨颈和转子下骨折。

股骨近端骨折多见于老年人。有骨质疏松时，甚至轻微创伤（如髋关节着地跌倒）也可导致骨折。另一方面，年轻患者的股骨近端骨折多为高能量损伤。少见原因包括运动员应力性骨折和局灶性骨病变的病理性骨折。

囊内（关节内）与囊外股骨颈骨折的典型区别是前者发生并发症的风险更高。股骨颈骨折是关节内骨折，分为头下型、经颈型和基底型；转子间和转子下骨折是囊外型。股骨距完好，皮质骨密度板自内侧投射向小梁骨（图 2.296），对于股骨近端骨折的稳定性十分重要。

股骨近端骨折的分类通常是描述性的，考虑了骨折的位置和模式（图 2.296）。在实际临床应用中，AO 分类（章节 2.12.2）不太重要（图 W2.64）。

头下型股骨颈骨折

头下型股骨颈骨折是股骨颈最近端的骨折，位于关节囊内，也是最常见的股骨近端骨折。来自旋股内侧深支动脉的骨骺血管在背侧进入股骨颈，因而会有损伤此动脉的风险。在成人，这些血管供应股骨头的大部分。因此，股骨头缺血性坏死的发生率在头下型股骨颈骨折中为 10%~20%（取决于股骨颈骨折的形态）。其他并发症包括骨折延迟愈合或骨不连（5%~25%），以及髋关节的继发性骨关节炎。

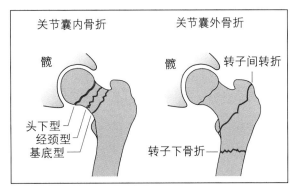

图 2.296　股骨近端关节内与关节外骨折

伴有外侧撞击的外展型骨折是机械稳定性的；相反，内收骨折和剪切骨折是不稳定的。

Pauwels 的分类标准考虑了骨折线相对于水平面的倾斜程度（图 2.297）：骨折线垂直程度越高，发生股骨头滑移、骨不连、缺血性坏死的风险越高。

Garden 分类系统适用于所有关节内股骨颈骨折，强调了骨折碎片的位移（图 2.298）。随着骨折碎片移位程度的增加，损伤骨骺血管和随后发生股骨头缺血性坏死的风险增高。Ⅲ 期和 Ⅳ期发生缺血性坏死的风险高达 50%。

▶ X 线　通过 X 线片对骨折进行诊断与分类并不困难（图 2.299）。然而，对于股骨颈无移位骨折或疲劳骨折，X 线表现往往很模糊，可能仅能发现骨小梁不连续或一条模糊的线。

▶ CT　CT 可用于疑有骨折的病例。

▶ MRI　MRI 是诊断微骨折最敏感的方法，甚至能显示那些 X 线片上未能发现的骨折。MRI 可以早期发现和诊断股骨头缺血性坏死，但不能预测股骨颈骨折后发生股骨头缺血性坏死风险的高低。

转子间骨折

股骨转子间骨折是第二常见的股骨近端骨折，骨折线自大转子沿内侧 - 足端方向斜行至小转子。反向骨折（反向倾斜型股骨转子间骨折，图 2.296）的骨折线沿内侧一端方向延伸，相对少见。此外，该转子和 / 或其他碎片可以撕脱，形成粉碎性骨折。

转子下骨折

股骨粗隆下段自转子间区下部延伸至股骨干近、中 1/3 交界处。此区域内的骨折比较少见，和其他股骨近端骨折一样，更多见于老年人或有骨质疏松的患者。临床多采用 AO 分类系统对股骨干骨折进行分类（见下）。

"隐匿性"股骨颈骨折

股骨颈的 X 线片——尤其是在有骨质疏松的情况下，并不总是能确认无移位的股骨颈骨折的存在，此即影像学表现"隐匿性"股骨颈骨折（图 2.299）。如有明确创伤史和严重疼痛，影像学报告必须建议行进一步的成像检查（CT、MRI）以便确诊。

股骨颈和股骨头的不完全骨折

股骨头和股骨颈是不完全骨折的典型好发部位（图 2.300，2.301），参见章节 1.5.1。

股骨干骨折

▶ 病理学　造成股骨干骨折的外力相当大。最常见的原因是交通事故，通常有多发伤。内收肌自内侧对远端骨碎片的牵拉，会使骨折碎片内翻对线不良，伴下肢长度缩短；而骨折近端因盆部肌肉的牵拉而处于内收、外旋、屈曲位。

股骨干骨折的 AO 分型：

• A 型：简单的螺旋形、斜形、横形骨折。

• B 型：伴有额外的单个或多发的楔形撕脱骨块（图 2.302）。

• C 型：复杂多节段或粉碎性骨折。

警示

　　股骨干骨折多伴有股骨近端骨折和明显的软组织损伤，应予重视。

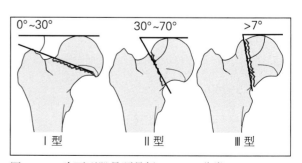

图 2.297　头下型股骨颈骨折 Pauwels 分类

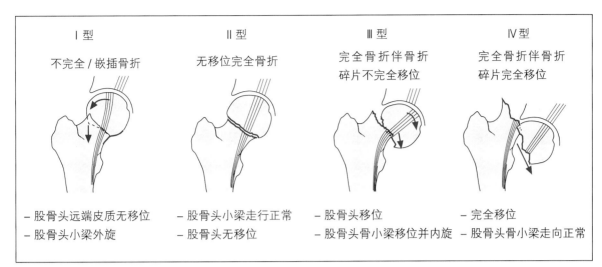

Ⅰ型	Ⅱ型	Ⅲ型	Ⅳ型
不完全/嵌插骨折	无移位完全骨折	完全骨折伴骨折碎片不完全移位	完全骨折伴骨折碎片完全移位
– 股骨头远端皮质无移位	– 股骨头小梁走行正常	– 股骨头移位	– 完全移位
– 股骨头小梁外旋	– 股骨头无移位	– 股骨头骨小梁移位并内旋	– 股骨头骨小梁走向正常

图 2.298　股骨颈骨折 Garden 分类

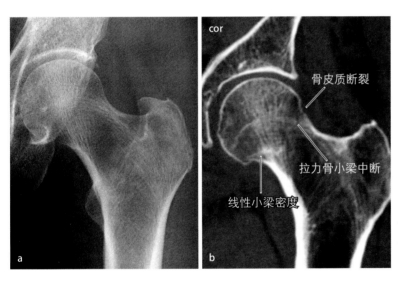

图 2.299　事故后出现髋部急性疼痛的女性患者。a. 初始 X 线片未见骨折，未行其他检查；b.10 天后行 CT 扫描，示无移位的股骨颈骨折

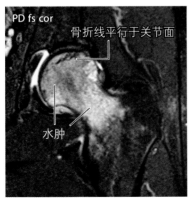

图 2.300　严重肥胖患者的股骨头不完全骨折

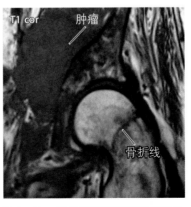

图 2.301　复发性膀胱癌和骨质疏松患者的股骨颈不完全骨折，疼痛不全由肿瘤引起

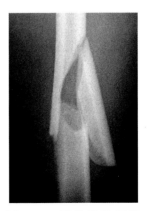

图 2.302　股骨干骨折伴单块楔形骨折片撕脱。AO 32–B1 型

股骨远端骨折

▶ 病理学　股骨远端骨折多是由轴向负荷合并外翻、旋转造成的。

最常用的骨折分型同样是 AO 分型（图 2.303）。断层成像可用于部分或完全关节内骨折。

2.12.3 股部肌肉损伤

股部肌肉损伤常由运动损伤引起（图 2.304）。事故相关的股部肌肉损伤而未累及骨很罕见。

根据解剖可将股部肌肉损伤分为三类（图 2.305），可用于对损伤进行大体评估（见章节 1.8.1）。

2.12.4 股部手术后的影像学评估

股骨近端

除了关节置换外，股骨近端骨折还可以采用螺钉固定、髓内钉（股骨近端髓内钉）或动力髋螺钉固定等进行治疗。小转子撕脱通常无须复位。

髋关节内置物的影像学评估处理见章节 1.6.4。

除了一般的术后发现（碎片调整，轴向和长度差异，内固定失败，医源性骨折等）外，髋关节的术后影像学评估还应包括下列问题：

- 骨折固定装置的位置如何？应用动力髋螺钉或髓内钉治疗时，应将螺钉置于股骨颈内侧皮质，带丝部分位于股骨头后下象限（图 2.306）。此位置可确保最佳的机械稳定性，同时保护主要负重区的血管和软骨。螺钉头或滑动钉至少应距关节 5 mm，位于股骨头后下方（图 2.306）。

- 螺钉是否移位？随时间延长，股骨颈下沉多不是病理性的，而是由于骨干内螺钉的滑动；同样，螺杆的向外移位也是正常的（图 2.307）。

- 螺钉是否穿入关节？（图 2.306b）。

- 是否存在股骨头缺血性坏死的证据？

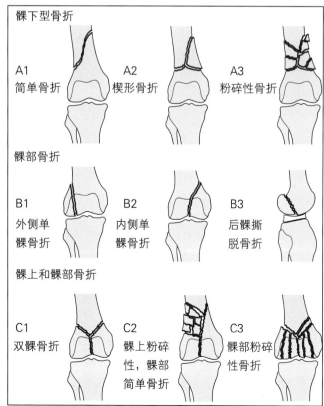

图 2.303　股骨远端骨折 AO 分类

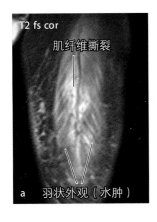

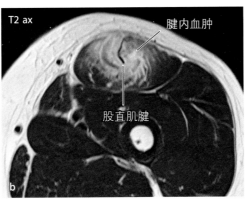

图 2.304 股直肌撕裂伴肌内血肿，肌肉水肿，呈羽状外观。a.冠状位观；b.轴位观

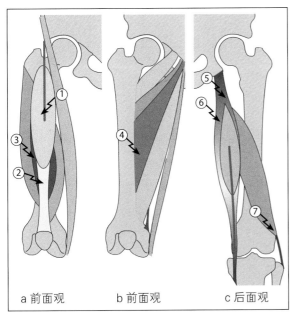

图 2.305 股部常见肌肉损伤部位。a.伸肌：股直肌腱膜中央（1）和外侧（2）部，股中间肌腹（3）；b.内收肌：长收肌远端附着部（4）；c.屈肌：半腱肌（5）和半膜肌（6）近端肌腱交界处，股二头肌远端肌腱交界处（7）

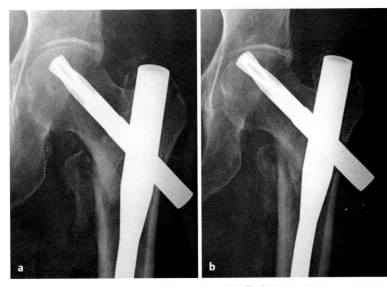

图 2.306 股骨转子间骨折髓内钉。（A型股骨近端钉）固定，可免用抗旋转螺钉。a.刃板的次优位置，过于靠近头端；b.术后，刃板穿入关节（切出）

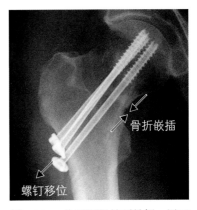

图 2.307 头下型股骨颈骨折，用三枚中空皮质螺钉固定。螺钉移位是由骨折压缩（可耐受，也是预期的）造成的，不是病理性的

• 是否有创伤后异位骨化？这种情况在髋关节中比较常见。

股骨干

股骨干骨折通常采用髓内钉治疗，其他选择包括接骨板和外固定。髓内钉可以顺行（通过大转子）或逆行（通过髁间窝）置入。可对髓内钉行静态或动态锁定。应用接骨板时，总是将其置于外侧。

术后影像学评估应包括以下几个方面：

• 有无旋转畸形？对股骨髁相对于股骨颈的位置进行评估。

• 螺钉和交锁螺钉的位置和完整性（图2.308）如何？锁定钉的弯曲或断裂提示骨折不稳定。

股骨远端

目前，多数股骨远端骨折采用接骨板内固定（角稳定接骨板更佳）进行治疗，少数采用逆行髓内钉或外固定。

术后影像学评估应包括以下方面：

• 骨碎片调整和关节表面的恢复情况如何？

• 髓内钉末端的位置情况如何？对于逆行髓内钉，应该确保其远端置于股骨髁水平（图2.309）。

2.13 膝关节

2.13.1 指征与技术

见章节2.13.1。

2.13.2 交叉韧带

前交叉韧带

▶ 解剖学 见章节2.13.2。

▶ 病理学 前交叉韧带（ACL）是膝关节韧带中最常受损的，其近端附着处最常被累及，而其胫骨附着处的撕脱罕见（儿童较常见）。

▶ MRI 可见前内侧束和后外侧束之间及其内部散布脂肪和液体，因而此部分近胫骨的前交叉韧带具有近似条纹的外观，通常信号强度有一定程度的增高（图2.310）。

前交叉韧带的黏液样退变并不罕见，表现为保留纤维连续性和方向，但丧失了结构细节的肿块样韧带结构（图2.311）。

前交叉韧带全层撕裂的直接征象：

• 连续性中断（图2.312）。

• 走行异常：远端纤维异常扁平或折叠（图2.314），近端纤维"下垂"（不再平行于髁间窝顶，图2.313）。

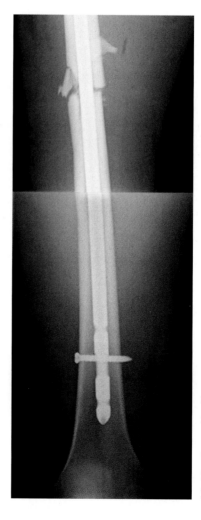

图2.308 股骨干横形骨折，用远端动态锁定的顺行髓内钉进行固定。螺钉误置于骨折处近端，因此无法实现对骨折的加压

• 沿前交叉韧带的信号增强：在非脂肪饱和 T2WI 上，韧带信号强度局部增加的阳性预测价值约 90%。脂肪饱和序列的预测价值低，使得辅助性 T2WI 在此情况下具有预测价值。

• 增厚和"模糊"的韧带：这些发现是常见的，但都是非特异性的。

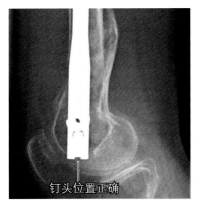

图 2.309 股骨远端骨折，采用逆行髓内钉治疗

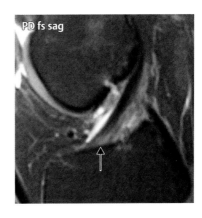

图 2.310 正常前交叉韧带，通常表现为中等信号条带

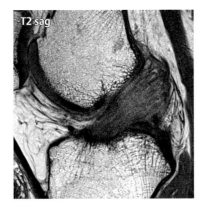

图 2.311 前交叉韧带黏液性退变

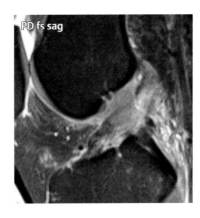

图 2.312 前交叉韧带撕裂，完全断裂

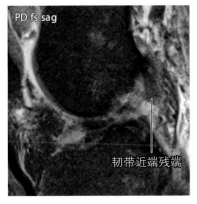

图 2.313 前交叉韧带撕裂，近端纤维不再与髁间切迹平行，而是呈悬垂状

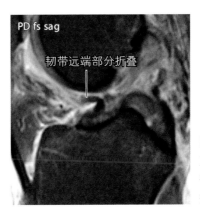

图 2.314 前交叉韧带撕裂，韧带远端残端向前折叠

171

前交叉韧带全层撕裂的间接征象包括：

• 在胫骨平台后外侧和股骨外侧髁（可能发生较晚）存在骨髓水肿区（图 2.315），后者可能与界沟处的压缩骨折（深切迹征）有关，一种股骨外侧髁正常生理性压迫（图 2.316）。注意：在儿童，由于其韧带弹性，甚至在没有前十字韧带撕裂的情况下，此类骨髓水肿也可发生。

• 关节囊的胫骨平台外侧撕脱（Segond 骨折）。

• 继发于过伸损伤的胫前、股前骨髓水肿；在这种情况下，前、后交叉韧带损伤可单独或均受累。

• 后交叉韧带的曲率增加（屈曲）。

• 胫骨向前半脱位，超过股骨外侧髁后缘 7 mm（前抽屉征，图 2.317）。

• 相关半月板撕裂（约 50%）。

前交叉韧带非全层撕裂的诊断标准：

• 韧带纤维间的液体等信号（图 2.318）。

• 某些纤维沿其整个过程很完整，有些中断。

提示 ❗

在轴向层面上沿韧带走行仔细进行检查，有助于前交叉韧带非全层撕裂的诊断。

前交叉韧带陈旧性损伤的诊断标准：

• 前交叉韧带变薄或完全"缺失"（图 2.319）。

• 走行异常。

• 深切迹征（图 2.316），无骨髓水肿。

• 抽屉试验阳性。

后交叉韧带

▶ 解剖学　见章节 2.13.2。

▶ 病理学　后交叉韧带损伤比前交叉韧带少见，通常只是部分撕裂。

▶ MRI　后交叉韧带的评估主要在矢状面进行，通常在所有序列上都表现为低信号。当膝关节完全伸直时，后交叉韧带的正常走行是弯曲的。

后交叉韧带撕裂的直接征象：

• 全层撕裂：所有纤维不连续。在液体敏感序列上，急性期表现为整个韧带的高信号（图 2.320）。

• 非全层撕裂：局部纤维完整，受累韧带部分局限性信号强度增高。

后交叉韧带撕裂的间接征象：

• 胫骨近端前部有孤立的骨髓水肿（仪表盘损伤）。

• 骨髓水肿位置与股骨前和胫骨前（水肿的位置）相反（非特异性）。

• 后交叉韧带撕脱通常见于胫骨侧，通常在胫骨平台后方有无移位的大的骨碎片（图 2.321）。

• 可伴有腓骨头、胫前结节和内侧关节囊的撕脱骨折。

前交叉韧带重建的评估

警示 ⚠

ACL 重建后的评估应在伸展状态下进行。

使用髌腱移植行 ACL 重建，在所有序列上都应表现为均匀低信号。

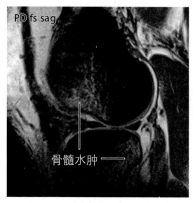

图 2.315　股骨髁和胫骨平台后外侧典型的骨髓水肿

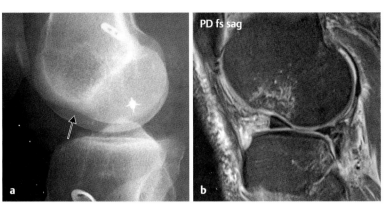

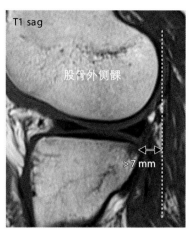

图 2.316　深切迹征。a. 侧位 X 线片可见髌股和胫股交界处关节表面穿透样压迹。内置物为重建的 ACL；b. MRI 显示明显的骨软骨压缩骨折，与 X 线发现一致

图 2.317　前交叉韧带功能不全造成的胫骨向前半脱位

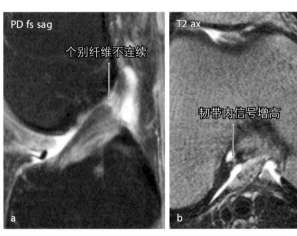

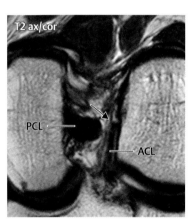

图 2.318　前交叉韧带非全层撕裂。a. 韧带股骨附着处部分断裂；b. 轴位 T2WI 上韧带内信号增高

图 2.319　前交叉韧带慢性撕裂

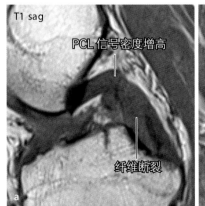

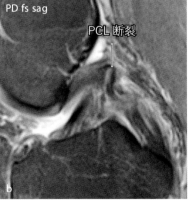

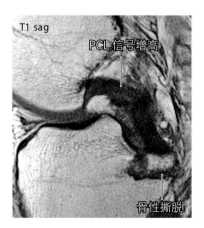

图 2.320　后交叉韧带全层撕裂。a. 后交叉韧带信号增高，纤维全部断裂；b. 断裂的韧带呈长的波浪状。PCL，后交叉韧带

图 2.321　后交叉韧带骨性撕脱，没有明显的骨髓水肿。PCL，后交叉韧带

与此相反，使用腘绳肌腱移植（股薄肌和半腱肌）时表现为信号增高的特征性条纹（因其为双束，图 2.322），术后愈合期会出现信号强度的变化：前 3 个月保持低信号；4~8 个月通常表现中间信号；术后 12 个月，恢复原前交叉韧带的信号强度。

前交叉韧带重建后出现相关症状（最典型的是一种不稳定的感觉）的原因可能包括：

• 移植物撕裂：MRI 表现为韧带纤维完全断裂，严重衰减，甚至移植物"缺失"（图 2.323）。

• 移植肌腱的拉伸：MRI 显示移植物走行正常但信号强度增加，应考虑术后时间间隔。

前交叉韧带重建运动范围的限制可能与下列因素有关：

• 移植物撞击（图 2.324）。

• 胫骨或股骨隧道位置不当。

• 移植物髁间部分的信号强度增加。

• 在髁间窝顶部存在骨赘。

• 关节内游离体，如软骨碎片。

• 术后瘢痕形成：局限性（被称为独眼病变：瘢痕组织向后紧邻移植物关节内段；图 2.325）或弥漫性（T2WI 上表现为滑膜增厚）。

钻孔中的腱鞘囊肿的形成可能与交叉韧带重建后退变有关，提示可能存在早期撕裂。然而研究发现，使用自体腘绳肌腱对前交叉韧带进行重建，可以在骨性隧道处发现少量液体积聚，通常会随着时间推移逐渐被吸收，不会促进腱鞘囊肿的形成或导致隧道扩张，与临床不稳定无关。

并发症也可能出现在重建移植材料的供区，如剩余髌腱的撕裂和髌骨骨折。

警示

采用髌腱行交叉韧带重建后 2 年内，髌腱信号强度的变化与增厚是正常的。因此，患者的临床症状在这个阶段是至关重要的。

2.13.3 内侧支持结构

▶ 解剖学 见章节 2.13.3。

▶ 病理学 内侧支持结构损伤比外侧支持结构损伤更常见。各种机制，如髌骨脱位、外翻应力或旋转等，会沿关节内侧导致内侧支持结构损伤。

髌股内侧韧带和髌内侧支持带

对这些结构通常最好在轴位 MRI 上进行评估。髌股内侧韧带位于支持带近端并与其相邻（图 2.326）。在此水平也可看到股内斜肌，此处韧带直接位于肌肉深面。髌股内侧韧带损伤最常发生在其股骨止点，但可能累及髌骨止点或中部。髌骨外侧脱位后，累及股骨外髁和髌骨内侧关节面的挫伤提示了损伤发生机制（见章节 2.13.5）。

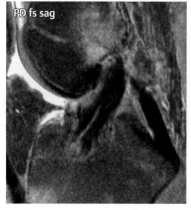
图 2.322 半腱肌移植修复前交叉韧带，手术后 3 个月，因移植折叠呈典型条索状

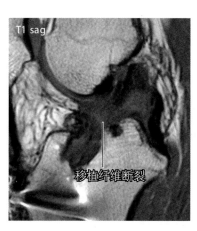
图 2.323 重建后前交叉韧带移植物断裂

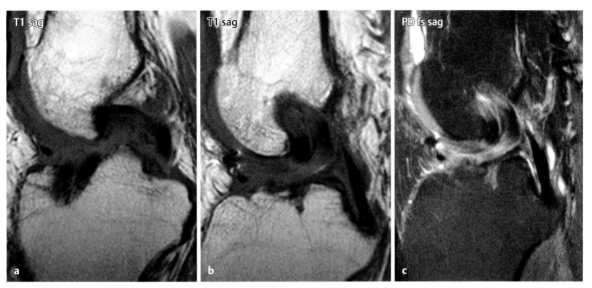

图 2.324　前交叉韧带移植物撞击。a. 胫骨隧道过于靠近近端；b. 股骨隧道应更靠头端，更靠背侧；c. 移植物发生撞击并水肿

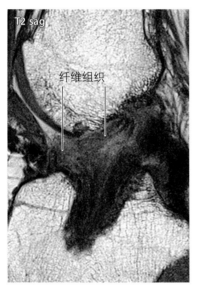

图 2.325　前交叉韧带重建局限性关节纤维化（独眼征）

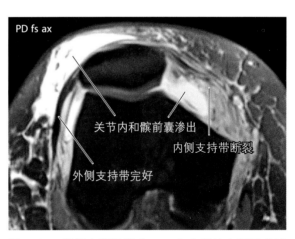

图 2.326　髌股内侧韧带（MPFL）水平的内侧髌支持带撕裂

内侧副韧带

内侧副韧带（MCL）损伤分为三级（同样适用于外侧副韧带）：

• 1 级：韧带完整，沿韧带有软组织水肿。

• 2 级：非全层撕裂，表现为韧带内信号强度明显增加（没有完全中断）或韧带增厚（图2.327）。

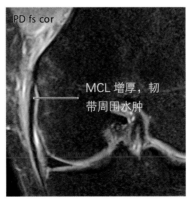

图 2.327　内侧副韧带损伤，韧带周围水肿，韧带增厚，韧带内信号正常。MCL，内侧副韧带

• 3 级：全层撕裂，韧带在其股骨或胫骨（较少见）止点处完全断裂（图 2.328）。

Stieda 骨折指股骨侧撕脱骨折，内侧副韧带胫骨止点处撕脱少见。

提示

如果半月板－关节囊附着处受累，半月板水平的内侧副韧带胫骨撕裂和韧带撕裂（3 级病变）需要及时处理（图 2.329）。MRI 可准确确认损伤的位置。

内侧副韧带慢损伤常表现为韧带增厚而无水肿，可能有钙化（图 2.330）。

警示

在半月板中部慢性损伤情况下，通常会有内侧副韧带及其周围的信号强度增加，提示半月板病变"刺激"内侧副韧带的可能性大（图 2.331）。此发现是非特异性的，也可能同时会发现慢性渗出。

► 超声　内侧副韧带在超声上可见，韧带增厚、撕裂、钙化，以及可能存在的韧带在股骨或胫骨止点处的撕脱骨折均可被发现。

鹅足（浅）是股薄肌、缝匠肌和走行于胫骨结节内侧的半腱肌腱的常见附着处。附着处深面的滑囊由于重复超负荷可能会发炎，MRI 或超声可以良好显示（图 2.332）。

半膜肌腱远端附着处损伤也通常被称为后内侧角损伤，可能涉及肌腱远端撕裂或平台后内侧的小的骨性撕脱。

2.13.4 侧向支撑结构

► 解剖学　见章节 2.13.4 和图 W2.65。

► 病理学　外侧副韧带损伤明显少于内侧副韧带。损伤机制多种多样，通常伴有交叉韧带损伤。髂胫束综合征（同义词：跑步膝）源于髂胫束在股骨外髁的持续摩擦，多见于长跑运动员。

► MRI　内 / 外侧副韧带的扭伤或撕裂分为三类（图 2.333）。如果观察到外侧副韧带或二头肌腱自腓骨头撕脱（图 2.334，弧形征），则提示交叉韧带受损。

Segond 骨折是中－外关节囊自胫骨止点处撕脱（图 2.335）。

腘肌腱创伤后病变的评估与侧副韧带相同

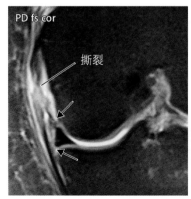

图 2.328　内侧副韧带（浅层）全层撕裂，深层纤维部分撕裂，导致半月板与关节囊分离

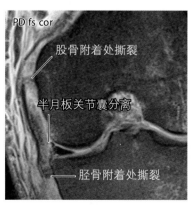

图 2.329　内侧副韧带损伤，3 级

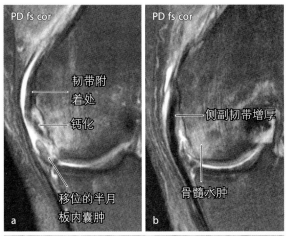

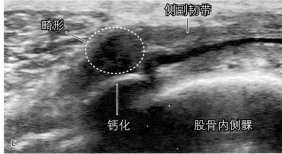

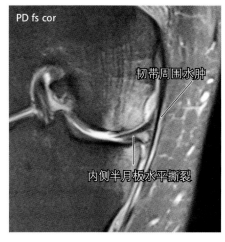

图 2.331 内侧半月板水平撕裂（无外伤史）伴内侧副韧带水肿

图 2.330 内侧副韧带股骨附着处深部钙化。a. 半月板边缘囊肿；b. 侧副韧带不规则增厚，提示慢性病变；c. 超声示增厚位于韧带钙化的上方，韧带近端低回声为人工伪影

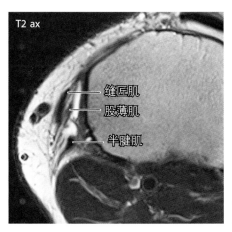

图 2.332 鹅足滑囊炎

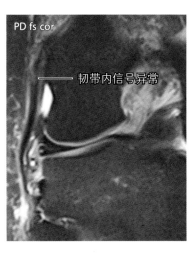

图 2.333 外侧副韧带 2 级损伤

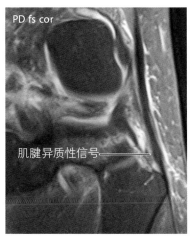

图 2.334 股二头肌腱撕裂伴周围水肿。2 级损伤

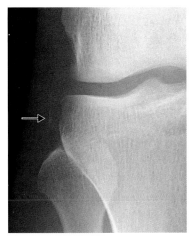

图 2.335 Segond 骨折。胫骨平台外侧中部骨性撕脱（箭头）

（图 2.336）。约 95% 的损伤发生在肌肉 – 肌腱交界处（图 2.337）。

成二分髌骨。这是一种正常的变异，通常无临床意义，但不应与骨折相混淆。然而，在因创伤或过用导致膝前疼痛的患者中，MRI 会表现为骨髓水肿沿二分髌骨的软骨联合分布。二分髌骨与骨折不同的一个显著特征是二分髌骨的软骨是连续的（图 2.340）；在 X 线片或薄层 CT 影像中对（"骨折"）边缘进行仔细分析有助于鉴别（图 2.341）。

警示

腘肌腱股骨附着处信号强度轻度增加是正常的。

作为对膝关节后外侧进行加强的韧带（将腘肌肌肉 – 肌腱交界处锚定于腓骨头，图 2.338），应对侧副韧带有所了解。半月板腘束位于背外侧和背侧，有关节积液时可辨认。

髂胫束综合征在 MRI 上表现为软组织股骨外髁与髂胫束之间的软组织水肿（图 2.339）。此外，也可见到髂胫束增厚和附近骨髓水肿。超声可显示为髂胫束与股骨之间纵向低回声区。

2.13.5 髌骨，股四头肌和前方韧带

▶ 解剖　见章节 2.13.5。

变异

当髌骨的两个骨化中心没有融合时，就会形

髌骨骨折与脱位

▶ 病理学　髌骨骨折通常是直接打击的结果，由肌肉的暴力牵拉导致骨折的情况罕见。骨折线可以从任何方向通过髌骨，横形骨折最常见。可能的并发症包括碎片坏死和髌股关节早期骨关节炎。

创伤性撕裂和伸肌机制的应力相关改变常见。髌骨脱位也可以因生物力学不稳定或创伤而发生。

关节软骨单侧负重可以由轴向对线不良或偏心性髌骨造成。排除其他因素（尤其是肌腱和软骨病理条件）后，有若干量化测量技术（角度，距离，位移）有助于评估患者的主诉，但多为非特异性的。具体请参阅章节 9.4。

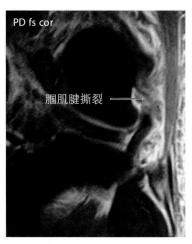

图 2.336　腘肌腱股骨止点处 3 级损伤（全层撕裂）

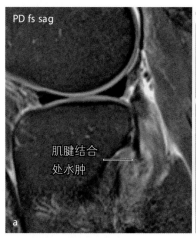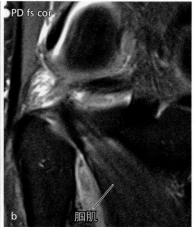

图 2.337　腘肌腱结合处（最常见）非全层撕裂。a. 水肿、出血、肌纤维部分中断；b. 肌内水肿使肌肉呈羽状外观

▶ MRI 髌骨脱位的典型表现包括：

• 在股骨外髁骨髓前部和髌骨内侧部分信号增高（图 2.342）。

• 软组织水肿。

• 关节渗出。

• 内侧支持带、内侧髌股韧带和关节囊可能撕裂。

• 可能有髌骨软骨损伤。

• 可能有髌骨内缘的撕脱骨折。

• 可能有股骨外髁骨软骨损伤（图 2.343）。

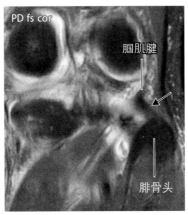

图 2.338 胭腓韧带完好（箭头）

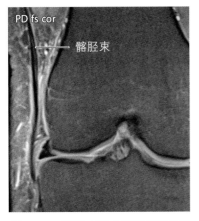

图 2.339 髂胫束综合征伴相邻软组织水肿

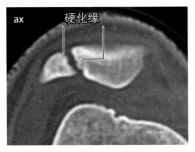

图 2.341 二分髌骨。硬化缘的存在使其与新鲜骨折相区别

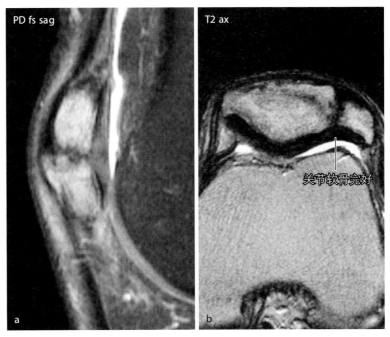

图 2.340 二分髌骨。a. 与应力反应有关的未融合骨化中心有明显的水肿；b. 软骨完好，有助于与髌骨骨折相鉴别

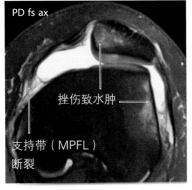

图 2.342 髌骨外侧脱位后的典型损伤表现。MPFL，髌股内侧韧带

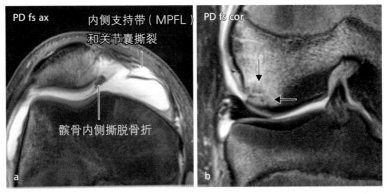

图 2.343 髌骨脱位的伴发损伤。a. 内侧支持结构断裂和髌骨撕脱骨折；b. 股骨外侧髁骨软骨骨折（箭头）。MPFL，髌股内侧韧带

股四头肌腱和髌腱

• MRI/ 超声　典型的髌腱撕裂表现为其纤维的横向断裂，与肌腱退变很容易区别。间接征象如波浪状或起伏状的腱纤维以及周围软组织水肿也很明显。在这些病例中，髌腱常表现为松弛、起伏状。通过 MRI 和超声可将部分撕裂（通常是肌腱浅层）分为全层断裂与非全层断裂（图 2.344，2.345）。

股四头肌腱断裂后可出现低位髌骨。

跳跃膝是一种发生于髌腱和股四头肌腱的过用性肌腱病。65% 的病例累及髌骨下极肌腱止点处，累及股四头肌腱髌骨止点处者占 25%，累及髌腱胫骨止点处者占 10%。慢性肌腱病在 MRI 上表现为肌腱内部信号增高；在超声上显示低回声改变，彩色多普勒超声显示多血管化（与健侧对比；图 W2.66）。

在青春期，膝关节过用会导致在髌骨下极处肌腱止点病和隆起的发育障碍（Sinding–Larsen–Johansson 综合征）。

> **⚠ 警示**
>
> 在近端髌腱，如果只有内部信号强度的增加，则不应诊断跳跃膝，因为这非常常见，没有临床意义。诊断同时需要有近端肌腱增厚，周围软组织信号强度增加等表现（图 2.346）。明显的对比增强也是一个有用的标志。

Hoffa 脂垫"刺激"表现为脂肪组织水肿、肿胀以及周围组织不太明显的水肿（图 2.347），在创伤后出现此表现亦属正常。

2.13.6　半月板

▶ 解剖学　膝关节半月板在解剖上分为前角、中间部分（或身体）和后角。临床上一个比较重要的方面是半月板的血管化，可以分为有血管的"红区"（包括其外周约 1/3）、无血管的"白区"，以及可变的"红 – 白区"（图 2.348）。半月板与胫骨（尤其是背侧）的连接也有很大的临床意义（图 2.349）。解剖细节请参见章节 2.13.6 和图 W2.67。

评价半月板的几条金标准：

• 正常的半月板宽度总是大于厚度（矢状面）。

• 内侧半月板的后角总是比前角宽，而外侧半月板的前、后角则基本相等。

• 在冠状面上半月板两侧后角可以覆盖胫骨平台。

• 内侧半月板与关节囊连接紧密，板囊间出现液体信号即为异常。

• 膝关节横韧带连接两侧半月板的前角，在矢状面上韧带连于两个前角处均可见（图 2.350）。结合冠状面影像观察可避免误诊为撕裂。

• 腘肌腱走行于背侧，在半月板与关节囊之间（诊断撕裂时需注意）。

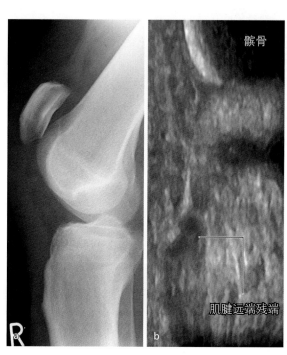

图 2.344　髌韧带撕裂。a. 高位髌骨；b. 超声（长轴面）显示髌股下极韧带撕裂

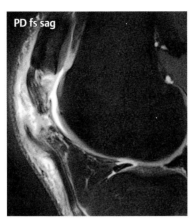

图 2.345　髌韧带撕裂

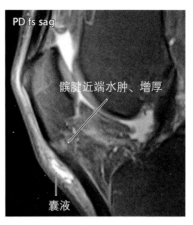

图 2.346　跳跃膝。过用导致的近端髌韧带肌腱炎症伴髌上滑囊炎

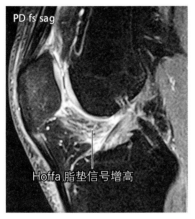

图 2.347　过用引起的 Hoffa 脂垫激惹

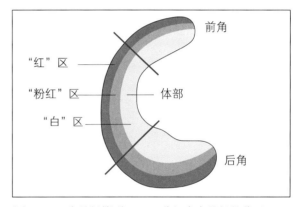

图 2.348　半月板撕裂 Stoller 分级中半月板的分区

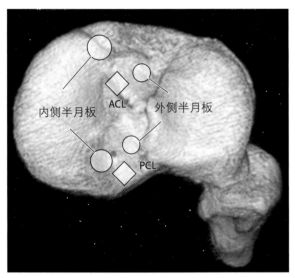

图 2.349　半月板和交叉韧带的附着点。胫骨平台上面观。ACL，前交叉韧带；PCL，后交叉韧带

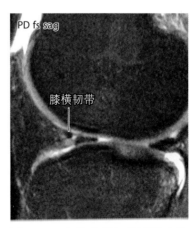

图 2.350　勿将膝横韧带误认为撕裂或半月板前角撕脱碎片

变异

盘状半月板（通常为外侧）：在水平位影像上表现为环形而不是正常的 C 形，中间可以闭合或保持开放（图 2.351）。在 MRI 影像中，半月板体部可以在超过三个层面显影（切面厚度为 3 mm）。另一变异为"荷叶边"半月板：半月板内部卷曲、折叠或呈波浪状（特别是在膝关节微屈时）。应避免将其误认为半月板撕裂的间接征象。如果没有撕裂的证据，则应视其为正常变异。

警示

在儿童中，半月板血管丰富的部分通常在液体敏感序列上表现为高信号，不应将其误认为"退变"。

▶ MRI　成人的健康半月板在所有序列上均表现为低信号。如半月板内出现高信号则提示变

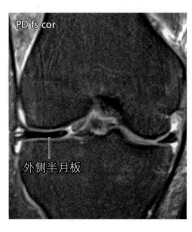

外侧半月板

图 2.351　盘状半月板

性（黏液性）。另一方面，半月板内累及关节间隙的线性高信号则提示撕裂（图 2.352）。

提示

临床经验：只有当高信号改变出现在连续两个层面并累及关节表面时，才能确诊半月板撕裂。如信号改变未累及关节面或不确定，则关节镜探查无法发现。由于半月板撕裂形式多样，应采用此法在不同平面进行评估以防漏诊。

半月板撕裂的形态学表现

图 2.353 示半月板撕裂分型。

- 纵向撕裂（图 2.354）多由创伤引起，撕裂形成的内部碎片在关节内移位。

- 水平撕裂常由退变引起，多见于后角。多发撕裂偶尔会表现为"磨损"样外观。注意：半月板底面碎片有时会沿内侧或外侧关节线移位至胫骨附近。

- 放射状撕裂很难被发现，因为其往往只在少数几个层面显影（图 2.357）。通常也由外伤引起，多会累及无血管区（"白区"），横行穿过所有重要的胶原纤维束，无法修复。

- 桶柄样撕裂是一种特殊的纵向撕裂，由于撕裂范围很大，碎片会变得不稳定并移位至髁间窝，邻近后交叉韧带，因形似桶柄而得名。矢状面影像上看起来好像是两条后交叉韧带（图 2.358）。

0级	1级	2级	3级	4级
			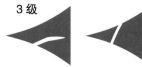	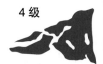
均匀低信号	不经过关节面的圆形密度增高影	不经过关节面的线性密度增高影	经过单个或两个关节面的线性密度增高影	多个不规则的碎片状密度增高影－复合损伤

图 2.352　半月板增强信号分级（Stoller 分级）

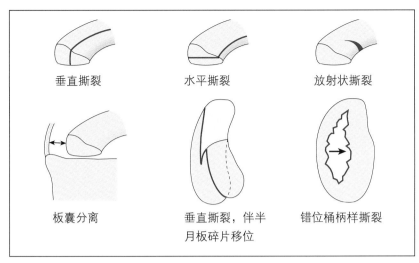

图 2.353 半月板撕裂形态

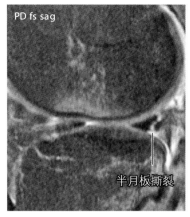

图 2.354 红区内后角垂直撕裂

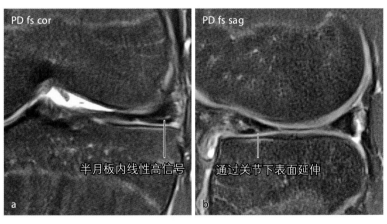

图 2.355 外侧半月板前角水平撕裂。a. 半月板内液体等密度横行线状影；b. 矢状面影像证实其累及下关节面

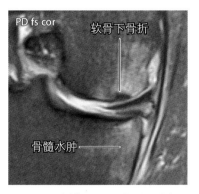

图 2.356 创伤后股骨内髁下骨折，无法确定内侧半月板后部有无水平撕裂，半月板轻度突出

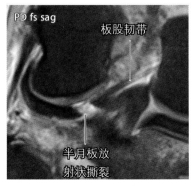

图 2.357 外侧半月板后角近后根附着处放射状撕裂

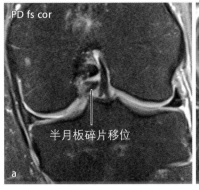

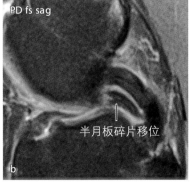

图 2.358 内侧半月板桶柄状撕裂。a. 残存的内侧半月板信号减弱；b. 桶柄状碎片位于髁间区，后交叉韧带深面

移位的半月板碎片可以造成各种类型的撕裂，半月板卷曲（图 2.359）则几乎只发生于外侧半月板，通常为半月板后角附着处的撕裂，随后会发生部分半月板移位。

如果部分半月板完全游离，则称为半月板截断；如果半月板从关节囊撕脱，则称为板囊分离。

▶ 重要发现　放射学报告应指出半月板有无撕裂或退变（如黏液样变）的信号改变，并说明病变位置、形态、类型。描述时应运用前文提及的半月板分区方法。红区的撕裂缝合后愈后较好，白区的撕裂则通常选择半月板切除。

板囊分离

板囊分离通常不能由 MRI 确诊，必须发现典型征象后才能确定（图 2.360~362）

半月板根部附着于胫骨处的撕裂在 MRI 常被低估，此时应对附着处进行系统、仔细的检查。此外，在许多病例中，这种撕裂也提示半月板突出。

半月板突出需要仔细描述。严格来说，半月板突出指半月板超出胫骨平台 3 mm 以上。当出现此征象时，我们应当对可能的病因保持警惕：半月板撕裂？半月板根部附着点撕裂？

半月板内 / 周围囊肿通常与半月板损伤或退变有关。如果半月板表现正常，则显影结构有可能是正常的关节凹、滑囊炎或关节旁神经节。

半月板手术后评估

半月板撕裂术后改变及创伤后的修复，如肉芽组织形成，都会表现为与半月板撕裂相似的信号密度，这些信号影会在手术或康复后存在很长时间。此外，半月板的常规评估标准也无法用于半月板部分切除患者，因为之前存在的内部退变可能因手术而被误认为撕裂。所以

怀疑再发撕裂时（图 2.363），寻找正常部分的撕裂或碎块则很有必要（之前的对比影像很重要）。很多学者推荐用关节镜来判断。

2.13.7　软骨

可与章节 1.4、章节 7.2.5、章节 10.2 对比阅读。

▶ 解剖学 / 病理学　见章节 2.13.7。

改良 Outerbridge 分级为最佳的软骨损伤分级，最初依据自关节镜检查，如今根据 MRI 检查进行了改良：

- 0 级：软骨正常。
- 1 级：表面粗糙，软骨内异常信号增高影。
- 2 级：浅表软骨缺损，不足软骨厚度的 50%。
- 3 级：软骨缺损超过软骨厚度的 50%。
- 4 级：软骨全层缺失，软骨下骨显露。

▶ MRI　除以上分级外，同时需在 2 个以上 MRI 层面对缺损进行测量。并确认是否累及膝关节的骨或关节内结构。

2.13.8　关节囊和皱襞

关节囊

▶ 解剖学　无论是因过度运动造成的炎症或与膝关节相通，膝关节周围有很多充满液体的滑囊。尤其应当注意腘窝囊肿（Baker 囊肿）、髌前囊，以及鹅足和半膜肌腱止点处的滑囊。

▶ MRI/ 超声　在 MRI 上，滑囊炎在液体敏感序列和钆剂造影中表现为信号增高。多普勒超声则表现为低回声区，周围软组织高灌注。

皱襞

皱襞是一种无症状的滑膜襞，通常存在于：

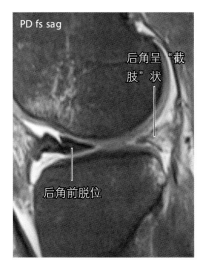

图 2.359　外侧半月板撕裂伴翻转信号，前角向前方撕脱导致前角大于后角（两倍于前角）

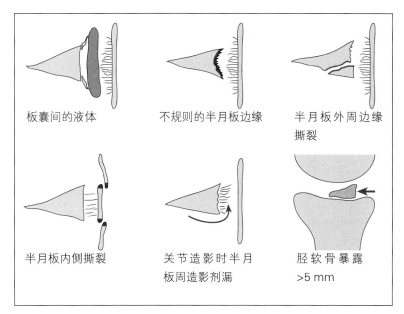

图 2.360　Fisher 板囊分离

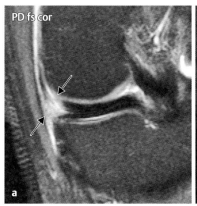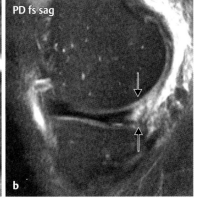

图 2.361　板囊分离。a.半月板附着处断裂；b.半月板附着处撕裂（箭头，不同水平）

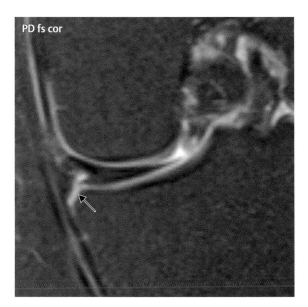

图 2.362　胫骨面内侧半月板的部分板囊分离

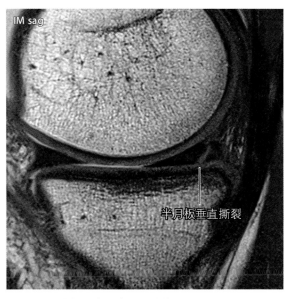

图 2.363　内侧后角缝合后再次撕裂

- 前交叉韧带前的髌下滑膜襞（图 2.364）。
- 髌骨上方，股四头肌腱背侧的髌上皱襞。
- 髌骨内侧的髌骨内侧皱襞（图 2.365）。
- 髌骨外侧的髌骨外侧皱襞。

髌骨内侧疼痛，特别是年轻患者，多见于髌内侧皱襞的皱襞综合征。这是一种临床诊断，如有怀疑可行 MRI 检查。

2.13.9 软骨替代治疗后的表现

由于软骨损伤十分常见且自行修复的可能性很低，现代软骨置换治疗成了修复软骨功能的一种手段。

关节镜或开放手术的方式总结如下：
- 骨髓刺激，如钻孔或微骨折。
- 自体或异体软骨移植（OATS）。
- 自体软骨细胞移植。
- 基质相关的自体软骨细胞移植（MACT）。

▶ MRI　MRI 作为一种无创技术，可以评估 OATS 术植入的骨软骨柱的生长情况（图 2.366）、缺陷填充情况，以及各种替代组织的形状；并能发现如关节面不完整、填充不充分、缺损进行性

扩大，以及相对于原始缺损的移植物肥大等并发症（图 2.367）。

MOCART 分级可用于软骨移植术后监测，用一系列数字来评估修复组织的信号。

2.13.10 膝关节成形术后的放射学评估

膝关节成形可根据置换关节的表面大小分类（如髌骨、股骨、胫骨的全关节成形和单髁假体成形），也可根据关节稳定性进行分类（韧带保留、限制性、固定假体），还可以根据固定进行分类（骨水泥型或非骨水泥型）。

术后评估

假体关节的平面应与负重轴垂直，前后位影像上股骨干与胫骨干成 5°~9° 角，侧位片上胫骨关节面背倾小于 5° 是可以接受的，髌骨应在正常位。如疑有髌骨脱位，则应拍摄切位片以明确诊断。

正常的放射学位置对确认术后的轴向对线不良非常重要，如果股骨或胫骨附件置入位置正确，

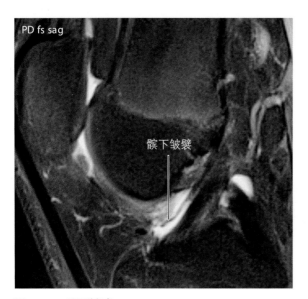

图 2.364　髌下皱襞

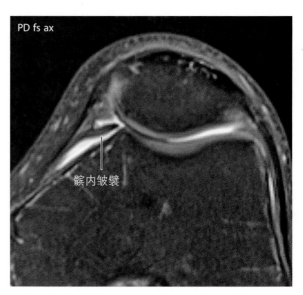

图 2.365　髌内侧皱襞。该患者没有滑膜皱襞综合相关症状，内侧髌骨关节面可见软骨损伤

但对应部件位置异常的话，则会出现旋转畸形。

并发症

不稳定：假体错位的程度可通过影像来判断（关节间隙过宽或狭窄，关节表面错位等）。

异物肉芽肿：是由假体磨损产生的碎屑引起的，形成蜂窝状的骨溶解（见章节 1.6.4）。

如果假体周围透亮区超过 2 mm 并进行性扩大，则提示内置物松动，尤其是髌端基座受累时。

胫骨组件沉降（股骨组件少见）应被认为是病理性的。

假体周围感染的诊断依赖临床、实验室检查及影像学。特殊的影像学表现包括出现气体、骨膜反应。非特异性表现包括软组织肿胀、内置物界面透亮区（图 2.368）。在某些病例中，其他成像技术（CT、MRI、超声、核医学）或超声引导下穿刺引流培养也可有助于诊断。

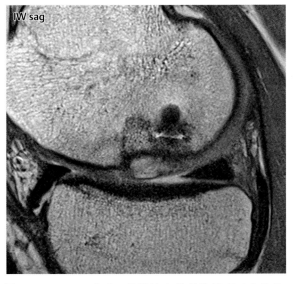

图 2.366　OATS 术后。移植柱内软骨信号高于自体软骨，软骨表面完整

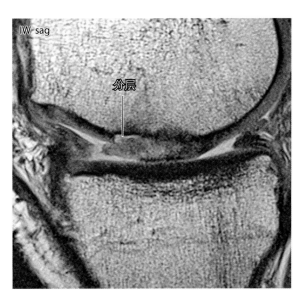

图 2.367　MACT 术后并发症——软骨分层

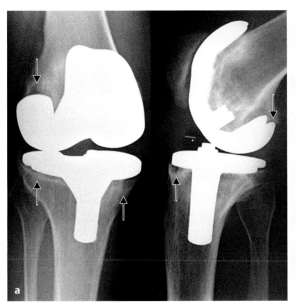

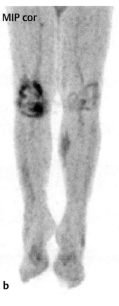

图 2.368　全关节成形术后 3 年，疼痛加重。a. 股骨、胫骨组件周围透亮区（箭头）；b.[18]F-FDGPET 示核素堆积，不能分辨炎性或非炎性。最后行关节清创以避免败血症

2.14 小腿

▶ 解剖学 见章节 2.14。

2.14.1 创伤

胫骨平台骨折

总的来说，压缩/粉碎性骨折和脱位的表现各有不同。通常在进行诊断性影像学检查前，脱位多已自行复位。胫骨平台外侧骨折多见。

此类骨折的分类系统很多，AO 分类是最常用的（图 2.369，2.370），Schatzker 分类在北美应用较多（图 W2.68）。粉碎性骨折常由高速撞击引起，仅凭 X 线片很难进行分类，CT 则可以对骨折形态很好地进行评估。

胫骨边缘骨折（剪切）在目前的分型系统中尚未单独列出，累及胫骨平台后缘（单髁或双髁），骨折模式为横形。原因是胫骨平台前部和胫骨干半脱位，而胫骨平台后部与股骨完好。

小腿近端撕脱骨折：如果损伤致关节分离或扭曲，则常伴肌腱或韧带的撕脱。

• Segond 骨折：外侧关节囊韧带复合体撕脱（图 2.371）。

• 弧形征：弧形复合体自腓骨头发生骨性撕脱，因常呈弧形而得名。

• 胫骨平台髂胫束骨性撕脱（Gerdy 结节撕脱）。

警示

如果创伤后在小腿近端出现这几类撕脱骨折，则有必要行 MRI 检查，因为此时常伴有 X 线片无法分辨的广泛关节内损伤。

其他撕脱骨折：

• 髁间棘撕脱骨折：常见于年轻患者，前交叉韧带附着处的髁间棘部分或完全撕脱（图 2.372）。单纯的髁间棘撕脱骨折为 AO A 型骨折，后交叉韧带附着处的撕脱则很少见。

A		B		C	
关节外骨折		部分关节骨折		全关节骨折	
A1：腓骨头、胫骨粗隆、交叉韧带止点撕脱骨折	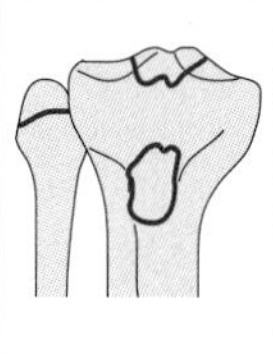	B1：单纯劈裂	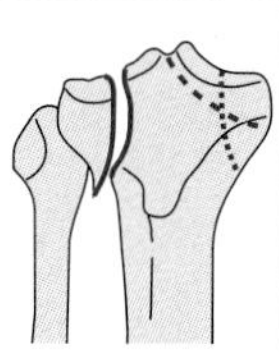	C1：单纯骨折	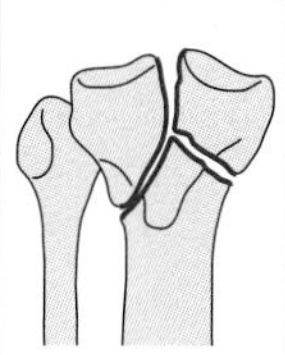
A2：单纯干骺端骨折	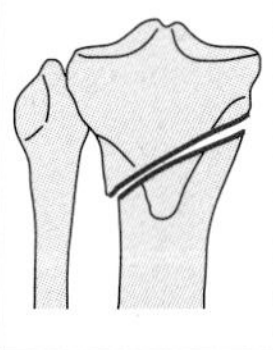	B2：单纯压缩	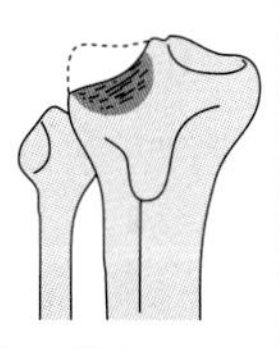	C2：简单关节骨折，干骺端粉碎性骨折	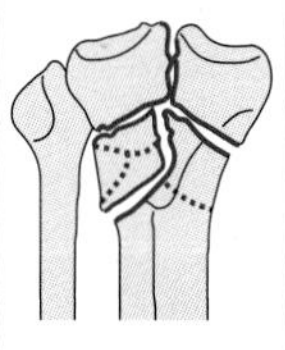
A3：干骺端粉碎性骨折	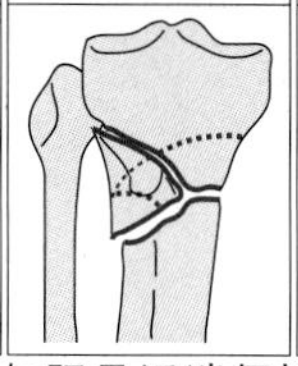	B3：劈裂和压缩	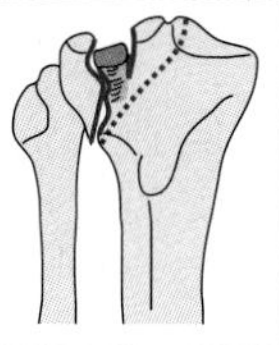	C3：粉碎性关节骨折	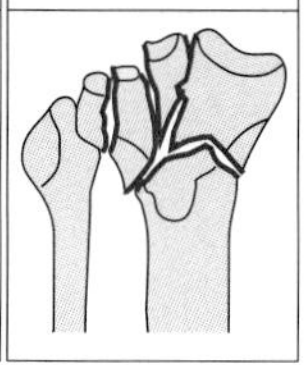

* 胫骨平台部分完好，与胫骨近端保持连续

图 2.369 胫骨平台骨折 AO 分型

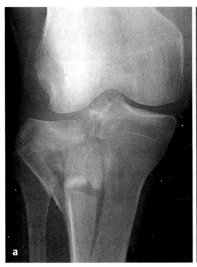
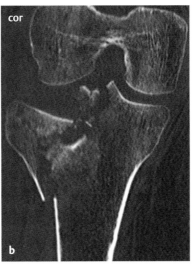

图 2.370 AO B3 型胫骨平台外侧或 Schatzker Ⅱ型胫骨平台骨折。a. 粉碎性压缩骨折；b. CT 示中间压缩并累及髁间棘

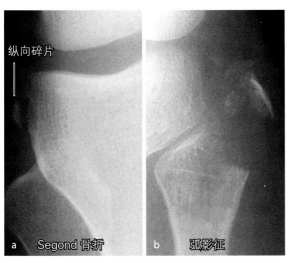

图 2.371 外侧断裂。a. 外侧囊 - 韧带复合体撕脱（Segond 骨折）；b. 股二头肌腱自腓骨小头撕脱（弧形影）

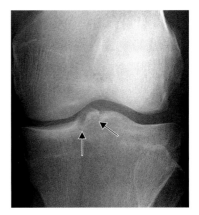

图 2.372 髁间隆起撕脱（箭头）

• 胫骨粗隆撕脱骨折：同样多见于青少年（图 2.373），但必须与胫骨结节的二次骨化中心、Osgood–Schlatter 病（见章节 7.3.2）相鉴别。病史和临床症状都有助于鉴别。

▶ 儿童特点 胫骨平台的骨骺骨折或干骺分离虽然罕见，但常在影像诊断中漏诊，尤其是解释影像发现而未结合临床描述时。单纯的腓骨头骨折也时有发生，MRI 可用于确诊。

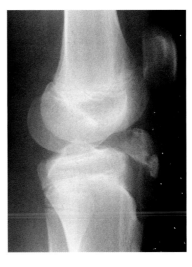

图 2.373 继发于高位髌骨的 17 岁男孩的胫骨粗隆撕脱

胫/腓骨干骨折

胫骨干骨折是最常见的骨干骨折，80%的病例伴腓骨干骨折。

> **警示**
>
> 胫骨干骨折同时发生神经血管的损伤也很常见，急性筋膜间室综合征也一样。

AO分型（详见 http：//www.aofoundation.org）是临床应用最多的：

- A型：简单骨折。
- B型：楔形骨折。
- C型：复杂骨折。

Ellis-Edward 改良分类在北美应用较多，综合考虑了对预后影响较大的软组织损伤和骨损伤程度（见章节 2.14.1，表 W2.3）。

> **警示**
>
> 未将腓骨远端骨折列入骨干骨折而将其归入踝部骨折，因其受伤机制几乎完全不同，一般伴下胫腓联合损伤。

▶ **儿童特点** 幼儿骨折指 1~3 周岁患儿下肢的应力性骨裂与骨折，大部分是单纯的、无移位的胫骨干骨折，骨折线通常为斜形（图 2.374），常因患儿突然出现跛行而引起注意。有时只能通过 MRI 或后续放射学检查发现伤愈骨痂形成才能确诊。超声可以显示因血肿而抬升的骨膜。

儿童干骺端压缩骨折是骨干骨折的一种特殊情况，常因轴位负载出现骨干近端或远端的骨小梁及皮质嵌插，诊断较难，仅能凭松质骨内带状影或同时发生的皮质断裂来辨识（图 2.375）。临床有疑问时可行 MRI 或超声检查（检查有无皮质断裂）（图 2.376）。

胫骨远端骨折和胫骨平台或 Pilon 骨折

胫骨远端骨折最重要的特征是累及关节面，是由轴向负载使得距骨冲击胫骨远端关节造成的。

这类骨折也多采用 AO 分类系统进行分类（图 2.377），同时包括胫骨远端干骺端骨折。Pilon 骨折属于 B 型或 C 型（图 2.378）。严格来说，Pilon 骨折是胫骨骨折但通常总会累及腓骨，其与踝关节骨折（见章节 2.15.2）从受伤机制上来说有所区别。

> **警示**
>
> 仅凭影像学检查很难对胫骨远端骨折分类，不同观察者间存在偏倚，所以 CT 检查很有必要，特别是对于 B、C 型骨折。

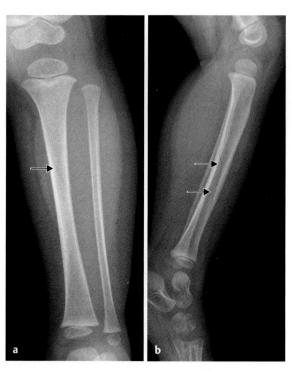

图 2.374 Toddler 骨折（箭头）。a. 前后位的斜形骨折线；b. 侧位片上典型的斜形–螺旋形骨折

皮质轻微不规则
a
受伤时
带状硬化
骨膜反应
b
伤后 14 天

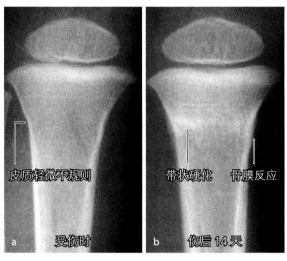

图 2.375 1 岁女孩的胫骨近端干骺端压缩骨折。a. 受伤当天；b. 伤后 14 天

RE
轮廓不规则

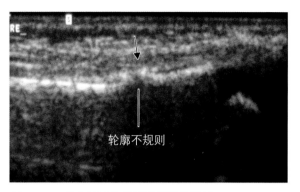

图 2.376 超声显示儿童干骺端压缩骨折

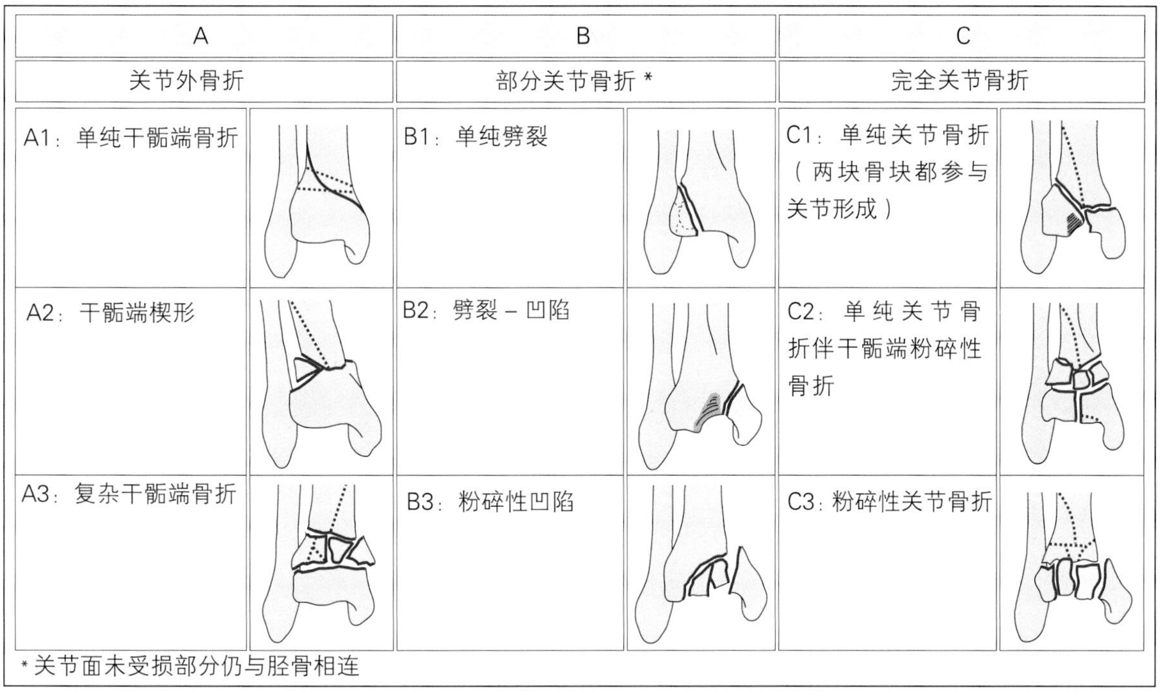

A
B
C
关节外骨折
部分关节骨折 *
完全关节骨折
A1：单纯干骺端骨折
B1：单纯劈裂
C1：单纯关节骨折（两块骨块都参与关节形成）
A2：干骺端楔形
B2：劈裂 – 凹陷
C2：单纯关节骨折伴干骺端粉碎性骨折
A3：复杂干骺端骨折
B3：粉碎性凹陷
C3：粉碎性关节骨折
* 关节面未受损部分仍与胫骨相连

图 2.377 胫骨远端骨折的 AO 分型，可伴或不伴有腓骨骨折

cor
a
sag
b

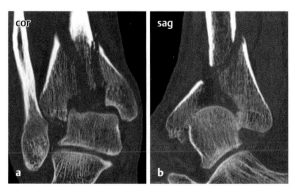

图 2.378 轴向负载损伤造成的胫骨的 Pilon 骨折，AO 分类 C3 型。a. 冠状面重建；b. 矢状面重建

▶ **儿童特点** 胫骨远端干骺端分离十分常见，多累及内踝。其位置多位于胫骨内侧，伴或不伴干骺端楔形改变；如有移位，则有引起骨骺闭合不良的风险。

过渡期骨折是另一种青少年骨折，多见于12~15岁（青年向成年过渡阶段）患者，通常累及胫骨远端，此时骺板尚未完全闭合。造成骨折的剪切力不会使生长板完全断裂，仅会影响其外侧未闭合部分（图 2.379）。骨折线向内侧骨骺延伸，包括已骨化和未骨化部分（双平面骨折）；如还另外存在致屈力，则会形成撕裂的干骺端骨碎片（图 2.379，2.380）。

提示

"过渡期骨折"这一说法某些国家并不使用，他们将其归为 Salter–Harris 骨折的一个亚型，多采用形态学对其进行描述。

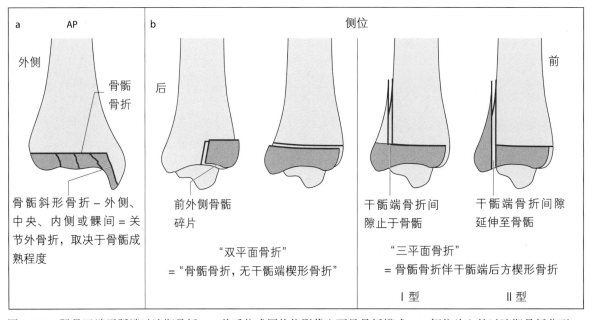

图 2.379 胫骨远端干骺端过渡期骨折。a. 前后位或冠状位影像上可见骨折模式；b. 侧位片上的过渡期骨折分型

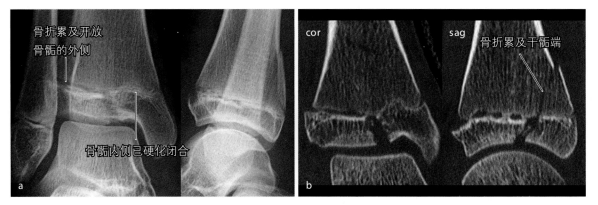

图 2.380 下肢远端过渡期骨折（三平面骨折）。a. X线片示骨折线从前外侧穿过生长板；b. CT 示不同于双平面骨折，三平面骨折也累及干骺端

2.14.2 小腿术后的影像学评估

胫骨平台

胫骨平台骨折多采取接骨板、螺钉（少数情况下）进行固定，有时也可采用松质骨加强或骨置换。

骨折固定的主要目的是恢复胫骨关节面。因此，术后的 X 线检查应当评估关节面有无不齐、缺损或裂开（图 2.381），特别要注意有无关节内游离骨片及轴向对线情况。CT 检查也很有帮助。

小腿骨干

目前，小腿骨折多采用髓内钉或接骨板固定进行治疗，有时也联合使用（如胫骨髓内钉＋腓骨接骨板）。

▶ X 线　术后应用 X 线片进行评估时应注意以下几点：

• 是否有轴向对线异常、骨碎片移位或下肢长度不一致；

• 髓内钉稳定性如何？交锁螺钉与骨折线间应该有几毫米的距离（稳定）。偶尔需要再拧紧螺钉使其位于踝关节近端。钉子既不能穿出关节面也不能使碎骨片劈裂。交锁螺钉双皮质固定可提供充分的握持力。

• 硬件失败？如果近端静态交锁螺钉弯曲或断裂，则可能会实现预期的"自动动力化"（图 2.382）。此时，应当检查骨折区域有无错位。如胫骨远端交锁螺钉断裂，则髓内针有可能向踝关节移位。

Pilon 骨折

对于 Pilon 骨折，临床常在临时用外固定架治疗后以角接骨板固定进行治疗。

▶ X 线　X 线片应以踝关节为中心，以对手术恢复进行正确评估。同时，X 线片应包括约一半的小腿，以完整显示固定物。

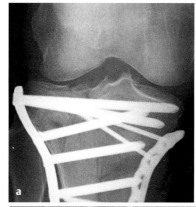
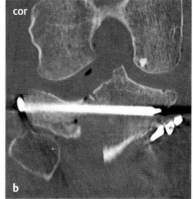

图 2.381　胫骨平台粉碎性骨折的双侧接骨板固定。a.胫骨平台外侧关节面明显不齐；b.平台后部槽形压痕

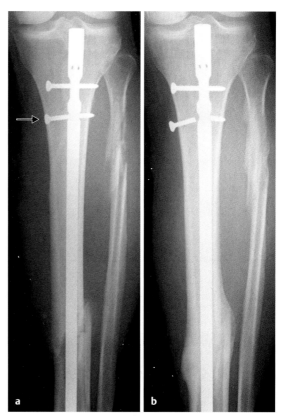

图 2.382　下肢骨折髓内钉固定。a.术后 6 周近端静态锁定螺钉明显弯曲（箭头）；b. 6 个月后：螺钉断裂形成自发动态化，使得骨折完全愈合

术后评估应注意以下几点：

- 轴向对线情况（图 2.383）？
- 关节面复位情况，有无不齐、缺损或裂开？
- 有无关节内骨碎片？
- 螺钉与关节的位置关系如何？
- 踝关节宽度如何？踝关节宽度是术后评价胫腓联合稳定性的指标，必须在影像诊断报告中进行描述。

2.14.3 小腿软组织损伤和应力反应

筋膜间室综合征（见章节 11.6）最常见于小腿，特别是前间室（见章节 2.14）。除了创伤外，肌张力高也会表现筋膜间室综合征的症状。诊断主要依赖临床检查，超声与 MRI 检查分别可见低回声影或液体敏感序列上的高信号影。受累筋膜间室水肿，肌肉的正常结构破坏。如灌注损伤时间较长，则静脉应用造影剂可显示受累肌肉的坏死部分。

小腿骨折常伴有肌肉损伤和出血，随后也会出现血管、神经的损伤。竞技运动员还可能会出现腓肠肌 / 比目鱼肌的撕裂，尤其在肌肉 - 肌腱

交界处（图 2.384）。

"外胫夹"（跑步腿）是指一种好发于运动员小腿的运动相关疼痛综合征，与软组织和骨的非特异性炎症有关。目前认为主要病因为下列 4 种情况：

- 胫骨应力性骨折（图 2.385）。
- 胫后综合征（肌炎、筋膜炎）。
- 过用性筋膜间室综合征。
- 胫骨（前侧）骨膜炎。

上述情况在 MRI 下的表现各不相同。

2.15 踝与足

2.15.1 解剖，变异与技术

▶ 解剖学 见章节 2.15.1，图 W2.69~71。

变异

足部和踝关节周围可能会存在多块无临床表现的副骨（图 2.386），有时仅凭影像学检查结果难以将其与碎骨块区分开。足舟骨韧带与三角骨可能会因撞击综合征而产生相应的临床症状（见章节 2.15.11）。

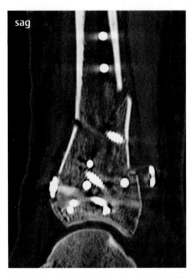

图 2.383 胫骨远端 Pilon 骨折后关节面复位良好。然而，干骺端外侧顶点存在向后成角

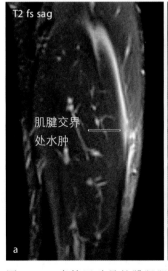
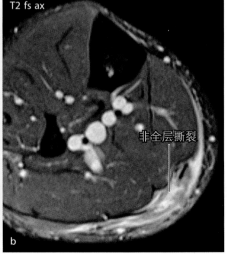

图 2.384 竞技运动员的腓肠肌非全层撕裂。a. 损伤通常累及肌肉肌腱交界处；b. 肌纤维水肿，部分断裂

　　青少年的正常变异有时会干扰进一步的诊断，如跟腱跟骨附着处的多个骨核（图2.387）。

　　1%~2%的正常人存在跗骨联合，这是一种先天性的异常骨连接，可以是骨性、软骨性或纤维组织性的。距骨与舟骨的联合最为常见，约占跗骨联合的50%，一般十几岁才会发病，表现为跗骨周围疼痛。距舟联合在侧位X线片上表现为C形征（自距骨背侧皮质至载距突下缘的线状影，图2.388）和距骨鸟嘴征，不应与距骨鼻相混淆。距骨鼻是关节囊在踝和距骨颈止点处的

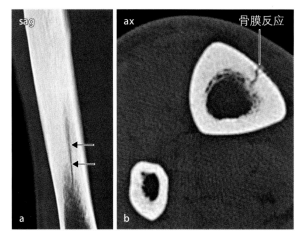

图 2.385　胫骨应力性骨折（胫骨夹）。a.纵向骨折（箭头处）；b.早期的骨膜反应

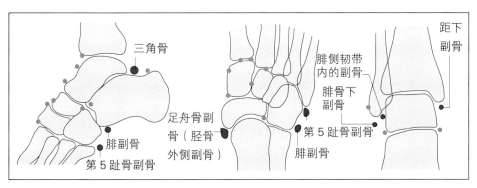

图 2.386　踝关节与足部的副骨

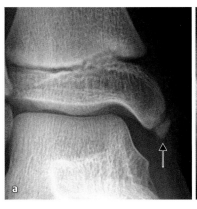
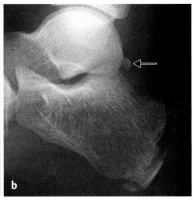

图 2.387　解剖变异有时会误认为是创伤造成的。a.内踝骨化中心分离（箭头）；b.跟骨和三角骨的多块籽骨（箭头）

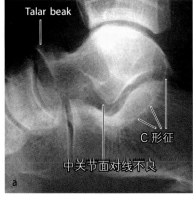
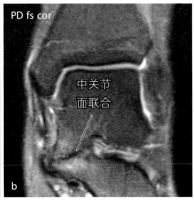

图 2.388　跟距联合。a.侧位片的典型表现；b.联合处分散化的骨髓水肿（距骨关节中部）

纤维骨疣（图 2.388）。跟骨联合通常表现为骨突延长，被称为"食蚁兽鼻影"（图 2.389）。

技术

▶ X线　踝关节的基础放射学评估需摄取两个投照位的影像。摄取 AP 位影像时，下肢应内旋 15°，最常见的错误是摄影时距下关节外旋，会造成内旋的假象。摄取侧位片时小腿与足都应侧放，否则距骨会出现重影，外踝则会出现假性脱位影。一张好的前后位 X 线片应有以下特征：内踝与距骨间有明显的间隙，跟骨结节与腓骨头不重叠。外侧（腓距）关节间隙切线位片上距骨内、外侧缘在后部可能重叠，因为两者并不平行。

为了排除腓骨近端骨折（也会引起踝关节骨折），X 线片必须包含膝关节在内的全部小腿，应力位片用于排除侧副韧带撕裂和下胫腓联合损伤常无效，应采用 MRI 或超声对韧带直接成像。如有解剖异常，建议摄取健侧 X 线片作为对比。

以下放射线征象对评估正常踝关节构成非常重要（图 2.390）：

- 正常关节宽度。
- 腓骨长度正常。
- 腓距关节表面与胫距关节表面的位置关系（腓骨下端内侧有一小籽骨，称为 Weber 鼻）。
- 在严格 AP 位上胫腓骨重叠至少 1 mm，内旋 20°。
- 关节平台端 1 cm 处头胫骨与腓骨的距离小于 5 mm（超过 5 mm 提示有损伤）。

▶ 超声　对外侧韧带结构、胫腓前联合、肌腱的评估都可通过超声进行，特点是可以动态观察，踝关节的渗出性病变易于检测。

▶ CT　用于 X 线表现不清或复杂骨折。

▶ MRI　用于疑有韧带、肌腱、软骨损伤或其他隐匿性病变时。

2.15.2 踝关节骨折

踝关节骨折通常由踝关节（距小腿关节）的（短暂）脱位引起的，多伴有侧副韧带、胫腓联合的损伤（见章节 2.15.9）。

踝关节骨折采用 AO 分类系统（http://www.aofoundaion.org）进行分类。Danis-Weber 分类系统考虑了胫骨远端骨折合并胫腓联合损伤，Lauge-Hansen 分类包含了对骨折形态和病理机制，AO 分类系统则将二者融合在一起。在日常临床治疗中，Danis-Weber 分类在国际上广泛使用并被细化，补充了单踝、双踝及三踝骨折，以此来描述各种可能的并发损伤（图 2.391，表 2.7）。胫骨后缘被认为是第三踝，当此处出现撕脱骨折时，则称为"Volkmann 三角"。不同骨折的类型见图 W2.72~75。

表 2.7　外踝骨折伴发损伤

Danis/Weber	A 型	B 型	C 型
联合韧带损伤	从不	可能	总是
骨间膜损伤	从不	从不	常见，上至骨折水平
内踝骨折 / 内侧韧带撕裂	可能	可能	总是

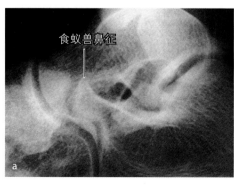
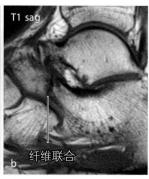

图 2.389　跟舟联合。a. 侧位片上的"食蚁兽鼻"征；b. 矢状面 MRI 示纤维联合

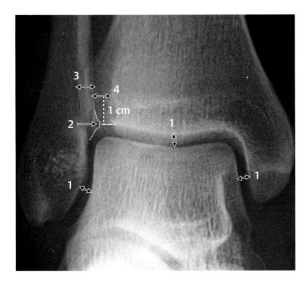

图 2.390 正确位置下的胫距关节的 X 线参数评估，内旋 15°。1. 关节间隙正常；2.Weber 鼻影，3. 胫腓重叠；4. 胫腓空间

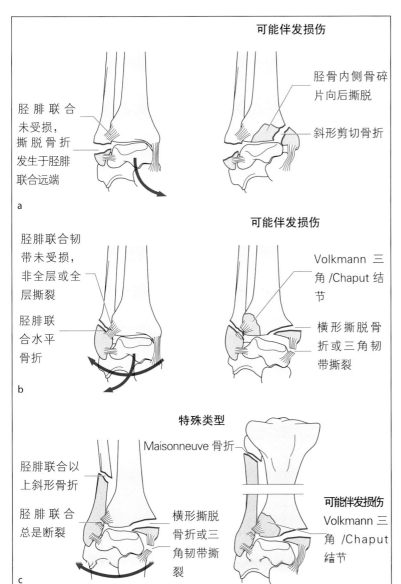

图 2.391 Danis 和 Weber 骨折分类。a. A 型：距骨内收足外旋；b. B 型：距骨外旋，足外旋；c. C 型：距骨外旋，足内旋

踝关节骨折的变异

• Tillaux–Chaput 骨折：胫骨前外侧的胫腓前韧带骨性撕脱（图 2.392）。

• Wagstaffe 骨折：距腓前联合自腓骨撕脱。

• Maisonneuve 骨折：胫骨近端骨干骨折，伴前韧带联合撕裂与骨间膜断裂（图 W2.76）。

在儿童患者中，踝关节骨折通常根据 Aitken 或 Salter–Harris 分类按照其与骨骺的位置进行分类。

2.15.3 距骨的软骨病变

> **提示**
>
> • 软骨病变并不少见，见于 1%～5% 的踝关节损伤。
>
> • 多数骨软骨病变在 X 线片上不可见。

距骨肩急性骨折

▶ 病理学 分别为距骨内、外侧肩的嵌插或剪切骨折，累及关节软骨和软骨下骨，与创伤相关。

▶ XR/CT 可见与关节面平行或稍倾斜的纵向卵圆形或三角形碎骨片（图 2.393）。有时可见骨碎片倒置，但移位罕见。有时仅见关节表面轻度凹陷而无碎骨片。

▶ MRI 从整体上看，只有在关节表面下才有明显的软骨下信号改变（通常在液体敏感序列上表现为高信号）。由于 MRI 的分辨率有限，因此对薄层关节软骨往往难以评估（图 2.394）。可以通过 MRI 来鉴别相应的骨碎片或骨软骨嵌插。

▶ 重要发现 如急性损伤（如距骨骨折）确定伴有骨软骨损伤，则应估计损伤的时间（急性或慢性）。这会影响治疗策略，因为急性病变通常会很快被处理治疗，而慢性骨软骨损伤可能要到距骨骨折愈合后才能解决。

距骨背慢性骨软骨样病变

▶ 病理学 多数患者并不记得发生过特定创伤。然而，踝关节韧带增厚和 / 或瘢痕形成提示陈旧性损伤，通常累及距骨背内侧。这些病变提示创伤后恢复不完全，可能与小的骨碎片坏死有关。"骨坏死"不适于描述这些病例的骨重塑和缺损，适于距骨颈部和体部骨折的并发症。

▶ X 线 /CT 外伤性骨软骨损伤有以下特点：

• 软骨下骨板轻度凹陷。

• 关节面火山口样缺损，伴边缘僵化。

• 沿距骨背边缘的软骨下骨弥漫性硬化（图 2.395）。

• 近关节透亮区（"囊肿"，图 2.395）

另一方面，在剥脱性骨软骨炎中，可看到圆形软骨碎片与相应的类圆形软骨碎片床，周围有硬化边（图 2.396）。

▶ MRI MRI 可显示软骨损伤（高空间分辨率）、低密度骨折碎片，在液体敏感序列上可见弥漫性硬化改变和软骨下囊性变（图 2.397）。

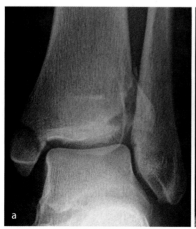

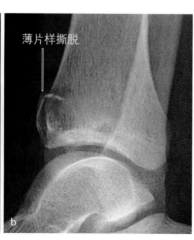

薄片样撕脱

图 2.392 Tillaux–Chaput 骨折前韧带联合胫骨骨性撕脱。a. 韧带联合水平的外侧胫骨骨折，同时有内踝骨折；b. 侧位片证实了前部撕脱骨折的形态

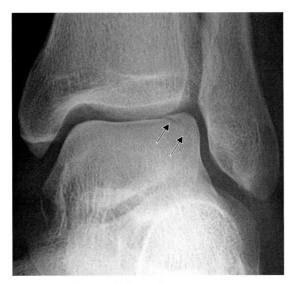

图 2.393 外侧距骨肩剪切骨折

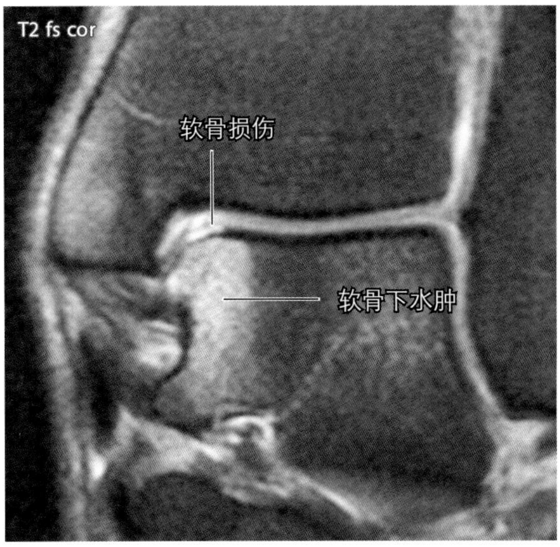

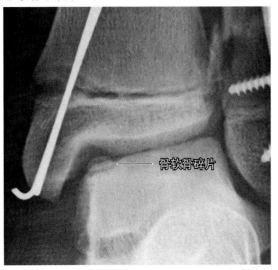

图 2.394 急性骨软骨损伤伴软骨损伤，有轻微嵌插和软骨下水肿

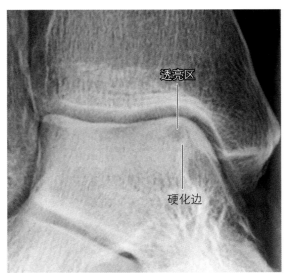

图 2.395 距骨内肩圆形透明区，伴硬化边缘，是典型的慢性创伤后的外观

图 2.396 胫骨远端骨骺和外踝骨折复位与固定后。距骨内肩外的剥离性骨软骨炎与急性骨折无关

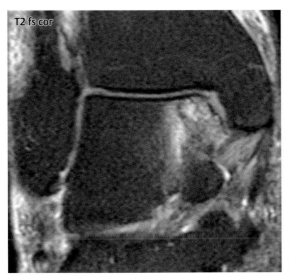

图 2.397 距骨内肩软骨下囊性病灶。在过去的 2 年里一直有疼痛，没有受伤的病史，但这很可能源自创伤

在剥脱性骨软骨炎中，骨软骨碎片含脂肪，在 T1WI 上呈低信号（硬化），在 T2WI 上可能为高信号，在不稳定的骨软骨碎片与碎片床之间可见液体或造影剂（如 MR 关节造影）（图 2.398）。

> **!** **提示**
>
> 存在慢性骨软骨病变时，关节造影结合 CT（CT 关节成像）是目前评估距骨关节面的金标准（图 2.399）。

2.15.4 距骨和跟骨骨折

距骨骨折

▶ **病理学** 距骨骨折通常由轴向负载过重引起，剪切力会造成距骨肩部骨软骨骨折。

距骨的血供不稳定，因此创伤后骨坏死常见。发生缺血性坏死可能与骨折移位程度相关，对骨折进行分类时应该考虑到这一点。

距骨骨折可以分为距骨颈部骨折（50%）、距骨体部骨折（25%），以及涉及距骨后突或外侧突的外周性骨折（25%）。ICI 分类（损伤整体分类）是一种综合性分类系统，但不常用。另一方面，根据 Hawkins 的观点，距骨颈垂直骨折的分类在临床比较有价值并且常用（图 2.400~402）。

使用此分类系统，骨折类型与发生创伤后骨坏死的风险密切相关： I 型 10%， II 型 40%， III 型 90%， IV 型 100%。

> **!** **提示**
>
> 距骨体部骨折通常累及胫距和 / 或距下关节面，与距骨颈部骨折不易区分，根据定义，距骨颈骨折是位于距骨侧突前外侧的关节外骨折，粉碎性骨折尤其如此。距骨骨折（除 1 型距骨骨折，图 2.402）需要立即手术治疗。

▶ **X 线 /CT/MRI** 疑有距骨骨折时，常规影像学检查应该包括踝关节的两个投照位影像和足的三个投照位影像（背跖位、斜位和严格侧位）。为确诊（或高度可疑）距骨骨折，应行 CT 检查。MRI 在陈旧性骨折（超过 4~6 周）中可用于评估骨生存能力。

距骨头骨折通常见于复杂的距骨骨折。

后距骨骨折和距骨侧突骨折（图 2.403）与距骨体骨折不同。例如，滑雪板骨折指距骨侧突的非移位性骨折，而牧羊人骨折则是指距骨后突的外侧结节骨折，不应与三角骨相混淆。如骨折移位在成人 >1~2 mm、儿童 >5 mm，需要进行手术治疗，此时应通过 CT 对骨折进行评估。

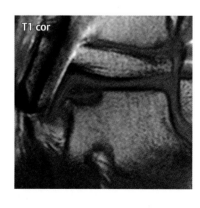

图 2.398 剥脱性软骨性骨软骨炎。骨软骨碎片呈低信号，提示骨硬化。与图 2.396 所示为同一患者

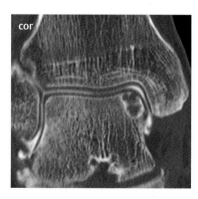

图 2.399 治疗前的骨软骨病变，CT 关节造影。软骨完全未受损

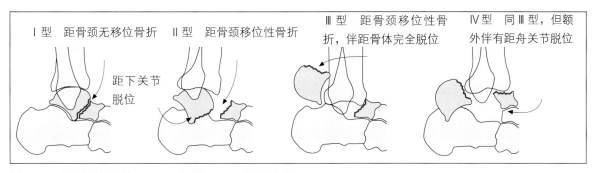

图 2.400 距骨颈骨折的 Hawkins 分类。STJ，距下关节

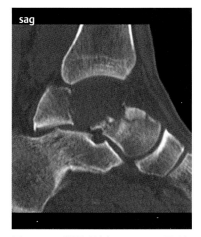

图 2.401 距骨骨折，Hawkins Ⅲ型。相对于踝关节和距下关节，距骨碎片后移位

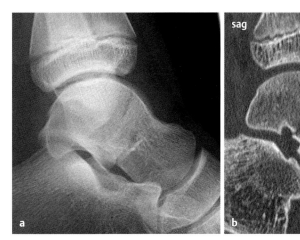

图 2.402 无移位的距骨体骨折。骨折线位于距骨外侧及背侧，因此它并非距骨颈骨折。a. 通过距骨体的透亮骨折线；b. 踝关节和距下关节无脱位

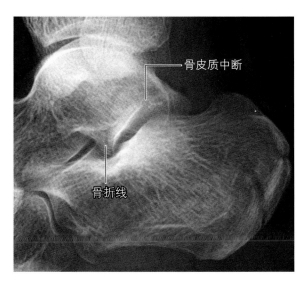

骨皮质中断

骨折线

图 2.403 距骨侧突骨折和跟骨后部骨折

跟骨骨折

▶ **病理学** 需要区分关节内和关节外骨折。关节外骨折可见于在距骨的前突、后结节、后关节面下方及内侧支持柱（约占30%）（图2.404）。跟腱连接于后结节上部发生撕脱时，就会形成鸭嘴样骨折（图2.405）。

！

提示

跟骨鸭嘴样骨折需要急症处理，因其可对软组织产生压迫，不立即进行处理可能导致软组织坏死。

跟骨关节内骨折（图2.406）是由足部的垂直撞击引起的，会使距骨的中间和侧面部分像楔子一样嵌入跟骨。

由于负重轴总是在某种程度上内旋而不是居中，因此多会导致剪切骨折。跟骨的内侧部分（主要的支持柱碎片）在距骨下方几乎没有移位，而跟骨外侧部分向头端移位并与关节面一起被压缩。如造成初始剪切骨折的压迫能量未耗尽，则会形成第二、第三条骨折线。如果第二条骨折线向下延伸到距下关节面，（根据 Essex-Lopresti）则称为关节凹陷型骨折（图2.407）。在这种情况下，上外侧的骨折碎片和后关节面仍

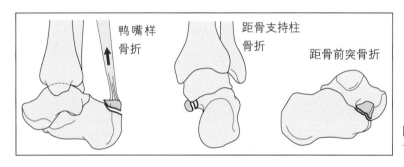

鸭嘴样骨折　　距骨支持柱骨折　　距骨前突骨折

图2.404　关节外跟骨骨折（不累及距骨下关节面）

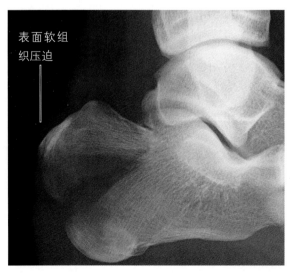

表面软组织压迫

图2.405　跟骨鸭嘴样骨折

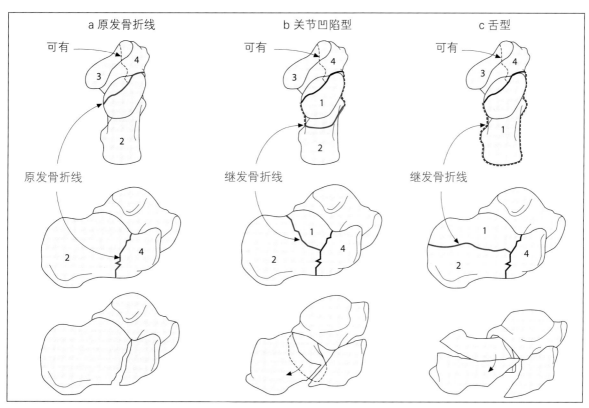

图 2.406　关节内骨折并累及距下关节面（根据 Essex–Lopresti）。主要骨折碎片：①后关节面碎片；②结节碎片；③支持柱碎片；④前突碎片

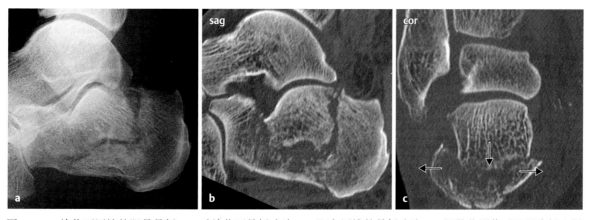

图 2.407　关节面压缩的跟骨骨折。a. 后关节面骨折碎片；b. 跖向压缩的骨折碎片；c. 冠状位影像示跟骨嵌插和爆裂（箭头）

附着于跟骨结节后面。如果骨折线向后延伸并止于后结节皮质，则称为舌型骨折（图 2.408），形成跟骨后关节面的舌状碎片。在这两种情况下，后关节面碎片会发生旋转并嵌插于结节碎片，也可能自身发生断裂。结果导致在胫骨和距骨负重轴上的距骨变宽、高度丧失和结节旋

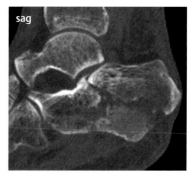

图 2.408　跟骨舌型骨折

转（Saltzmann 位观，图 2.410）。

除了目前临床使用的 Essex–Lopresti 分类，还有复杂的 ICI 分类和基于 CT 的 Sanders 分类系统，后两者使用较少。

▶ X 线　X 线影像包括三种投照位（跟骨侧位、轴位和足背跖位，以描述跟距关节）影像。评估距下关节骨折位置的重要参数之一是 Boehler 角（Tuner 角，图 2.409）。此角也可能过对侧影像来确定，个体间差异较大。Saltzmann 位观可观察评估胫骨、距骨和跟骨的轴位对线情况。

▶ CT　CT 和三维重建对于精确评估骨折是至关重要的，可以发现关节面 1 mm 的不平整（台阶），而这被认为是需要手术的标志。

▶ 重要发现　跟骨骨折后对距下关节面的评估（是否有台阶，以及碎片的大小、数量和位置）对于术前手术计划有重要意义。此外，应记录跟骨与承重轴的对线情况。

跟骨应力性骨折

跟骨应力性骨折表现为跟骨的发丝样裂纹或骨折线。主要原因可能是过用损伤（"疲劳骨折"），如于士兵在负重状态下长途行军，也见于长跑运动员、芭蕾舞者和从事跳跃运动的运动员。这是仅次于舟状骨应力性骨折的第二常见的应力性骨折。老年人表现为不完全骨折。

有时，在骨折开始愈合前，损伤部位的 X 线影像不会显示任何骨折的迹象，在 X 线影像上也可能完全无法发现应力性骨折。骨扫描和 MRI 有助于确诊（见章节 1.5）。

2.15.5　跗骨骨折与脱位

技术

跗骨骨折和脱位的常规影像学评估包括足的三个投照位（足背跖位、斜位和严格侧位）影像，

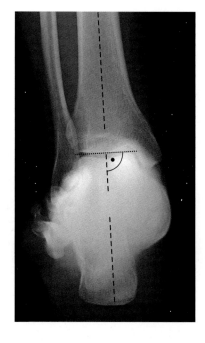

图 2.410 Saltzmann 位观，评估胫骨、距骨和跟骨之间的轴位对线的情况。本例为正常的相对关系

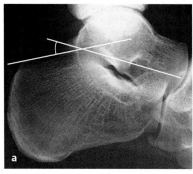
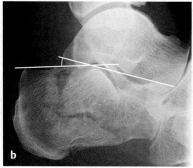
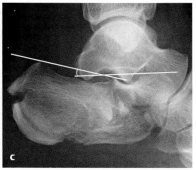

图 2.409　Boehler 角。此角是跟骨结节的最高点和距下关节面后缘之间的连线，与从那里到前突最高点之间的连线所形成的角，正常值为 +20°~+40°。a. 正常表现（此处为 +26°）；b. 跟骨关节凹陷型骨折，Boehler 角减小（此处为 +16°）；c. 跟骨舌型骨折，Boehler 角为异常的负值（此处为 –15°）

可辅以踝关节双平面 X 线影像。如辅以诊断性 CT，通常用于更好地评估复杂性损伤和制订术前计划。

距骨完全脱位　此类损伤较少见，整个关节囊韧带复合体在踝关节处发生断裂，同时有肌腱脱位。这些错位通常发生于开放性损伤，并伴有严重的软组织挫伤。与踝关节骨折 – 脱位不同，此时踝穴未受损，或仅有小的骨性撕脱。

距下关节脱位　与距骨完全脱位不同，在此类距下关节脱位中，跗骨仍在踝穴中。距跟韧带和关节囊断裂后，跟骨在距下关节处向内侧脱位。

与 Chopart 骨折 – 脱位相比，一个重要的特征是跟骨仍与足前部分保持连接。在距舟关节脱位的情况下，在侧面 X 线影像上仍保留了反屈线（图 2.411）。

Chopart 骨折 – 脱位　与距下关节脱位相相比，Chopart 骨折 – 脱位是指距骨自距舟关节脱位并同时伴有跟骰关节脱位（图 2.412）。这些损伤通常可自行复位，影像学表现不明显，最好通过 CT 来进行检查（可见关节腔增宽或偏移，以及韧带的骨性撕脱）（图 2.413）。

Lisfranc 骨折 – 脱位　Lisfranc 损伤通常表现为不同程度的骨折 / 脱位，骨折通常位于第二

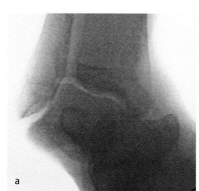
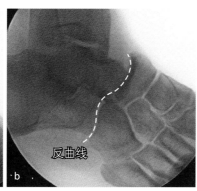

图 2.411　距下关节脱位。透视影像。a. 前后位观：距下关节内侧脱位；b. 侧位观（微倾）：距跟关节脱位，反屈线（距跟骨和跟骰骨之间）显示正常的跟骰骨关节正常

反曲线

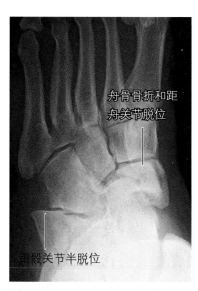

舟骨骨折和距舟关节脱位

跟骰关节半脱位

图 2.412　Chopart 骨折 – 脱位

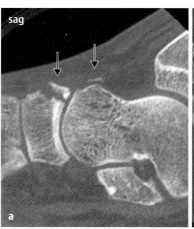
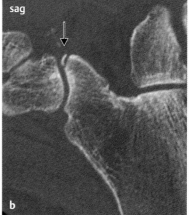

图 2.413　Chopart 骨折 – 脱位并随后自行复位的表现。a. 距舟韧带撕脱骨折（箭头）；b. 跟骨前突的骨性撕脱（箭头）

至第四跖骨底部附近，分为收敛性、分散性（相对于第一和第二条射线之间的线）和第一趾列单独脱位。应重点注意 Lisfranc 韧带。在很多病例中，此韧带与骨碎片一起自第二跖骨底部撕脱（图 2.414），第一跖骨基底部少见。除非另有证明，对第二至第四跖骨底部的骨折－脱位应高度怀疑之前发生过 Lisfranc 骨折－脱位。X 线表现模糊并容易被忽视，因此此时行 CT 检查很有必要。

单纯跗骨脱位 不同于 Chopart 和 Lisfranc 损伤，此类特殊损伤多由直接暴力非外力扭曲所致，通常伴有严重的软组织损伤，但继发筋膜室综合征不常见。

跗骨骨折 孤立的跗骨骨折罕见，应注意寻找相关的损伤或脱位。舟状骨折通常是一种骨性撕脱。舟骨体部骨折通常由高速损伤引起，对足部的生物力学有严重影响。因此，即使轻微的轴向缩短（>2 mm）和关节不一致（>1 mm）也具有临床意义。创伤后骨坏死常见。

跗骨应力性骨折 在运动员中多见，通常发生于舟状骨中、外三分之一交界处，由较强的暴力从距骨头传递到这一血供较差的区域造成。患者会有足中部非特异性疼痛。这些骨折在传统的 X 线影像中很难发现，如有怀疑，应行 MRI 检查。

▶ **重要发现** 在 Chopart 和 Lisfranc 关节中仔细评估距骨的外观和对线情况，于保持负载的均匀分布是非常重要的。

2.15.6 前足骨折与脱位

在𧿹趾没任何旋转畸形的情况下，第二至第四跖骨骨折可行保守治疗。另一方面，对第一和第五跖骨骨折行手术治疗是为了防止足前部的转移性疼痛。

跖骨骨折：跖骨骨折是足部最常见的骨折。创伤引起的骨折最常见于第一和第五跖骨，多为

引起腓骨肌腱从近第五跖骨结节处撕裂伤，常累及第 5 跖骨关节。Jones 骨折与此毗邻，发生于第五跖骨基底部干骺端，也称为"舞蹈者骨折"，但不累及跗跖关节。第五跖骨骨折很容易发生不愈合，尤其是采用保守治疗时（图 2.415）。

跖骨和前足的应力性骨折：是最常见的应力性骨折中的一种，主要累及第二至第四跖骨干。通常在 X 线影像已显示创伤愈合时患者才出现相应的症状（图 1.43）。

跖趾关节脱位和趾间脱位：通常可以在局部麻醉下通过闭合复位来治疗，但掌侧骨板、伸肌腱或屈肌腱嵌入可能会阻碍跖趾关节复位。复位不充分的表现是关节间隙增大和跖趾关节脱位。

籽骨骨折：籽骨骨折多是由创伤引起的，但也可以是疲劳骨折。双籽骨是一种常见的先天性变异（特别是内侧籽骨），X 线表现与骨折类似。足切位 X 线影像有助于籽骨的评估，如果仅凭 X 线表现无法确认，CT 或 MRI 可能会有帮助（图 1.50）。

▶ **重要发现** 前足发生骨折和脱位时，第一和第五趾列的完整性是很重要的，因其是足部的主要负重部位。注意跖骨的任何长度或旋转畸形。

2.15.7 踝关节和足部手的术后影像学评估

踝关节

▶ **X 线** 正确的投照角度对正确成像进而正确评估是必不可少的（见章节 2.15.1）。

术后影像学评估必须处理下列内容：

• 踝关节的位置（图 2.416）？内踝和外在侧位影像中应重叠。

• 踝穴的宽度？评估腓骨切迹后方腓骨结节与胫骨结节之间的距离（< 6 mm），以及踝骨与距骨之间的距离（图 2.417）。

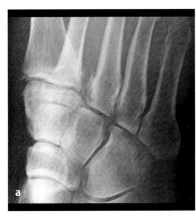
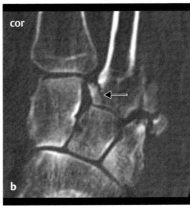

图 2.414　Lisfrans 骨 折 – 脱 位。a. 第 一 到第五趾列多发小骨折碎片，伴第三跖跗关节偏移；b. CT 证实了第二跖骨底部的 Lisfrans 韧带（箭头）的骨性撕脱

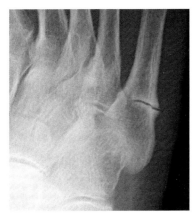

图 2.415　第五跖骨骨折（Jones 骨折）2 年后，未愈合

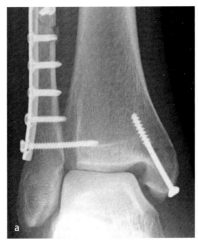
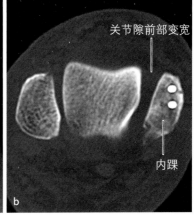

图 2.416　双踝骨折固定后的表现。a. 内踝关节面不一致；b. 内踝被固定于极度外旋位

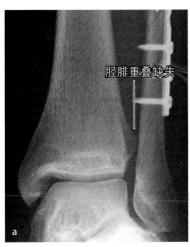
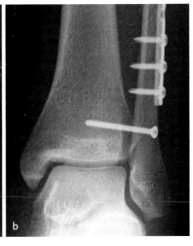

图 2.417　Weber C 型外踝骨折。a. 术后的 X 线影像示胫腓联合变宽。内踝和距骨之间间隙的扩大是韧带断裂的一个迹象，因下肢过度内旋而较为隐匿。b. 于下胫腓联合处加入另外的螺钉后，影像学评估比较理想

• 螺钉位置（图 2.418，2.419）？外踝近端螺钉必须延伸并超出远端皮质。距骨和胫腓联合的水平处的螺钉应该在骨内。

• 关节不一致，关节内游离体，游离骨碎片（图 2.420）？

足

跗骨：跟骨骨折的处理包括骨折碎片的复位，参考机械轴将跟骨结节复位到正常位置并恢复 Boehlert 角（跟骨角）。常见并发症为距下关节创伤后骨关节炎。跗骨骨折解剖学复位对于足纵弓和横弓的维持至关重要，即使轻微的缩短（嵌插）也应在影像报告中明确指出。

前足：在前足，需要记录第一到第五趾列重建后长度得以保留，以及趾骨的任何旋转畸形。

2.15.8 获得性对线不齐

足外翻：足外翻（横向扁平足）包括足底正常横弓的丧失导致跖骨向前延伸。临床表现包括第二和第三跖趾关节下足底胼胝。主要病因是穿特定类型的鞋，特别是高跟鞋。高跟鞋会将前足的横向足弓压向鞋底，使得前足的负重是正常情况下的 5 倍。足外翻同样是踇外翻的危险因素。慢性足外翻的并发症之一是激惹趾神经，有可能发展为趾骨神经痛（Morton 神经痛，见章节 2.15.16）。

踇外翻：踇外翻指的是足大趾在跖骨关节处外偏（图 2.422），第一跖骨长轴与近端趾骨之间的夹角增大（正常为 10°），第一和第二跖骨之间的夹角也增大（正常为 10°~12°），称为第一跖骨内翻。踇外翻和第一跖骨内翻共同导致了第一跖骨头在足部边缘内侧的突出增加。此外，踇趾的肌腱不在关节中央走行而偏向外侧，踇趾在肌腱牵拉下偏离原来的位置，造成屈肌腱内籽骨向外侧半脱位。另外，锤状趾和爪形趾畸形很常见（图 2.422）。除了遗传

倾向于外，踇外翻畸形与穿鞋导致的足外翻关系密切。

踇僵直：踇僵直是指继发于骨关节炎的第一跖趾关节僵硬。诊断主要基于临床表现，X 线影像上可见典型的骨关节炎特征。

锤状趾和爪形趾：锤状趾是最常见的足趾畸形，包括近端指间关节（PIP）屈曲畸形，远端指间关节（DIP）屈曲畸形少见（图 2.422）。不同于锤状趾，爪形趾以跖趾关节脱位或半脱位为特征，导致其过伸时伴有 PIP、DIP 的屈曲。锤状趾最常见病因是鞋的不合适，其次是神经肌肉性疾病、高弓足（弓形足）、足外翻、筋膜室综合征、脊髓灰质炎或风湿性疾病等。

2.15.9 韧带

踝关节处的韧带由胫腓骨韧带联合以及外侧和内侧副韧带复合体构成，见图 W2.70，W2.71。

▶ MRI MRI 是评估韧带的金标准，并且应该在足处于中立位时成像。在所有序列上，未损伤的韧带为低信号。有时候可见纵向条纹状增强信号，特别是在胫腓后韧带处。

▶ 超声 除后外侧韧带（胫腓后韧带和距腓后韧带），踝部韧带通常在超声检查中成像良好。韧带通常表现为一种轮廓清晰的纤维结构，厚约 2 mm。损伤可导致韧带增厚，也会使其变成低回声并失去纤维结构。牵拉受影响韧带的动态检查，有助于区分非全层和全层撕裂。

胫腓远端联合

联合韧带损伤往往伴发于腓骨骨折，或是作为严重踝关节创伤导致的韧带复合体损伤的一部分。这些通常很难在临床上发现，导致诊断延迟或漏诊。

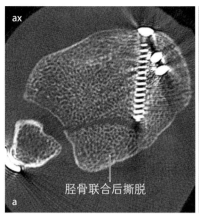
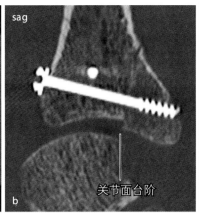
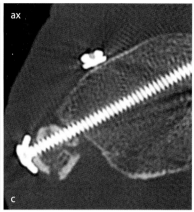

图 2.418 踝关节骨折伴后踝撕脱。a. 在初次手术中，胫后碎片段未被螺钉固定；b. 在翻修手术中，骨折片段被充分固定，但导致了关节面台阶；c. 在翻修手术中，于胫腓联合处置入螺钉固定腓骨

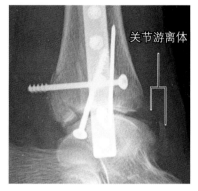

图 2.419 错位螺钉固定，向背侧明显突出。前部可见游离体

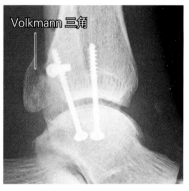

图 2.420 后踝撕脱骨折，未固定。累及关节面不足 25% 的碎片可不予处理，但此病例中碎片略大

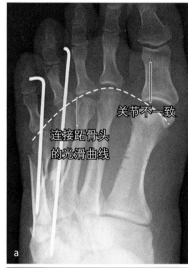
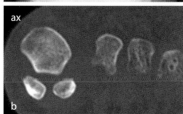

图 2.421 复杂 Lisfranc 骨折－脱位伴跖骨干骨折的术后表现。a. 跖骨长度的正确重建；b. 第一跖骨内侧方向有旋转移位，导致严重的籽骨半脱位

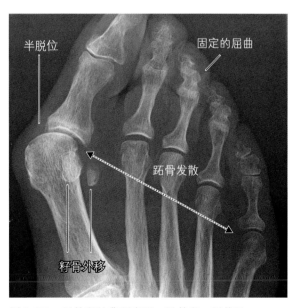

图 2.422 足外翻的典型表现：趾外翻，锤状趾

如果在 X 线影像中踝穴内的距骨对线不良，则可诊断为下胫腓联合损伤（图 2.423）。MRI 通常可以精确评估韧带联合。因为超声（图 2.424）的敏感性较低，所以不能替代 MRI。应牢记以下几点：

• 较薄的胫腓前韧带由几条斜束组成，这可以使其在轴位影像中会被误认为撕裂，此时以冠状位和斜位影像更可靠（图 2.425，2.426）。

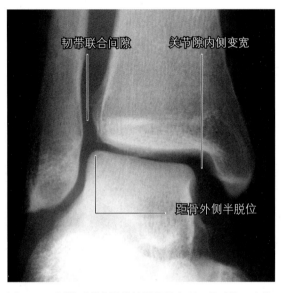

图 2.423　胫腓下联合损伤的影像学表现：前后位，内旋 20°

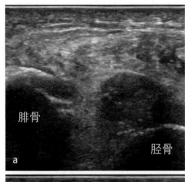

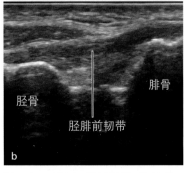

图 2.424　超声示胫腓前韧带断裂。长轴切面。a. 韧带连续性中断，末端增厚并回缩；b. 正常对侧作为对照

• 胫腓骨后韧带可能撕裂，并于胫后发生骨性撕脱。

• 骨间膜足端部分的撕裂会使踝关节的胫腓骨隐窝向近端延伸，被认为是一种间接的 MRI 征象。如果远端骨间膜发育良好，则可以直接对其完整性进行评估。

外侧副韧带

继发于旋后损伤的外侧副韧带破裂（跖屈，内翻，内旋）是最常见的踝关节韧带损伤。根据损伤的严重程度，三条韧带［距腓前韧带（ATAF），跟腓韧带（CF），距腓后韧带（PTAF）］几乎从无例外地从前向后撕裂，距腓后韧带单独撕裂少见。

外踝尖水平的 ATAF 的全层撕裂通常很容易通过轴位影像进行诊断。非全层撕裂可以仅表现为韧带增厚，在 T2WI 上的信号强度略有增加（图 2.427）。

由于它的倾斜方向，CF 韧带在约 45° 角的斜位影像中最容易被评估（图 2.428）。

PTAF 韧带起自外踝内侧面向距骨走行并逐渐变细。在非抑脂序列中，常表现为内部信号不均匀（图 2.249）。

提示

常规的 MRI 检查通常不用于简单旋后损伤出现外踝疼痛的情况。临床疑有更严重的损伤或症状持续的情况下，通常进行影像学评估。在评估侧韧带损伤时，需要同时对其他韧带、肌腱和关节表面进行（图 2.430）。

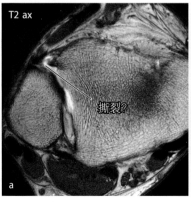

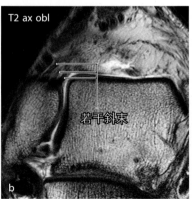

图 2.425　胫腓前韧带的评估。a. 在轴位观上，单束前胫腓韧带可被误认为撕裂；b. 斜轴位影像证实韧带的连续性

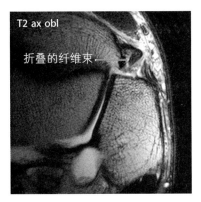

图 2.426　斜轴位影像示胫腓前韧带撕裂

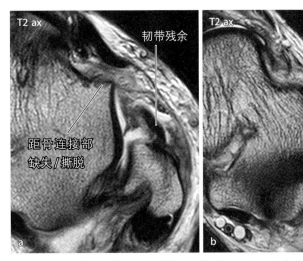

图 2.427　胫腓前韧带。a. 韧带的全层撕裂；b. 明显的非全层撕裂（箭头）。韧带未丧失连续，但有信号密度增高和增厚

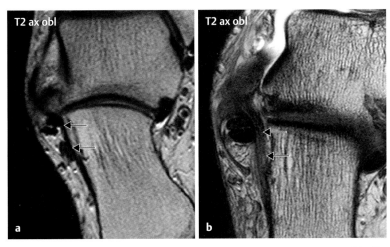

图 2.428　跟腓韧带。在向背尾侧或45°角的斜向成像平面上显示跟腓韧带。a. 正常发现，韧带是腓骨肌腱与根骨之间的一暗条纹（箭头）；b. 跟腓韧带非全层撕裂（箭头），韧带增厚且信号密度增高，未丧失连续性

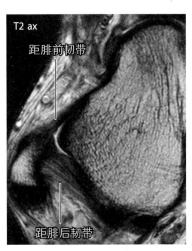

图 2.429　正常胫腓后韧带，呈长条状

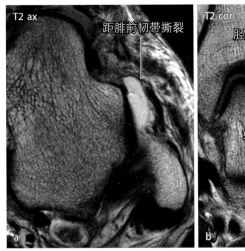

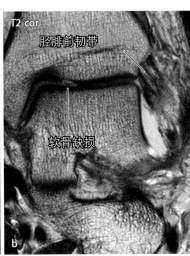

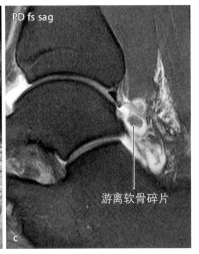

图 2.430　旋后损伤患者。a. 明显的外侧韧带撕裂；b. 胫骨远端前部周围软骨损伤；c. 在关节后隐窝处可见散在的软骨碎片（图 a 中碎片也很明显）

内侧副韧带（三角韧带）

内侧副韧带扭伤比外侧副韧带少见，因此常被忽略。强大的胫距后成分正常表现为增强的条纹样信号。因此，应该观察韧带是否连续以诊断撕裂，特别是其在距骨的附着处（图 2.431）。三角韧带表层损伤，可能会有内踝尖的撕裂（图 2.432）。

在更靠前的部位，胫跟成分与胫骨韧带融合，并放射到沿距骨头部内侧分布的跟舟足底韧带上内侧部分（图 2.433，图 W2.71）。

跟舟足底韧带

跟舟足底韧带也被称为跳跃韧带，是一种重要的足弓结构稳定器。韧带撕裂多伴随复杂的踝关节损伤，但慢性退变是导致韧带功能不全和严重退变性撕裂的主要原因（图 2.434）。相邻胫骨后肌腱汇入胫侧跳跃韧带的内上部分。即使在健康个体中，韧带的足底下部和内侧部常难以识别。

2.15.10　肌腱

肌腱全层撕裂后通常收缩，导致肌腱撕裂端之间产生间隙。非全层撕裂时，肌腱可能会出现变薄或增厚，失去正常的肌腱纤维结构。肌腱撕裂很难与肌腱病进行鉴别。除了周围的软组织肿胀，一个间接的、虽非特异性的肌腱撕裂的征象是腱鞘内积液。超声检查能与对侧进行比较，有助于区分腱鞘内的液体是病理性的还是生理性的。

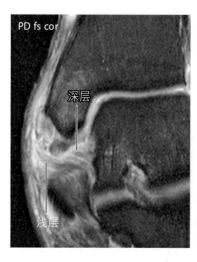

图 2.431　三角韧带全层撕裂。深层在韧带的中间部位发生断裂，浅层在近胫骨附着处撕裂

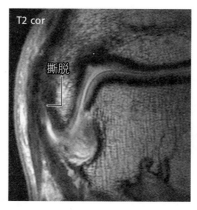

图 2.432　专业足球运动员的三角韧带损伤。韧带没有撕裂，但从内踝尖处撕脱

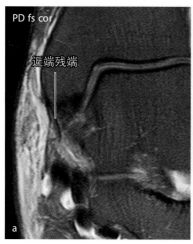
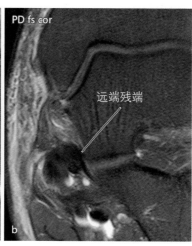

图 2.433　胫骨弹性韧带撕裂。a. 近端断端附着于内踝尖；b. 在更靠前的两个层面上，弹性韧带上内侧束表现为在胫骨后肌腱下的低回声结构

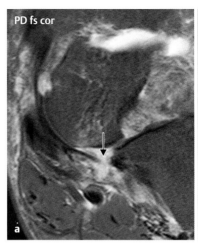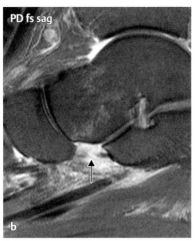

图 2.434 跟舟足底韧带撕裂。a.冠状面影像很好地显示了韧带上内侧支在跟骨止点处的撕脱（箭头）；b.矢状面影像显示韧带斜下支的残端（箭头）。对相邻层面影像的检查将明确撕裂是否为韧带造成的假象

▶ 超声 与 MRI 相比，超声的一个优点是当肌腱绕过内踝时的方向改变不会造成诊断困难（如 MRI 上出现的角度伪影），然而必须始终记住肌腱的各向异性可能导致诊断错误。同样，与对侧的比较有助于确诊。

跟腱

跟腱撕裂通常发生在先前存在的无症状的肌腱疾病的基础上。最常见的撕裂部位是其跟骨止点处上方 4 ~ 6 cm 的无血管区（图 2.435，2.436）。

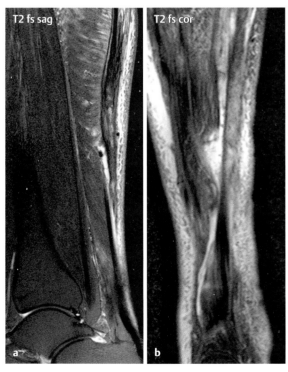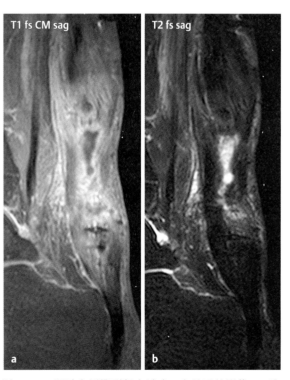

图 2.435 跟腱长节段纵向撕裂是腱断裂的一种形式。由于撕裂在纵向撕裂远、近端向前、向后延伸，因此为全层撕裂。a.矢状面水平；b.冠状切片水平

图 2.436 跟腱全层撕裂保守治疗 4 个月后的影像。a.造影显示相当程度的血管化；b.同时获取的矢状位 T2WI 显示肌腱的大部分为相对较低的信号

跟腱病会导致肌腱增厚，并随着时间的推移，出现与黏液样变性相关的内部信号强度。晚期肌腱病可导致肌腱钙化和非全层撕裂。跟腱没有腱鞘，所以不会看到像其他肌腱发生肌腱炎时的积液。

跟腱撕裂后，无论采用何种方式治疗，愈合后通常会明显增厚。瘢痕性肌腱在很长一段时间（12个月，甚至更长的时间）可以显示明显的高信号；这应该引起重视，特别是怀疑重复撕裂时。

▶ 超声　健康跟腱通常为均匀的低回声、纤维状结构，通常厚度小于 6 mm。

动态检查有助于区分全层和非全层撕裂，新鲜撕裂比陈旧性破坏更容易区分。其中，较难区分的是肌腱撕裂边缘的血肿。黏液样变性是低回声的，用超声区分非全层撕裂与肌腱病很困难。肌腱病变的另一个典型特征是新生血管形成，可以通过多普勒超声观察。多普勒超声也有助于诊断腱鞘炎。

▶ MRI　正常跟腱表现为低信号强度结构，腹侧边缘凹陷或平坦，存在信号强度增加的小点状或线状病灶也是正常的。

肌腱病与肌腱增厚、信号强度增加和血管过度增生有关，在晚期病例中，坏死区可在实质内发展（图 2.437）。异常通常在一个长节段上延伸，跟腱增厚最明显处位于其在跟骨附着处上 4~5 cm 处。靠近跟骨上缘的远端肌腱病可能与跟骨结节的 Haglund 变形有关（图 2.438）。

评估肌腱最可靠的是 T2WI。

屈肌群

在所有的屈肌腱中，胫后（PT）肌群是最容易受损的。虽然全层撕裂非常少见，但是慢性肌腱损伤却非常常见，表现为肌腱增厚、进行性功能减退，最终出现肌腱变细（图 2.439）。由于 PT 是足弓的主要支撑结构，其功能缺失会造成上方弹性韧带的压力升高，最终导致扁平足。

腓骨肌腱

腓骨肌腱损伤通常伴有外侧韧带损伤。腓骨短肌腱通常会有纵向撕裂，分裂出的两个单独的肌腱碎片位于腓骨长肌腱的前方或两侧（图 2.440）。

▶ 超声　超声检查对于评估腓骨肌腱脱位尤其重要，脱位常继发于对腓骨肌上支持带损伤，可能由动态检查激发。

▶ MRI　MRI（图 2.441）可以准确评估肌腱损伤的程度和腓骨肌的情况。还应注意的是，在内踝尖上方是否有一个内踝后沟，因为没有这条沟会导致肌腱脱位。

伸肌群

伸肌群病变不太常见，而且几乎总是涉及胫骨前肌腱。撕裂通常是位于足背表面的肌腱直接损伤的结果，多发生在上下伸肌支持带之间，并导致撕裂肌腱的边缘收缩。慢性肌腱病变通常累及肌腱远端止点处（图 2.442）。

▶ 重要发现　重要的是提供关于肌腱撕裂的位置和范围的信息，以及由于全层撕裂破坏导致的肌腱边缘收缩后的位置，因为这些因素会直接影响治疗。

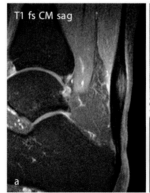
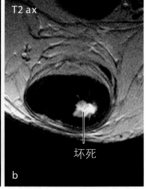

图 2.437　继发于慢性肌腱病的典型的跟腱纺锤样增厚。a.造影显示肌腱有部分明显的血管化；b.T2WI 示在此区域内有一个与流体等强度的焦点，对应的是坏死

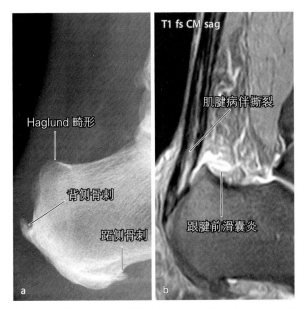

图 2.438　跟腱止点处肌腱病伴跟骨骨刺（Haglund 畸形）。a. 背侧与跖侧骨刺。稍倾斜的侧位影像未能充分显示跟骨结节上缘的 HangLund 畸形；b. MRI 显示骨刺的真实尺寸，表现为显著的止点处肌腱病、远端肌腱间质撕裂和跟腱前滑囊炎

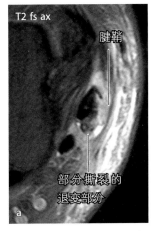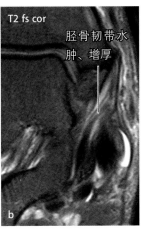

图 2.439　胫骨后肌腱退变。胫骨后肌腱退变通常与肌腱病、腱鞘炎和周围组织水肿有关。a. 注意肌腱横截面的异常，包括信号强度异常、鞘膜积液以及周围组织水肿；b. 肌腱的功能障碍常会导致支撑足弓的其他结构的功能障碍，此处为胫骨韧带

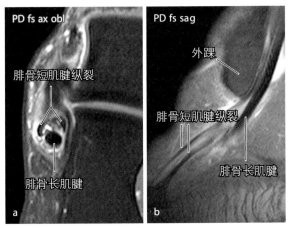

图 2.440　腓骨肌腱长段纵裂，有明显的腱膜炎。a. 横斜面；b. 矢状面

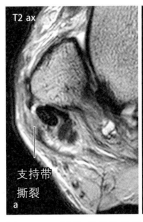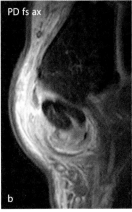

图 2.441　经临床确诊的继发于后旋损伤的肌腱错位，可见腓骨肌腱周围。a. 支持带撕裂；b. 肌腱周围和支持带撕裂处可见组织水肿，肌腱本身完好

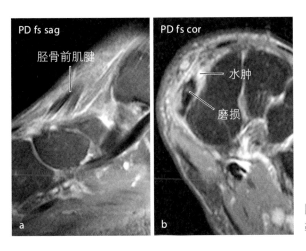

图 2.442　胫骨前肌腱止点病。a. 肌腱束的磨损增加；b. 腱鞘周围水肿

2.15.11 撞击综合征

各种情形下的圈套现象（Entrapment phenomena）被称为"撞击综合征"，通常是创伤后囊膜增厚引起的。外侧韧带受伤后又受到前外侧撞击是目前为止最常见的原因（图2.443）。随后还可出现胫腓联合的前内侧和后内侧的撞击综合征（图2.444）。与这些软组织圈套现象不同的是，踝部前上方的撞击是胫骨远端和距骨对侧的骨赘形成造成的（图2.445）。这些撞击综合征可导致局部滑膜炎、继发性软骨损伤，在某些情况下还会导致运动受限。

后部的撞击可能是由在距骨后突附近的软组织圈套现象引起的。一种变异是三角骨综合征，是由于对骨三角的撞击引起的，可见小骨和邻近的距骨出现骨髓水肿，周围组织内有相应改变，通常包括𧿹屈肌腱炎（图2.446）。

2.15.12 踝管综合征

踝管综合征指的是继发于踝管病变的胫神经分支（正中和外侧足底神经）病变。多数情况下，MRI可以显示造成神经压迫的原因，如腱鞘囊肿、肿瘤或瘢痕等（图2.447）。也有很多通过电生理学确认的病例在MRI上未显示异常。

2.15.13 跗骨窦

距骨骨间韧带如帆样自前向后、距骨颈韧带自后向前穿过跗骨窦。尽管很罕见，这些韧带的损伤可能是由踝和后足的创伤引起的，通常还伴有内、外侧副韧带损伤。

跗骨窦综合征表现为病因不明的足部疼痛。距下关节创伤后不稳定，再加上跗骨窦内滑膜炎和瘢痕形成，导致此区域内神经末梢持续受到刺激（图2.448）。在一些病例中，MRI可以显示

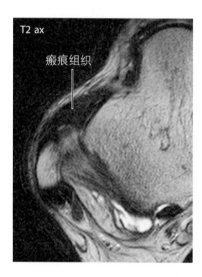

图2.443 前外侧撞击综合征，8个月前距腓前韧带断裂导致周围大量瘢痕形成

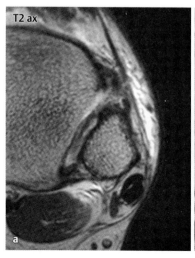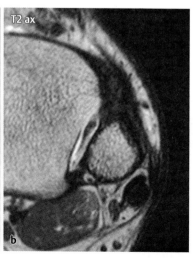

图2.444 韧带前联合撞击。a.由前胫腓韧带撕裂引起；b.撕裂1年后，过多的瘢痕形成明显的占位趋势

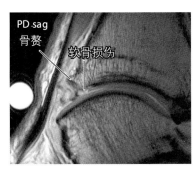

图 2.445 胫骨远端前方骨赘形成，伴有前部撞击的表现。注意伴有相关的软骨损伤

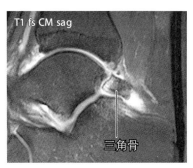

图 2.446 后部撞击损伤，表现为三角骨综合征。临床表现为持续若干月的踝后疼痛

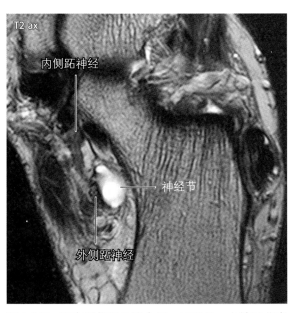

图 2.447 临床疑似踝骨综合征。原因是一个神经节牵拉外侧跖神经。内侧跖神经未累及

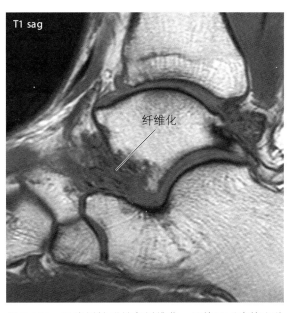

图 2.448 48 岁男性跗骨窦纤维化，目前还不清楚这种情况是否与 3 个月前的受伤有关

跗骨窦区域弥漫性异常信号，也可用于排除占位性病变和炎症反应。在这些情况下，对外侧韧带复合体、跟舟足底韧带和胫骨后肌腱的评估是很重要的，因为这些结构的功能也可能受影响。

2.15.14 足底筋膜

足底筋膜在功能上由两部分组成：一个是相对厚一些的内侧带，另一个是相对薄一些的外侧带。足底筋膜炎常由跟骨引起，通常是由于过用导致的慢性退变，并且可能伴有距面跟骨骨刺形成（图 2.438）。内侧带更容易受到明显影响。在比较严重的病例中，甚至可能会出现筋膜部分或完全撕裂。

▶ 超声 在超声检查中，足底筋膜显示为明显的纤维状结构。足底筋膜炎时可见足底筋膜纺锤形增厚（> 4 mm），多普勒超声可见筋膜内有新生血管和周围组织充血。

▶ MRI　MRI 可能仅仅显示筋膜增厚，但是也可以观察到筋膜受影响部分信号增强（图 2.449）。

▶ 鉴别诊断　足底静脉血栓是一种比较罕见但是很重要的疾病，应与足底筋膜炎相鉴别。通过 MRI 造影很容易区分，足底静脉血栓显示为强信号的血管壁包裹低信号的栓子。

2.15.15　跖盘和草坪趾

跖趾关节的关节囊在跖面上是最突出的。这种结构被称为跖盘（Plantar Plate）。慢性过用造成的劳损会导致跖骨退化，甚至断裂（图 2.450）。

踇趾跖盘的急性撕裂被称为草坪趾（Turf Toe，趾过伸）。鉴别诊断包括籽骨病变（如骨折、应激反应、坏死）、肌腱止点病或滑囊炎。

2.15.16　莫顿神经瘤

莫顿（Morton）神经瘤并非一种真正的肿瘤，而是足底趾神经周围纤维增生。这种病变在健康、无症状的个体中很常见，但通常小于 5 mm。在那些有症状的病例中，病变通常会累及第二或第三趾蹼，在断层影像中表现为典型的泪滴样结构（图 2.451）。患者取俯卧位时会更明显。

▶ 超声　在使用超声评估莫顿神经瘤时，最好通过对跖骨头间的背软组织向跖面施压，从而将莫顿神经瘤的瘤体抵于足的跖面，显示为足底脂肪内的低回声结构。自足背进行检查也是可行的。

▶ MRI　莫顿神经瘤的纤维组织在 T1WI 和 T2WI 时均表现为低信号（图 2.451），而一般神经瘤通常表现为信号增强。

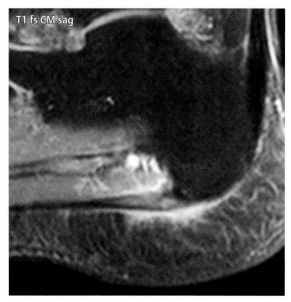

图 2.449　足底筋膜炎，足底筋膜水肿增厚，对比增强明显。内侧带通常比外侧带受累更严重

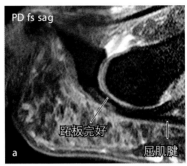 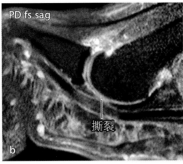

图 2.450　跖盘。a. 跖盘由纤维软骨构成，未受损时表现为跖关节囊增厚伴信号密度缺失。此病例位于第三跖趾关节处；b. 第二跖趾关节处可见的跖盘破裂

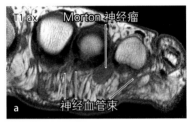 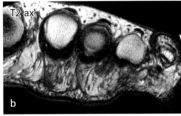

图 2.451　莫顿神经瘤。a. 最具特征的表现是沿趾间血管神经管束分布的大疱状泪滴形病变；b. 由于纤维化，在 T2WI 上为典型的低信号强度

3 骨、关节和软组织感染

3.1 骨髓炎和骨炎

骨髓炎是由感染引起的骨髓和/或骨的炎症。"骨炎"是一个比较通用的术语。

在欧洲和北美，大部分骨感染（~70%）见于创伤、手术后，或继发于糖尿病足等。

3.1.1 病因、分类和感染途径

骨髓炎：最初发生于骨髓和/或骨皮质的感染。

骨炎（外源性）：由外部感染造成的骨感染（如创伤或手术后）。

骨膜炎：是骨膜的炎症反应（退变性或风湿性）。骨膜下空间的原发感染非常罕见。骨膜炎通常表现为继发于风湿性疾病或慢性创伤/过用的非感染性疾病。

软组织感染：感染通常位于骨和关节的周围软组织。

（化脓性）关节炎：发生滑膜感染时，关节液可分离出病原体。通常可有骨连续性的破坏。

死骨：指由肉芽组织和液体包围的无活性骨片段。其他异物，如抗生素珠粒或残留的螺钉材料是潜在的死骨样结构。

包膜：死骨样结构周围的厚层骨膜新骨。

分类：骨髓炎可分为不同的类型：

- 根据来源（内源性/血源性与外源性/创伤后）或扩散方向（向心/离心）的不同进行分类：自骨髓的原发性血源性感染灶向外周扩散（离心性）；在外源性骨髓炎的情况下，扩散途径是从外周进入骨髓（向心性）。

- 根据时间（急性/原发性与慢性/继发性）的不同进行分类：急性骨髓炎在婴儿和儿童中最常见，在成人中以此种疾病的慢性形式为主，但急、慢性之间的区别不是很明确。根据作者的意见，慢性感染被认为是在4~8周内发展起来的，但应注意两种不同的变异：一种情况是症状连续存在超过8周，一种是有无症状间隔的阶段性形式。对创伤后和术后的感染应注意，此类感染在短短几个小时内即可形成不可逆转的骨改变。此种情况下，急性期的定义有严格的时间限制，因为在这一阶段通过充分的治疗仍有可能痊愈。

- 根据致病病原体的不同进行分类：尽管很少，但实际上几乎所有的病原菌、真菌、病毒等，都可在骨关节部位和外周软组织内发现。
  - 革兰阳性菌：主要是金黄色葡萄球菌，是最常见的病原体。
  - 革兰阴性菌（如大肠杆菌、克雷伯菌、假单胞菌）：在创伤后感染和免疫功能低下的患者中更常见。
  - 沙门菌：沙门菌感染常发生于镰状细胞性贫血患者——尽管葡萄球菌仍是最常见的病原体。
  - 分枝杆菌：即使在欧洲和美国，也是脊椎炎、骨髓炎和败血性关节炎的重要致病病原体（见章节3.1.5）。

- 根据患者年龄的不同进行分类：骨髓炎表现为急性临床病程，可根据新生儿、儿童和成人（不常见）进行分类。

3.1.2　血源性骨髓炎

约 95% 的血源性骨髓炎为急性起病，根据年龄分为新生儿、儿童和成人骨髓炎，而成人骨髓炎在 50 岁以上的患者中更常见（见章节 3.1.5）。

布罗迪（Brodie）脓肿是慢性血源性骨髓炎的主要表现。如果原发性血源性骨髓炎因治疗不充分而变为慢性，也可以称为慢性血源性骨髓炎，多见于使用的抗生素未能完全覆盖致病病原体的患者，多累及成人。骨中存在的细菌在未来的某个时间引发新的炎症。因 HIV 感染或化疗和/或类固醇治疗造成的免疫力低下，会促进感染在未来重新活动。

▶病理学　骨髓水肿，充满粒细胞，几乎无法检测到骨髓细胞。伴发的缺血可导致死骨形成。坏死组织液化在骨内会形成脓肿。愈合始于结缔组织增生和毛细血管的长入。

新生儿骨髓炎：多急剧起病，主要发生于股骨干骺端。致病病原体主要为链球菌。如果感染通过哈弗斯管扩散到骨膜下空间和/或通过干骺端骨骺血管连接处，那么感染将累及骨骺。

儿童骨髓炎：干骺端–骨骺血管会随年龄的增大而闭塞。干骺端可见扩张的血管环，有利于病原体的定植，这也是炎症病灶最初位于干骺端的原因。随后感染会迅速穿透薄的骨皮质，在骨膜下播散并导致骨膜抬高。就像髋关节和膝关节一样，感染可以扩散到邻近关节，特别是干骺端位于关节囊内时。

成人急性骨髓炎：在这个年龄段，急性骨髓炎的诊断越来越多，主要影响椎骨（见章节 3.1.5）。

▶临床表现　急性血源性骨髓炎是一种系统疾病。早期症状包括发热、寒战，以及局部疼痛、肿胀、红斑和皮温升高。实验室检查可发现 CRP 和白细胞数升高。在约 50% 的病例中，可以通过血液培养确定病原体。

▶X 线　在 X 线影像上可发现一系列征象：

• 骨质破坏的类型和程度有所不同，从弥散的骨密度降低、孤立的或不规则的多发放射透亮影（虫蚀样或斑片样），到广泛的渗透样改变。

• 病灶边缘通常是模糊的和不规则的（图 3.1），因此不可能确定感染的确切范围。

• 可见单层或多层（洋葱皮样）骨膜反应（图 3.2）。

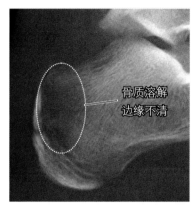

图 3.1　急性血源性骨髓炎，骨突密度正常

骨质溶解边缘不清

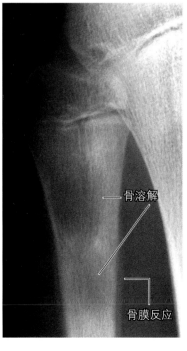

骨溶解

骨膜反应

图 3.2　急性血源性骨髓炎

• 治疗的修复阶段和慢性骨髓炎的特点是骨内膜和骨膜处新骨形成、病灶边缘硬化，部分可见广泛骨硬化。

• 在新生儿和儿童的 X 线影像中，早期（症状出现后的几天内）可根据脂线的消失来诊断软组织肿胀，骨性改变至少需要 7~10 天后才可见。有时骨破坏出现时会发现层状骨膜反应。这个年龄组的稍晚期表现是干骺端肿胀，有时也累及骨骺。在疾病晚期，可见广泛的骨膜反应，表现为骨膜骨化。

⚠️ **警示**

急性骨髓炎新生儿或儿童患者，在疾病早期阶段的 X 线影像学表现模糊，甚至根本不存在（见章节 3.1.2）。

▶ 超声　特别适合观察新生儿。首先出现的征象是高、低回声的软组织水肿，甚至早于骨膜反应。随后出现薄层低回声体，并有骨膜抬高（图 3.3）。随后形成占位性脓肿，病变内结构为无回声或低回声，并有高回声壁(图 3.4)。成像条件良好时，可见骨皮质的破坏，表现为骨轮廓的破坏或扭曲（图 3.5）。

随着患者年龄的增大，超声检查的诊断价值降低。在骨髓炎中，其适应证基本上限于提供额外的软组织信息。脓肿、囊肿和血肿表现为无回声或低回声，因此可以在超声引导下进行抽吸。

▶ MRI

检查技术：液体敏感脂肪饱和序列（STIR，PDW 或 T2WI）可作为筛选序列；T1WI 用于显示解剖结构，并提供骨髓的特征性发现；使用造影剂后，脂肪饱和 T1WI 有助于脓肿和死骨形成的诊断，但一般不作为常规。

形态学和信号改变：这通常涉及液体敏感序列上的环状等信号区域，在 T1WI 上，髓内病变表现为高信号（图 3.6a，3.8b）。病灶周围的水肿带可不规则扩展，与正常骨髓分界不清。除了小的环状病变，还可见大的弥散高信号区域（图 3.8）。

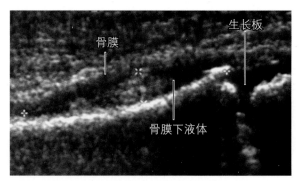

图 3.3　腓骨远端急性骨髓炎的超声表现，纵切面

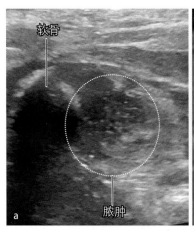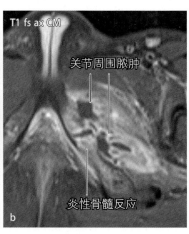

图 3.4　尾骨骨髓炎的骨膜脓肿。a. 超声，横断面；b. 注射造影剂后与 MRI 的对比

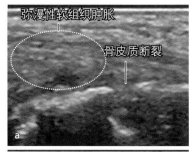

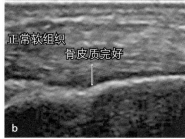

图 3.5 急性骨髓炎伴皮质骨断裂。
a. 超声发现，纵切面；b. 与健侧对比

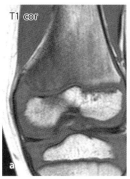

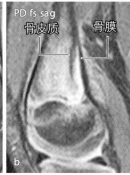

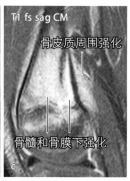

图 3.6 急性骨髓炎。a.T1WI 上的低信号骨髓水肿；b. 髓内、骨膜下和骨膜水肿；c. 未见脓肿

提示

对于血源性骨髓炎，在 T1WI 中可见明显的骨髓低信号区，提示出炎性病变范围（图 3.6a）。在 T1WI 上未见骨髓明显低信号区，做出"急性骨髓炎"的诊断前要特别注意，因为骨膜水肿应始终是可以识别的（图 3.6b，3.7）。在早期，骨膜水肿可能是非常难以识别的。

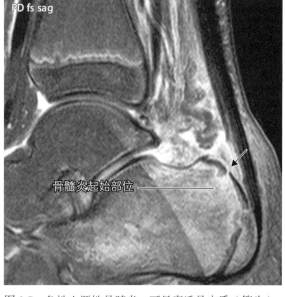

图 3.7 急性血源性骨髓炎，可见穿透骨皮质（箭头），并累及伴跟腱深面软组织，特别是滑囊

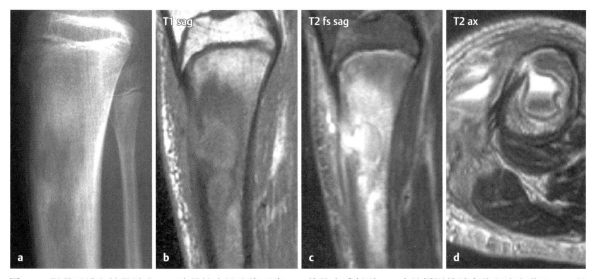

图 3.8 胫骨近端急性骨髓炎。a. 溶骨性病灶边缘不清；b. 前骨皮质断裂；c. 病灶周围骨髓水肿和脓腔明显；d. 骨内脓肿伴沉淀物

区分骨髓炎与关节炎可能有困难。化脓性关节炎可能同时会导致骨骺和干骺端水肿（完全非特异性），而没有任何由病原体引起的骨髓炎。另一方面，关节周围骨髓炎常导致反应性关节积液（图 3.9，3.10，见章节 3.3）。只有当骨皮质明显被破坏时（在无脂肪饱和的 T1WI 和 T2WI 上最清楚），才能确诊（同时发生）骨髓炎。

急性骨髓炎的骨内脓肿较小（0.5~3.0 cm），一般边缘清晰，偶尔在液体敏感序列上表现为低信号正常软组织袖缘。脓肿边缘强化明显，脓肿中心无增强或增强不明显（图 3.10）。

▶核医学　骨摄取示踪剂用于急性骨髓炎，主要是 ^{99m}Tc 标记的二磷酸盐的多相骨扫描。典型的骨髓炎在所有三相中都表现为明显的放射性核素灶性浓聚。血池相的吸收增加，骨相中没有积聚，被认为提示仅有软组织炎症。由于担心辐射暴露，多相骨扫描已逐渐为超声和 MRI 所取代，特别是对儿童。其他核医学成像手段（如白细胞闪烁扫描、PET 和 PET-CT 等）不能作为急性骨髓炎的诊断手段。

急性骨髓炎愈合的迹象：在放射学影像上，愈合首先表现为从边缘开始的进行性硬化。骨扫描显示活动减少，MRI 表现为水肿和软组织肿胀，以及对比增强的（纤维血管）肉芽组织的出现。随时间延长，造影剂摄取逐渐减少，理想情况下会完全排出（图 3.11），但很多情况下最终恢复不完全。伴骨膜增厚的或脂肪骨髓转化的硬化或纤维化，在 MRI 上表现为"瘢痕"。

检查建议：

• 临床怀疑急性骨髓炎时，放射学检查应作为主要检查；对新生儿和年幼儿童，可辅以超声检查；MRI 应该用于确诊。

• 当有理由怀疑存在多灶病变（特别是在新生儿）时，可选择骨扫描或全身 MRI，特殊病例可选择 CT 和核素成像。通过临床表现、实验室检查和影像学检查足以确诊"急性骨髓炎"，很少需要活检。在开始适当的抗生素治疗前，必须进行活检/抽吸来确定病原体。

▶鉴别诊断

原发性和转移性骨肿瘤　因其临床表现和实验室检查结果往往类似炎症，所以在儿童和青少年中需要与尤文肉瘤以及少见的骨肉瘤相鉴别。放射学检查和骨扫描通常无法区别，而 MRI 很有帮助。实体瘤具有空间占位效应并多破坏骨皮质。在 MRI 上，通常可与肿瘤/骨样骨瘤的瘤周水肿很好地区分。然而，骨髓瘤的特征是病灶边缘硬化，这在急性骨髓炎中不存在（通过 MRI 进行评估时，必须有相应的放射学或 CT 影像，图 W3.1）。肿瘤与炎症的鉴别诊断在成人患者中不存在问题，仅适用于儿童和青少年。

囊肿等病变　在囊肿、坏死性肿瘤和创伤后血肿的 MRI 上可见充满流体的囊腔壁增强（见章节 3.1.3）。在这些情况下，只能通过边缘强化的厚度与水肿相鉴别。脓肿表现通常与后者相似。

局限性（Brodie）骨脓肿

▶病理学　表现为松质骨中直径 1~5 cm 的充满脓液的囊肿，周围松质骨明显硬化。约半数病例可以自脓肿吸出物培养出金黄色葡萄球菌。

▶临床表现　临床发现相对有限，有些患者直到晚期才咨询医生。本病的发病年龄高峰为 10~20 岁。病变主要位于股骨远端或胫骨近端的干骺端。

▶X 线　Brodie 脓肿可引起干骺端骨溶解，病变可为圆形、椭圆形或不规则形（图 3.12），特征是边缘清晰，提示周围硬化。

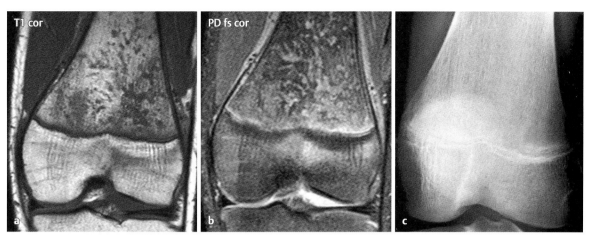

图 3.9　急性骨髓炎。a. 干骺端小的低信号透亮区；b. 早期累及骺；c. 如果没有 MRI 影像作为参考，模糊溶骨性改变很容易漏诊

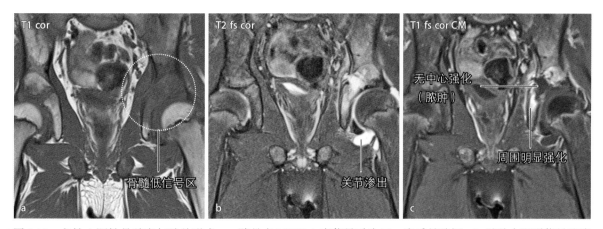

图 3.10　急性血源性骨髓炎与脓肿形成。a. 髂骨在 T1WI 上有信号丢失区。皮质骨破坏；b. 脓肿内强烈信号和病灶周围水肿；c. 使用造影剂确诊脓肿

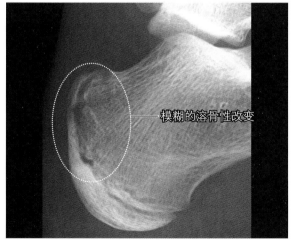

图 3.11　正在愈合的骨髓炎。与图 3.1 中的原始发现进行比较

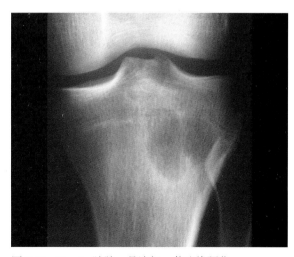

图 3.12　Brodie 脓肿。骨溶解，伴边缘硬化

骨硬化自病灶中心向周围逐渐消退，硬化与正常骨的边界模糊。可能有固体骨膜反应（图3.13a）。Brodie脓肿可位于骨皮质，与明显的固体骨膜反应一起，可使骨出现为"膨胀"现象。

▶ **MRI** 脓肿的典型外观是脓肿壁明显强化，中心液态区不强化（图3.14），但造影剂的快速弥散可使病灶中心出现弱强化。在脓肿周围总是可见水肿信号（液体敏感序列上或使用造影剂）。

"半暗"征是指在未增强的T1WI上已经比较明显的脓肿边缘的线状轻度高信号影，尤其是Brodie脓肿（图3.13b）。

▶ **鉴别诊断** 鉴别诊断包括成骨细胞瘤、成软骨细胞瘤、非纤维化/纤维瘤、巨细胞瘤、嗜酸性肉芽肿、动脉瘤性骨囊肿和纤维性发育不良等。可以通过MRI进行鉴别，因为肿瘤和肿瘤样病变在MRI上通常会有中心明显强化。通过放射学影像和MRI可以区分囊肿和Brodie脓肿。

如果没有骨折的话，囊肿在X线影像上表现为狭窄的硬化边缘，在MRI上没有病灶周围水肿，Brodie脓肿在MRI上不会出现和动脉瘤骨囊肿一样的间隔和液平。

3.1.3 慢性外源性骨髓炎

慢性外源性骨髓炎是一种非血液播散造成的骨感染，表现为慢性反复发作的病程（见章节3.1.1）。

▶ **病理学** 病原体通过天然屏障如皮肤、牙齿或鼻窦等迁移，导致疾病的发生。另一种途径是病原体从伤口穿过天然屏障，多发生在切割伤后，或继发于烧伤和褥疮。

由于外伤或医源性因素，病原体直接感染骨是外源性骨髓炎最常见的形式。在创伤后感染中，骨髓炎的传播速度不仅取决于病原体的数量

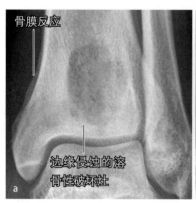
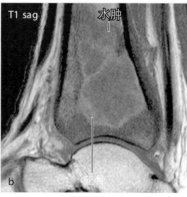

图3.13 Brodie脓肿。a.骨膜反应提示表明慢性病程；b.与脓肿内容物相比，在未强化的T1WI上，脓肿边缘表现为稍高的信号（称为半影，见上文）

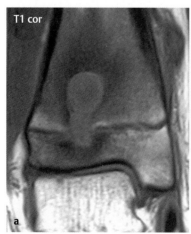
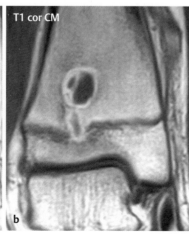

图3.14 Brodie脓肿的典型MRI表现。a.病灶周围显著水肿（低信号）；b.脓肿边缘明显强化

和毒力，以及患者的耐药性，患者的局部组织条件，如软组织损伤程度、骨组织血供破坏情况、骨折愈合阶段以及侵入的异物类型也发挥了一定作用。受损软组织、骨的血供差和稳定性改变，是慢性骨髓炎潜伏发展的辅助因子，甚至是原因。

► 临床表现 多数创伤后和手术后骨髓炎急性起病，即所谓的"全身感染"。主要表现为皮肤红斑、温度升高，手术部位肿胀与伤口愈合异常有关；有瘘管形成，并可有脓性或浆液性分泌物。炎症实验室检查结果（如白细胞计数、ESR 和 CRP）也会升高。除这些感染的早期迹象外，外源性感染表现为慢性反复发作的病程。即使经历数年无临床表现的导致慢性感染后，感染的急性发作也可以重复出现（也称为慢性骨髓炎的再激活）。

► X 线 放射学检查结果根据感染途径的不同而不同。在创伤后，病原体通过伤口侵入，直接感染，X 线表现取决于骨折及其愈合和转化过程。某些情况下，感染很难识别。手术后，尤其是行骨折内固定后，螺钉、接骨板和髓内钉的存在可能会掩盖相关表现（图 3.16）。如果因软组

织感染导致骨髓炎，那么很早就会出现骨膜反应。根据临床表现判断不同的感染途径，影像学表现也会有所不同。

在病原体迁移或有皮肤损伤的情况下：

- 软组织固结，脂肪线消失。
- 不同程度的骨膜反应相混杂。
- 外观表现为破坏（小裂解）。
- 多为骨的溶骨性破坏，尤其是手指和脚趾处（图 3.15）。

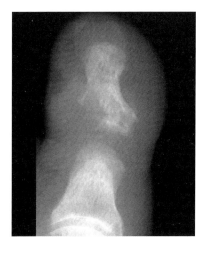

图 3.15 外源性骨髓炎和继发于软组织感染的关节炎。末节指骨的骨破坏显示不清晰

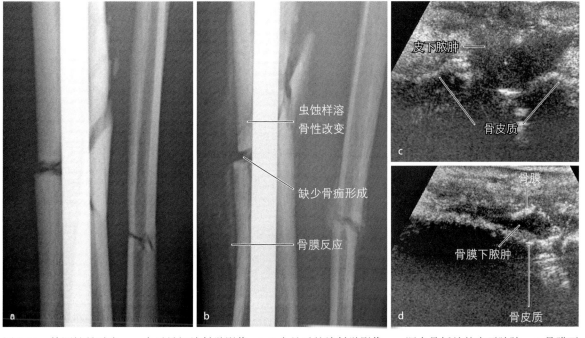

图 3.16 外源性骨髓炎。a. 术后最初放射学影像；b.2 个月后的放射学影像；c. 源自骨折处的皮下脓肿；d. 骨膜下脓肿和骨膜反应，表现与成像角度有关

创伤后、手术后：

• 溶骨性和硬化性表现混杂（图 3.17~19）。

• 骨膜反应与骨皮质的连续变宽［内侧骨床硬化，甚至可以导致整个骨髓的密度明显增高（图 3.17），可能会与继发于骨痂形成的骨皮质增厚相混淆］。

• 死骨（不规则，周围有明显的硬化）或包膜形成（图 3.18）。

• 骨折间隙明显 "变宽"（图 3.18）。

• 螺钉周围出现无硬化边缘的环状透亮线。

• 内置物周围透亮区宽度超过 1.5 mm 的边缘不清的透亮线（见图 2.368，应与数字成像中的金属 – 骨界面处的人工伪影相区别）。

▶ 超声 骨周软组织脓肿很容易辨认。弥漫性蜂窝织炎可表现为边缘不清的低回声区。此外，还可见骨皮质破坏和骨膜反应（图 3.15）。

▶ CT CT 可以发现死骨、外膜和骨瘘。死骨密度较高，周围有液体和软组织包围。

▶ MRI 创伤后外源性骨髓炎的检查技术与急性骨髓炎相似（见章节 3.1.1）。金属内置物的存在可以破坏局部磁场均匀性，即使移除金属内置物，也会因为金属碎屑残留而不适于行 MRI。甚至放射学不显影的磨损，也会产生高达 1 cm 大小的扭曲，表现为高信号（半）环包绕的信号缺失区。这种环在抑脂序列上比在正常 SE 序列上要大。因此，MRI 不适用。

发现：

• 整体表现为在所有序列上的骨重塑，伴低信号硬化、纤维化和骨皮质增厚。

• 与急性骨髓炎的诊断一样，炎症的主要诊断标准（见章节 3.1.2）仍然有效。

• 在 T1WI 上，骨髓改变表现为从低信号到脂性骨髓（图 3.20a）。

• 在脂肪饱和液体敏感序列上，炎症区域表现为高信号；脓肿表现为流体等信号并有稍低密

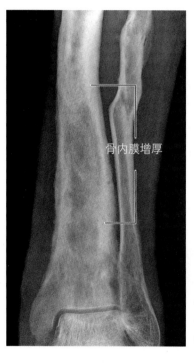

骨内膜增厚

图 3.17 创伤后骨髓炎，可见骨的溶骨性改变和硬化相混杂

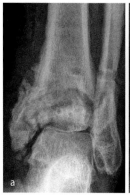
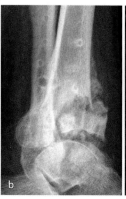
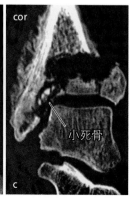

小死骨

图 3.18 胫骨骨折致创伤后骨髓炎。a. 骨的溶骨性改变和硬化，伴明显的骨膜增生；b. 骨折间隙明显变宽；c. 根据 CT 检查结果，在放射学影像（a）上识别小死骨

度的环（图3.19c）。

• 注射造影剂后，在脓肿膜和肉芽组织中可见各种信号强度增高区域。脓腔没有造影剂或摄取延迟（图3.20b，3.21）。注射造影剂后，如果感染为活动性的，则至少有比较温和的信号增强（图3.21）；否则，应怀疑脓肿的诊断，或认为感染活动不明显。

• 瘘管通常表现为弯曲的造影剂强化影（图3.25）。在液体敏感序列呈线性高信号。

在损伤或外科手术后的最初几周，通常无法有效诊断感染，因为水肿、肉芽组织、纤维化和骨痂的形成会产生类似感染的信号强度改变。只有在存在脓肿和瘘管的情况下，才能确诊创伤后或术后感染。

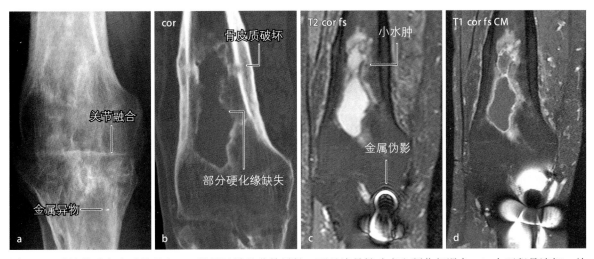

图3.19 膝关节融合术后骨髓炎。a.股骨远端的非特异性、可见溶骨性改变和硬化相混杂；b.大面积骨溶解，并有部分硬化缘缺失提示慢性病程；c.不明显的水肿环，提示感染不活跃；d.金属伪影在脂肪饱和T1WI上比T2WI（c）上更大

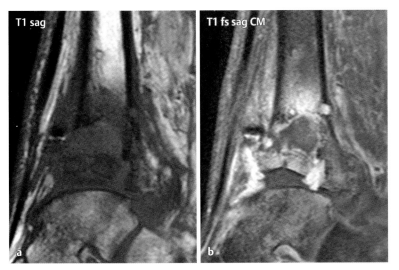

图3.20 创伤后骨髓炎。与图3.18为同一位患者。a.中等信号强度的强化脓肿周围有低信号骨髓反应；b.脓肿周围的骨骼仍有灌注并可被强化

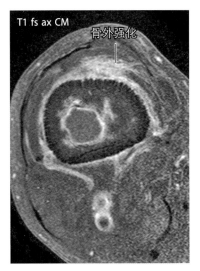

图3.21 外源性骨髓炎。与图3.19是同一位患者

▶核医学 诊断骨髓炎的经典核医学成像手段是三相骨闪烁成像，具有较高的灵敏度，但特异性较低。骨折和手术后示踪剂摄取增加，会产生鉴别诊断的问题。单凭骨闪烁成像无法确诊，但当与白细胞闪烁成像相结合（图 3.22）时，至少可以排除慢性骨性炎症病变。

白细胞闪烁成像有两种方式：

• 分离患者自身白细胞制成悬浮液，用 ^{111}In 化合物或 ^{99m}Tc–HMPAO（六甲基丙烯胺肟）标记并重新注入体内。

• 用 ^{99m}Tc 或 ^{123}I 标记的鼠单克隆抗体片段在体内对白细胞进行标记。抗体可以与粒细胞结合，并且通过炎症组织的毛细血管壁扩散。

与生理分布模式不同的任何示踪剂的浓聚都提示感染。检查过程中的增加（早期影像，4 小时影像，24 小时影像）进一步支持感染的诊断。

在 F–18 氟脱氧葡萄糖 PET（^{18}F–FDG–PET）上，感染会形成明显的环状活动浓聚。无论何种金属内置物，都可以使用这种成像模式。PET 对外源性骨髓炎的灵敏性较高（图 3.23）。^{18}F–FDG–PET 常与 CT 联合使用，近来也与 MRI 联用。初步经验表明，联合成像模式可以提高检查的特异性。

建议检查技术：慢性骨髓炎的初步检查是两个投照位的 X 线影像。第二步是行 MRI 以提供补充诊断信息。行 MRI 时，应以 2 个投照位的影像作为参考。考虑到放射影像的高度特异性和 MRI 的良好敏感性，联合应用两种成像方式可以提高诊断正确率，尤其是在诊断慢性骨髓炎或骨感染再次活动时。体内有金属内置物时，应采用 PET。当与 PET–CT 或 PET–MRI 的断层面成像联合使用时，该方法可有效提高诊断的特异性。PET 还可用于确定术后是否有脓肿或死骨残留。经典的三相骨扫描仅在与白细胞闪烁成像相结合时有效。

变异：感染糖尿病足

糖尿病足是指糖尿病患者足部的软组织、关节和骨骼的特征性改变（见章节 11.9.2）。糖尿病常伴有外源性感染，尤其是在血糖控制不佳的

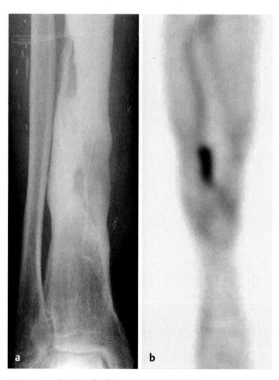

图 3.23 胫骨感染性死骨（J.Sciuk，Augsburg，Germany 提供）。a. 在增厚的骨中死骨几乎无法区别；b. ^{18}F–FDG–PET 可通过碳水化合物代谢增加证实感染性浓聚

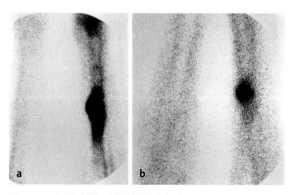

图 3.22 胫骨创伤后慢性骨髓炎（J.Sciuk，Augsburg，Germany 提供）。a. 在骨扫描的静止期有显著活动；b. 白细胞闪烁成像示骨感染部位示踪剂浓聚

情况下。成像并不总是可以区分糖尿病（腓骨肌萎缩症／神经性）足和感染。

►X线　放射学发现包括：

• 在 Charcot 关节硬化的基础上，可见反应性侵蚀和溶骨区，甚至可达使骨 "融化" 的程度（图 3.24）。

• 层状骨膜反应。

• 软组织中气体的存在。

►MRI　如在软组织和（或）关节和（或）骨骼中发现脓肿，可确认感染诊断（图 3.24b，3.25）。如在液体敏感序列上出现非常明亮的结构，注射钆剂后缺少强化，则可证实脓肿或弥漫性蜂窝织炎的存在。

皮肤瘘管的存在支持脓肿或蜂窝织炎的诊断（图 3.25）。软组织和骨中弥漫性高信号的增加是非特异性的，尤其在存在糖尿病足的情况下，绝不应被解释为感染迹象。应该记住的是，如果髓腔在 T1WI 上不是真正的低信号，则不应该诊断为"骨髓炎"。

►核医学　只有白细胞闪烁成像才有助于提高特异性，但因其特异性较低而不能作为确诊或排除感染的常规手段。^{18}F-FDG-PET 也无法确诊感染，因其无法区分在糖尿病足的连续修复、重塑过程中存在的非特异性炎症反应与感染。

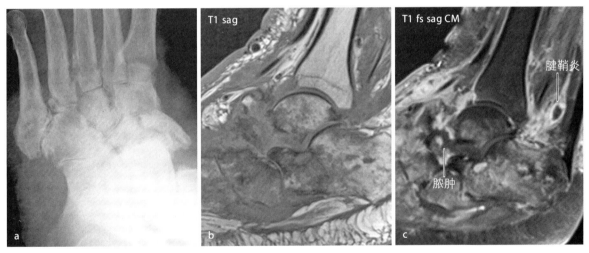

图 3.24　糖尿病足和感染。a. 舟骨骨折碎片和其他跗骨的溶骨性改变，放射影像上不明显；b. 跗骨处的低信号骨髓反应；c. 造影剂的施用有助于区分脓肿和肉芽组织／水肿

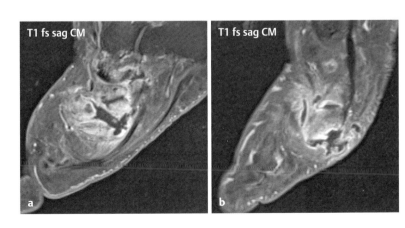

图 3.25　感染的糖尿病足的瘘管形成。a. 中足部脓肿；b. 瘘管延伸到足底

3.1.4 骨髓炎的形式（特定病原体）

肺结核

结核病是由结核分枝杆菌引起的感染，很少由牛分枝杆菌引起。1%~2%的结核病患者会出现骨关节炎的临床表现，几乎总是早于其他器官出现。脊柱最常受累（超过50%）（见章节3.1.5）。原发性或继发性的关节感染并不少见。

在世界范围内，肺结核主要影响免疫受损和免疫抑制（如艾滋病、酒精中毒、恶性肿瘤或化疗）的患者。

▶病理学 大部分骨髓表现为渗出性干酪样坏死，边缘有肉芽组织生长。

▶临床表现 该病以恶性病程为特征，患者的一般情况受到影响，可出现体重减轻、发热等；另外，可有局部疼痛和肿胀，但无红斑；炎性指标升高。

▶X线/CT

• 以反应性溶骨性破坏为主（图3.26，3.27）。原发性弥漫性硬化极少见（尤其在脊柱），多见于成人。作为缓慢进展的迹象，硬化缘也在不断变化（图3.28）。

• 患者间的骨膜反应差异很大（图3.29）。

• 儿童中可能出现穿破性改变（图3.26）。

• 新生儿和幼儿的手指、足趾炎在这段时间很罕见，涉及骨膜反应和指（趾）的弥漫性梭形膨胀（称为指气鼓，图3.30）。

• 渗透样改变或"虫蚀"样缺损很少见（图3.31a）。

▶MRI 肉芽肿性炎通常会使人产生相应信号强度（在T1WI上为低信号，在液体敏感序列上为高信号）的多中心"肿瘤"的错误印象。应参考放射影像进行诊断（图3.31b、c）。

▶核医学 使用^{18}F-FDG-PET检测结核结节。在治疗过程中应对结节的活动性进行评估。这种方法无法区分感染和恶性肿瘤。

▶鉴别诊断 在某些情况下，与其他更慢性的非特异性骨髓炎无法区别，多数情况下需要强制性活检。

布氏杆菌病

布氏杆菌病通过奶制品传播给人类，目前在欧洲和美国罕见。在30%~40%的病例中，临床急性发病可导致关节炎，并且主要被认为是反应性的。如为了排除或确诊而行放射学检查，通常无阳性发现。慢性发病者以脊柱关节炎为主要表现。放射学影像和MR表现会让人想到结核病，这些资料仅可进行假设性诊断，只有真正的临床表现才允许进行诊断。

麻风

在欧洲和美国，分枝杆菌造成的骨与关节感染不常见，但在亚洲和非洲的部分地区较常见。病原体对骨的侵袭会造成明显的骨破坏。继发性神经源性骨关节炎是麻风病的典型表现。关节炎多为反应性的，通常是麻风病的伴随症状。

沙门菌感染

骨的沙门菌感染表现为慢性或亚急性骨髓炎或脊椎炎。病原体不会产生任何具体的放射学表现。这些病原体在骨梗死部位定植，可能会导致感染。在镰状细胞性贫血患者中，这导致了如何区分镰状细胞危机（梗死）与叠加感染的问题。各种成像技术，甚至MRI，也无法确诊。

真菌感染

人类对真菌感染具有很强的抵抗力。因此，当"宿主"的健康受到损害（如免疫缺陷、恶性肿瘤、使用特定药物）时，可以预计它们会侵入宿主体内。除了最常见的隐球菌、烟曲霉、组织细胞、球孢子虫、假丝酵母属和扁豆体外，其他真菌也可能累及骨关节。X线、CT和MRI上的发现都是非特异性的：骨破坏，周围是边界清晰的健康骨（图3.32，3.33）。

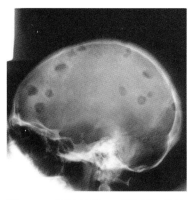

图 3.26 颅骨结核。"穿破"样溶骨性病变，伴轻微硬化反应

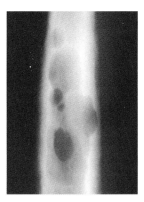

图 3.27 股骨结核

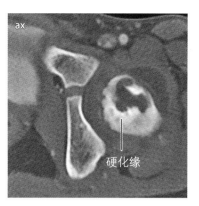

图 3.28 股骨近端骨结核。硬化缘提示慢性进行性病程

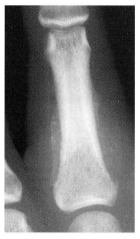

图 3.29 骨结核，伴不规则骨膜反应

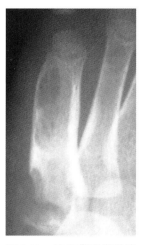

图 3.30 具有典型指骨梭形肿胀外观的骨气鼓

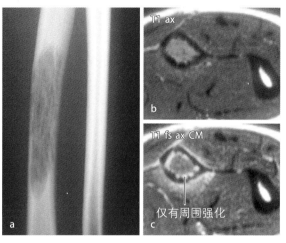

图 3.31 桡骨结核。a."虫蚀"样溶骨性改变；b. 在T1WI 上髓腔内脂肪骨髓信号消失；c. 仅有周围强化，提示中心为干酪样（坏死）

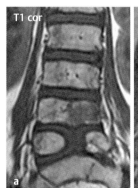

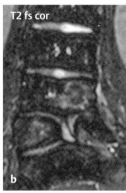

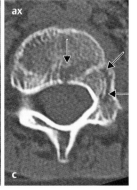

图 3.32 早期 L4 中曲霉菌性骨髓炎的表现，L5 为先天性蝴蝶椎。a. 在T1WI 上表现为非特异性低信号强度区域；b. 在 T2WI 上，主要表现为周围信号强度轻微增高；c.CT 显示骨的中心部分未受累，有细微的溶骨性改变（箭头）

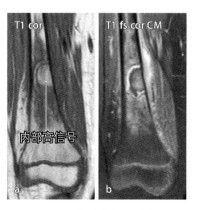

图 3.33 股骨曲霉菌性骨髓炎。a. 在T1WI 上可见病变内部非常明亮的信号，已经在曲霉菌感染病例中有报道，不要误认为是梗死；b. 非中心性病灶周围水肿强化

足分枝菌病

足分枝菌病是典型的继发于真菌感染的外源性骨髓炎，通常与细菌一起造成，导致软组织的慢性肉芽组织感染，随后导致骨骼感染。主要感染部位是足部。以印度马杜拉（Madura）地区的足部感染进行描述，因此文献中多将此称为 Madura 足（图 3.34）。

包虫病

最常见的病原体是棘球绦虫（粒细胞棘球蚴病）。由于病原体可通过血液循环播散，约 2% 的病例骨骼系统受累，主要部位是骨盆骨和骶骨。放射影像表现为多发扩张性、溶骨性"囊性"区域，有时会有骨小梁穿过，皮质破坏明显（图 3.35）。在 T2WI 上可见液体等密度区域。其影像学表现与纤维性发育异常、巨细胞瘤、动脉瘤性骨囊肿、软骨瘤、骨骼转移瘤、棕色瘤和血管肉瘤相似，应注意与骶骨脊索瘤相鉴别。MRI 有助于区分棘球蚴病与放射学影像中的囊性肿瘤。对诊断不清的患者，囊性内容物的活检有助于确诊。

3.1.5 脊柱感染

▶ 病理学　与骨髓炎不同，脊柱感染途径通常是通过骨盆的动脉或硬膜外静脉丛。医源性的，即外源性脊椎椎间盘炎病例并不罕见（术后或介入手术后并发症）。葡萄球菌也是最常见的导致脊柱炎的病原体。另一个重要的疾病是脊柱结核。在镰状细胞性贫血和糖尿病患者中，沙门菌是主要的致病病原体。真菌是非常罕见的潜在病原体，在疾病多发地区应考虑布氏杆菌病。

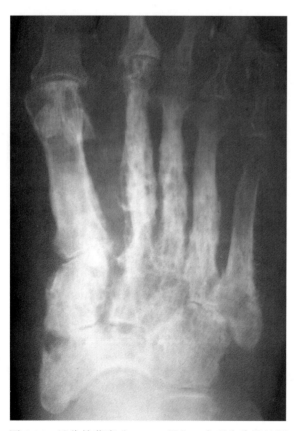

图 3.34　足分枝菌病（Madura 足），表现为弥漫性硬化和溶骨性改变相混杂的破坏过程

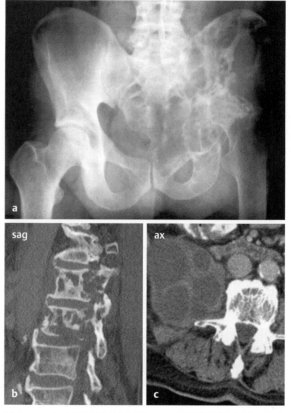

图 3.35　包虫病（棘球蚴病）。a. 左侧骨盆蜂窝样，"多囊性"溶骨性区域；b. 腰椎受累；c. 右侧腰大肌的分叶状低密度软组织块

在典型病例下，感染起源于椎骨的前外侧部分，与椎间盘相邻。在早期（脊椎炎），炎症未累及椎间盘。随后，炎症通过骨性和软性终板累及椎间盘，尤其是椎间盘与椎体的过渡区发生退变时。我们可以看到感染起始于椎旁软组织（硬膜外和椎旁脓肿），随后侵入椎体和椎间盘。

由于此处的血供在儿童中有所不同，所以原发感染部位也可能在椎间盘（椎间盘炎）。

▶ 临床表现　除了一般的身体不适和发热，患者还会有脊柱局部疼痛（常为隐痛，多见于夜间），并且具有反应性的保护姿势。对这些病例的诊断常会延迟，因为临床医生必须要考虑可引起脊柱疼痛的所有疾病。严重时，患者可能会出现脊髓压迫的表现。结核性脊椎炎起病隐匿而缓慢（通常在几周到几个月），因此一般不易发现，直到很严重时才会被诊断出来。

分布模式：尽管整个脊柱可能会受到影响，但是化脓性脊柱炎多累及腰椎（约70%的病例），结核性脊柱炎多累及胸椎和胸腰结合部。

提示

CT引导活检在确定引起脊柱感染的病原体，以及区别感染、退变和肿瘤方面有着重要作用。然而，只有30%~50%的脊椎椎间盘炎病例可以获得阳性病原体检查结果。结果令人失望的主要原因就是活检前患者接受了广谱抗生素治疗。活检材料也应送组织学检查，以发现慢性炎症的存在，这样即使在没有阳性培养结果的情况下，也可确认感染的存在。

▶ X线　在早期阶段只有软组织表现才会指向炎症，因此应注意检查椎旁线，尤其是腰大肌影（图3.36）。

警示

如有任何非反应性（即不存在骨赘和不规则终板）单节段椎体高度降低，应怀疑脊椎椎间盘炎。这尤其适用于儿童和青少年，在这一人群中其他原因如退变都是非常罕见的。

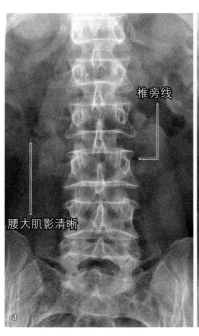 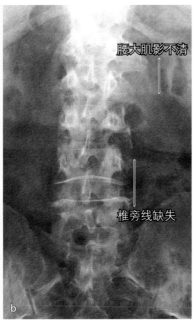

图3.36　椎旁软组织影。a. 正常；b. L3–L4脊椎椎间盘炎处的病理性发现

235

通常在临床症状发作后 3~8 周后才能发现放射学上可见的骨性改变，并且根据症状发作与成像之间的时间间隔的不同，以及治疗阶段的不同而表现不同（图 3.37，3.38）：

- 终板模糊。
- 椎间隙变窄。
- 上、下终板的轮廓缺陷。
- 椎体破坏，随后塌陷。
- 反应性硬化。
- 驼背畸形。

▶ CT　对于在"放射学影像"所描述的各种发现，CT 检查效果更佳。CT 在区分退变和感染方面有重要作用（图 3.39，表 3.1）。CT 引导下活检见章节 12.2。

▶ 核医学　当 MRI 检查存在禁忌时，应采用核医学成像，优点是可以检测早期病变，并且有全身检查能力。在 ^{99m}Tc-二磷酸盐骨扫描中，可见明显的核素浓聚（图 3.40）。这一征象本身是非特异性的，但当与放射学表现联系在一起时，则是非常有价值的。特别是放射学影像为（静止）阴性，并且没有任何退变迹象时，应强烈怀疑感染的存在。^{18}F-FDG-PET 有助于脊椎炎和椎旁

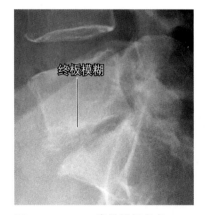

图 3.37　L5-S1 脊椎椎间盘炎

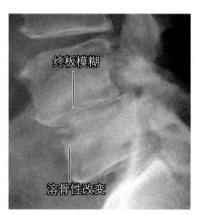

图 3.38　L4-L5 的脊椎椎间盘炎

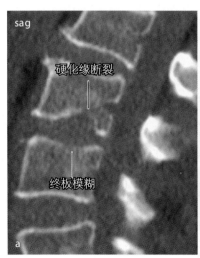
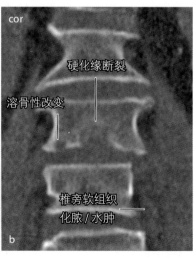

图 3.39　脊椎椎间盘炎伴预先存在的 Schmorl 结节。a. Schmorl 结节周围硬化缘相应的上终板边缘模糊，是脊椎椎间盘炎的早期征象；b. 下终板有着小范围的溶骨性改变

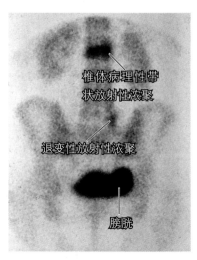

图 3.40　脊椎椎间盘炎患者的 ^{99m}Tc-亚甲基二磷酸盐（^{99m}Tc-MDP）骨扫描影像，晚期阶段

表 3.1　通过 MRI 鉴别脊椎椎间盘炎和侵蚀性骨软骨病

特征	脊椎椎间盘炎	侵蚀性骨软骨病
终板	部分模糊	通常终板总体边界清晰。在某些情况下，CT 对终板的分析是非常有用的
椎体水肿	椎骨大部	多靠近终板，呈带状（也有例外）
椎间盘	表现多变	表现多变
真空现象	不常见	有时出现，具有特异性
脓肿/蜂窝织炎	常见	没有
软组织	通常有明显的软组织受累	通常不累及或轻微累及软组织，同时有软组织反应

软组织受累情况的诊断和监测，具有较高的空间分辨率，尤其在因内置物的存在产生人工伪影从而限制了 MRI 使用时（图 3.41）。

▶ MRI　目前，MRI 主要用于早期诊断，以及与其他病变（如骨软骨病、肿瘤）的鉴别，尤其是为了阐明治疗方法（如保守治疗、介入治疗、手术治疗）。MRI 检查可有如下发现：

• 单个或两个椎体及其中间的椎间盘，在 T1WI 上为低信号，在液体敏感序列上为高信号（图 3.42，3.43）。根据诊断的时间，整个或部分椎体

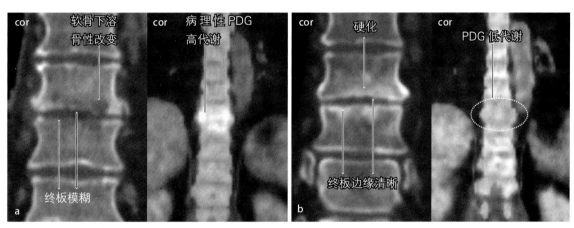

图 3.41　使用抗生素治疗脊椎椎间盘炎，CT 和相应的 ^{18}F-FDG-PET 图像（J.Sciuk, Augsburg, Germany 提供）。a. 具有典型形态学变化和病灶性 FDG 比聚的典型的脊椎椎间盘炎；b.9 个月后治愈的脊椎椎间盘炎，与周围的椎体相比，硬化导致了骨髓生理代谢

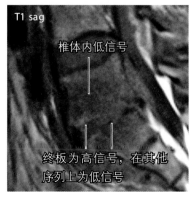

图 3.42　脊椎椎间盘炎

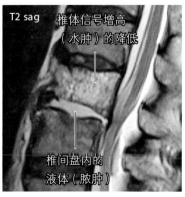

图 3.43　脊椎椎间盘炎，患者与图 3.42 所示患者不同

可能受累。应注意的是,如炎症源自椎旁软组织(如软组织或硬膜外脓肿,图3.44),椎体和椎间盘的表现不是很明显,而且仅为继发性改变。

- 炎症组织可被强化(图3.44~46)。
- 椎间盘高度通常降低。
- "黑色"骨性透明终板(部分)不再可见(在非脂肪饱和T1WI和T2WI上,图3.42)。
- 脓肿(硬膜外、椎旁、椎间盘内)表现为高信号,在液体敏感序列上为液体等信号;除了边缘外,不会强化(图W3.2,W3.3;图3.45,3.46)。

提示

- 确认(或排除)硬膜外或椎旁脓肿是非常重要的,因为在出现相应的体征和症状时,提示需要介入引流或手术。
- 在早期,通过MRI诊断脊椎椎间盘炎并不容易,因为"典型"表现尚未出现。对每个病例都应行脂肪饱和序列(T2WI或应用造影剂后STIR/T1WI序列)MRI检查。通过增加信号强度来提高诊断敏感性。

临床表现:临床过程和实验室结果、影像学发现之间几乎总是存在差异。治疗3~6周后,与初始检查结果相比,椎体和椎间盘的改变往往更明显。因此,当有证据显示临床改善时,通过MRI随访无意义。

在MRI上,初步愈合的征象包括脊椎旁软组织中的炎性征象减少,椎体信号转为正常的脂肪信号(即硬化)是后期征象。通常受累椎体恢复不完全(如塌陷、变形)。

▶ 鉴别诊断

在液体敏感序列上或注射造影剂后,可见椎间盘物质疝入上、下终板(Schmorl结节),通常伴有灶周信号增高。这些发现容易与脊椎炎相混淆(图3.47)。对这些发现进行准确分析后,一般都会做出正确诊断(表3.1)。

仅根据影像学发现可能无法区分化脓性和结核性脊椎椎间盘炎(图3.48~50;图W3.4),详见表3.2。确诊需要在CT引导下对骨或软组织进行活检。

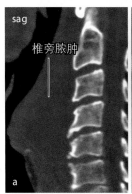
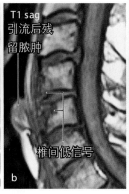
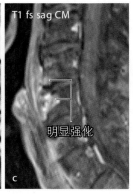

图3.44 椎前脓肿。尽管进行了手术,但脓肿还是从前方影响脊椎(继发性脊椎炎)。a. 术后CT显示C3-C5较大的椎前脓肿;b. 通过术后MRI上的平均低信号区确认脊椎受累;c. 静脉注射造影剂后的MRI显示椎间强化

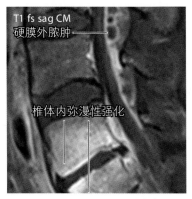

图3.45 脊椎椎间盘炎伴硬膜外脓肿

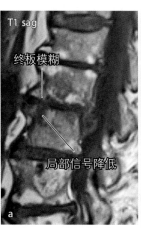
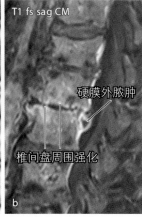

图3.46 脊椎椎间盘炎。患者与图3.45不同。a. 骨髓异质信号,考虑与年龄有关(患者75岁);b. 终板强化不明显,实际上是非特异性的。同时存在的硬膜外脓肿提示感染

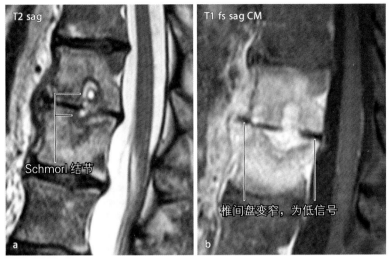

图 3.47 两个"融合"的 Schmorl 结节伴明显水肿。无脊椎椎间盘炎。注意 Schmorl 结节外的"黑色"椎间盘，是骨软骨炎的重要提示；a. 椎体弥漫性水肿；b. 脊椎弥漫性强化

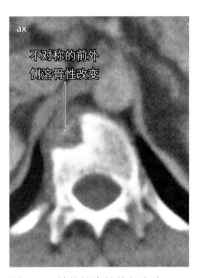

图 3.48 结核性脊椎椎间盘炎。CT 示椎骨的不对称溶骨性改变，提示结核病

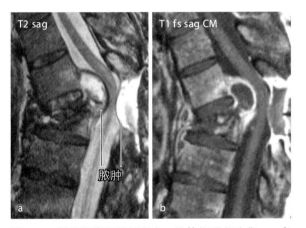

图 3.49 结核性脊椎椎间盘炎。椎体楔形变驼背。a. 脊髓因大脓肿压迫而移位；b. 脓肿囊造影强化明显，脓肿在 T1WI 上为低信号

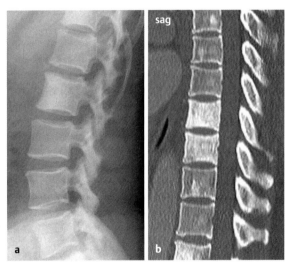

图 3.50 继发于分枝杆菌感染的硬化性多灶性脊椎炎。相关 MRI 影像见图 W3.4（H. Rosenthal，Hannover，Germany 提供）；a. 放射学影像示腰椎存在广泛硬化区；b. CT 示多节段胸椎受累

表 3.2 化脓性和结核性脊椎炎的鉴别诊断

特征	化脓性脊椎椎间盘炎	结核性脊椎椎间盘炎
临床表现	急性，炎症参数高	慢性，少量炎症参数异常
节段	通常为单节段受累	通常累及少量节段
椎间盘受累	早期	晚期
软组织	大部分是硬膜外小脓肿	脊椎旁大脓肿，可能有钙化

在一些情况下，无论通过放射学影像还是MRI，与侵蚀性骨软骨病（图3.51；图W3.5）的鉴别是非常困难的。详见表3.1。

与转移瘤的鉴别也是一个实际问题（见章节4.4）。在T1WI和T2WI上，Modic 1型改变也是低信号。在脊椎椎间盘炎中，这些表现在多数病例中更明显。一个重要的鉴别诊断要点是多数Modic 1型改变的终板是完整的，但脊椎椎间盘炎表现为一个或相对应的两个终板被侵蚀破坏。

在儿童中，应考虑与急性钙化性椎间盘炎相鉴别。此种疾病病因不清，但可以肯定不是感染。由于椎间盘钙化的存在，通过放射学影像或CT进行诊断并不困难。儿童以颈椎受累为主（图3.52）。

3.2 软组织感染

与骨一样，软组织感染可由病原体血行播散引起，但更多的是来源于伤口感染。在伤口处，病原体进入周围软组织，不断传播、扩散，或沿淋巴管扩散。按感染模式可以分为：

脂肪炎（蜂窝组织炎）：总的来说，这是一种皮下组织的外源性感染，不累及肌肉或筋膜。

化脓性肌炎：感染性脓性肌炎是根据病原体和起源肌肉进行分类的。主要表现为弥漫性炎症或脓肿形成。结核病通常更多为肉芽肿的临床表现。化脓性肌炎很少通过血液途径来传播。

丹毒：皮肤浅表和淋巴管的细菌感染，通常源于微小的皮肤损伤（图3.56）。

蜂窝织炎：这是一种弥漫性炎症，累及皮下组织、肌肉、筋膜和腱鞘，上述组织可同时受累，也可仅累及一种。典型的炎症的蔓延呈"狐牙"样，即使没有形成任何相关的脓肿。掌部脓肿是一种特殊形式，可以自屈肌腱区的掌腱膜深面传播，并在前臂不断播散。

脓肿：与其他器官一样，脓肿是一种局限性的脓液积聚，周围有包囊包裹。葡萄球菌通常是致病病原体。

坏死性筋膜炎：这是一种急性骨周软组织疾病，尤其是筋膜（见章节3.2.1）。

警示

应当认识到并非总是能确认软组织感染的播散途径，尤其是肌炎和筋膜炎。在这两种炎症中，皮下组织也会受累。

肌间室和滑囊的感染，应与弥漫性软组织感染相鉴别（图3.53，3.54；图W3.6）。

目前，多采用超声对软组织进行检查；如诊断不明确，则需进行MRI检查。

▶X线　若干软组织感染会在放射学影像上有明显钙化，如囊尾幼虫病（图3.55）。气体形成也很容易识别。

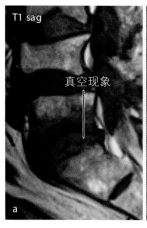
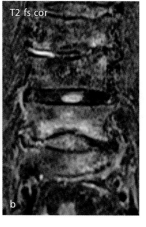

图3.51　侵蚀性腰骶骨软骨病，应与脊椎椎间盘炎相鉴别。水肿呈带状"经典"模式分布。a.沿着终板正常形态分布的带状低信号区；b.在抑脂T2WI上，终板附近有明显的带状水肿区

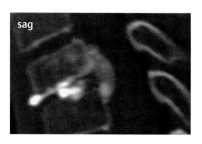

图3.52　低剂量CT示1例12岁男孩的颈椎钙化的脊椎椎间盘炎

▶ **超声** 软组织感染的超声检查发现可分为三类：

• 组织弥散性回声增强：提示软组织水肿（图3.56）。仅凭超声检查无法确定其起源（如丹毒与瘀血）。

• 有低回声环状边缘的无回声区：是不同程度的晚期组织液化的表现（图3.57）。由于超声能清楚显示脓肿壁，所以可以确认脓肿的存在，但也仅在某些情况下才可能。

• 线样或环状低回声或无回声"狐牙"样区域：提示蜂窝织炎伴脓液积聚（图3.58）。

警示

静脉充血相关的液体潴留也会产生线性或环状低／无回声"狐牙"样区域，与软组织感染（如淋巴水肿）类似。多普勒超声发现或排除炎性高灌注的存在，有助于确诊。

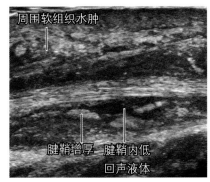

图3.53　脓性腱鞘炎的超声表现。纵剖面。相关多普勒影像见图W3.6

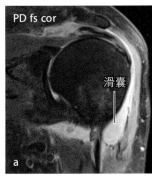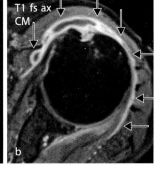

图3.54　脓性三角肌下囊滑囊炎。a.囊内液体积聚，周围软组织水肿；b.注射造影剂后滑囊（箭头）强化（箭头），关节腔无变化

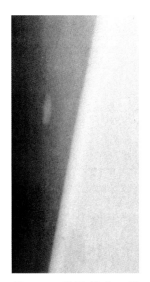

图3.55　囊层蚴病，肌肉内的钙化幼虫

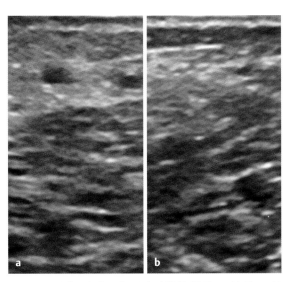

图3.56　丹毒。浅表组织回声弥漫性增强。a.丹毒；b.健侧对比

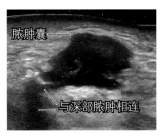

图3.57　软组织脓肿的典型超声表现

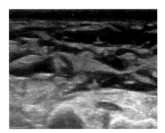

图3.58　蜂窝织炎的超声表现，可见组织内有交叉存在低回声条纹状液体

气体积聚表现为有信号损失的高回声改变。

▶ CT 如果存在弥漫性炎症，可以通过进行性加重的脂肪组织水肿（密度增加）来识别。脓肿表现为周围有环状强化的低密度中心（图 3.59a）。气体积聚非常明确，提示需要干预。

▶ MRI 软组织的炎性水肿很好辨认，因其在抑脂液体敏感序列上表现为信号增高。在这些序列上，脓肿表现为具有低信号边缘的等信号密度病变。脓肿很少表现为真正的液体等信号，多表现为不均匀的信号（图 3.60a）。注射造影剂后，脓肿周围会出现宽度不等的特征强化（图 3.60）。尤其是在存在脂膜炎的情况下，脂肪信号在 T1WI 上会逐渐减少，甚至消失。存在脂肪组织炎时，由于淋巴水肿不会被造影剂强化，所以可用于鉴别诊断。

▶ 核医学 ^{18}F-FDG-PET 对脓肿和其他软组织炎症反应（图 3.59b）比较敏感，可以评估治疗期间淋巴结的活动程度。但是，这种方法无法区别感染和恶性疾病。

3.2.1 坏死性筋膜炎

坏死性筋膜炎是一种潜在危及生命的软组织感染疾病，需要立即进行手术治疗，以遏制表现为全身毒性的渐进性感染，死亡率高达 30% ~80%。坏死性筋膜炎的诊断基于临床表现和实验室检查，影像学检查仅起辅助作用。

▶ 病理学 坏死性筋膜炎是深筋膜混合菌群感染，造成受累筋膜层的快速进行性坏死与大量毒素释放。除了免疫缺陷患者（如移植患者、艾滋病患者），酗酒、吸毒者，糖尿病、外周动脉闭塞性疾病、癌症患者等，特别容易受影响。肢体和会阴（暴发性阴囊坏疽）最易受累，躯干则不易受累。

▶ X 线 X 线检查无助于坏死性筋膜炎的诊断。软组织中气体的存在可提示本病，但在多数情况下是不存在的。

▶ CT CT 能显示在变宽的深筋膜平面处极小的气体积聚，确认筋膜和皮下组织的受累程度。由于软组织对比度较低，评估不包括肌间室；另一方面，如肌肉脓肿和血肿等并发症是可识别的。造影后强化表现各异，仅在累及深筋膜时才具有诊断意义。

▶ MRI 在液体敏感脂肪饱和序列上，皮下脂肪和筋膜空间都表现为高信号，前者与软组织炎症无法区别。深筋膜感染被认为是坏死性筋膜

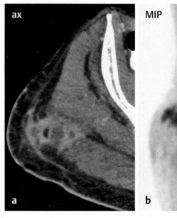
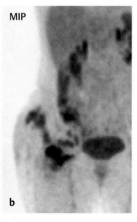

图 3.59 臀部软组织脓肿（J.Schiuk，Augsburg，Germany. 提供）。a. 静脉注射造影剂后的典型 CT 表现；b. 软组织炎症与 ^{18}F-FDG-PET 影像的关系，同时有右侧髋关节置换

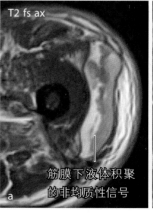
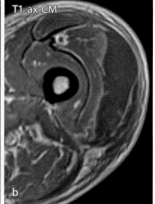

图 3.60 多灶性筋膜下脓肿。a. 因出血或碎屑而形成的非均质信号；b. 注射造影剂后，脓肿边缘强化

炎的典型特征。因此，对深筋膜的评估是决定性的：筋膜厚度超过 3 mm 被认为是病理性的（图 3.61；图 W3.7）。与气泡对应的另一种非常特殊的形式是在 T2WI 上筋膜内低信号或无信号区的存在。如果在感染早期可证实注射造影剂后肌膜强化，则坏死性筋膜炎的可能性降低。坏死性筋膜炎和其他软组织感染之间的区别在于坏死区域筋膜增厚并且不被强化。坏死性筋膜炎的其他病理形态学标准包括深筋膜广泛受累并累及至少 3 个间室。尽管不是特异性表现，但水肿同时累及筋膜周围组织也是比较常见的。注射造影剂后肌肉逐步强化被认为可能是病程更具侵袭性的标志。在坏死性筋膜炎的情况下，肌肉坏死和脓肿往往较少发生。

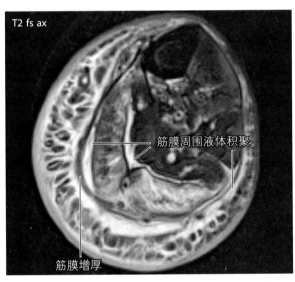

T2 fs ax

筋膜周围液体积聚

筋膜增厚

图 3.61　小腿筋膜炎。由于肾功能衰竭，不能行造影检查，因此无法确认筋膜坏死的范围

3.3　化脓性关节炎

致病病原体包括葡萄球菌（60%），其次是假单胞菌（15%）、链球菌、肠球菌、沙门菌和流感嗜血杆菌等。真菌和病毒感染造成的关节炎很少见。

3.3.1　非特异性病原体

▶ **病理学**　炎症由致病病原体在关节直接定植引起。病原体可以通过各种途径进入关节：

- 渗透（如注射、手术、损伤）。
- 软组织感染或骨髓炎造成组织连续性的破坏。
- 菌血症血行播散。

在生长阶段，因生长板的存在可防止病原体的播散和感染扩散，干骺端骨髓炎通过组织连续性的破坏来扩散是非常罕见的。另一方面，在婴儿或骨骼成熟后，由于干骺端血管与骨骺血管之间有交通，使得感染累及关节。

> **提示**
>
> 　　关节注射或抽吸是细菌性关节炎最常见的原因。

▶ **临床表现**　除了脓毒症的常见表现（如一般情况差、高烧发作）外，还有红斑性急性关节炎的典型表现，如局部皮温升高、肿胀、疼痛和运动受限等。当累及几个关节时，相关症状和体征通常会依次出现，是鉴别诊断的要点之一。

分布模式：这种疾病通常为单关节发病，任何关节均可能受累。

> **提示**
>
> 　　脓毒性关节炎是一种外科急症。如不治疗，可能会在 24~48 小时内造成不可逆的软骨破坏。

▶ **X 线 / CT**　急性关节炎早期不会出现骨性改变，放射学改变仅限于可能的软组织肿胀和关节间隙变宽（关节内渗液）。在症状出现后几天，关节周围骨质疏松可能会比较明显，随后出现继发于关节软骨破坏的关节间隙变窄，侵蚀出现得更晚（图3.62）。硬化性变化提示修复（图3.63）。目前，最后阶段关节僵硬已经非常少见。

▶ 超声　对疑有关节感染的患者，早期行超声检查均可获益，主要表现为关节积液，通常为非均质性低回声信号。关节内存在气体可能会很明显（图3.64b）。根据回声的程度，可能很难区分关节渗液和增厚的滑膜。

▶ MRI　对于局部解剖结构复杂的部位（如骶髂关节和足部关节），MRI可以取代超声检查。相关病理性发现包括渗液和滑膜明显强化（图3.64，3.65）。

在很早期，液体敏感序列和使用造影剂后，邻近软骨下骨髓信号明显强化。在此处，水肿应被视为反应性现象（图3.66）。高信号水肿不提示（伴发）骨髓炎。如果在关节内骨的两侧有积液、明显的滑膜炎和水肿，则一般应考虑感染性关节炎（图3.67，3.68）。

▶ 核医学　^{18}F-FDG-PET对脓毒性关节炎非常敏感。

> **❗ 提示**
>
> 对急性单关节炎，应首先考虑是由细菌感染引起的。没有成像技术能够证实或排除关节炎的感染来源，所以对任何疑有关节炎的关节都应立即进行关节抽吸诊断。

▶ 鉴别诊断

在男性中，急性单关节炎通常是痛风的初始表现。典型的痛风发病位置加上相关实验室检查结果，一般就可以区分鉴别关节炎还是痛风。

细菌性关节炎作为已存在的关节病变的并发症，需要进行鉴别，尤其是风湿性关节炎。如关节出现不成比例的快速破坏，或者临床和放射学改变只局限于单关节而不符合该疾病的整体病变模式（表3.3）时，应怀疑当前诊断，应随后进行更多相关检查。

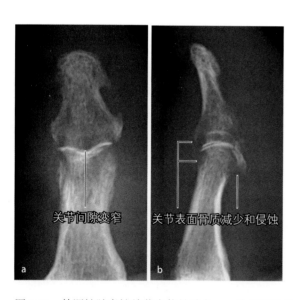

图3.62　外源性脓毒性关节炎伴骨髓炎。a.关节炎造成的软骨破坏导致关节间隙变窄；b.关节周围骨质减少

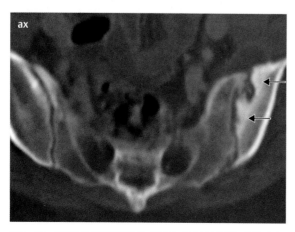

图3.63　骶髂关节脓毒性关节炎与修复性硬化（箭头）

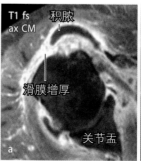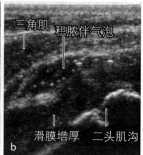

图3.64　肩关节脓毒性关节炎。a.关节积脓，滑膜炎；b.超声可见关节内气泡

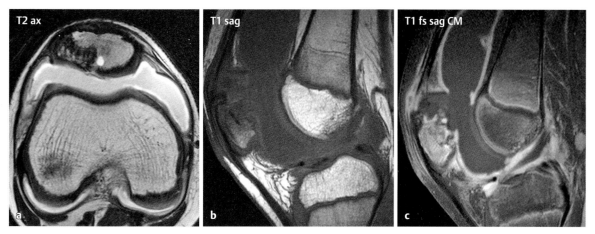

图 3.65　继发于髌骨骨髓炎的膝关节积脓。a. 髌骨骨折手术后出现骨髓炎和脓毒性关节炎，在 T2WI 上可见非特异性积液；b. 在 T1WI 上可见起源于髌骨上极；c. 注射造影剂后，髌骨信号强化，并有明显滑膜炎，提示应早期干预

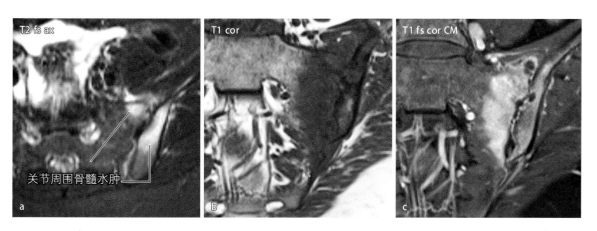

图 3.66　骶髂关节化脓性关节炎，与图 3.63 为同一患者。a. 早期阶段：关节骨、颅关节间隙和关节囊信号强度增强（如图中标记）；b. 4 个月后，由于治疗不当，骨受累加重；c. 强化后的相应层面显示了新的扩张囊，抽吸确认为脓性物质

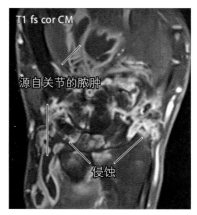

图 3.67　腕关节化脓性关节炎

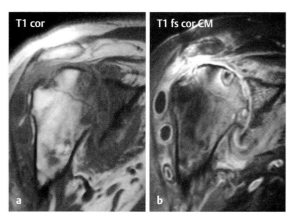

图 3.68　肩关节积脓。a. 肩盂和肱骨头低信号骨髓反应；b. 病变侵袭周围软组织，伴多发脓肿

表 3.3　感染性与非感染性关节炎：抽吸检查具有极高的诊断价值

诊断方法	感染性关节炎	非感染性关节炎
病史	之前有无关节注射或抽吸病史	已知的单 / 寡关节炎
临床表现	疼痛、皮温升高的单关节炎，快速进展	进展较慢，皮温升高和疼痛均相对较轻的类风湿性关节炎，但与 CPPD 非常相似
超声 /MRI	可能伴有脓肿和骨髓炎	
关节抽吸	脓性	血清性，纤维蛋白

骨髓炎和 / 或化脓性关节炎的存在就会引起鉴别诊断问题，骨髓炎多源于单一骨。如果成关节的两块骨中，一块骨严重破坏而另一块骨的破坏不明显，那么就有可能是骨髓炎。另一方面，化脓性关节炎会同时或多或少地影响成关节的两块骨（图 3.68）。

在儿童或少年的髋关节，包括髋关节的短暂滑膜炎（良性髋关节炎 / 臀部关节综合征）。临床表现和抽吸诊断有助于与细菌性关节炎的鉴别。

3.3.2　结核性关节炎

结核性关节炎主要影响身体的大关节（如髋、膝和骶髂关节），腕、足关节受累相对少见。与非特异性关节炎相比，其临床疗程相对较长；放射学影像改变会在几个月内逐渐出现。

仅凭影像形态学改变来鉴别结核性关节炎与化脓性关节炎非常困难，偶尔会在骨的关节部位发现明显的"囊肿形成"（图 3.69）。在手部，其放射学特征可能与囊性结节病相似。

3.4　与 HIV 感染相关的骨肌系统炎症

在 HIV 患者中，骨骼系统和关节的受累程度受地理因素和治疗选择等的影响，如频率、临床表现和致病菌谱等。亚洲、非洲与欧洲和北美的骨关节受累情况完全不同。

人体致病菌导致引起的感染所造成的关节

和骨的改变与自体免疫反应有所不同。在上述两种疾病的病程中，HIV 患者可能会出现以下感染：

• 脓毒性关节炎（广谱致病病原体，包括结核杆菌）。

• 骨髓炎（多为多灶性；50% 由金黄色葡萄球菌引起，其他由混合菌群引起；结核病也是可能的原因，尤其是在脊柱；HIV 病毒感染者的结核病发病率比一般人群高约 500 倍）。

• 骨膜炎（也与脓肿形成相关，图 3.70）。

• 脓性肌炎（肌肉的细菌感染）。

• 多肌炎（类风湿，肌肉的炎性反应）。

• 非化脓性关节炎［临床表现和放射学检查与类风湿性关节炎相似；所谓的 HIV 病毒性关节炎（病毒相关）；短期内可能出现单关节疼痛，但是放射检查无阳性发现；脊柱 Reiter 关节病］。

• 杆菌性血管瘤病［皮肤血管增生，骨血管

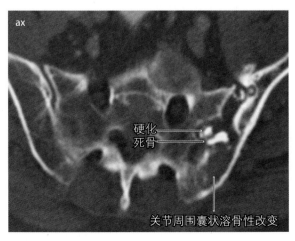

图 3.69　骶髂关节结核性关节炎

增生少见；病原体是汉氏巴尔通体（*Bartonella henselae*）和五日热巴尔通体（*Bartonella quintana*）〕。

在鉴别诊断的角度来看，如有骨梗死、骨坏死（尤其是髋关节）和肥厚性骨关节病（继发于肺孢子虫感染后），不能忽略 HIV 感染。

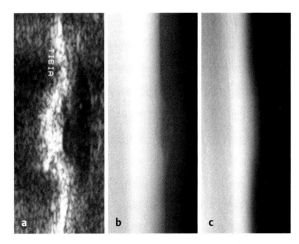

图 3.70　HIV 病毒感染相关的骨膜脓肿的临床病程。a. 超声检查的初步发现；b. 放射线检查的初步发现；c.6 个月后，逐步恢复的骨膜固化反应

4 骨、关节、软组织的肿瘤和肿瘤样病变

4.1 骨肿瘤的影像诊断

与转移性肿瘤和血液性恶性肿瘤不同的是，原发性骨肿瘤非常罕见(约占所有的肿瘤的1%)。血液系统恶性肿瘤包括浆细胞瘤和恶性淋巴瘤（见章节5.5）。如书中所示，肿瘤样病变通常为原发性骨肿瘤所覆盖，但与原发性肿瘤有本质区别。肿瘤样病变是一组异质性的良性病变，可自发停止生长，甚至复原。此外，这些病变也没有转移的可能性。即使是炎症(如骨髓炎、神经炎)或退变性疾病（如骨内神经节），也会被误认为肿瘤。骨肿瘤的评价和鉴别诊断的重要标准是肿瘤在骨骼系统中的位置（如四肢骨和中轴骨骼），在单骨中的位置（骨骺、干骺端、骨干、中心、偏心、皮质内的或者近皮质的）以及患者的年龄（儿童和青少年时期的高峰时期，以及成年后期）。肿瘤的流行病学没有显著的性别差异。瘤体出现在皮质间、骨膜、骨膜外或骨外的部位罕见（图4.1）。骨肿瘤和软组织肿瘤之间有显著区别（见第5章）。

肿瘤样病变概览

- 骨岛 / 骨瘤。
- 非骨化纤维瘤（纤维性骨膜缺损）。
- 骨膜硬纤维瘤。
- 单纯（青春期性）骨囊肿。
- 动脉瘤样骨囊肿（原发性动脉瘤性骨囊肿目前被认为是良性骨肿瘤）。
- 嗜酸细胞肉芽肿（朗格汉斯组织细胞增多症）。
- 纤维化和骨纤维发育异常。
- 异位骨化（见章节11.2）。
- 骨内神经节。
- 表皮样瘤。
- 巨细胞修复性肉芽肿。
- 棕色肿瘤（甲状旁腺机能亢进）。

> **提示**
>
> 与原发性肿瘤不同，肿瘤样病变比较常见，多见于30岁以下人群。肿瘤样病变一般不需要治疗（"别理我"或者"别碰我"病变），但应经放射学检查确诊。在此，由放射科医生为决定是否行活检 / 手术。

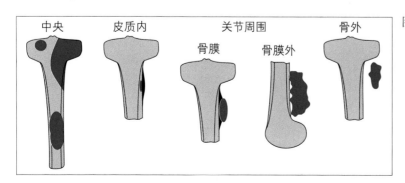

中央　皮质内　关节周围　骨外

骨膜　骨膜外

图 4.1 肿瘤位置的描述

表 4.1 所示的概述以 WHO 分类为基础，并有意忽略了部分罕见的情况（参见专门文献）。原发性骨肿瘤分类的基本原则是基于基质产物的种类。但是，很多肿瘤并不适用这一分类方式，肿瘤的起源也应该包括在内。基质是间充质细胞产生的细胞间质，包括骨样（骨源性）、软骨样的（软骨源性）和黏液样基质，以及（纤维）胶原纤维。

4.1.1 放射科医生在评估疑似骨肿瘤时的作用

1. 一旦损伤有别于正常的变异并且被认为是病理性的，就应该尝试去解释和正确诊断。如果条件允许，应该提出至少三个鉴别诊断用于比较。某些情况下，需要区分"可能是良性的"和"可能是恶性的"。放射科医生应将所有成像技术（包括核素成像、PET、MRI 等）的结果概要交给临床医生，供其参考。

2. 活检的位置应当标明，以确保获取最具代表性的组织。放射科医生必须熟悉原发性骨肿瘤的分期原理，以便能够推荐合适的成像方法。要确保所有的影像学检查应在活检前完成。活检针或开放性活检导致的创伤会改变 MRI 的信号强度，会使对病变的大小的显示发生改变。

3. 放射科医生必须知道应该使用哪种适当的成像方式来监测治疗和后续随访。基质的组成也应在考虑的范围内（如钙或骨，放射学检查和 CT，囊肿或液平，MRI）。

4. 只有外科医生、病理学家和放射科医师三方密切合作，才能确定诊断，为原发性肿瘤制定合理的治疗策略。这需要一支合格的多学科团队（MDT）共同探讨。

4.1.2 疑为骨肿瘤时的一般方法

很多病例通过影像学检查即可推断（鉴别）诊断、病损的生长速度、肿瘤的良恶性，以及病变性质（全身或局部）。

5 个 D

骨异常的影像学评估可以概括为 5 个 D：
- 发现（detect）。

表 4.1 原发骨肿瘤（WHO）

分类	良性	恶性
软骨肿瘤	· 骨软骨瘤 · 软骨瘤 · 成软骨细胞瘤 · 软骨黏液纤维瘤	· 软骨肉瘤（注意亚分类）
成骨性肿瘤	· 骨样骨瘤 · 成骨细胞瘤	· 骨肉瘤（注意亚分类）
纤维源性和纤维组织细胞瘤	· 纤维瘤 · 良性纤维组织细胞瘤	· 纤维肉瘤 · 恶性纤维组织细胞瘤
尤文肉瘤／原始神经外胚层肿瘤		· 尤文肉瘤／原始神经外胚层肿瘤
骨巨细胞瘤	· 骨巨细胞瘤	
血管肿瘤	· 血管瘤	· 血管肉瘤
脂肪肿瘤	· 脂肪瘤	· 脂肪肉瘤
其他肿瘤		· 釉质瘤 · 脊索瘤

- 描述（describe）。
- 讨论（discuss）。
- 鉴别诊断（differential diagnosis）。
- 诊断（diagnosis）。

基于 5D 法，将 X 线、CT、MRI、核素成像结合起来解决问题。

发现：这是病理性骨异常吗？多数情况下可能很明显。然而，早期发现病损经常是一项艰巨的任务。发现异常的能力来自经验的累积，随着时间推移，放射学医师脑中会形成正常与异常结构的鲜明对比。目前来说，这种下意识或潜意识的判断能力仍然是建立在传统的双平面放射学影像基础上的，双平面影像常作为初步影像检查的必要基础。与骨松质病变相比，骨皮质病变在 X 线影像上更容易识别。骨质丢失（如骨质疏松）会使微小的溶骨性病变难以被检测出来。

描述：首先要明确的是病变是来自骨、软组织还是关节。病变位于骨骼系统的什么位置？在长骨吗？如果是，确切的位置在哪里（如骨骺、干骺端、骨干、抑或中央还是偏外）？病变是单发还是多发？对于局灶性病变，尤其应关注：它是哪种类型（溶骨性、硬化性或混合性）？是否有骨皮质改变或骨膜新骨形成？通过放射学影像、CT 或 MRI 能发现基质生成减少吗？是否累及周围软组织？正确回答这些问题是进行后续三个步骤的前提。

讨论：包括对上述问题的初步评估。病变成长的速度（生长速度）可以通过影像学上宿主骨对病变的反应来推断，这也是区分良恶性病变的一个重要因素。

鉴别诊断：必须将影像诊断与临床、实验室检查结果结合起来综合考虑。

提示

局灶性病变的鉴别诊断建立在对下列参数进行全面评估的基础上：

- 肿瘤基质（见章节 4.1.3）；
- 生长速度（见章节 4.1.4）；
- 肿瘤的确切位置（图 4.1）；
- 患者年龄；
- 病史和临床发现（尤其是疼痛和持续时间）；
- 实验室检查（如血沉，C 反应蛋白，碱性磷酸酶）。

诊断：只有在影像学明确提示或者综合影像、病史和临床发现才能做出诊断（如骨转移的诊断即建立在已知原发病灶和多处溶骨性改变的基础上）。

提示

从最广泛的意义上来说，组织病理结果与影像检查的关系是在实施治疗前完成最终诊断。如果影像学诊断和组织学诊断不一致，则必须要重新审视全部影像、组织学检查结果和穿刺部位。放射医师和病理医师不应拒绝重新审视结果的请求。原发性骨肿瘤的组织学鉴别诊断常充满挑战，需要由病理学专家和多学科团队共同完成。

4.1.3　局灶性骨病变的描述

骨病变类型

骨病变的放射学描述仍基于传统的双平面影像。常见表现如下：

- 孤立透亮影（图 4.2a）；
- 孤立高密度影（图 4.2b）；
- 孤立混合性病变（图 4.2c）；
- 不规则多发透亮影（虫蚀样改变，图 4.3a）；
- 均匀多发透亮影（"渗透"性改变，图 4.3b）。

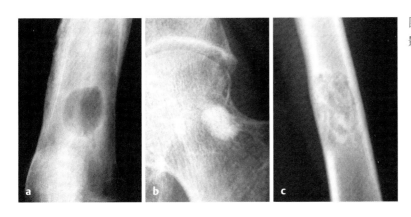

图 4.2 单发性骨病变。a. 单发放射透亮影；b. 单发放射高密度影；c. 混合型病变

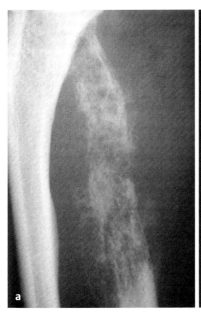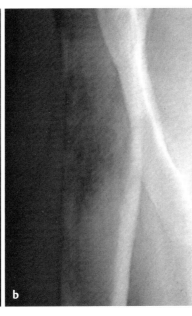

图 4.3 多发放射透亮影。a. 多发不规则放射透亮影（虫蚀样）；b. 多发均匀放射透亮影（渗透样）

病变边缘

宿主骨内病变的边缘反映了骨质破坏和修复之间的关系，是病变生长速度的一个重要指标。

• 若正常骨和病理骨之间的边界是一条锐利的、清晰的线（图4.4a），则称为病变边界清楚。边缘锐利的病灶可以部分或完全被硬化所包围。

• 如果正常骨和病理骨之间的过渡区很宽，而且病变的边缘几乎不可识别，则称病变的边界模糊（图4.4b）。边界不规则（如呈锯齿状、

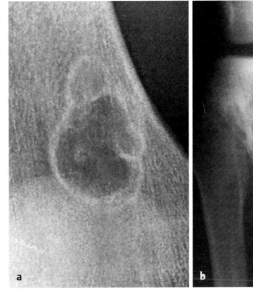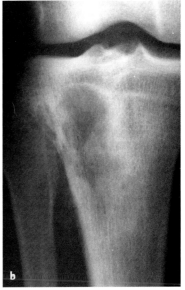

图 4.4 骨病变的边缘。a. 边界清楚；b. 边界模糊

波浪状、嵴状等）并不表示边界不清楚。

• 偶见骨病变的边缘呈现混合型改变，即边界既有锐利、清晰的部分也有模糊的部分。

骨皮质改变

长管状骨的骨皮质在骨干处最宽，向干骺端和骨骺逐渐变窄。软骨覆盖的关节表面没有骨皮质，只有一层极薄的软骨下骨（图 4.5a）。

• 骨内骨皮质变薄：从"内部"变薄可能呈线形或半月形，小叶样（亦称为扇形，图 4.5a）变薄多见于骨干。

• 皮质骨破坏（连续性中断或未中断）：以墙壁为例子可以更好地说明："连续性中断"是指骨皮质有一个较大或较小的"洞"（图 4.5b）；"连续性未中断"即指墙还是"立着"，但行将崩溃。后一种形式的骨破坏通常会导致"虫蚀样"改变（称为渗透性溶骨性改变，图 4.5c）。

• 新生皮质：原来的骨皮质被外层骨取代，骨看起来"膨胀了"（图 4.5d）。

骨膜反应

骨膜刺激性新骨形成主要是一个适应性过程，旨在保持骨的稳定性。如骨膜反应是由潜在的溶骨性改变引起的，这一点会变得尤为明显。然而，高灌注、周围软组织循环障碍或医源性因素（如在新生儿中使用前列腺素）也能引发骨膜反应。

骨膜反应是反映病变生物活性的重要指标，可据此估计病变的侵袭性和持续时间。

骨膜反应处的骨皮质可能保持完整或遭到破坏。另一方面，骨膜反应本身可以被中断，后一个过程是侵袭性生长的重要标志。

> **！ 提示**
>
> 10 天是骨膜反应在放射学影像上可见的最短时间：它首先必须矿化。患者年龄越大，需要的时间越长。下列情况下无骨膜反应：
>
> • 病变生长缓慢，无法刺激骨膜；
>
> • 病变生长迅速，无法形成骨膜反应；
>
> • 病变很小。
>
> 不能将骨膜反应的缺失误认为是局灶性骨病变生长缓慢的标志。

硬化骨膜反应：在这种情况下，多层骨在影像学完整的骨皮质上形成一层坚固的新骨，或取代原来的皮质（称为新皮质）。硬化骨膜反应也可能呈波状、结节状或小梁状外观，通常提示病变生物活性低（图 4.6a）。

单层骨膜反应：单个板层由一片不同厚度离散的骨组成——骨越厚，病变生长越慢，潜在的侵袭性越小。与硬化骨膜反应的过渡是平

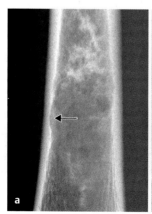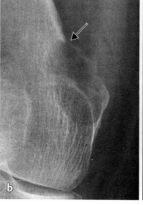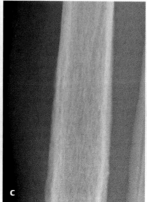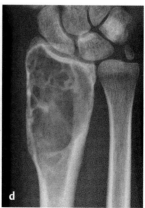

图 4.5　骨皮质改变。a.骨皮质变薄（扇形，箭头）；b.连续性部分中断，细针样新皮质形成（箭头）；c.连续性未中断，渗透性骨皮质改变；d.新生皮质，骨"气球"样变

滑的，宽 2 mm 或更多提示硬化骨膜反应。骨皮质也可能被破坏（图 4.6b）。"层"并不意味着它是一条锐利的线。Codman 三角包含间断的单层和复层模式（图 4.6b），一般出现在病变的边缘，骨皮质常被破坏。Codman 三角必须与骨质增生和良性病变外缘的连续硬化骨膜反应相鉴别。

层状骨膜反应：包括多个同心骨层。值得注意的是，单个平行骨层的厚度可能不同，并且由于放射学影像的成像质量差异可能很难分开（图 4.6c）。因此，其与硬化骨膜反应的鉴别可能比较困难，但具有诊断学意义。层状骨膜反应存在

提示病变生长速度介于单层骨膜反应和硬化骨膜反应之间，不应据此排除良性病变（如嗜酸性肉芽肿）。

骨针：呈线状，几乎平行生长新生骨，垂直于皮质。骨皮质通常完整（组织学检查显示已有浸润，图 4.6d）。

复杂骨膜反应：包括伴或不伴外周板层结构的针状骨膜反应，也称为日光现象或发梢现象。不同长度和厚度的纵向骨密度存在差异，即外观不规则。反应性骨改变很难与肿瘤性骨形成相分别。特征不一或广泛的骨膜反应可被归入复杂骨膜反应（图 4.6e）。

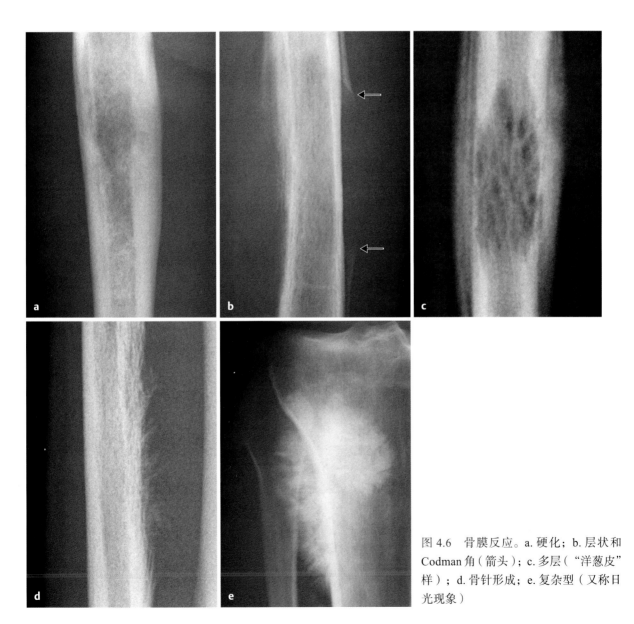

图 4.6　骨膜反应。a. 硬化；b. 层状和 Codman 角（箭头）；c. 多层（"洋葱皮"样）；d. 骨针形成；e. 复杂型（又称日光现象）

基质形成

在 X 线影像上评估基质可能很困难，通常不能确定是否有基质生成，或者病灶内的钙化区域是原骨的残余或新生骨。此时，CT 检查可有帮助。骨肿瘤基质的形成有两种方式：

1. 由骨肿瘤细胞产生。这是一个经典过程，仅见于骨肉瘤、骨样骨瘤和成骨细胞瘤。

2. 肿瘤诱导的成骨细胞产生基质，见于某些典型的骨转移瘤。肿瘤样骨在矿化后才能在放射学影像上可见。因为肿瘤刺激的骨生成非常迅速（如前列腺癌引起的硬变），新骨缺乏结构，无固定形态，密度较低（低于骨瘤）。

骨基质只有在矿化后才能在放射学影像上被识别出来（图 4.7a），可能表现为密度较高的象牙状，或密度相对较低的云雾状、格栅状影。

化生性骨化（多能干细胞形成）影像学表现与正常骨不同。"磨玻璃样"用于描述其在放射学影像上的不透明外观（图 4.7b）。不同于所有形式的骨基质，软骨样基质主要表现为点状、环状或弧状的局灶性、斑点样、絮状钙化（图 4.7c）。

在营养不良性钙化中，由于坏死或退变组织中的磷酸钙和碳酸盐沉淀形成，信号变得不均匀，类似软骨基质和化生性骨化的综合（图 4.7d）。

4.1.4 骨病变侵袭性的评估：生长速率

生长速率和骨内扩张，是影像学评估骨病变的侵袭性的重要内容，而这基于对骨病变的精确描述（见章节 4.1.3）。确定生长速率通常是区分病变良恶性的基础，也为鉴别诊断提供辅助依据。主要用于骨肿瘤和肿瘤样病变的鉴别，也适用于炎症。通过影像学确定病变的生长速率，也有助于骨病变的组织学分析。

生长速率的判断以 Lodwick 提出的骨破坏影像学分类为基础（图 4.8）。

然而，这种分类系统有两个缺点：一方面，它局限于溶骨性病变；另一方面，分为五组对于临床实践来说不是很方便。

以下简化分类可以为缺乏影像分类经验的医师做出诊断提供帮助：

• Ⅰ 期：边界清楚的溶骨性病变，无侵蚀性；缓慢生长，甚至是相对静止的（"潜在的"，图 4.9a）。

• Ⅱ 期：在各个方向上仍可分辨溶骨性病变，但边界模糊；生长速率或扩张速度为中等（"活跃的"，图 4.9b）。

• Ⅲ 期：虫蚀样或渗透性骨破坏，侵袭性生长，快速扩张（"侵袭性"，图 4.9c）。

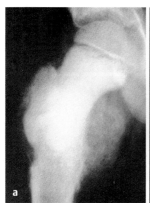
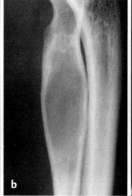
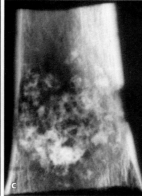
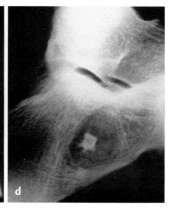

图 4.7 基质形成。a. 骨基质；b. 磨玻璃样化生骨基质；c. 伴典型钙化的软骨基质；d. 营养不良性钙化

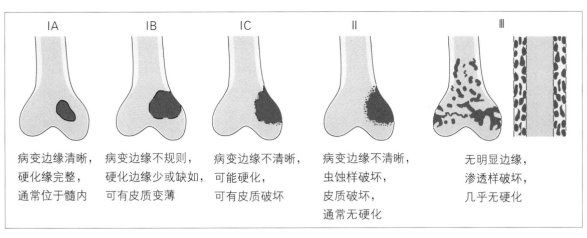

图 4.8　Lodwick 肿瘤和肿瘤样病变生长速率分类

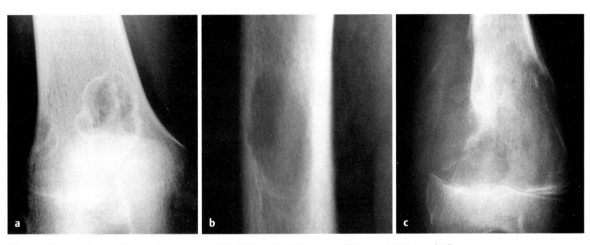

图 4.9　溶骨性病变影像形态学：生长速率的简易三期分类法。a. 潜在；b. 活跃；c. 侵袭

侵袭性生长，即Ⅲ期，是恶性肿瘤典型特征，但也可见于急性骨髓炎。同样，转移灶也有可能因被硬化缘包围而被归为Ⅰ期。

从诊断和分子成像技术进步中获得的一个重要启示是影像上可见的真相是相对的。应始终牢记的是，必须从宏观角度把握正在发生的病理生理过程。正如美国病理学家 James Ewing 所说的那样——重要的是掌握这种疾病的"概念"。

非侵袭性生长的放射学影像 /CT 征象

- 孤立密度影。
- 边界清晰，边缘硬化。
- 仅有骨皮质的骨内膜改变。
- 新生皮质。

- 硬化骨膜反应。

侵蚀性生长的放射学影像 /CT 征象

- 虫蚀样或渗透样。
- 边界不清。
- 骨皮质破坏。
- 针状，层状，或复杂骨膜反应。
- 软组织浸润。

4.1.5　骨肿瘤分期

原发性骨肿瘤，尤其是恶性肿瘤的现代分期，基于由 UICC（国际抗癌联盟）提出的 TNM 分期系统和组织学分级（表 W4.1~3）。除了通过骨扫描和胸部 CT 发现转移瘤外，用 MRI 确定原发肿瘤的范围尤为重要。原发性骨肿瘤的 TNM 分类将 T1 定义为最大直径为 8 cm 或更小的肿瘤，T2 定义为最大直径大于 8 cm 的肿瘤。T3 被定义为原发部位的不连续肿瘤（"跳跃转移"）。Enneking 分类则在基本临床准则的基础上综合考虑了解剖部位、转移和组织学分级（参见专门文献）。

4.1.6 骨肿瘤的组织诊断、生物学活性评价及分期的影像形态学

▶ X 线 X 线检查仍是诊断可疑病变的主要成像手段。在影像质量满意的前提下，通常很容易评估基质钙化和骨化。X 线影像有时能显示细微的变化，如骨质破坏和骨膜反应。偶然的影像学发现，即使考虑是良性的，也需要行 X 线检查作为随访的影像学基础，从而与后续的 X 线检查结果进行比较（内生软骨瘤不一定需要 MRI 随访）。

▶ 核医学 ^{99m}Tc 二磷酸盐骨显像用于检测多灶病变，显示恶性骨肿瘤转移，并用于（化疗）治疗的随访。某些情况下，如 Paget 病和骨样骨瘤，骨扫描结果可作为诊断工具。

^{18}F- 脱氧葡萄糖 PET（^{18}F–FDG–PET，也可与 CT 和 MRI 一起联合成像）对原发性骨肿瘤比较敏感，临床应用逐渐增多。TNM 分期可在一项检查中同时进行，但 CT 对发现肺部转移瘤（如继发于骨肉瘤）的作用仍不可取代。PET 的一个好处是可检测局部肿瘤复发，特别是由于金属内置物的存在使其他方式（如 CT 和 MRI）的评估效果不佳或无法进行时。文献中有个别报告显示 PET 可用于监测肿瘤对化疗的反应。最初希望通过 PET 成像提高骨肿瘤良恶性鉴别能力的设想已经落空。

▶ CT 在对 MRI 最初的盲目热情逐渐消散后，人们在一定程度上重新认识了 CT 对于肿瘤分期的重要性，特别是对于那些发生在脊柱、骨盆和肩部等复杂解剖区域的恶性肿瘤。当放射学影像和核素骨扫描检查结果比较模糊时，CT 可以较好地发现病变和进行鉴别诊断。它的最大价值在于对模糊钙化骨化的评估。与放射学影像和 MRI 相比，CT 能更好地反映肿瘤基质的存在和性质。以 CT 技术为基础的新技术的发展，如计算机辅助诊断（CAD），为肺结节的检测、肿瘤的三维重建、计算机辅助手术提供了有价值的信息。

▶ 超声 这种检查方法非常适合在床边对可疑的软组织肿块进行检查。多普勒彩色成像可提高引导下经皮穿刺活检的准确率。超声也适用于简单的鉴别诊断，如肿瘤与疝疹。

▶ MRI MRI 目前被认为是恶性肿瘤分期的金标准，适用于整个骨骼系统，尤其是四肢。MRI 还通过评估不同的信号、造影强化模式以及形态特征（如液 – 液平）来帮助进行鉴别诊断。

与所有其他临床问题一样，鉴别诊断基于 T1WI 和液体敏感序列的信号模式，后者包括"中等强度"（长 TR 和 35~45 ms 的 TE）的 T2WI（TE>70 ms）信号，通常结合抑脂像进行观察。静脉注射造影剂结合 T1WI（抑脂），有助于骨肿瘤的确诊。

MRI 显示的骨或邻近软组织的肿瘤周围水肿是非特异性征象：

• 恶性肿瘤和良性肿瘤均可出现瘤周水肿。充血性水肿是典型的良性肿瘤，如骨样骨瘤和软骨细胞瘤。

• 水肿也见于感染和创伤，偶见于急性骨髓梗死。

• 应该强调的是，恶性肿瘤的瘤周水肿可能含有癌巢，因此无论利用何种方式测量肿瘤切除范围，都应将其纳入。

MRI 也可用于评估肿瘤对化疗的反应。简

单的尺寸（缩小）测量对尤文肉瘤有帮助，但对骨肉瘤没有帮助。在液体敏感序列上病变部位信号降低，提示骨化增加和/或纤维组织增殖。如果静脉注射造影剂后病灶内的信号强度没有增加，那么可以推断存在肿瘤坏死。动态对比强化检查（以预定的时间间隔观察体积或层的信号强度增加）已成功地用于区分小肿瘤和周围组织。更多创新模式如 DWI 和 MR 光谱学可能是有益补充，但仍处于临床研究阶段（见专门文献）。

> **提示**
>
> MRI 必须与 X 线影像一起进行评估。如果条件允许且疑为骨肿瘤，应行 CT 检查。MRI 难以鉴别基质钙化和骨化。相反，MRI 对脂源性、软骨源性、囊性结构的显示往往较佳。要始终关注病理性骨折、活检的信号强度变化，并考虑伪影的可能。

性骨髓炎，本病无全身性炎症反应。

年龄：多见于 30 岁以内，男性发病率较女性高。位置：最常见于股骨（30%）和胫骨（25%）。病灶常呈偏心性分布于干骺端，常见于骨皮质内（80% ~ 90%）。治疗：经皮射频消融或激光消融。

> **提示**
>
> 临床上，关节旁、关节囊内骨样骨瘤的表现与关节炎相似，常伴关节积液和反应性滑膜炎。在脊柱，骨样骨瘤表现为痛性脊柱侧凸，与典型的无痛性青少年特发性脊柱侧凸不同。

▶X 线　肿瘤产生溶骨性病灶，周围伴有不同程度的硬化。一旦由肿瘤形成的类骨质发生矿化，病灶内可出现点状高密度影。这种骨化和周围组织硬化，可能会遮挡 X 线片上的局部透光。

4.2　原发性骨肿瘤

4.2.1　成骨肿瘤

所有成骨肿瘤的共同特征是它们会产生骨基质。影像学上常以骨质破坏和溶解为特征。

骨样骨瘤

骨样骨瘤是一种良性的成骨肿瘤，特点是病灶小（<1.5 cm）、生长速度慢。灶周硬化和水肿是反应性的，而并非肿瘤自身。

▶病理学　肿瘤小病灶（瘤巢）中可见成骨细胞包围的新生骨中，以及高度血管化的纤维组织（图 4.10）。

▶临床表现　患者主诉缓慢进行性加重的疼痛（尤其在夜间）。对乙酰氨基酸、阿司匹林和其他非甾体类抗炎药物缓解症状有效。不同于急

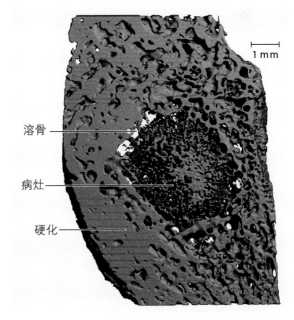

图 4.10　骨样骨瘤。分辨率为 20 μm 以下的显微 CT 清晰显示病灶的径向排列、矿化结构，周围有结构稀疏（骨溶解）和典型的硬化

病灶位置

- 皮质内病灶可以引发强烈的骨膜反应（图4.11）和偏心性/梭形硬化（图4.11）。多灶性或纵向病变已被报道过，但很罕见。

- 髓质部位的病灶（如在手部或足部骨），通常不会出现明显的硬化甚至局部放射学透亮（图4.12）。病灶本身通常为硬化病变。

- 脊柱骨样骨瘤通常位于椎弓后部或峡部（图4.13）。

- 关节内病灶，通常表现为相对离散的关节下圆形或卵圆形透亮区，伴轻微的硬化反应，是由于这些部位没有骨膜覆盖引起的。

▶核医学 典型的双密度征，中心活动较高，向周边活动降低。

▶CT CT可用于此类肿瘤的鉴别（图4.14，4.11），即使病灶小于3 mm也能被检测到。在影像引导下行射频消融治疗时，也可以选择CT。

▶MRI 病灶在T1WI上呈低信号，但在T2WI上信号强度不同（与骨质硬化程度无关）。造影强化明显。

> **警示**
>
> 　　由于骨和周围软组织的严重水肿，骨样骨瘤在MRI上可表现得"具有侵袭性"。但与恶性的骨髓浸润不同，骨样骨瘤病灶周围仍有脂肪组织。

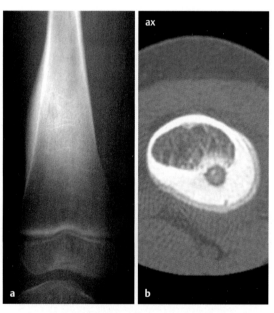

图4.11 股骨远端骨样骨瘤。a.固体骨膜反应，病灶表现为局部透明；b.影像学特征为病灶周围硬化

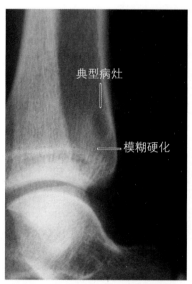

图4.12 胫骨远端骨样骨瘤

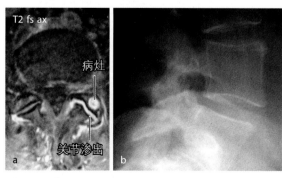

图4.13 脊柱骨样骨瘤。a.在T2WI上病灶呈典型的关节周围高密度信号；b.在X线片上，在椎间关节处只能识别非特异性密度影

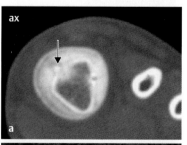

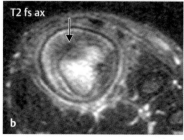

图4.14 骨样骨瘤。a.CT上可见钙化灶（箭头）；b.病灶（箭头）在MRI上几乎看不到

▶鉴别诊断

Brodie 脓肿　增强后表现各异。

应力性骨折　应与脊柱应力性骨折鉴别。通常只有 CT 才有明确鉴别瘤灶和骨折线。

血管球瘤　可能需要与血管球瘤相鉴别。

成骨细胞瘤

成骨细胞瘤是一种罕见的良性成骨肿瘤，组织学上类似骨样骨瘤（被称为骨样骨瘤的"老大哥"，病灶多 >1.5 cm）。超过 40% 的病灶出现于脊柱，尤其是胸段，大多位于后部。其他部位的骨也有可能受影响。50 岁以下多见。

▶X 线　成骨细胞瘤导致的骨质溶解（图 4.15）并不总是有硬化边。骨的扩张发生在保存良好的外骨板。在一半以上的患者中可发现病灶内骨化（图 4.16，4.17）。

▶CT / MRI　与骨样骨瘤不同，没有散在的病灶。在 T2WI 上的信号很大程度上依赖于细胞外基质结构，在 T1WI 上通常为低信号。周围骨组织和软组织中有不同程度的灶周骨髓水肿。

▶鉴别诊断

动脉瘤性骨囊肿　问题：成骨细胞瘤可能具

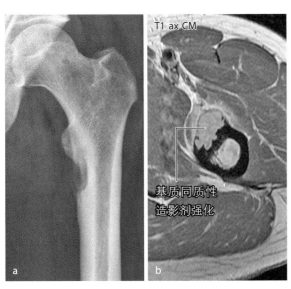

图 4.15　骨膜成骨细胞瘤。a. 碟形骨皮质溶解；b. MRI 显示骨膜位置

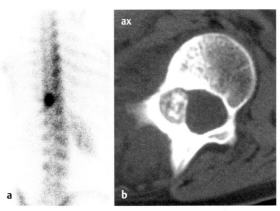

图 4.16　成骨细胞瘤。a. 骨扫描显示灶性活动增加（晚期）；b. 边缘清晰的溶骨性病变，伴基质钙化

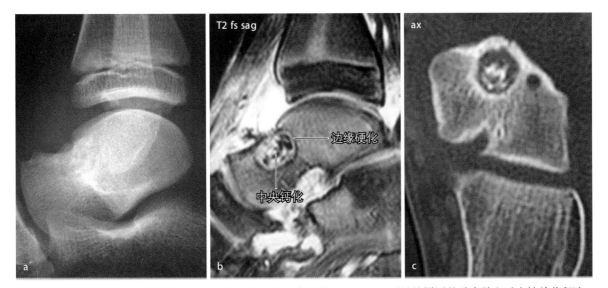

图 4.17　成骨细胞瘤。a. 距骨颈的局灶性溶骨病灶与边缘硬化；b. MRI 上可见灶周围骨髓水肿和反应性关节积液；c. 溶骨性病灶边缘清楚，伴中央基质钙化，类似 CT 表现

有囊性成分，和继发动脉瘤性骨囊肿形成有关，鉴别比较困难。

成骨细胞相关性生长缓慢的骨肉瘤 CT 对于显示皮层或外部骨壳的完整性和评估病变与重要结构（如脊髓和神经根在脊柱）的距离至关重要。

骨肉瘤

骨肉瘤是最常见的原发性恶性骨肿瘤，占 40%。肿瘤可有髓内生长，并产生类骨质，尽管有时只是少量。骨肉瘤有许多不同的组织学亚型，从低分化到高分化。

▶病理学 骨肉瘤是一种肿瘤细胞复杂多样（梭形细胞、透明细胞、上皮样细胞、圆形细胞等）的多形性肿瘤。恶性类骨质的产生为该病的统一特征。肿瘤细胞也可能产生软骨和纤维基质，形成其他组织学亚型，如成骨细胞型、成软骨细胞型，或成纤维细胞型骨肉瘤和其他变异。

中央骨肉瘤

▶临床表现 临床表现为几周或几个月内逐渐加重的局部疼痛和肿胀。不相关的轻微损伤并不是诊断依据。

年龄：约 60% 的患者年龄在 25 岁以下。病变：此种肿瘤可以影响任何骨。超过 80% 的骨肉瘤位于长骨（如股骨、胫骨）的干骺端，骨干肿瘤较为罕见。诊断和治疗：最重要的预后因素是对术前化疗的反应。广泛切除或截肢应行术前（新辅助）化疗。手术过程取决于局部肿瘤分期（MRI！）以及对转移的检测（骨扫描或全身 MRI 和胸部 CT）。

▶X 线 根据亚型和骨基质形成的程度，放射学表现多变。通常表现为混合性的骨溶解 / 硬化影：

• 包括不同程度的骨质破坏（渗透到虫蚀）和骨硬化（图 4.18~21）

• 肿瘤边缘不明确（Lodwick 分级 Ⅱ ~ Ⅲ）。

• 骨膜成骨：常见。有证据表明，针状骨是恶性肿瘤的重要标准（图 4.18）。可见 Codman 三角（隆起硬化的骨膜，伴皮质下骨破坏，图 4.21）。间断层状（洋葱皮）和骨膜处的新骨形成常见（图 4.25）。

骨硬化性骨肉瘤（约 10%）：骨硬化性骨肉瘤的特征是象牙样或"云状"致密、硬化的肿瘤基质（图 4.22）。这种变异偶尔局限于受影响的骨的边界内，时间相对较长。

▶核医学 骨闪烁成像对骨转移的检测很重

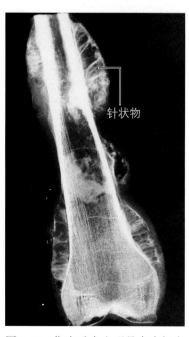

图 4.18 化疗后中央型骨肉瘤标本 X 线片

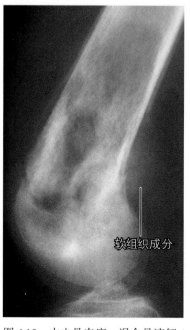

图 4.19 中央骨肉瘤，混合骨溶解 / 骨硬化

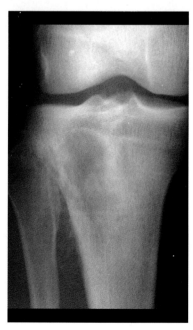

图 4.20 中央骨肉瘤，混合骨溶解 / 骨硬化

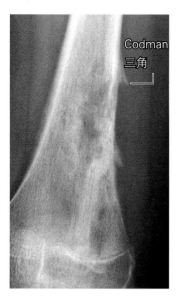

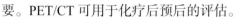

图 4.21 中央型骨肉瘤

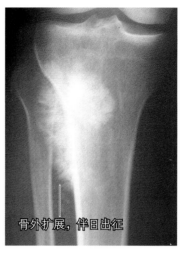

图 4.22 骨硬化性中央型骨肉瘤

要。PET/CT 可用于化疗后预后的评估。

▶ CT CT 比放射学检查能更好地显示骨膜反应和成骨肿瘤基质。需要注意的是，转移灶可出现钙化影，并不是良性肿瘤的表征（胸部 CT, 图 4.23）。

▶ MRI 信号的变化取决于基质矿化程度。注射剂后肿瘤明显强化。MRI 可用于管状骨的病变分期（髓内延伸，转移转移，软组织浸润，关节受累；图 4.24，4.25）。应当特别关注病灶与神经血管束的关系。

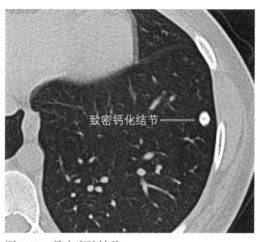

图 4.23 骨肉瘤肺转移

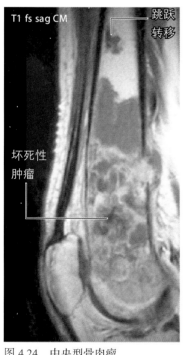

图 4.24 中央型骨肉瘤

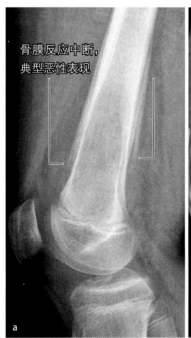

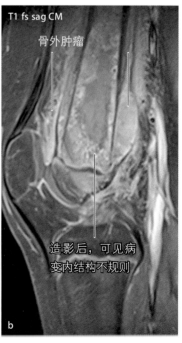

图 4.25 以骨溶解为主的中央型骨肉瘤。a. 大的溶骨性病灶与软组织肿胀；b. 肿瘤的圆形外骨成分

► 鉴别诊断

尤文肉瘤（见章节 4.2.4） 尤文肉瘤通常位于骨干到干骺端，无骨基质或软骨基质的形成。

CRMO（慢性多发性骨髓炎） 是一种发生于儿童和青少年的慢性反应性骨髓炎（见章节 10.7.1）。

软骨肉瘤 软骨的 MRI 特征如前所述（见章节 4.2.2）。

高分化多形性肉瘤：见章节 4.2.3。

> **ℹ️ 提示**
>
> 在 30 岁以上的原发性恶性骨肿瘤患者中，几乎不可能是中央型骨肉瘤。

其他骨肉瘤

毛细血管扩张性骨肉瘤（占骨肉瘤的 1%~10%）：这是一种高度恶性的出血性肿瘤（注意与动脉瘤性骨囊肿的鉴别！）。放射学特征是没有成骨基质形成的虫蚀样骨溶解（图 4.26）。

小细胞骨肉瘤：骨肉瘤预后不良。放射学特征是骨破坏和硬化。

中央型高分化骨肉瘤（占骨肉瘤的 1%~2%）。这是一种多发生于 10~30 岁人群、生长较缓慢和预后较好的骨肉瘤。病灶与许多其他肿瘤样病变相似，尤其是纤维性发育不良（图 4.27，4.28）。

骨旁骨肉瘤：骨旁骨肉瘤是最常见的表面骨肉瘤，是一种低度恶性肿瘤，在骨表面缓慢发育，仅继发性侵入髓腔。年龄：多为 30~40 岁。病变位置：50% 以上出现在股骨远端干骺端。主要的放射学特征为具有坚实内部结构的偏心密度影（图 4.29~31）。CT 可识别表面与肿瘤形成之间的裂隙。鉴别诊断：皮质骨膜硬纤维瘤（皮质不规则），骨软骨瘤，异位骨化。

骨膜骨肉瘤：是一种成骨细胞或成软骨细胞型肿瘤，也起源于骨的表面，类似骨旁骨肉瘤。它与骨表面广泛接触，边缘呈扇贝状，与骨膜软骨瘤或中心骨肉瘤的骨针周围骨反应类似（图 4.32）。病变位置：通常位于骨干。MRI 可识别髓腔内继发性浸润。

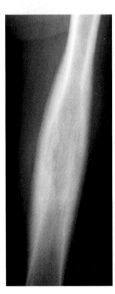

图 4.26 毛细血管扩张骨肉瘤，伴虫蚀样骨破坏

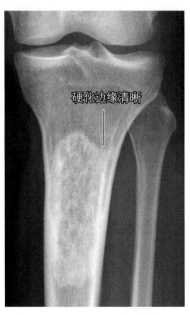

硬化边缘清晰

图 4.27 高分化中央型骨肉瘤

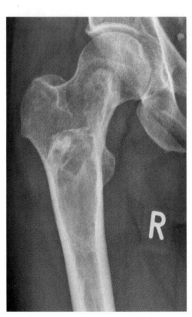

图 4.28 高分化中央型骨肉瘤，与纤维性发育不良鉴别诊断困难

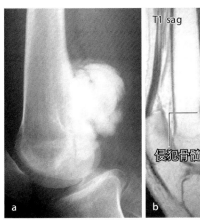

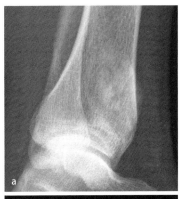

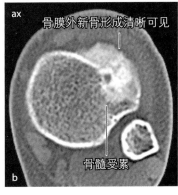

图 4.29　骨旁骨肉瘤。可与图 4.34 进行比较。a. 骨膜外高密度骨化块；b. 髓腔浸润

图 4.30　骨旁骨肉瘤。a. 胫骨远端的灶性硬化区；b. CT 证实骨髓的继发性浸润

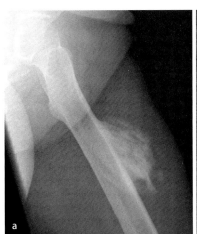

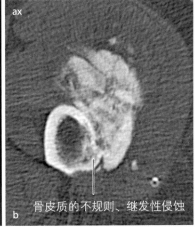

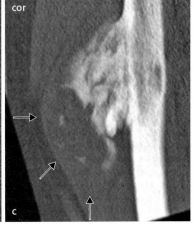

图 4.31　骨旁骨肉瘤。a. 骨外密度；b. 宽基、部分均匀的分叶状肿瘤；c. 远端软骨样瘤（箭头），CT 几乎不能显示

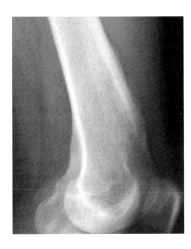

图 4.32　骨膜骨肉瘤。在病变的近端宽基、边界不清的浸润和明显的骨膜反应

继发性骨肉瘤

5%~7% 的骨肉瘤是由一种之前存在的骨疾病发展而来的。

Paget 病：约 1% 的 Paget 病患者发生恶变（95% 发生多骨性 Paget 病）。年龄：多见于50~70 岁。Paget 患者临床症状的任何改变和病理性骨折，都应怀疑继发性骨肉瘤。显著增高的骨特异性磷酸酶水平可能是一个疾病指标。在 X 线片上，骨溶解和皮质破坏是重要的诊断标志（图 4.33）。MRI 可证实软组织成分。该病预后较差。

放射性骨肉瘤：据报道，放疗剂量超过 30 Gy 时，发生骨肉瘤的风险为 0.03%~0.8%。肿瘤发生前的潜伏期一般为 10 年，不少于 3 年（图 W4.1）。

尽管有报道骨肉瘤和骨髓内感染或纤维性发育不良相关，但极为罕见。

4.2.2 成软骨肿瘤

所有软骨肿瘤都产生软骨样基质，有时可能只是稀疏的和巢样的。良性肿瘤通常无症状，多系偶然发现，是骨肿瘤中最高发的一类。

骨软骨瘤

骨软骨瘤（同义词：软骨性外生骨疣）：是最常见的骨肿瘤，是骨表面有软骨覆盖的骨疣，并有小梁与中央髓腔相连。细胞遗传学研究表明，散发性和遗传性骨软骨瘤都是良性肿瘤，而不仅仅是发育异常。随着骨骼生长的完成，其生长随即停止。

▶ 病理学　骨软骨瘤显示在与狭窄的软骨帽连接处生长板样分化，钙化常见，基底部常见脂肪骨髓。

▶ 临床表现　该病经常被偶然发现。很少出现继发于压迫的疼痛或者其他症状。

年龄：多见于 30 岁以下。位置：长管状骨的干骺端，远离邻近关节处（70%，图 4.34），中轴骨也会受累。治疗：于骨软骨瘤基底部做简单切除。

▶ X 线　外生骨疣或是从底层皮质凸起的窄基骨突起（带蒂，图 4.34），或以宽基（无柄）与骨相连，因此皮质难以辨认（骨增宽；图 4.35，4.36c；图 W4.2）。大的骨软骨瘤可导致瘤下骨的畸形和邻近骨的压力性侵蚀。钙化通常在表面。其与周围软组织的分界清楚，但形态通常不规则。非钙化软骨帽在 X 线片上看不见。

▶ 超声　如果骨软骨瘤是浅表的，那么可以较好地显示软骨帽（低回声）。超声检查适用于儿童。

▶ CT　随着皮质骨的病理性重塑，尤其是在中轴骨中，病变的起源很容易被观察到。与周围肌肉相比，非钙化的软骨帽表现为低密度层状影

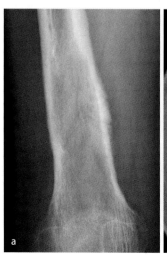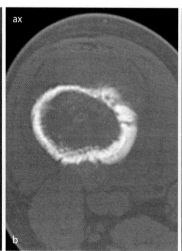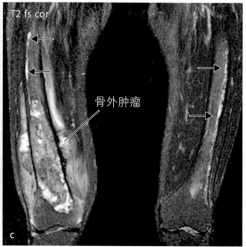

图 4.33　与 Paget 病相关的继发性骨肉瘤。a. 髓腔扩大，皮质边缘不清；b. 骨质破坏和毛刺征；c. 肿瘤的对比强化。双侧高信号，皮质下区（箭头）和双侧股骨的弯曲（Paget 病）

（图 4.35）。

▶MRI 同 CT 表现一样，可见宿主骨髓和成熟骨软骨瘤的脂肪骨髓之间的直接连接，可作为诊断依据。MRI 是精确测量软骨帽厚度的最佳方法（图 4.34）。

▶鉴别诊断

骨旁骨肉瘤 骨软骨瘤与正常髓腔相连接，骨旁骨肉瘤表现为骨皮质完整或伴有致密成骨基质的肿瘤直接侵犯。

软骨肉瘤 见"软骨肉瘤"部分。

诺拉（Nora）病变 这是一种奇特的骨软骨瘤性增生（BPOP），影响手部和足部管状骨（见章节 4.3.8）。病变和髓腔之间也没有连续性。

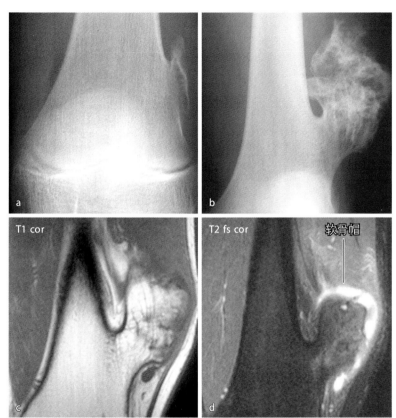

图 4.34 骨软骨瘤。a. 初始呈蒂样；b. 生长 6 年后；c. 与骨髓的连续性在 MRI 上是明显的；d. 在液体敏感序列上为高信号

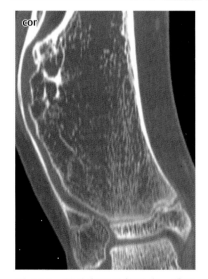

图 4.35 胫骨宽基骨软骨瘤，腓骨侵蚀/弯曲

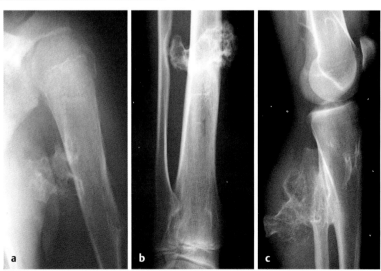

图 4.36 遗传性多发性外生骨疣。多发性骨刺。a. 肱骨蒂样骨外生骨疣；b. 下肢会随骨的压迫和变形；c. 腓骨宽基外生骨疣

骨膜软骨瘤：见图 4.42。

软骨瘤

软骨瘤是第二常见的良性骨肿瘤（发病率为 2.5%）。内生软骨瘤通常是位于髓腔的实体性肿瘤。其次是骨膜软骨赘，在骨膜下的骨表面生长。软骨瘤病是软骨内骨化异常所致。

提示

• 内生软骨瘤病 =Ollier 病（恶变的风险增加；图 W4.3）。

• 内生软骨瘤病和多发性软组织血管瘤 =Maffucci 综合征。

▶ **病理学** 软骨瘤仅中隔和外周血管化，并有丰富的透明软骨基质；通常以簇状、分叶状的方式生长，以"葡萄串"样外观代替原来的骨痂。

▶ **临床表现** 在管状骨中，软骨瘤通常是无痛的；在手指，可出现肿胀。

年龄：见于 10~50 岁人群。病理性骨折罕见。病灶：约 60% 的内生软骨位于手、足部的小管状骨。软骨瘤可累及长管状骨和肋骨，但在扁骨和脊柱中很少见。治疗：目前尚无统一的方法。对于长管状骨 <10 cm 的无症状的软骨瘤，可每

年观察随访，否则可以手术仔细刮除。小管状骨的软骨样肿瘤通常是良性的。在渐进性疼痛和影像学示肿瘤扩大时，应给予活检。

单独的内生软骨瘤恶化变为软骨肉瘤极为罕见。

提示

在成人患者中，如有肿瘤进行性扩大和疼痛，应考虑软骨肉瘤。软骨肿瘤越靠近近端、中心位置，恶性的可能性越大。长度超过 5 cm 和明确的扇贝状骨内膜（= 内层骨皮质吸收，图 4.41）是恶性肿瘤的迹象。

▶ **X 线** 典型发现是点状骨溶解，内有散在爆米花样、点状、环状或弧状钙化（图 4.37~41）。到正常骨的过渡比较尖锐，通常有清晰的硬化边缘。在长管状管中，肿瘤几乎总是位于中心位置。如果有扇贝状缺损和新骨皮质存在，则应通过 CT 或 MRI 进行评估。在手部骨，骨溶解是膨胀性的，而骨皮质经常变细，有时甚至看不见。然而，这并不是诊断恶性肿瘤的证据，因为手部骨较小，肿瘤可以迅速延伸到骨皮质。

▶ **CT** 典型的爆米花状钙化（图 4.42）。明确的皮质破坏提示恶变为软骨肉瘤。

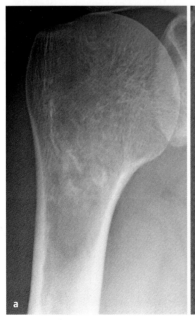
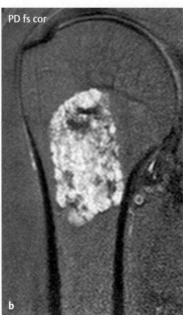
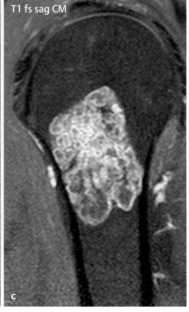

图 4.37 内生软骨瘤。a. X 线片上可见肱骨干近端有明显的放射性透亮区，内有颗粒状钙化；b. 在 PDWI 上可见葡萄状软骨高信号； c. 间隔对比强化

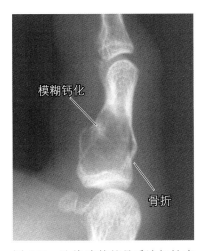

图 4.38 边缘清楚的骨质溶解性病变,伴骨皮质变薄和(病理性)骨折。然而,不应诊断手部"良性内生软骨瘤"

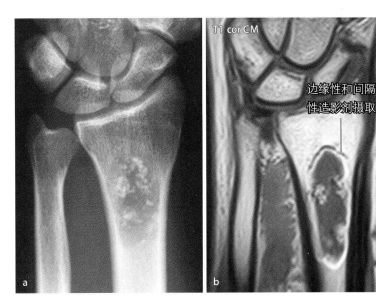

图 4.39 前臂远端内生软骨瘤。a.骨溶解伴爆米花样钙化;b.边缘清晰,皮质保存

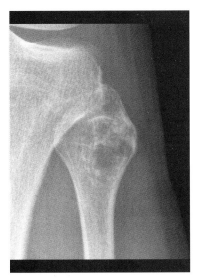

图 4.40 腓骨头内生软骨瘤

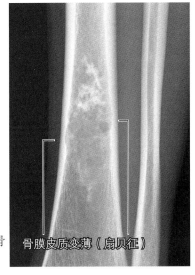

图 4.41 胫骨远端的内生软骨瘤。关键的临床问题是"这是一个缓慢增长的良性肿瘤,还是青春期的生长加速?"仅凭该影像无法回答这个问题。是否有疼痛加重?如果是这样的话,应在骨肿瘤转诊中心进行活检和分析。影像学上病变进行性增大提示活检

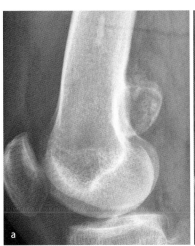

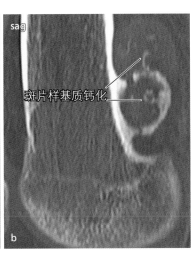

图 4.42 骨膜软骨瘤。a.卵状的骨膜,或部分茶托状的边界;b.典型的茶托状皮质骨

▶ MRI 在T1WI上呈低信号，在T2WI上的信号取决于钙化程度。非钙化的内生软骨瘤呈高信号，在T2WI上将其很难与囊肿区分，静脉注射造影剂有助于鉴别。病灶有典型的分叶状外观（图4.37，4.39；图W4.3）。有皮质骨破坏或骨外肿瘤成分时，应考虑软骨肉瘤。

▶ 核医学 在骨扫描中，表现为摄取不增加或轻度增加。摄取显著增加提示肿瘤生长，应高度考虑恶变。PET显像常为摄取增加，有时也取决于肿瘤的增殖率。无法与高分化软骨肉瘤相鉴别。曾报道低分化软骨肉瘤可通过阈值进行区别。

▶ 鉴别诊断

骨梗死 钙化和梗死在与健康骨骼的界面处的分布更靠近边缘。在MRI上，梗死中央区内可发现脂肪和或囊性变性。

软骨肉瘤（高分化） 组织学和影像学很难区分（图4.47）。

成软骨细胞瘤

▶ 病理学 成软骨细胞瘤是一种罕见的良性软骨瘤。

▶ 临床表现 年龄：多见于30岁以下人群，男性发病率是女性的2倍。位置：通常位于长管状骨的骨骺，偶尔延伸到干骺端。成软骨细胞瘤多见于骨突处，很少在其他部位，如距骨、跟骨、髌骨（肿瘤最高发！）和脊柱。治疗方法：刮除；如果肿瘤较小，可采用射频消融。

▶ X线 有证据显示，30%的病例有圆形的放射透亮影，伴边缘硬化和病灶内钙化（图4.43，4.44）。

▶ MRI 因为是未成熟的软骨，所以在T2WI上不表现典型的高强度软骨信号。30%的病例（图4.43）有明显的病灶周围水肿。

提示

管状骨骨骺处的典型位置，是成软骨细胞瘤的诊断关键，尤其是在无钙化的情况下，后者应优先考虑使用CT。MRI可以诊断肿瘤，但特异性很低。

▶ 鉴别诊断

巨细胞瘤 巨大的细胞肿瘤并没有明显的边缘硬化，多发生于骨融合后。

高分化骨肉瘤 基质钙化是决定性的因素。若未见，那么与缓慢生长的骨肉瘤的鉴别诊断十

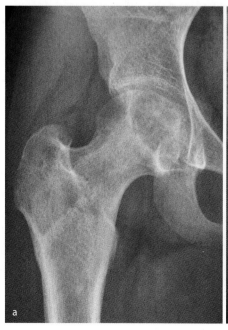
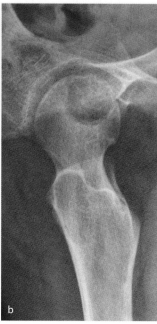
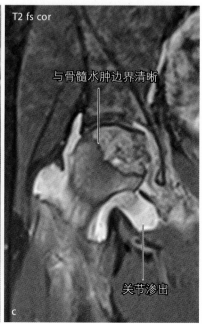

图4.43 成软骨细胞瘤。a.在股骨头干骺端内附近有一个边缘清楚的圆形透亮区；b.在X线片上可见钙化点；c.MRI：软骨下板和软骨已被破坏

分困难。

其他鉴别诊断 包括软骨下神经节，软骨黏液样纤维瘤，透明细胞软骨肉瘤，动脉瘤样囊肿（多与软骨母细胞瘤相关的继发表现），骨骺脓肿等。

软骨黏液样纤维瘤

▶ **病理学** 这是一种非常罕见的（占不到良性肿瘤的 1%）良性肿瘤，特征是有丰富的黏液样或软骨细胞间质。

▶ **临床表现** 年龄：多见于 10~30 岁人群。位置：多位于干骺端而不是骨干，骨干和膝关节周围（50% 的病例）。软骨黏液样纤维瘤几乎只见于管状骨。

▶ **X线** 沿骨长轴分布的椭圆形边缘锐利、孤立的放射性透亮区（图 4.45，4.46），是重要

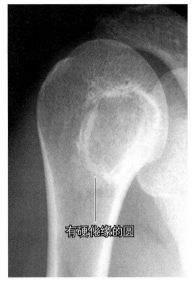

图 4.44 成软骨细胞瘤

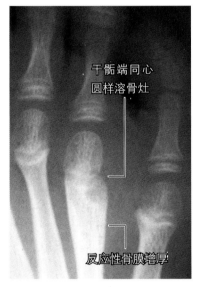

图 4.45 软骨黏液样纤维瘤。大块软组织成分取代邻近的距骨

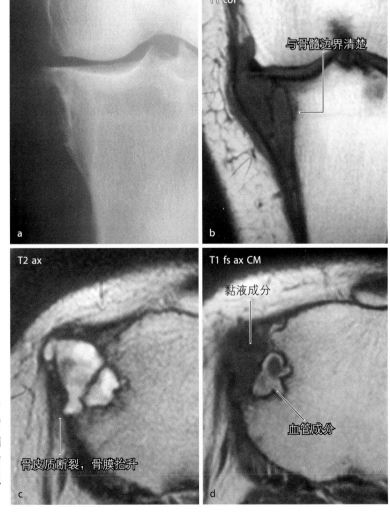

图 4.46 软骨黏液样纤维瘤。a.胫骨平台内侧干骺端偏心性延长的椭圆形溶骨病灶；b.肿瘤分为两个"部分"，并沿内侧半月板向头端延伸；c.在 T2WI 上，肿瘤基质为高亮信号；d.血管化肿瘤内部组织对比增强，黏液样部分没有增强

的诊断标志。肿瘤的边界并不总是很锐利。瘤内钙化少见。

► CT/MRI　CT 和 MRI 对明确肿瘤范围以外的诊断没有任何贡献。

► 鉴别诊断　需要与软骨肉瘤、成软骨细胞瘤和成软骨细胞性骨肉瘤等相鉴别。在制订明确的治疗方案前，组织学确诊必不可少。

软骨肉瘤

软骨肉瘤是第二常见的恶性骨肿瘤，由一组异质性的恶性软骨肿瘤组成，在组织形态学和临床上都有区别：

原发性中央型软骨肉瘤　是最常见的软骨肉瘤的类型（图 4.47~49）。肺转移瘤的发展取决于肿瘤的分级。

继发性软骨肉瘤　由原发性良性软骨瘤恶变为中心型软骨肉瘤，或原发性骨软骨瘤恶变为外周软骨肉瘤（图 4.50；图 W4.4，W4.5）。

骨膜软骨肉瘤　肿瘤于骨表面生长（图 4.51）。

去分化软骨肉瘤　罕见，预后差。包括两种成分：分化良好的软骨瘤（软骨瘤或高分化软骨肉瘤，通常有典型的基质矿化）和低分化非软骨性肉瘤，如骨肉瘤。在确定活检部位时，应考虑肿瘤的变异部位。年龄：50 岁以上。

间叶性软骨肉瘤　这是一种罕见的变异，可见没有分化的小圆形细胞和高分化的软骨岛（图 4.52，4.53）。约 30% 是骨外间叶性软骨肉瘤。年龄：20 岁以上。应与（骨外）尤文肉瘤相鉴别。

透明细胞软骨肉瘤　这也是一种比较罕见的高分化的变异，病灶通常位于长管状骨的关节下骨，多见于 20~40 岁人群。应与成软骨细胞瘤相鉴别，后者多发生于 20~30 岁。

► 病理学　除了主要形成软骨基质产生，原发性软骨肉瘤也可见黏液样变和囊性变。基于核大小、核染色和细胞数，组织学分级分为 1~3 级，已证明与预后相关。软骨瘤与高分化软骨肉瘤（G1）之间的差异，必须通过组织活检、皮质骨和松质骨的生长模式来判断。

► 临床表现　在患者寻医前，局部肿胀和疼痛可能持续数周或数月前。

年龄：超过 50% 的病例在 50 岁以上。然而，成年人各年龄段均有发病。病变位置：以骨盆骨、股骨近端，肱骨近端和肋骨等处多见。软骨肉瘤多位于干骺端（骨干不常见）。

► 放射学　原发性中央型软骨肉瘤：

• 表现为局限性的放射透亮影，可见渗透模式。皮质骨被破坏（图 4.47）或重塑。

• 很少有硬化缘。

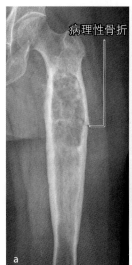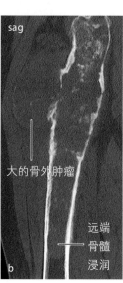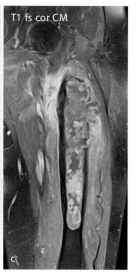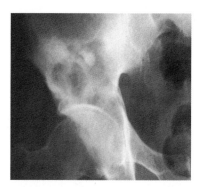

图 4.48　骨盆软骨肉瘤。髋臼上方的放射性透亮区与反应性硬化区

图 4.47　中心型软骨肉瘤。a.股骨近端骨性膨胀，伴皮质骨增厚和重塑；b.扇贝样骨内膜，骨皮质破坏；c.肿瘤血管化部分不均匀强化

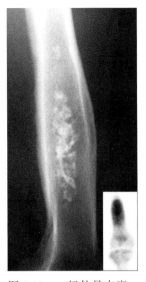

图 4.49 一级软骨肉瘤。局部疼痛、皮质重塑、骨扫描摄取增加，提示恶性肿瘤

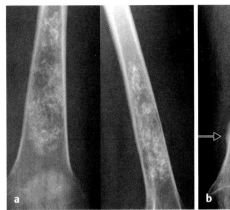
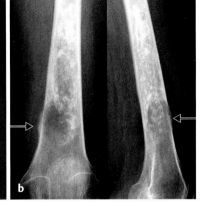

图 4.50 继发性软骨肉瘤。a.股骨远端的内生软骨瘤，多年来一直没有改变；b.发展为位于远端的软骨肉瘤，侵犯皮质骨（箭头），表现为新形成的溶骨病灶和骨膜反应

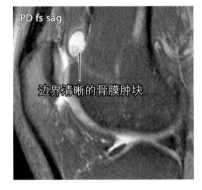

图 4.51 骨膜软骨肉瘤（G1）。与皮质骨相邻，浸润性生长的组织学证据

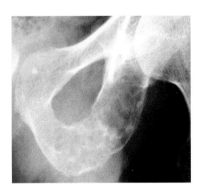

图 4.52 35 岁男性，患有间叶软骨肉瘤，有一年的疼痛史

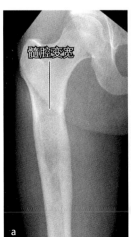
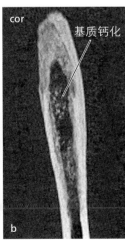
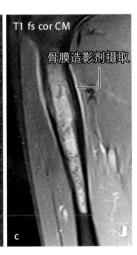

图 4.53 间叶软骨肉瘤。a.干骺端骨肿瘤，伴皮质增厚、膨胀；b.皮质重塑，包括对内皮质骨的破坏；c.非均匀但广泛的强化

• 可有骨膜反应和骨增宽（图 4.49）。

• 约 50% 的病例肿瘤有钙化。与软骨瘤或高分化软骨肉瘤相比，中、低分化恶性肿瘤的钙化灶更不规则，呈补丁状。

> **提示** ❶
>
> 单凭 X 线片很难鉴别内生软骨瘤和高分化恶性软骨肉瘤。

▶ CT　CT 对骨质扩张、破坏和骨皮质破裂的显示优于 X 线片（图 4.47，4.53）。

▶ MRI　MRI 对鉴别高分化软骨肉瘤和内生软骨瘤的作用有限。在个别病例中，皮质骨缺损和骨髓水肿的存在有助于诊断。较大肿瘤可有中央坏死。当同时存在软组织肿瘤时，肿瘤的边界十分清楚（图 4.47，4.53）。软骨瘤基质血管较少，通常很少出现对比增强。

▶ 核医学　骨扫描显示摄取明显增强，取决于反应性皮质重塑的程度（图 4.49）。PET 阳性率较高，摄取的增加与恶性程度相关；Ⅱ级和Ⅲ级阈值已有报道。良性软骨瘤不能与高分化软骨肉瘤相鉴别。

▶ 鉴别诊断　高分化软骨肉瘤（G1）与内生软骨瘤和成软骨细胞性骨肉瘤。

> **提示** ❶
>
> 如果致密骨有局灶性损伤（扇贝形），并伴有软组织肿瘤，则应高度怀疑软骨肉瘤而不是内生软骨瘤。其他鉴别标准包括临床表现，以及系列影像学资料记录下肿瘤的大小和进展。

4.2.3　结缔组织与纤维组织瘤

促结缔组织增生型纤维瘤：即骨内软组织侵袭性纤维瘤（硬纤维瘤），被 WHO 分类系统定性为良性肿瘤。它好发于青年，常见于长骨，尤其是干骺端，也好发于下颌骨和骶骨。其生长模式为扩张型。X 线表现为边界清楚的溶骨性病灶，通常有新皮质骨形成（图 4.54）。由于含有较多胶原物质，在 T1WI 和 T2WI 上呈低信号。手术刮除后少有复发。

良性纤维组织细胞瘤：这是一种非常罕见的良性骨肿瘤，生长缓慢。骨膨胀在有硬化缘时会很明显（Lodwick Ⅰc 级）。从组织学来看，该肿瘤类似纤维性骨皮质缺损（非骨化性纤维瘤），好发于各个年龄段。比起骨化性纤维瘤，良性纤维组织细胞瘤可累及全身骨骼不同部位（图 4.55，4.56）。

未分化型高级别多形性肉瘤：多年来，骨科

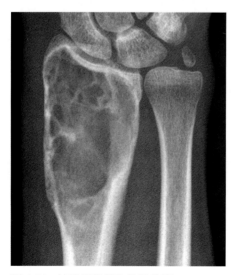

图 4.54　结缔组织增生性纤维瘤

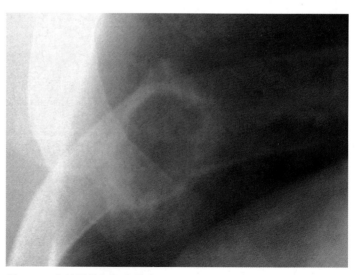

图 4.55　良性纤维组织细胞瘤

病理学家对该肉瘤的命名多次更改，最初采用纤维肉瘤，后被恶性纤维肉瘤代替，最近一次的WHO分类采用未分化高级别多形性肉瘤（UPS）来描述。对于放射科医生来说，相似的影像学特征是识别该病的关键。组织学表现为无骨基质形成的多形性肉瘤。多见于膝关节附近。重要的是，该病可以继发骨梗死或Paget病。X线表现无特异性，突出的骨溶解区域证实该肿瘤的生长率（Lodwick Ⅱ级；图4.57；图W4.7，W4.8）。

一个罕见的变异是骨内平滑肌肉瘤，该肉瘤为纺锤体细胞肉瘤，经免疫组织化学证实为平滑肌细胞变异，好发部位也是在膝关节附近（超过60%的病例），男性比女性更易患病。如果在其他部位发现平滑肌肿瘤，则应怀疑为由其他部位原发肿瘤转移形成的。该肿瘤影像学评估为低分化骨肉瘤（Lodwick Ⅱ / Ⅲ级；图4.58），与恶性纤维组织细胞瘤相似（不同诊断：转移）。

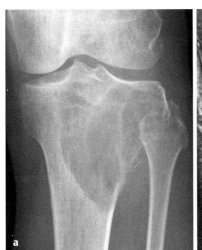

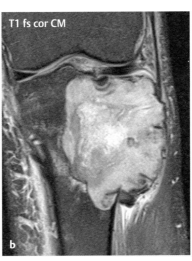

图 4.56 良性纤维组织细胞瘤。a. 边界清楚的干骺端溶骨性病变，伴新皮质骨形成；b. 肿瘤明显强化，病灶周围有轻微的骨髓水肿

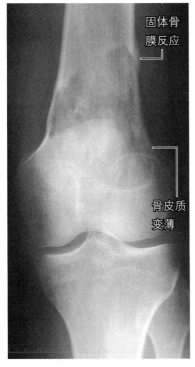

图 4.57 恶化纤维组织细胞瘤

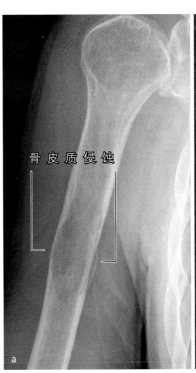

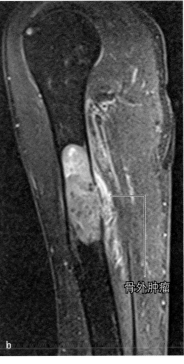

图 4.58 骨平滑肌肉瘤。a. 非特异性骨干溶骨性病变；b. 尽管肿瘤与骨髓边界清楚，但已经有骨外肿瘤成分

4.2.4 尤文肉瘤和原发性神经外胚层瘤

这是一种由神经外胚层起源的球形细胞形成的低分化肉瘤。原发性神经外胚层瘤和尤文肉瘤在本质上是相同的。

▶ 病理学　特点是由稠密的有球形细胞核的单一细胞包裹的单一结构。该肿瘤不产生基质。

▶ 临床表现　与其他骨肿瘤患者不同，尤文肉瘤患者可以表现全身症状（如发热、贫血、白细胞增多、炎症参数升高等）。软组织肿胀、局部疼痛和红斑常见，类似感染。

年龄：尤文肉瘤的好发年龄为 9~18 岁，是儿童青年中第二常见的骨肉瘤。部位：尤文肉瘤可见于任何骨，多见于骨盆、股骨、腓骨、肋骨和肱骨。在长骨中，尽管干骺端发病很常见，但骨干为经典发病位置。治疗：术前化疗使肿瘤缩小，然后尽最大可能彻底切除。术后化疗，可能的话可行放疗，尤其是在保肢切除术后。

▶ X 线　尤文肉瘤的 X 线表现多样（骨肿瘤中的"变色龙"）。一半的患者以溶骨性破坏为主；混合型溶骨性破坏占三分之一，并或多或少地伴有反应性骨硬化。肿瘤本身不产生新生骨。

管状骨的改变

· X 线表现主要为浸润性破坏，从有虫蚀样边缘的连续透亮区到多发溶骨小病灶。

· 浸润性破坏使骨皮质呈纤维化改变（Lodnick Ⅱ / Ⅲ级，图 4.59）。

· 正常骨质与病态骨质之间的移行区较宽。

· 骨膜反应常见（图 4.60，4.59），以中断的单层或多层薄片状（洋葱皮样改变）改变为主。复杂骨膜反应也是可能的。

扁骨改变

· 溶骨病灶形状不规则、边界不清，或者周围组织中无规则分布的单纯虫蚀样破坏，伴补丁样反应性骨硬化（图 4.61）。

· "硬化"的尤文肉瘤在扁骨中常见（占比不足 10%，图 4.62）。

▶ 核医学　骨扫描和 PET 用于排除骨转移病灶。PET 尤其适用于评估治疗效果和检测局部复发。

▶ CT　CT 适用于浸润性生长的检测（图 4.63），尤其是中轴骨。

▶ MRI　该肿瘤呈典型表现（T1WI 低信号和 T2WI 高信号），强化明显。肿瘤位于管状骨时的特点是巨大肿瘤的软组织内容物，诊断时很明显（图 4.59，4.61）。除了骨转移，全身 MRI 也许可以代替骨扫描和 PET。

> **！ 提示**
>
> 注射造影剂的 MRI 并不能区分坏死合并新生血管和化疗后尤文肉瘤的残留。

▶ 鉴别诊断　包括急性血源性骨髓炎，成骨嗜酸性肉芽肿（= 朗格汉斯细胞增多症），小细胞骨肉瘤，非霍奇金淋巴瘤，间质软骨肉瘤等。

4.2.5 巨细胞瘤

▶ 病理学　这是一种具有局部侵袭性的良性骨肿瘤。病变包括肿瘤性、单核性成分伴随基本均匀分布的球形细胞和巨细胞。然而，巨细胞也

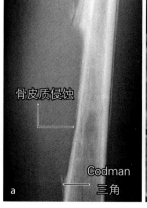
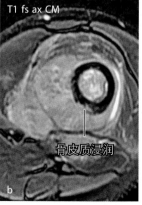

图 4.59　股骨尤文肉瘤。a. 明确的骨膜反应和骨皮质破坏；b. MRI 示皮质浸润和肿瘤向骨外浸润

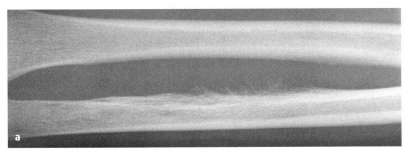
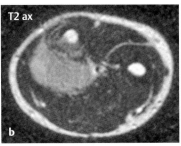

图 4.60　尤文肉瘤。a. 尺侧皮质边界不清并伴骨刺，桡侧有辐照现象；b. 明显巨大的骨外肿瘤成分

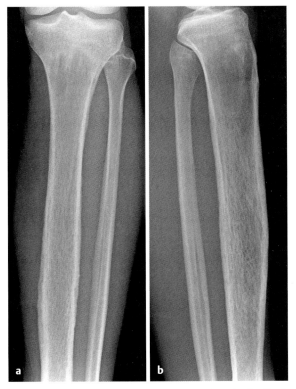

图 4.61　尤文肉瘤。a. 肿瘤呈浸润性生长，胫骨干轻度膨胀，伴边界不清的骨皮质破坏；b. 在 X 线片上肿瘤边界不清

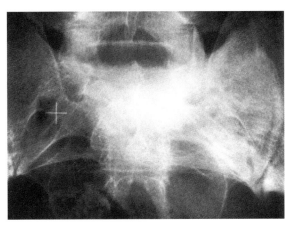

图 4.62　硬化的尤文肉瘤。在骨盆处并不罕见

见于很多其他骨病变（如动脉瘤性骨囊肿），这也许会导致组织学误诊。此种病变不产生基质。

▶ 临床表现　主要表现为局部疼痛伴加重数月。尽管它被归类于良性肿瘤，肺转移发病率不足 5%，不影响预后。

年龄：各个年龄段均可发病，巨细胞瘤好发于 30 岁左右，在这个年龄段发病者约占巨细胞肿瘤患者的 40%。部位：约一半的巨细胞瘤见于膝关节附近。其他典型发病部位有桡骨远端和肱骨近端。肿瘤初始位于长骨关节下区，呈偏心样

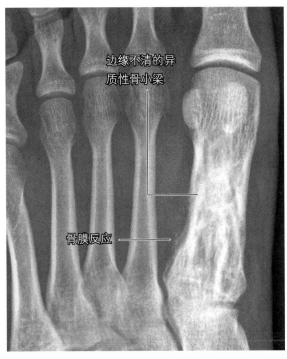

边缘不清的异质性骨小梁

骨膜反应

图 4.63　第一跖骨尤文肉瘤，主要为硬化病变

分布，随后干骺端离心性生长。治疗：刮除，注入骨水泥；晚期应广泛切除。

▶X线

• 巨细胞瘤的典型X线表现为关节下骨的偏心状溶骨性病变，不伴有骨化基质（图4.64，4.65；图W4.9，W4.66）。

• 约一半的病内部结构表现为细微或粗糙分隔形式（图4.67）。

• 损伤边界清楚（Loduick Ⅰa~c级），但无硬化缘。快速生长的肿瘤边界可能不清楚、不规则。

• 皮质和软骨下缘可被保持更长的时间，但最终还是被侵蚀和破坏，不是皮质被完全破坏，就是在骨膜保持完整的情况下形成新皮质。

• 层状或复合型骨膜反应少见。

▶CT 肿瘤缺少基质。孤立的反应性钙化（分隔）不应被误认为基质（图4.68）。通过抗吸收治疗可见再次骨化（图4.69）。

▶MRI 肿瘤的典型表现（T1WI低信号和T2WI高信号）和强化明显使得巨细胞瘤很难通过MRI与肉瘤相鉴别。出血和坏死使得信号强度不均匀和强化。在继发性动脉瘤性骨囊肿也许会发现液–液平。

▶核医学 骨扫描三相均有明显聚集。

▶鉴别诊断 应与成软骨细胞瘤、毛细血管扩张型骨肉瘤、浆细胞瘤、转移瘤、动脉瘤样骨囊肿、脊索瘤、甲状旁腺功能亢进性棕色瘤、巨大软骨下神经节等相鉴别。

4.2.6 血管肿瘤

▶病理学 血管肿瘤内皮增生伴内皮增生率增高。免疫组化方法对于区分肿瘤和畸形极有帮助。

骨血管肿瘤非常罕见，包括上皮样血管瘤(良性)、上皮样血管内皮瘤（高分化，图4.70）、恶性血管样肉瘤和球体瘤。球体瘤在骨发病极为罕见（与软组织发病相反）。详情可参考骨病理和骨放射相关专业书籍。

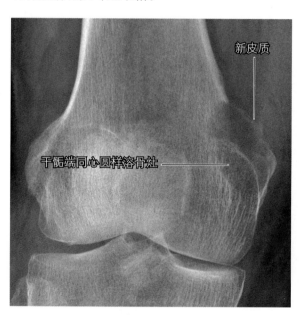

图4.64 巨细胞瘤的早期表现

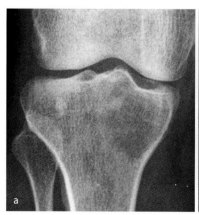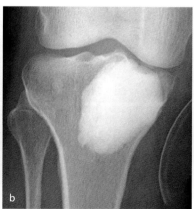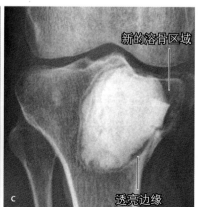

图4.65 巨细胞瘤。额外影像可见图W4.9。a.典型的干骺端离心性溶骨性病变；b.行刮除术并注入骨水泥后的表现；c.随访示肿瘤复发

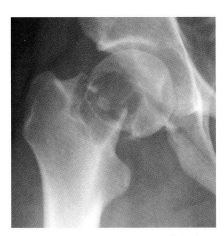

图 4.66　继发于股骨颈巨细胞瘤的病理性骨折

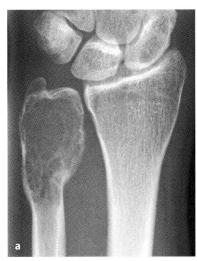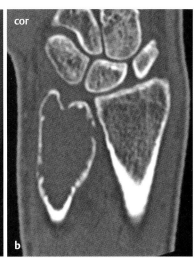

图 4.67　巨细胞瘤。a. X线片可见尺骨头不规则溶骨性病变，边缘相对清晰；b. 髓腔变宽，并有完全连续的新生皮质骨

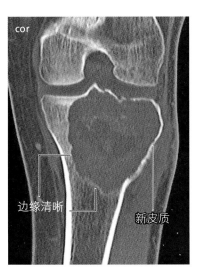

图 4.68　巨细胞瘤。位于胫骨平台典型部位的溶骨性损伤，不伴基质形成

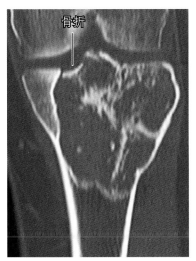

图 4.69　德尼单抗治疗后的巨细胞瘤内反应性硬化。与图 4.68 为同一患者。发生骨折

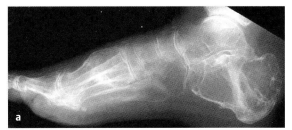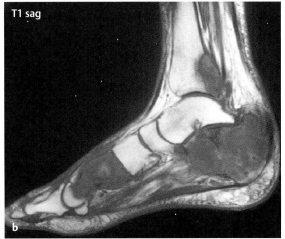

图 4.70　多发血管内皮瘤。a. 低扩张性、部分蜂窝状溶骨病变，无硬化缘；b. T1WI 呈高信号基质并伴有瘤细微的分隔

提示

　　椎体"血管瘤"不是肿瘤而是血管畸形，详见章节 4.3.7。

　　骨血管肿瘤可能在肢体（单肢）为多发，因此很像转移性疾病。

4.2.7 脂肪肿瘤

脂肪瘤

　　骨脂肪瘤，不像其软组织类似物，是罕见的良性肿瘤，源自骨的脂肪细胞。脂肪瘤可有中央钙化或囊性退变。典型的部位包括跟骨前和股骨近端。

　　▶临床表现　通常无症状，多系偶然发现的。

　　▶X 线　主要为溶骨性病变，伴边界清楚的硬化缘。多数情况下病变内有分隔，有时可发现中央钙化（图 4.71）和 / 或骨膨胀。

　　▶CT　密度测量可证实肿瘤的脂肪成分。

　　▶MRI　在 T1WI 为高信号，并可依此确诊（图 4.72）。

　　▶鉴别诊断

　　良性骨囊肿、血管瘤和血管内皮瘤　除了中央钙化，其他改变在 X 线片上没有不同表现，而 CT 和 MRI 可发现不同（脂肪瘤的脂肪内部损伤）。

　　关节下腱鞘囊肿　可通过 MRI 或 CT 来区别（与关节面相连的黏液样内容物）。

　　骨内脂肪肉瘤　极为罕见，主要发生在股骨远端（图 W4.10），在 X 线片或 MRI 上并无显著特征。

警示

　　在老年人的 X 线片上可见骨小梁稀疏，如股骨颈和跟骨，与溶骨性病变表现类似，但不代表占位性团块。

4.2.8 其他肿瘤

脊索瘤

　　▶病理学　这是一种源自脊索的低到中级别恶性肿瘤，只发生于斜坡和脊柱，生长缓慢。该肿瘤代表了脊索不成熟结构，呈小叶状。

　　▶临床表现　当肿瘤位于脊柱时，通常会有类似椎间盘突出的神经系统表现。骶尾脊索瘤通常在骶骨前可触及，达到一定大小后可导致排泄 / 排便障碍。可能在相当长一段时间内不会侵犯周围组织。

　　任何年龄段均可发病，多见于 40~60 岁。好发于蝶枕部和骶尾部。脊索瘤经典发病部位在正中线处。治疗：广泛切除。局部复发很普遍，因为由于要保持膀胱、肠道的功能，广泛切除的手术目的并不能总是实现。

　　▶X 线　X 线表现为有波状硬化缘的溶骨破坏区和软组织团块。不形成基质，但可见残留骨质（图 4.73）和钙化灶（30%~50%）。

　　▶CT　适于判定肿瘤的范围和骨质破坏的程度。骶骨肿瘤通常在骶前已形成较大的肿块。

　　▶MRI　邻近软组织尤其是神经源性结构的解剖学关系在 MRI 上体现得最佳（图 4.74；图 W4.11，W4.12）。

　　▶鉴别诊断

　　骶骨　巨细胞瘤、软骨肉瘤、浆细胞瘤和转移癌比脊索瘤更常见。

　　斜坡 / 颈椎　转移癌和黏液样软骨肉瘤实际上是脊索瘤伴部分软骨化的主要鉴别诊断。颅咽管瘤没有钙化。

　　巨大脊索错构瘤　良性错构瘤，包含骨小梁、部分硬化，可见骨性边界（图 4.76）。最常见的鉴别诊断是成骨性转移瘤。

长管状骨釉质瘤

　　▶病理学　生长缓慢的低级别恶性肿瘤，好发于胫骨。肺转移不常见。

警示

"釉质瘤"的名字是因为其与下颌骨牙釉质瘤（成釉细胞瘤）相似，但本质不同。

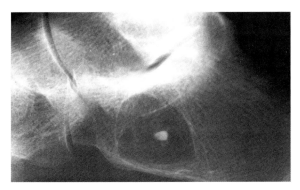

图 4.71 脂肪瘤伴典型的中央型钙化

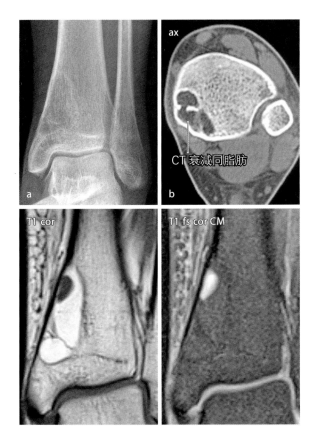

图 4.72 胫骨远端脂肪瘤。a. 有硬化缘的透亮区；b.CT 示脂肪低密度信号，有钙化间隔分隔；c. T1WI 上呈均一高信号，伴斗端低信号病灶；d. 抑脂 T1WI 强化后骨髓呈等信号，小的增强区域与病灶内局灶纤维化区域一致

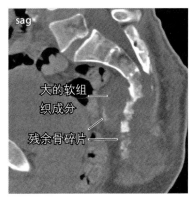

图 4.73 骶骨脊索瘤。典型位于中线处

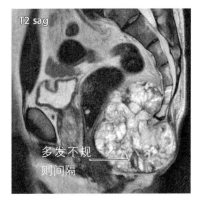

图 4.74 尾骨脊索瘤。T2WI 显示脊索瘤内液体内容物。参见图 W4.11

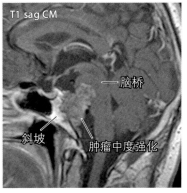

图 4.75 斜坡脊索瘤穿透至脑桥。参见图 W4.12

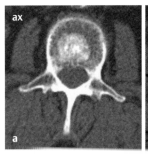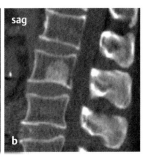

图 4.76 脊索错构瘤。a.边界清楚，L2 中心硬化；b.可见骨性边界

▶临床表现 主要临床表现是局部疼痛。发病峰值年龄为 20~30 岁。超过 90% 的釉质瘤位于胫骨干前部，呈偏心性生长，约三分之一的病例累及腓骨。其他管状骨发病不常见。转移灶占大约 20%。治疗多采用广泛切除，切除不完全可导致复发率高。

▶X 线 /CT 胫、腓骨前皮质和骨髓腔处多灶、融合的透亮区（皂沫样），有硬化缘（Loduick Ⅰb~c 级）。30% 的病例累及干骺端固体骨膜反应形成新生皮质骨。

▶MRI MRI 可用于评估骨与软组织的病变范围。

▶鉴别诊断

骨纤维异样增生症 为骨溶解或毛玻璃样改变，并且更趋向于中心发病。

骨纤维结构不良 其组织学和影像学与釉质瘤很相似，但好发于儿童（见章节 4.3.8）。

转移瘤 治疗后易发展为纤维化肿瘤。

4.3 肿瘤样病变

4.3.1 骨瘤、骨岛和全身脆性骨硬化

骨瘤和骨岛是良性的，为单骨或多骨的成骨性病变。

▶病理学 骨瘤和骨岛由分化良好的成熟骨密质组成，主要为板层骨，生长缓慢。骨瘤被视为错构瘤（胚胎肿瘤样畸形）。

骨瘤分为三类：

• **典型骨瘤**：几乎只见于由间质组织发育而来的骨（如顶骨、额窦骨、颌骨）。病变从 10 余岁开始可见，临床无症状。放射学特征为极高密度的、边界清楚的圆形、泪滴形或卵圆形病灶（图 4.79）。骨扫描无强化或弱强化。

• **骨膜外骨瘤**：表现为高密度（象牙样）病灶，也好发于颅骨（图 4.80；图 W4.13）。临床与肢骨纹状肥大很难鉴别。钙化的骨软骨瘤看起来与骨膜表层骨瘤相似，但其基底部骨髓腔为连续的。除此以外，在 MRI 上病灶为异质性信号，病灶周围有软骨包绕。

• **软性骨瘤**（同义词：内生骨疣，骨岛）：为各种大小的硬化性病变，很少超过 3 cm，形状根据受累骨的解剖结构的不同而不同（图 4.81；图 W4.14，W4.15）。在管状骨和脊柱中，通常为圆形或卵圆形。最初的影像学表现是边界清楚的病灶，后期出现细小刷状缘（图 W4.15）。骨岛多见于 10~20 岁的人群，可影响任何骨，可随时间推移在几年内轻度增大（图 4.81）。骨扫描时摄取较少。

提示

典型骨瘤合并肠道息肉病和软组织肿瘤，则为 Gardner 综合征。

▶鉴别诊断

骨转移瘤 病史、实验室检查和临床表现，结合核医学检查结果，可与骨转移瘤相鉴别，尤其是由前列腺癌转移而来的。放射学诊断中的边界清楚与否并不是诊断的决定性依据。血清碱性磷酸酶升高、疼痛和强烈的放射性核素吸收多，提示骨转移瘤。

脆性骨硬化（也称骨斑点症） 是一种常染色体显性遗传的骨发育不良疾病，可在全身骨的骨骺中发现多处扁豆到豌豆大小的高密度影（图 4.82），主要见于管状骨。该病通常为偶然发现，无临床相关性。

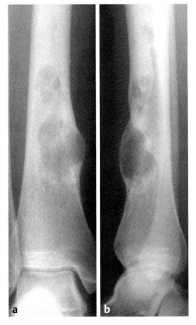

图 4.77 胫骨釉质瘤。a.多灶透亮区；b.透亮区反应性硬化

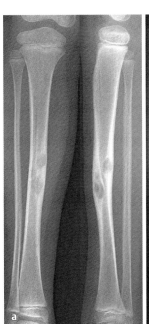
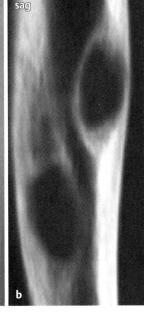

图 4.78 青少年釉质瘤。a.典型的骨干处边界清楚的皮质内溶骨性病灶，有硬化缘边缘骨化；b.皮质骨肥皂沫样膨胀

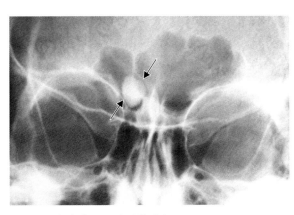

图 4.79 额窦典型骨瘤（箭头）

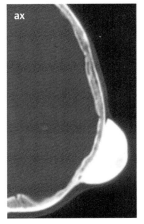

图 4.80 颅骨骨膜表层骨瘤

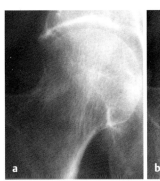
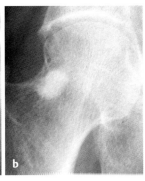

图 4.81 软性骨瘤，生长超过 4 年。a.初步诊断（偶然发现）；b.4 年后

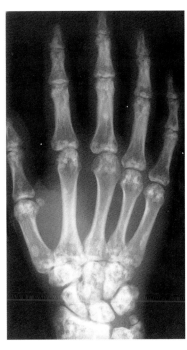

图 4.82 脆性骨硬化。注意在骨骺中病灶的密度

4.3.2 纤维骨皮质缺损和非骨化性纤维瘤

该病在儿童管状长骨呈偏心分布,主要损害干骺端,通常在骨骼发育过程中自愈。损害较小则被称为纤维骨皮质缺损,较大则被称为非骨化性纤维瘤。

▶ 病理学 缺损充满纤维结缔组织,并夹杂多核巨细胞和巨噬细胞。

▶ 临床表现 通常无症状,多为偶然发现。病理性骨折不常见但可见于骨缺损较大者。非骨化性纤维瘤主要见于 10~20 岁患者。缺损多见于长管骨的干骺端,可随年龄增长向骨干移动。90% 的病例缺损见于下肢膝关节周围且多发。无对应治疗措施。

▶ X 线 在纤维骨皮质缺损阶段,缺损通常表现为卵圆形边界清楚的透亮区,纵轴与骨皮质平行。缺损处通常以薄的硬化与健康骨组织相区分(图 4.83)。缺损通常呈小叶状(图 4.84)并随骨皮质边界而膨胀。缺损间多缺少新生皮质桥接(图 W4.16)。该缺损可以被治愈而完全硬化(图 4.86)。

▶ CT CT 无法提供额外的影像学信息(图 4.87)。

▶ MRI MRI 无法提供额外信息(图 4.88),偶尔会显示脂肪以及除了结缔组织以外的病变内的残留囊性区域。病变部位均匀强化,部分不均匀。

▶ 鉴别诊断

影像学表现典型时多诊断明确。

良性纤维组织细胞瘤(图 4.89):对于病灶部位有疼痛感的老年患者和骨扫描结果阳性患者,组织学发现相似时应考虑此病。

动脉瘤样骨囊肿:在部分病例中,动脉瘤样骨囊肿应与较大的非骨化性纤维瘤相鉴别(MRI 发现液 – 液平)。

骨膜软骨瘤:在 MRI 上,软骨瘤显示为非常明亮的信号,并且在 T2WI 上边缘强化。

4.3.3 单纯性(青少年)骨囊肿

骨囊肿是一种良性、充满液体囊性病变,内可有分隔,临床并不少见。

▶ 病理学 骨囊肿通常为包含透亮或血性液体的单腔,壁为衬有不同厚度的由松散的血管结缔组织组成的囊壁。

▶ 临床表现 单纯性骨囊肿通常只在发生自发骨折后才表现相关症状。

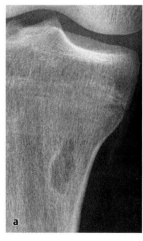
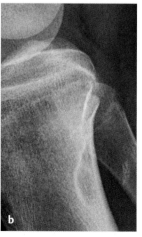

图 4.83 纤维骨皮质缺损。a.偏心定位,纵向透亮影;b.边界明显,边缘硬化

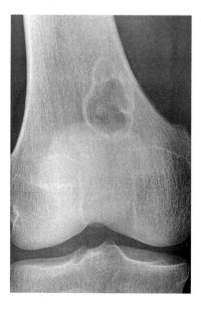

图 4.84 纤维骨皮质缺损。分叶形态

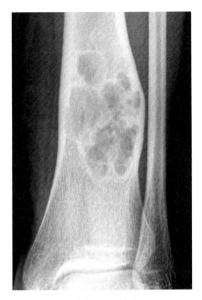

图 4.85 非骨化性纤维瘤

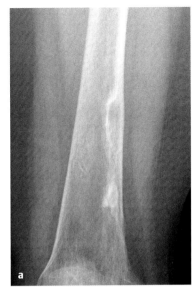
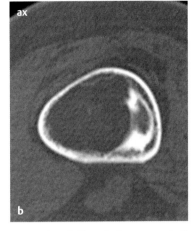

图 4.86 重塑后的纤维骨皮质缺损。a.股骨远端硬化偏心分布；b.CT 表现

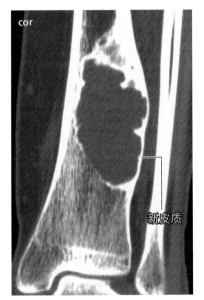

图 4.87 非骨化性纤维瘤

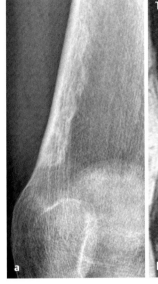
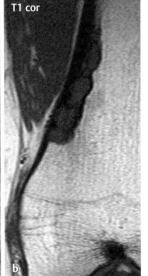

图 4.88 股骨远端纤维骨皮质缺损。a. 典型的偏心分布；b. 在 T1WI 上为低信号

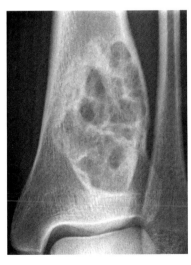

图 4.89 良性纤维组织细胞应与非骨化性纤维瘤相鉴别，注意它与图 4.87 非常相似。如果病变为偶然发现，则定期观察复诊（最初为每 6 个月复诊，然后是每年）；如果有局部疼痛感，则应行活检

年龄：70%~80 % 的病变发现于 20 岁以前。位置：好发于肱骨近端（约 50 % 病例）、股骨近端（约 25 %）。单纯性骨囊肿通常位于管状骨的干骺端。另一方面，对于大龄儿童，含内膜的骨会影响直接骨化。治疗：类固醇注射，刮除植骨，特别对于多腔囊肿。所有治疗方法的复发率均较高。

▶ X 线　单纯性骨囊肿表现为中心分布、边缘清楚的孤立透亮囊变（图 4.90），通常可以看薄的硬化缘。对于较大的囊肿，骨膜反应见于骨的中心扩张，源于骨自身皮质的侵蚀（新皮质，图 4.91）囊肿愈合过程中可能发生骨折，使病变出现多个腔。

> **提示**
>
> "脱落碎片征"意味着病理性骨折后，骨皮质片段掉入液性骨囊肿腔内。

▶ CT　密度测量使 CT 可用于本病的诊断（相当于水的衰减），并很容易确定骨囊肿是单腔还是多腔（图 4.91b）。

▶ MRI　骨囊肿中的液体为确诊提供了依据（液体敏感序列上为高信号）。骨囊肿的边缘以及沿着隔膜的膜质内衬可被强化（图 4.93）。病理性骨折后可见由于血液分层而导致的单一液 – 液平（图 4.94）。

▶ 鉴别诊断

动脉瘤样骨囊肿　本病更多为偏心分布并延伸到软组织中，倾向于存在多个液 – 液平。

骨纤维结构发育不良　如果修复过程使 X 线片上的骨囊肿表现变复杂，可使本病的 X 线表现与骨囊肿相似。通过 MRI 诊断纤维性软组织是可靠的。

脂肪瘤　在跟骨中，如果脂肪瘤表现为中心钙化，骨囊肿和脂肪瘤只能通过影像学进行鉴别。

内生软骨瘤： 在某些病例中只有 MRI 可区分两种疾病。然而，即便在 T2WI 上，也不总是可以将其区分开来（因为软骨也可表现为很高的信号）。造影是必需的。

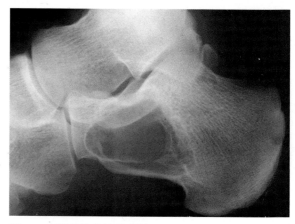

图 4.90　跟骨单纯性骨囊肿

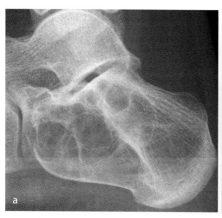
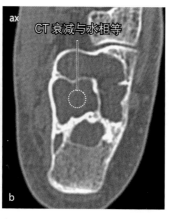

图 4.91　跟骨单纯性骨囊肿。a. X 线片显示分隔征；b. CT 证实多个骨性分隔

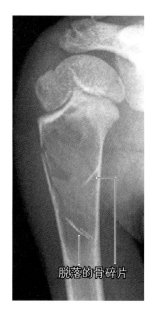

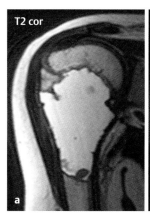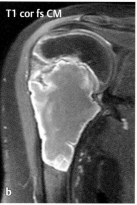

图 4.92 青少年骨囊肿，病理性骨折

图 4.93 单纯性骨囊肿。a. 液性敏感序列上强烈的高信号；b. 边缘和隔膜对比强化

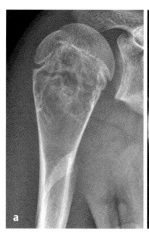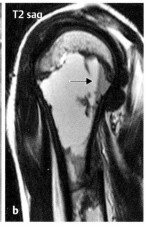

图 4.94 单纯性骨囊肿。a. 病理性骨折；b. MRI 可见沉降（箭头所示，患者仰卧）

4.3.4 动脉瘤样骨囊肿

动脉瘤样骨囊肿是一种良性的囊性骨病变，可是原发的（原发性动脉瘤样骨囊肿）或继发于其他良 / 恶性骨肿瘤。

▶ 病理学　动脉瘤样骨囊肿由纤维隔分隔的多个血液填充的腔构成，也可因合并其他骨病而表现为由固体构成，提示为继发性动脉瘤样骨囊肿。动脉瘤样骨囊肿的病因和发病机理目前未知。

▶ 临床表现　肿胀和骨痛为非特异性临床表现。病变增长迅速，与恶性肿瘤相似。

年龄：动脉瘤样骨囊肿通常发病于 20 岁前（80 % 以上）。位置：任何骨均可发生，好发部位为脊椎后部、股骨、胫骨和骨盆，位于干骺端和骨干。治疗：刮除（复发率 20%~40%），

狄诺塞麦（临床实验中）

▶ X线　通常表现为大的、髓内或偏心的、边界清晰的透明区（图4.95~98）。骨溶解区域由硬化边界部分包裹，很多情况下被隔膜分离（图4.95）。囊肿内无或仅有单个分隔（图4.96）。囊肿膨胀进入软组织也很常见。被破坏的骨边界也可形成骨壳（新皮层）（图4.97，4.98），在X线片上不易与软组织区分（图4.99）。

▶ CT　新皮质硬化缘通常比较明显，也可能不存在（图4.99）。否则，与MRI相比，CT不能提供任何必要的额外信息。

▶ MRI　MRI对囊性内容物显示效果最佳，如液–液平（图4.95b）。应用造影剂后，囊肿边缘明显强化（图4.95c）。有时在动脉瘤样骨囊肿中可发现大量的固体，表现为大小不等的组织密度区域，应用造影剂后也明显强化（图4.100）。

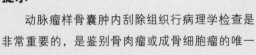

提示

　　动脉瘤样骨囊肿内刮除组织行病理学检查是非常重要的，是鉴别骨肉瘤或成骨细胞瘤的唯一方法。

▶ 鉴别诊断

骨巨细胞瘤　CT和MRI可鉴别这两种病变。骨巨细胞瘤通常是"固化的"，除了中心坏死外，肿瘤的全部或大部分都可强化，与动脉瘤样骨囊肿有分隔不同。可能出现问题的是动脉瘤样骨囊肿，具有较高比例的固体组分时鉴别可能会有一定困难。骨巨细胞瘤多见于30~60岁（80%以上）人群。骨骺融合前发生骨巨细胞瘤罕见。

单纯性骨囊肿　有时仅凭X线检查难以区别，特别是发生自发性骨折后的多间隔"单纯性"骨囊肿。单纯性骨囊肿可显示液–液平，虽然

通常是单一的，但没有"固态"强化组分。

非骨化性纤维瘤　该病有界限清楚的硬化边，表现为葡萄样或纵向延伸的骨质溶解的区域，骨壳与软组织分界清楚。MRI和CT可有效区分纤维组织和囊性内容物。

毛细血管扩张型骨肉瘤　此种低分化骨肉瘤少见的细胞溶解变化在X线片和MRI上与快速生长形式的动脉瘤样骨囊肿表现相反。影像学和组织学的相关性是关键。

4.3.5　朗格汉斯细胞增多症

朗格汉斯细胞增多症指不仅仅影响骨的一系列疾病。嗜酸性肉芽肿是最常见和临床改变最轻的，其他包括Hand-Schüller-Christian病和Abt-Letterer-Siwe病，后两者是极为罕见的系统性疾病（见专业文献）。本文仅讨论嗜酸性肉芽肿。

▶ 病理学　病变由含不同数量的朗格汉斯细胞（分化的组织细胞）和嗜酸性粒细胞的肉芽组织组成，也可见多核巨细胞、淋巴细胞和浆细胞。

▶ 临床表现　嗜酸性肉芽肿可在行X线检查时偶然发现，特别是颅骨。此外，也可有肿胀和局部疼痛。

年龄：多见于10~30岁年轻人，但也可见婴儿期甚至近50岁的病例。位置：颅骨、股骨、骨盆、肋骨和脊柱为易发部位，其他骨也可发病。病变多为单发，约20%的病例也可见多发病变。治疗：颅骨病变多可自行缓解。尝试行病灶内类固醇注射，但成功存疑。如果进展迅速或存在骨折风险，通常采用手术切除。

▶ X线　形态多样是嗜酸性肉芽肿的典型特点，生长形式可为潜伏、活跃和侵袭性。X线形态与嗜酸性肉芽肿诊断时所处的阶段相关。在颅骨，通常表现为直径约3 cm的圆形或卵圆形溶骨性病变，边界清楚，好像被冲压出来的

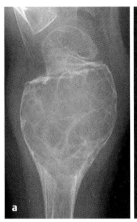
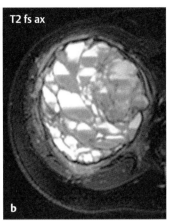
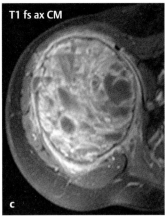

图 4.95 肱骨近端动脉瘤样骨囊肿。a.骨内肥皂泡样扩张；b.在多分隔囊性空间内存在多个液－液平（沉降）；c.造影下囊壁强烈增强

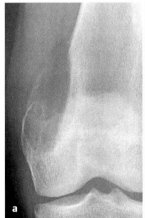
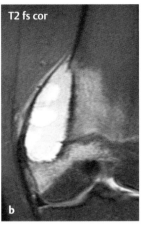

图 4.96 动脉瘤样骨囊肿。a.边界清楚、偏心分布的透亮区；b.囊内容物信号强度不均

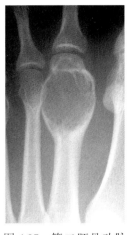

图 4.97 第二跖骨动脉瘤样骨囊肿

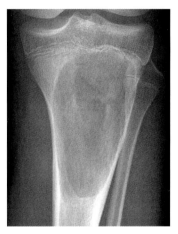

图 4.98 胫骨近端动脉瘤样骨囊肿

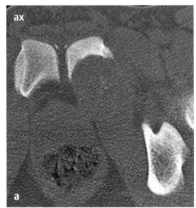
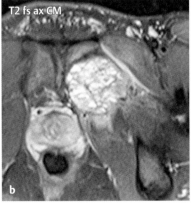

图 4.99 动脉瘤样骨囊肿。a.左侧趾骨性溶解，无薄皮质；b. MRI T2WI 示病变内小囊肿

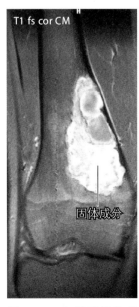

固体成分

图 4.100 含明显固体组分的动脉瘤样骨囊肿

一样（图 4.101）。病变中的骨表现与死骨形成相似（被称为按钮样死骨片）。虽然边界清楚，但早期硬化边缘可能不存在。部分病例可见地图征。

溶骨性病变也常见于脊柱和骨盆（有时可穿过骨小梁，图 4.102），椎骨可塌陷而形成椎骨平面（薄饼样椎骨）（图 W4.17）。

边界清楚的局部病灶也可见于管状骨，呈虫蚀样溶骨性改变（图 4.103），通常有皮质增厚伴骨膜反应。当病变自愈时，可出现硬化边，相关异常也可完全消退。

▶ 核医学　是评估本病是单发还是多发的重要方式。核素的摄取与病变的活跃性相关。

▶ CT　CT 对病灶类型和"冲压征"（按钮样死骨）的显示优于 X 线片（图 W4.18）。

▶ MRI　MRI 表现为肿瘤的典型信号特征：在 T1WI 上为低信号，在 T2WI 上为高信号（图 W4.19）。病变可被强化（图 4.104），灶周围水肿常见。

▶ 鉴别诊断

管状骨

· 骨髓炎与嗜酸性肉芽肿相似，不过嗜酸性肉芽肿通常与健康骨边界清晰。

· 尤文肉瘤：有时只凭影像学无法区分，只能依赖活检。

· 缓慢生长的嗜酸性肉芽肿可能误认为是骨

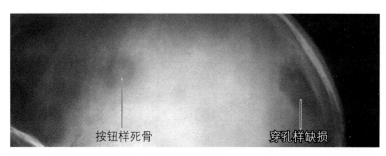

图 4.101　嗜酸性肉芽肿。颅骨的两处病变

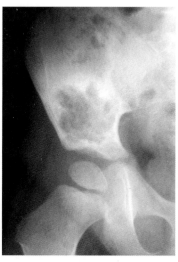

图 4.102　患嗜酸性肉芽肿的 8 岁患儿。病变的硬化边界可与图 4.103进行对比

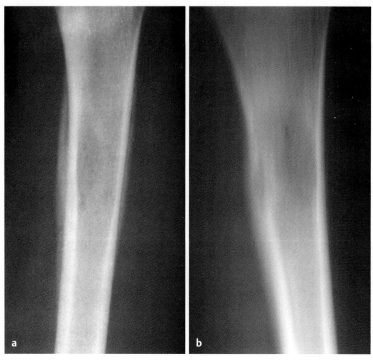

图 4.103　患嗜酸性肉芽肿的 7 岁男性患儿。与恶性肿瘤特别是尤文肉瘤难以区别。a. 骨膜反应；b. 渗透破坏

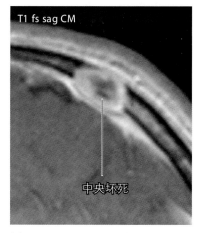

图 4.104　颅骨嗜酸性肉芽肿

纤维结构发育不良或纤维囊肿。

颅骨

- 结核有时表现与多发嗜酸性肉芽肿相似。
- 表皮样囊肿为单发病变。

4.3.6　骨纤维结构不良

骨纤维结构不良是一种单发或多发的，正常骨髓被纤维骨组织替代的发育障碍性疾病，会干扰局部间充质组织的成骨分化。

▶病理学　与成骨间叶组织相比，本病为仅会造成局部破坏，因此呈良性肿瘤样进程。本病进展缓慢，通常会在青春期停止。具体病因和发病机制尚不清楚，目前已证实与体细胞突变造成的酶缺陷有关，但不是遗传病。本病恶变罕见（<0.5%）。单发或多发骨纤维结构不良常伴其他发育异常，其中最重要的是Albright综合征（多发骨纤维结构不良，躯干和四肢咖啡斑，早熟）。

▶临床表现　本病单发时一般为偶然影像学发现。单发和全部多发骨纤维结构不良可见局部疼痛、病理骨折或骨畸形。

年龄：本病通常在20岁前诊断，但成年后诊断的情况也存在。位置：任何骨都可发病，好发于股骨、颅骨和肋骨；椎骨、肩带骨和手部发病则几乎只见于多发骨纤维结构不良。发生于长管骨者病灶多位于骨干，但也可延伸至其他部位。治疗：多无须治疗，出现骨折或畸形加重时可能需要手术。

▶X线　骨纤维结构不良的X线形态多变，与患者的年龄、病变部分、骨化程度以及纤维化组织的矿物含量相关。

骨纤维结构不良通常边界清晰的松质骨骨溶解破坏，骨小梁丧失正常形态（图4.105，4.106）。

骨纤维结构不良呈同心圆扩张性生长，导致形成的碟形骨膜新骨很少被破坏。骨内硬化缘和骨膜增厚为典型表现（图4.107）。

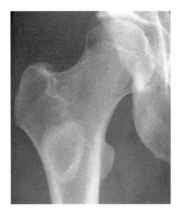

图4.105　骨纤维结构不良

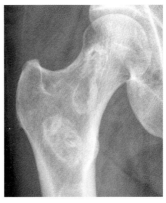

图4.106　骨纤维结构不良

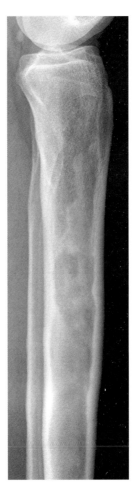

图4.107　骨纤维异常增殖症

肥皂泡样形态也是典型表现，但多为偶然发现（图 4.108）。

磨玻璃征（图 4.109）是骨纤维结构不良的典型表现，但与骨的基质情况和骨的矿化程度有关。因此病变也可表现为囊性，或不规则广泛、弥漫性硬化区域（图 4.110）。

长骨

弯曲和反复骨折导致骨痂形成常见。坏死和出血可引起囊性变。陈旧病灶形成粗糙、修复性的硬化小梁，提示机体尝试恢复骨的稳定性。

在肋骨上骨纤维结构不良表现为香肠或肥皂泡样扩张。在管状骨中，主要为多腔性。扁平骨的骨纤维结构不良为单发或多发囊变，病灶内有蜂窝结构。

颅骨骨纤维结构不良有三种类型：

• 变形性骨炎型（图 4.111，112）：板障间隙泡样膨胀，磨玻璃样外观，斑片状、云雾状硬化。

• 硬化型：以硬化为主，几乎没有囊内容物。

• 囊性型：多发圆形或分叶状缺损。

▶ 核医学　骨扫描可见骨纤维结构不良活跃程度增加，并且可以区分单发和多发。

▶ CT　磨玻璃样表现在 CT 上很容易识别，证实骨纤维结构不良的诊断并对 X 线影像进行补充。

▶ MRI　骨纤维结构不良的信号符合肿瘤的表现（T1WI 低信号，T2WI 中、高信号），纤维组织可被强化。其信号在强化后和 T2WI 上均表现为相对不均匀，因为血液、脂肪和钙化产生的信号各不相同。

▶ 鉴别诊断

管状骨

范围不大的单发骨纤维结构不良应与孤立的或动脉瘤样骨囊肿相区分。MRI 有助于鉴别。

肋骨

应注意与年轻患者的嗜酸性肉芽肿和老年患者的软骨肉瘤相鉴别。CT 有助于发现骨纤维结构不良特征性的磨玻璃征。

颅骨

仅在年长患者中须与 Paget 病相鉴别。以硬化为主者应与脑膜瘤相鉴别（通过 CT 或 MRI）。

4.3.7　骨血管畸形

见章节 4.5.4。

▶ 病理学　血管畸形是最常见的脊柱良性占位性病变，发病率为 10%~12%；也可发生于其他骨，如颅骨等。在 ISSVA（国际血管异常研究学会）的分类中，"椎骨血管瘤"一词已被"骨内静脉畸形"所替代。组织学检查可见成熟的内皮细胞不增殖，以及多个小血管通道（毛细血管瘤）或更大的静脉通道（被称为海绵状血管瘤），实际上并没有任何血流或动静脉分流，而是散布着不同数量的脂肪细胞。极少数病例可见增殖。

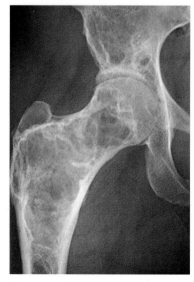

图 4.108　骨纤维异常增殖症

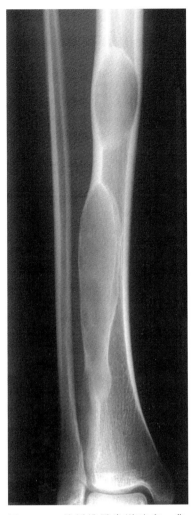

图 4.109 骨纤维异常增殖症，典型的磨玻璃样影

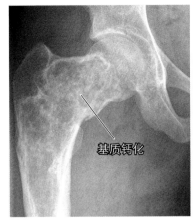

图 4.110 骨纤维异常增殖症，股骨近端髋内翻或角畸形（末期，牧羊人手杖畸形）

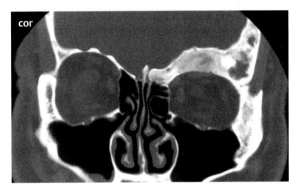

图 4.111 骨纤维异常增殖症，变形性骨炎型伴磨玻璃样影

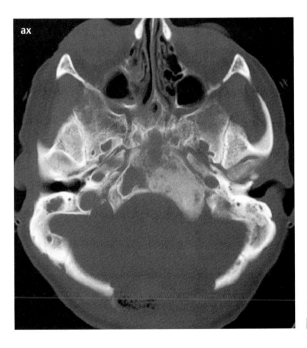

图 4.112 骨纤维异常增殖症，变形椎骨炎型累及颅骨

变异 包括各种骨骼中的淋巴畸形，表现为静止的囊性溶解性病变，或进行性、广泛性的骨溶解，甚至出现完全性骨吸收（Gorham-Stout 综合征，也称骨消失病）。

▶ **临床表现** 只有约 1% 椎体血管畸形患者出现症状，主诉主为局部或神经根性痛，很少有脊髓压迫。各年龄段均可见。畸形通常在 10~40 岁被发现。胸椎比腰椎更常见，只有 7% 的病例发生在颈椎。25% 的患者可为多灶性受累。第二个最常见的部位是颅骨穹隆（图 4.113；图 W4.20）。通常不需治疗。椎体成形术可用于脊髓减压，术前可行栓塞治疗，但通常效果甚微。很少使用放疗（治疗疼痛）。

▶ **X 线**

• 主要表现为横向骨小梁吸收，垂直小梁越来越突出（灯芯绒或栏杆样），形成了放射学影像的"网状"外观（图 4.114）。

• 蜂窝状外观也很常见（图 4.115）。

• 边缘或病灶内粗糙硬化区。

• 在扁骨或管状骨中，根据血管类型，可出现边界清楚的溶骨性病灶，有较薄的硬化缘，多无进展，通常呈蜂窝状（图 W4.21），部分（尤其肋骨）可见骨膜反应。

▶ **CT** 常见血管畸形，呈局限性不均一蜂窝状结构（图 4.116；图 W4.22；参见章节 4.113）。仍然存在的骨小梁通常有硬化并呈海绵状，较大病变中可能发现椎旁软组织成分（图 W4.23）。

▶ **MRI** 血管畸形多为行脊柱 MRI 时的偶然表现，在 T1WI 上呈高信号，在 T2WI 上的信号更高。脂肪成分的信号强度不同，有时在 T1WI 上呈肌肉等信号。硬性基质成分很难辨认，小囊肿常可显影（图 4.117，4.118；图 W4.24，W4.20）。骨内病变呈中度强化，而髓外成分强化明显。

▶ **鉴别诊断**

脊柱

• 转移瘤，浆细胞瘤：增厚，粗糙的骨小梁很少见。通常可以通过 MRI 或 CT 鉴别。

• Paget 病：可见整个椎体的骨性膨胀，椎体边缘增厚、增粗（相框征）。在 Paget 病中，骨扫描呈强阳性，而多数血管瘤显示骨活动正常。

扁骨和长骨的纤维发育不良、动脉瘤样骨囊肿、嗜酸性肉芽肿、内生软骨瘤、浆细胞瘤、转移瘤：当未见典型的骨小梁形态时，应考虑这些可能。最好通过 MRI 进行鉴别。所谓的血管瘤含有脂肪成分，通常不含软组织成分。

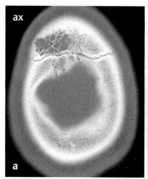
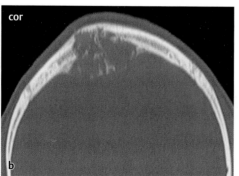

图 4.113 颅骨穹隆骨内血管畸形，更多 MRI 影像见图 W4.20。a. 蜂窝状溶骨解；b. 冠状面显示病变扩张

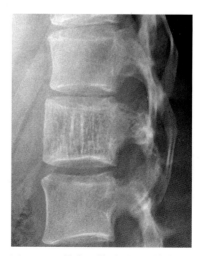

图 4.114 骨内血管畸形（血管瘤）。骨小梁粗糙

4.3.8 不太常见的肿瘤样病变

骨纤维异常增生 组织学特征与釉质瘤和颅面骨骨化性纤维瘤相似。几乎所有的病变都位于骨干，通常位于偏心 / 前位。X 线影像可见典型的分叶状溶骨性改变（图 4.119a），有时呈磨玻璃样，几乎均伴有周围和中央反应性硬化。

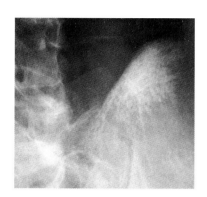

图 4.115 髂骨骨内血管畸形

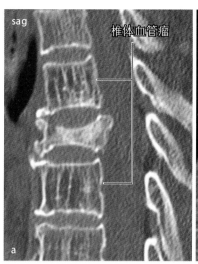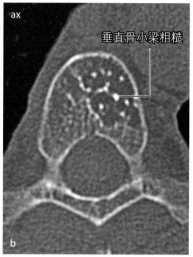

图 4.116 椎体血管瘤。a. 骨质疏松性椎体塌陷推测与图中胸椎骨折相关，血管瘤几乎不会引起骨折；b. 轴位 CT 影像显示血管瘤形态

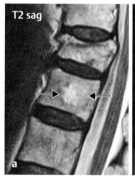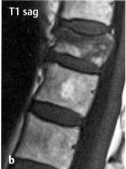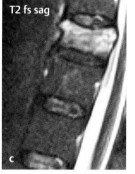

图 4.117 因邻近椎体压缩骨折而偶然发现的典型的椎体血管瘤。a. 病变（箭头）在 T2WI 上为高信号；b. 病变在 T1WI 上也表现为高信号（含脂肪）；c. 在脂肪饱和 T2WI 上为边缘稍高信号

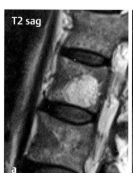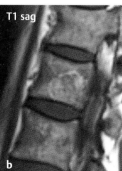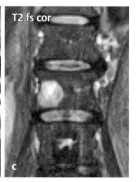

图 4.118 椎体血管瘤。a. 在 T2WI 上为中等信号；b. 在 T1WI 上为不典型脂肪信号；c. 病变部位血液积聚，使图像呈高信号

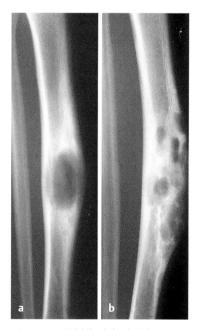

图 4.119 骨纤维异常增殖症。a. 最初发现；b. 术后复发

提示

　　部分骨纤维异常增殖病灶很小，多数病灶会自发愈合，而另一些会继续生长（图 4.120）。疼痛加剧和 / 或影像学显示明确的疾病进展时，应进行活检（以排除釉质瘤）。应避免手术（即使伴有病理性骨折），因为复发是不可避免的，尤其是 5 岁以下儿童（图 4.119b）。

　　骨皮质（骨膜）硬纤维瘤　与软组织硬纤维瘤（列入中、低恶性程度软组织肿瘤）不同，位于肌肉的纤维 – 骨膜止点处的骨皮质硬纤维瘤周围会有反应性骨皮质损伤（慢性过用？），可能会被误认为是肉瘤。该病常见于发育期的儿童和青少年（3~17 岁）。典型好发部位是股骨远端干骺端的后内侧（图 4.121~123），也可见于肱骨、桡骨和尺骨远端干骺端以及胫骨近端干骺端（图 W4.25）。该病可能与纤维性皮质缺损有关（见章节 4.3.2）。X 线和 CT 表现为不同程度的扁平样皮质侵蚀，深 3~4 mm，长 1~2 cm。侵蚀边界清楚，有时骨膜也形成薄骨层覆盖于病变外侧。此外，侵蚀也可能呈现不规则轮廓。超声能很好地确定缺损（图 4.123）。股骨远端皮质硬纤维瘤的一个重要特征是多为双侧病变。

　　表皮样囊肿　是由骨膜下的上皮囊肿形成的肿瘤样骨病变。位于颅骨者无症状，位于其他部位则可引起疼痛。常见于手指的末节指骨，很少发生在颅骨（图 4.124）。表皮样囊肿膨胀性扩张，使得骨皮质变薄。病变内部通常无结构。活跃性表皮样囊肿多有明显疼痛，通常边缘不清晰，而不活跃的病灶则有硬化缘。

　　巨细胞修复性肉芽肿　是一种类似骨巨细胞瘤的反应性肿瘤样巨细胞堆积，多见于手部和足部的短管状骨（图 4.125），常因局部疼痛行放射性检查才偶然发现。影像学表现多变，包括边缘锐利或界限不清的溶骨性病变。皮质破坏可能很明显，因此必须考虑侵袭性生长的肿瘤可能。

影像学表现单纯的"骨质扩张"加新生骨皮质形成是完全可能的。

　　奇异性骨旁骨软骨瘤性增生（Nora 病）　Nora 病是一种罕见的、起源不明的、类似表面骨肉瘤或骨软骨瘤的近皮质增生性病变。常见于手部，足部相对少见，很少累及其他部位。X 线表现为直接附着于外层皮质的致密钙化。髓腔受累仅是反应性的，MRI 可清晰显示（图 4.126）。

　　创伤后骨囊肿　骨囊肿是儿童管状骨骨折愈合的一种罕见并发症。最常见于桡骨远端，类似单纯骨囊肿，往往以皮质为基底，多可自愈（见章节 1.7.1）。

4.4　骨转移瘤

　　转移瘤是最常见的骨肿瘤。对于 40 岁以上的患者，它们是发现存在骨破坏或骨硬化时最需要进行鉴别的疾病。

　　▶ **病理学**　在骨转移瘤中，肿瘤细胞的播散和生长是由于破骨细胞和成骨细胞活性失衡所致。Paget 提出的"种子和土壤"理论仍然被广泛接受，认为肿瘤细胞（种子）对骨（土壤）的合适的环境具有特殊的亲和力。原发性肿瘤的肿瘤特异性因素和骨髓的局部反应决定了骨破坏和骨重塑的失调。随后，影像学表现为溶骨性、成骨性或混合性改变。根据目前的了解，肿瘤细胞以血行播散为早期转移途径。原则上来说，直接浸润和淋巴扩散也是可能的。

　　通常累及骨骼的原发性肿瘤包括：乳腺癌、前列腺癌、支气管肺癌、肾细胞癌、胃肠道癌、甲状腺癌。

　　▶ **临床表现**　主要症状是间断性非机械性钝痛。肿瘤扩散可引起体重下降、无力、疲劳等全身症状，炎性指标可能升高。转移导致的骨破坏可导致高钙血症和病理性骨折。

　　年龄：骨转移通常在 40 岁以后才出现。例

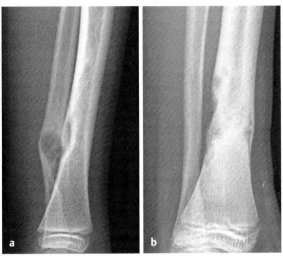

图 4.120　Campanacci 骨纤维异常增殖症：进展监测。a.6 岁首诊；b.12 年后随访

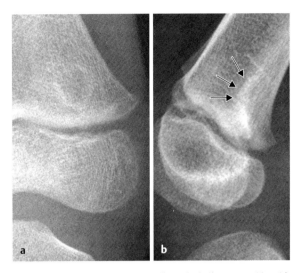

图 4.121　皮质硬纤维瘤。a. 典型病变位置：股骨远端干骺端；b. 扁平样皮质侵蚀（箭头所示）

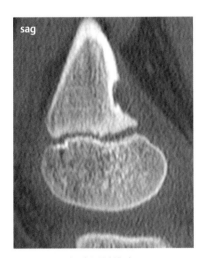

图 4.122　皮质硬纤维瘤

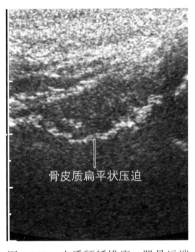

图 4.123　皮质硬纤维瘤。股骨远端干骺端后纵超声切面

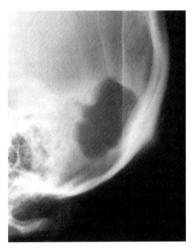

图 4.124　颅骨表皮样囊肿

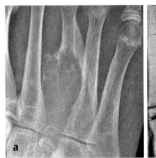
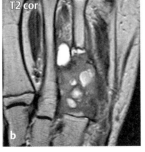

图 4.125　修复性巨细胞肉芽肿。a. 骨完全溶解，无明显新生皮质，b. 肿瘤合并囊性成分

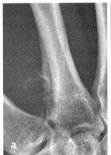
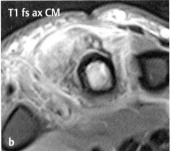

图 4.126　奇异性骨软骨旁增生（Nora 病变）。a. Nora 病是奇异性骨软骨旁增生的另一个名称；b. MRI 提示恶性软组织肿瘤，造影强化明显，边界不清，必须活检以排除骨肉瘤

外情况包括儿童神经母细胞瘤、年轻女性乳腺癌、青年男性精原细胞瘤等。

部位：任何骨骼都可能发生转移，倾向于脊柱、中轴骨和颅骨等有骨髓造血干细胞的位置，规律是越靠近外周的骨，发生骨转移的可能越低。因此，手、足部位的骨转移罕见。通常原发病是支气管肺癌。

> **提示**
>
> 只有10%的骨转移瘤为孤立性病变，典型者如肾细胞癌。

▶ X线　表现多样。

• 溶骨型：孤立或多发透亮影，边缘多模糊，偶尔锐利（图4.127）。骨破坏的模式从虫蚀样到渗透样（图4.128）。硬化缘相对罕见。骨膜反应明显，表现不一。在X线影像上通常可见继发于骨皮质破坏的软组织受累。因病理骨折的存在而得出诊断的情况并不少（图4.128）。溶骨转移主要见于支气管肺癌、肾癌、甲状腺癌、结直肠癌和乳腺癌的转移。

• 成骨型：表现为大小不同的单发或多发高密度灶，可为骨局部或整块骨受累（图4.129）。硬化缘通常不清。此种类型的转移多见于前列腺癌、乳腺癌，胃肠道肿瘤（约占20%，如结肠癌、类癌）较少见。

• 混合型：溶骨性和硬化性病灶混杂并融合（图4.130）。多见于乳腺癌、前列腺癌、胃肠道肿瘤和支气管癌等的转移。

变异

• 扩张性囊性转移：大部分骨皮质被破坏。肿瘤成分被细小的骨膜新骨形成所包围，病灶呈肥皂泡状。这种类型很少见，多见于肾癌和甲状腺癌转移。

• 骨皮质/骨膜转移：通常涉及骨皮质的溶骨性改变，外观呈渗透性或虫蚀样（图4.136）。多常见于支气管肺癌转移。

▶ 核医学　使用 ^{99m}Tc-二磷酸钠的全身骨扫描是筛查骨转移瘤的首选。作为初始诊断工作的一部分，将异常发现结合X线检查，以降低假阳性率（如退变性疾病、创伤后骨损伤），减少检测并发症（如病理性骨折）。一个难题始终

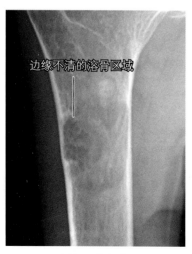

图4.127　边缘不清的溶骨性病灶，继发于乳腺癌的骨转移瘤

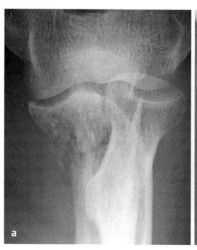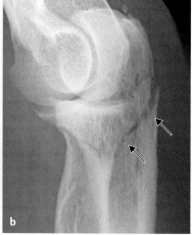

图4.128　恶性黑色素瘤的尺骨近端骨溶骨性转移。a.虫蚀样溶骨性改变；b.注意病理性骨折引起的骨溶解（箭头）

存在：大量骨扫描阳性的骨转移相关发现在 X 线影像上没有明显异常。如果这些差异有临床意义，则需要进行其他影像检查（MRI、PET-CT）。需要特别指出的是，有小的溶骨性转移灶时骨扫描可呈假阴性。一个重要的变化是所谓的超级扫描，由于弥漫性或播散性转移扩散（通常见于前列腺癌），骨扫描时整个骨骼系统会呈现强烈的对称性活性增强。该诊断的一个线索是放射性核素优先被转移灶吸收，从而使得肾和膀胱活性降低。

在骨转移的筛查方面，PET 联合 CT 成像结合的价值较高。除了 ^{18}F-FDG 和 ^{18}F- 胆碱（图4.131）外，氟化钠（^{18}F）作为一种特异性示踪剂也引起了人们的关注。PET-CT 的灵敏度和特异性比骨显像更高，尤其适用于溶骨性骨转移。然而，与骨扫描成像相比，PET-CT 的重要性还缺乏明确证据，目前不建议用于骨转移筛查。PET 和 MRI 在敏感性和特异性方面被认为是相似的。

▶ 超声 有经验的医师可以将超声应用于浅

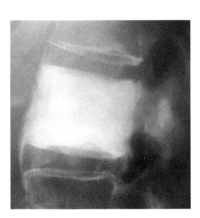

图 4.129 继发于乳腺癌的成骨性椎体骨转移瘤

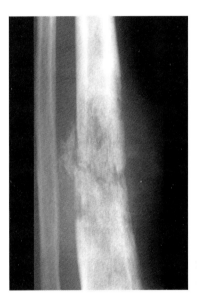

图 4.130 结肠癌溶骨 – 成骨混合性骨转移瘤

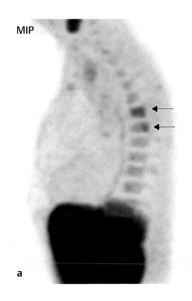

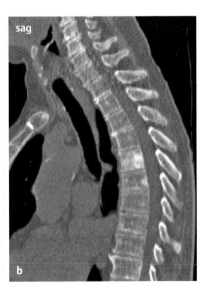

图 4.131 前列腺癌椎体转移。a.^{18}F- 胆碱 –PET 示高代谢聚集（箭头所示）；b. CT 示反应性成骨病变（J.Scink，Augsburg，Germany 提供）

表骨（如肋骨、手部和足部骨），很容易识别骨皮质断裂（图 4.132）。

▶ CT　对于骨破坏，CT 检查的价值远高于 X 线检查，多用于脊柱（椎弓根，关节突）、面部骨和骨盆骨。一般情况下，CT 多用于解剖复杂的骨骼区域的可疑转移灶的发现和诊断（图 4.133）。

▶ MRI　MRI 是一种对骨转移非常敏感的检测方法。转移引起的信号改变遵循多数骨肿瘤的典型模式（在 T1WI 上为低信号，在液体敏感序列上为高信号）。信号高低在很大程度上取决于转移灶的反应性矿化程度，因此在 T2WI 上也可以出现中等或低强度病变。几乎所有的转移瘤都可强化（图 4.134，4.135）。

4.4.1　监测

通过病灶的向心性进行性硬化可判断溶骨性转移灶对放疗和/或化疗的反应（图 4.136，4.137；图 W4.26）。溶骨性病灶的缩小也是一个积极的随访指标，尽管在骨密度没有明显变化的情况下并不常见。PET-CT 结合了病理组织学和代谢信息，比单纯基于形态学的 X 线检查、CT 或骨扫描能更早地评估全身治疗效果。

▶ 鉴别诊断

在已知原发性恶性肿瘤存在的前提下，骨扫描发现多个病灶且其放射学表现与转移瘤相符时，不难做出转移性骨肿瘤的诊断。根据转移的类型，对某些单发病变应考虑与下列疾病进行鉴别。

溶骨性病变　骨淋巴瘤、浆细胞瘤很难与转移瘤相鉴别。原发性骨肿瘤可能有类似表现，但与转移瘤相比仍属罕见。

成骨性转移　很难通过放射学影像与单发骨瘤和骨岛相鉴别。与骨岛和典型骨瘤不同，转移瘤的骨扫描呈强摄取状态。

溶骨、成骨混合性转移　主要与恶性淋巴管瘤相鉴别。

转移瘤所致病理性骨折　见章节 2.2.7。

失稳　转移瘤诊断一旦成立，就要考虑骨的稳定性。在下列情况下可推断存在失稳情况：

• 管状骨：转移灶周围超过 50% 的骨皮质被破坏。

• 脊柱：椎骨后缘中断，椎体高度丢失（肿瘤相关）；即使骨皮质未破坏，MRI 可显示整个椎体受累。

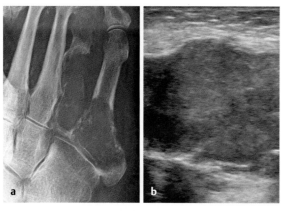

图 4.132　肾透明细胞癌骨转移。a. 肥皂泡状轻度膨胀性溶骨性病变；b. 超声可清晰显示病变

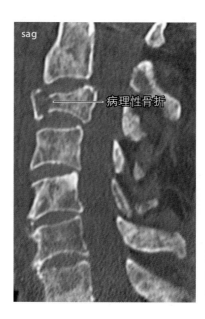

图 4.133　前列腺癌溶骨-成骨混合性转移

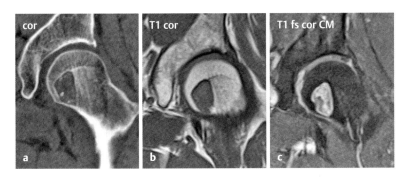

图 4.134　恶性黑色素瘤骨转移。a. 边缘锐利的溶骨性病灶，中心硬化；b. 由于病变含有黑色素，在 T1WI 上表现为相对明亮的信号；c. 注射造影剂证实中央坏死

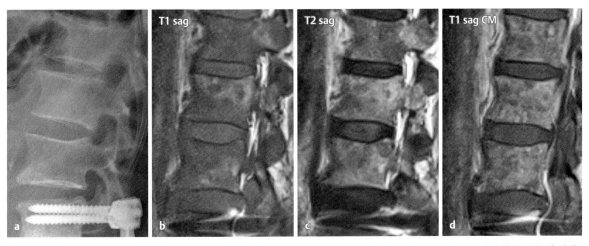

图 4.135　前列腺癌骨转移。a. 在放射学影像上，最多可见不均匀透亮影；b. 因低信号肿瘤的影响，黄骨髓部分移位；c. 在 T2WI 上的信号强度增高；d. 注射造影剂后在 T1WI 上信号增强（由于存在内置物缘故，未行脂肪饱和序列检查）

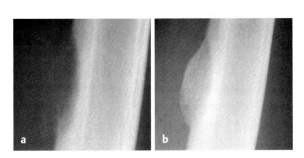

图 4.136　直肠癌骨皮质转移。a. 虫蚀样骨皮质溶骨性改变；b. 化疗后出现硬化

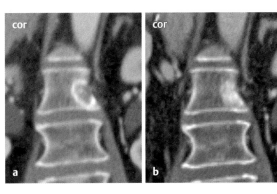

图 4.137　腺癌骨转移。另见图 W4.26 中的 PET-CT 影像。a. 最初发现有硬化缘处的溶骨性改变；b. 化疗后出现硬化

4.5　软组织肿瘤

4.5.1　引言

软组织肿瘤包括约 50 个组织学亚型和 100 多个不同的 WHO 诊断。原则上，它们可以起源于任何软组织，包括远端肢体（75%）、近端肢体（10%）或腹膜后。良性肿瘤的发病率是恶性肿瘤的 100 倍。这也解释了为何很多小肿瘤在专科治疗中心外进行治疗，切除不充分，事先未行活检，甚至没有进行相关影像学检查，而随后发现肿瘤是恶性的。软组织肉瘤主要通过血行播散，

多先转移至肺。

▶ 病理学　根据细胞类型、起源组织和基质形成对肿瘤进行组织学分类。然而，已证明根据起源组织进行分类在科学上是站不住脚的。WHO 纳入了预后因素，并建议划分软组织肿瘤分为三类（Fletcher 等，2013）：

• 良性：脂肪瘤，纤维组织细胞瘤，纤维瘤，血管瘤，神经鞘瘤。

• 中间型（局部侵袭性，通常局部复发或很少转移）：硬纤维瘤（侵袭性纤维瘤病），特殊类型的纤维组织细胞瘤。

• 恶性：软组织肉瘤。

新命名法　之前被称为"恶性纤维组织细胞瘤"的肿瘤包括黏液纤维肉瘤和大量未分化肉瘤，称为 NOS（未另行说明）。

软组织肉瘤很少由良性肿瘤恶变而来，恶性周围神经鞘瘤是一个例外，后者是由 Recklinghausen 病的神经纤维瘤转变而来的（图 4.138，4.139）。向更高恶性程度转化也是可能的，如脂肪肉瘤和黏液纤维肉瘤复发。

TNM 分期也适应用于软组织肿瘤（见相关文献）。

目前，诊断软组织肿瘤主要依靠超声和 MRI，CT 多用于分期以及明确或排除钙化和骨化。影像学检查可以发现多数软组织肿瘤，但无法用于分类，尤其是相对常见的肿瘤，如神经鞘瘤、神经纤维瘤、腱鞘巨细胞瘤、恶性纤维组织细胞瘤、横纹肌肉瘤等。对于多数病例来说，需要在影像引导下进行活检。影像学检查可以检测或排除肿瘤，指导后续的分期、活检以及制订治疗方案。

有哪些支持软组织肿瘤恶性的证据？

• 大小　最大直径超过 5 cm。

• 瘤周水肿（注射造影剂后，实体瘤和周围组织水肿出现明显强化，有助于鉴别）：所谓的肿瘤假包膜实际上是活跃的肿瘤前沿。在 66% 的患者中，在瘤周水肿区可检测到肿瘤细胞（图 4.140）。然而，肉瘤的瘤周水肿不明显。灶周

水肿在肌肉撕裂、骨化性肌炎、感染比肉瘤更多见。

• 位于筋膜下或经筋膜：即浸润或渗透筋膜（特别是在皮下脂肪组织和肌肉之间），肌肉脂肪瘤和良性血管瘤除外。尽管 99% 的良性软组织肿瘤位置表浅，但这并不是恶性肿瘤的排除标准（如黏液纤维肉瘤）。

• 扩展：病变延伸到多个肌肉群或解剖部位。

提示

　软组织肿瘤的断层影像学报告应包含肿瘤大小、位置，受影响的区域以及与周围结构的毗邻关系等信息。

▶ X 线　X 线检查可以提供有关肿瘤钙化和软组织肿瘤附近骨受累的信息：

• 骨侵蚀、磨损。

• 骨膜骨反应和 / 或侵袭（图 4.141）。

X 线检查只能提供关于骨外侵袭的初步间接线索，包括：

• 放射通透性（如脂肪瘤，图 4.142）。

• 密度、静脉炎（如动静脉畸形、脂肪瘤、淋巴结、软骨瘤、肉瘤、肿瘤转移等，图 4.143）。

• 骨化、钙化（滑膜肉瘤，平滑肌瘤）。

血管造影　血管造影（现在很少）被用于软组织肿瘤的诊断（见专门的文献）时，主要是为了显示血管结构或为介入治疗做准备。

▶ 超声　超声是判断恶性肿瘤的主要手段。脂肪瘤通常是高回声的，有时可以通过超声识别包膜。所有其他软组织肿瘤通常表现为信号不均匀的低回声占位肿块。肿瘤的囊性部分、坏死或含新鲜血红素区域可显示为无回声区。超声对鉴别诊断没有帮助。

▶ CT　除非 MRI 检查结果是矛盾的，否则 CT 作用有限。在脂肪肿瘤中，CT 可以通过测量密度来帮助鉴别健康的脂肪组织。

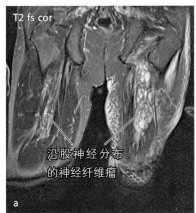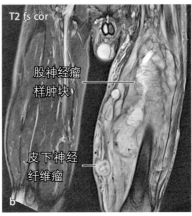

图 4.138　神经纤维瘤中的恶性周围神经鞘瘤（von Recklinghouse 病）。a. 双侧股部对称性结节性神经纤维瘤；b. 左侧巨大的软组织占位性肿块，沿增粗的股神经分布。另外，可触及起源于皮肤神经的皮下神经纤维瘤

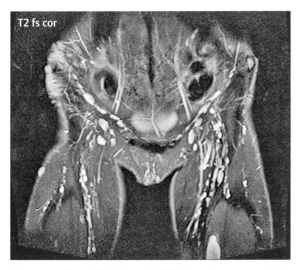

图 4.139　神经纤维瘤病呈链状排列，在 T2WI 上呈高信号。注意，这些不是淋巴结！

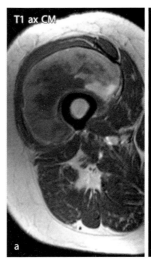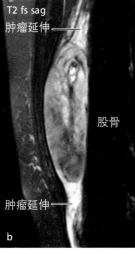

图 4.140　股部平滑肌肉瘤。a. 主要表现为周围明显强化；b. 在 T2WI 上的低信号是组织密度高的表现，头尾端水肿样信号提示肿瘤扩散的可能性

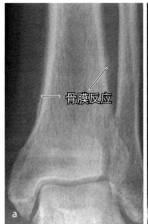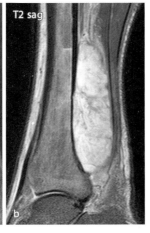

图 4.141　高度恶性骨膜多形性软组织肉瘤（NOS）。a. X线影像可见来源不明的骨膜反应；b. MRI 证实为不均匀软组织肿块

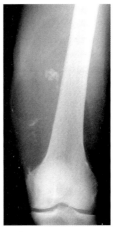

图 4.142　脂肪瘤，表现为有钙化的放射透亮灶

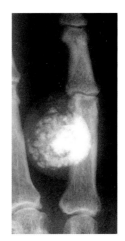

图 4.143　腱鞘软骨瘤

▶核医学 目前，PET-CT 和 PET-MRI 的研究还没有给出任何结论性评估结果。PET-MRI 对于诊断复发有应用前景（图 4.144；图 W4.28）。

提示

术后 3 个月内，修复过程可表现为非特异性代谢增加。

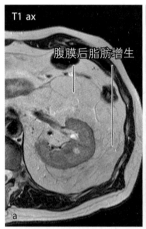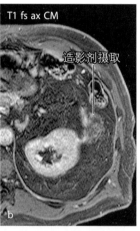

图 4.144 腹膜后脂肪肉瘤。参见图 W4.28 中的 PET-CT 影像。a. 在 MRI 平扫（T1WI）上无法区分肿瘤与周围腹膜后脂肪或肠系膜脂肪；b. 强化：肾周部分低分化脂肪肉瘤的强化

▶MRI 多数软组织肿瘤在 T1WI 上呈低信号，在中等加权或 T2WI 上呈高信号，注射造影剂后强化效果各异，并不是恶性肿瘤的特异性标准。造影已被证明有助于区分局部复发和术后血肿。更新的成像技术如弥散加权成像（DWI）、灌注加权成像（PWI）和 MR 波谱已应用于临床诊断，但还需要进一步的验证。

警示

• 血管搏动会形成伪影，导致成像不清，应予以考虑，或应考虑选择不同的成像方向（图 4.145）。

• 与骨肿瘤不同，在 MRI 中，仅凭不规则的肿瘤边界和不均匀的信号不能确认肿瘤是恶性的。

• 在 T2WI 上，软骨肿瘤内均匀的高信号很容易被误认为液体（图 4.146）。注意，不是所有的腘窝肿瘤都是 Backer 囊肿（图 4.147）！

• MRI 上病灶边缘不规则和周围水肿是非特异性征象，也见于软组织损伤、炎症，以及骨化性肌炎（早期）等。

• 术后 3 个月内造影示肿瘤原来的位置的强化是非特异性的，通常提示修复过程（颗粒组织和新生血管）。术后血肿也常见。

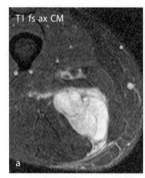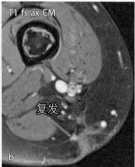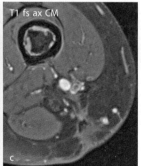

图 4.145 股部软组织肉瘤 MRI 随访：血管搏动伪影。a. 术前表现；b. 3 年后随访，瘢痕组织出现局灶性高强度，疑有复发（扫描方向后前）；c. 改变扫描方向（左-右）后再次成像，发现是股动脉搏动伪影

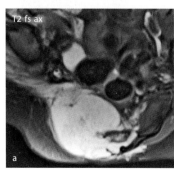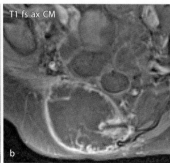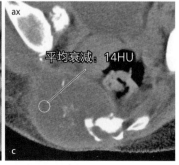

图 4.146 骶骨成软骨细胞骨肉瘤切除术后软组织复发。a. 右侧骶旁占位性肿块，在 T2WI 上为中心高信号；b. 周围强化；c. CT 显示病灶内有细小的间隔钙化，密度值约为 +14 HU，排除单纯的囊性占位性病变，证实了以成软骨细胞为主的复发性肿瘤

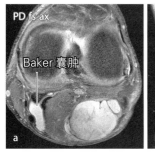
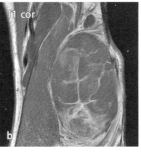

图 4.147　黏液样脂肪肉瘤和 Backer 囊肿。a. 除了典型的 Backer 囊肿，还有一个明显的"囊性"占位性病变。b. 在 T1WI 上表现为多个高信号分隔（含脂肪）；病变内的液体信号与肌肉相当，是脂肪肉瘤的黏液样成分

4.5.2　临床上重要的软组织肿瘤（部分通过影像学方法进行分类）

脂肪瘤　脂肪瘤约占良性肿瘤的 1/3，多位置浅表，MRI 表现为明显的肿块，在 T1WI 和 T2WI 上表现为均匀的高信号，某些情况下可辨识较薄的低信号被膜（图 4.148），也可发现肌内脂肪瘤和脂肪组织（图 4.149~151）。

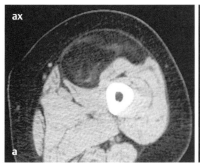
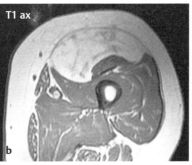
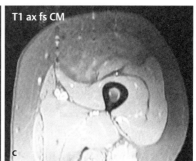

图 4.148　脂肪瘤。a. CT 显示为均匀的低密度占位性肿块；b. 在 T1WI 上，占位性肿块主要表现为均匀的高信号和脂肪等信号；c. 病灶无强化。皮下大小超过 5 cm 者应考虑活检

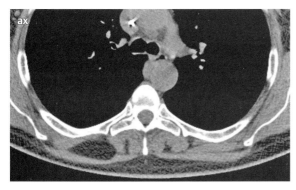

图 4.149　右斜方肌深层脂肪瘤

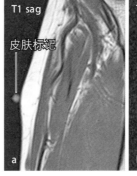
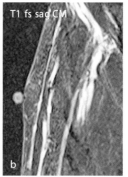

图 4.150　前臂皮下脂肪瘤。a. 临床上可触及病变，与邻近的皮下脂肪几乎无法区分；b. 无强化

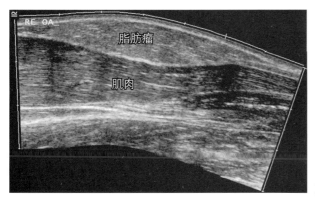

图 4.151　超声示皮下脂肪瘤，为均匀、边缘清楚的高回声影

冬眠垫状脂肪瘤 是一种良性棕色脂肪瘤，常见于年轻人肩部，也可见于其他部位（图4.152，4.153）。在T1WI和T2WI上，肿瘤信号比皮下脂肪低。

脂肪肉瘤 肿瘤实体中可以检测到很少的脂肪元素。一般来说，分级越高（恶性程度越高），脂肪成分越少。黏液样成分（常见！）在T2WI上呈极高信号（图4.154）。间隔增多、增厚和位置深在提示恶性肿瘤。腹膜后肿瘤通常是恶性的。

警示

腹股沟管脂肪肉瘤（图4.155）常被误认为是常见的轴向脂肪组织疝，反之亦然。许多脂肪肉瘤不表现特征性的模式，因为只有实体部分是可识别的。

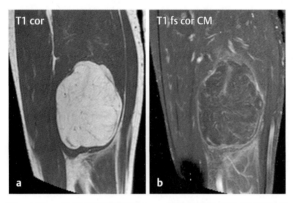

图4.152 冬眠垫状脂肪瘤。a.股部肌肉内边界清楚的脂肪瘤肿块；b.病变内有分隔和血管结构，应与脂肪肉瘤鉴别，可通过活检明确诊断

黏液瘤 良性肿瘤，血管很少，但富含黏液样基质。在T1WI上呈低信号，在T2WI上呈高信号，边缘常为脂肪样信号。黏液瘤的强化表现各异，在鉴别诊断中注意与黏液丰富的软组织肉瘤相区分。

滑膜肉瘤 这是一种比较常见的肉瘤（约占肉瘤的10%），通常出现在30岁前，主要发生在四肢，接近关节但很少位于关节内。滑膜起源已经被否定。肿瘤通常边界清晰，无瘤周水肿（图W4.29）。约30%的病例可见钙化，分布在肿瘤周围。

平滑肌肉瘤 除了滑膜肉瘤，这是第三种最常见的实体软组织肿瘤，主要发生在腹膜后或与血管相关。多见于中老年妇女。一种罕见的变异可能来自静脉，通常是股静脉。

血管球瘤 是一种常引起明显疼痛的良性软组织肿瘤。血管球瘤是一种血管性肿瘤，结构类似血管球体（体温调节），主要发生在末节指骨的甲下，通常只有几毫米大小。病变在T2WI上为高信号，可被强化（图4.156），也易被超声发现（低回声病变）。

周围神经肿瘤（神经鞘瘤和神经纤维瘤） MRI（以及超声）上的形态和信号基本上是非特异性的。坏死和囊肿通常与早期神经鞘瘤有关（图4.157）。尽管并不普遍，在神经纤维瘤中可见所谓的靶征（边缘明显强化，在T1WI上边缘为弱高信号，中心为低信号；在T2WI上边缘为高信号；图4.158）。

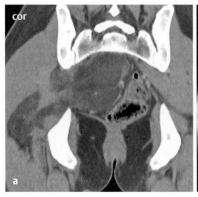
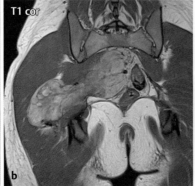
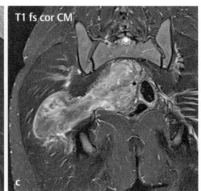

图4.153 冬眠垫状脂肪瘤。a.CT表现为骨盆内脂性肿块；b.在T1WI和T2WI上，肿块的信号强度低于皮下脂肪；c.病灶内有细小的间隔和血管等结构，注射造影剂后信号均匀强化

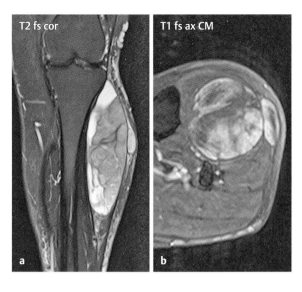

图 4.154　黏液样脂肪肉瘤。a. 在 T2WI 可见肿瘤的头端部分除了高信号黏液样组织外，还有低信号硬质成分；b. 不均匀强化

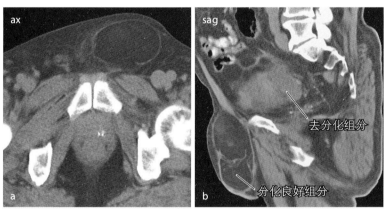

图 4.155　腹股沟管脂肪肉瘤。a. 在腹股沟管内有一个高分化、低密度的信号影：与腹股沟疝的鉴别诊断困难；b. 另一个实体性占位位于腹腔，且与去分化成分一致

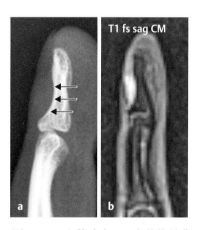

图 4.156　血管球瘤。a. 末节指骨背侧软组织肿块，侵蚀骨皮质（箭头）；b. 病变的高信号提示肿瘤是血管源性的

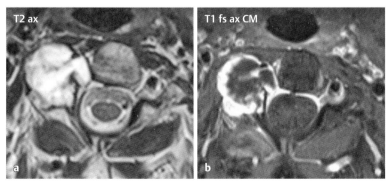

图 4.157　神经鞘瘤。a. C2-C3 右侧神经孔肿瘤；b. 注射造影剂后，肿瘤中心坏死部分变得明显

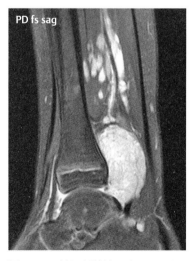

图 4.158　神经纤维瘤。在 PDW 上，可见沿胫神经走行的多发性高信号

纤维瘤病 纤维瘤的发生时间和位置多不相同，特征是原位浸润性生长，超声和MRI很难发现包膜。筋膜不会阻碍此类肿瘤的浸润性生长。在MRI检查中，此类肿瘤在T1WI上为低信号，在T2WI上通常也为低信号，造影可强化。"侵袭性纤维瘤病（硬纤维瘤）"亚型多见于腹壁和四肢，不同年龄段均可发生（图4.159，4.160）。瘤体组织在T2WI上为高密度信号减低灶。

背部弹性纤维瘤 为良性肿瘤，多于肩胛深部，常双侧发生。患者通常没有临床症状，多于CT检查时偶然发现，检出率约2%。在T1WI与T2WI上表现为中等强度信号伴典型的线性脂肪带，强化后改变多样（图4.161）。

4.5.3 软组织肿瘤复发的随访观察与诊断

软组织肿瘤的局部复发的检查以MRI为主，但由于术后或放疗后改变，MRI影像的解读往往较为困难。为了区分肿瘤复发与其他软组织肿物，如血肿、血清肿，可能需要使用强化剂（图4.162）。多数软组织肿瘤首先转移至肺部。对有肺部异常影像学改变的患者，随访主要通过胸部CT等影像学检查进行随访。

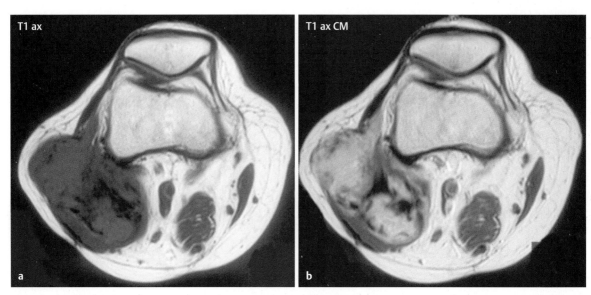

图4.159 侵袭性纤维瘤病。a.瘤体内低信号（胶原）；b.静脉注射造影剂后，肿瘤信号明显增强，内部有散在的低信号

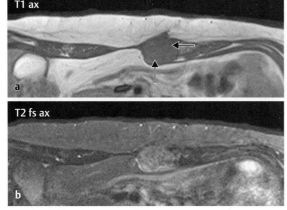

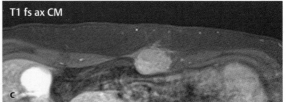

图4.160 腹壁纤维瘤。a.T1WI示低信号（箭头所示）；b.T2WI也为低信号；c.增强后显著强化

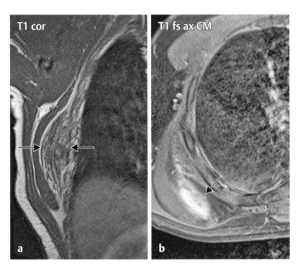

图 4.161　背部弹性纤维瘤。a. 在 T1WI 中，软组织肿物在典型位置表现为线性脂肪带；b. 注射造影剂后强化

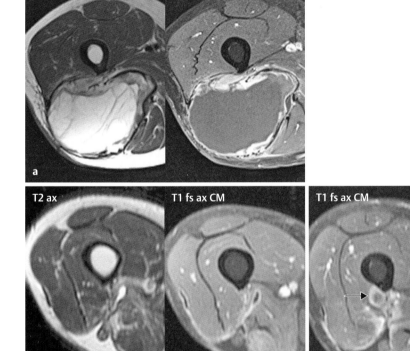

图 4.162　股后部未分化肉瘤。a. 术前：肿瘤外周为实性，中央为黏液性；b. 肿瘤切除后：在 T2WI 表现为明显的高信号血清肿，边缘轻度强化，没有实质成分；c.3 个月后复查：除血清肿持续存在外，增强可在股骨后部见新的实性复发肿瘤强化

4.5.4　血管畸形

▶病理学　目前，国际通用的 ISSVA 先天性外周血管畸形分类区分了血管性肿瘤（尤其是婴儿血管瘤）与血管畸形。血管畸形是血管形态学异常，基于受累血管的不同，可以分为静脉型（占大多数）、毛细血管型、淋巴管型（低流速）、动脉型、动静脉型（高血流）以及混合型等。

警示

通常所说的"血管瘤"往往是血管畸形，鉴别诊断请参见表 4.2。

表 4.2　血管瘤与血管畸形的鉴别

临床表现 / 治疗	血管瘤	血管畸形
年龄与性别	女性婴幼儿及儿童远多于男性	各年龄段均匀发病（儿童时期往往无症状），男女大致相同
自然病程	快速生长（出生后第 1 年中），自发消退	与患者生长同步
治疗	自发消退（观察）药物治疗（β 受体阻滞剂），激光 / 冷冻治疗	介入放射（硬化疗法、栓塞）治疗，激光治疗，开放手术

静脉畸形

▶ X线　静脉石是静脉畸形的特异性征象（图 4.163a）。静脉造影（图 4.163b）和曲张静脉造影（图 4.164）可用于检测引流静脉（或与主干静脉相通）和静脉损伤（通常表现为葡萄样多囊病变）。

▶ MRI　MRI 是诊断的金标准，在 T2WI 上为蜂窝状高信号，在 T1WI 上为肌肉组织等信号，造影可明显强化（图 4.165）。

淋巴管畸形

▶ MRI　局限性淋巴管畸形分为大囊型（直径大于 5 mm）和微囊型两种类型，在 T2WI 为高信号。注射造影剂后囊肿仅有少量强化，主要位于边缘（图 4.166）。

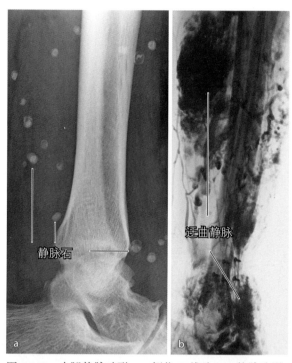

图 4.163　小腿静脉畸形。a. 侧位 X 线片；b. 静脉造影

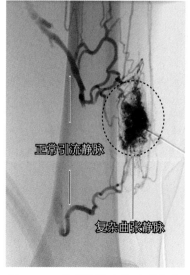

图 4.164　足部静脉血管畸形的曲张静脉造影

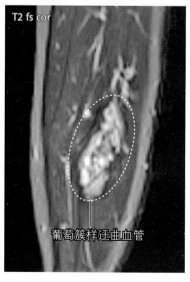

图 4.165　小腿静脉血管畸形

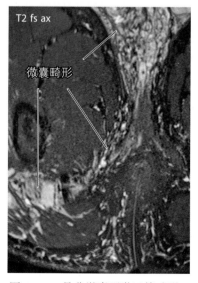

图 4.166　骨盆微囊型淋巴管畸形

动静脉畸形

▶ MRI 由于动静脉畸形滋养动脉内血液的快速流动，典型表现为强烈的匍行性流空低信号。通过 MR 血管造影，动静脉畸形会明显强化，可以对整个病灶有大体了解（图4.167）。

▶ DSA DSA（数字减影血管造影术）是金标准，可以高分辨率显示动静脉畸形内真实的血液流动情况，分辨滋养动脉（被称为病巢，即动静脉短路所形成的血管网）和扩张的引流静脉（图4.168）。

▶ 鉴别诊断 应与其他软组织肿瘤（如肉瘤、施万细胞瘤、关节周围黏液瘤等）相鉴别。

4.6 关节内肿瘤与肿瘤样病变

4.6.1 关节游离体

▶ 病理学 关节游离体病因各异，发展方式也不一样。包括以下几种情况：

- 创伤撕裂所致的骨和（或）软骨撕脱碎片。
- 创伤或反复过劳所致的半月板或关节盂唇退变。
- 骨性关节炎中的软骨碎裂。
- 黏液骨软骨瘤病中形成的软骨瘤（见章节4.6.2）。
- 继发于剥脱性骨软骨炎和骨坏死。

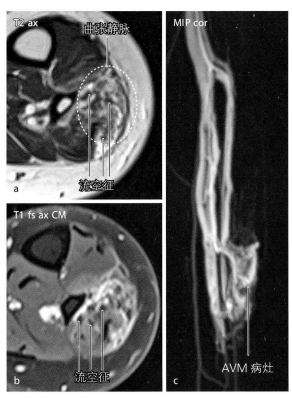

图 4.167 小腿动静脉血管畸形。a.流动低信号提示快速血液流动；b.强化后更加明显；c.MR 血管造影清晰的显示动静脉血管畸形的解剖结构。AVM，动静脉血管畸形

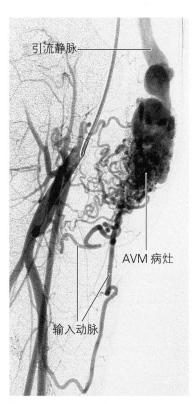

图 4.168 数字减影血管造影（DSA）显示肘部动静脉血管畸形。AVM，动静脉血管畸形

• 类风湿关节炎中的米粒样小体（滑膜黏液的纤维沉积）（见章节 10.5）。

多个关节游离体可在关节腔、滑囊囊肿（Backer 囊肿）以及关节滑囊等处聚集（图 4.173）。

▶ X 线　X 线检查可以显示骨性游离体，以及有骨化或钙化的软骨、纤维性游离体（图 4.169，4.170）。

▶ 超声　未钙化的软骨瘤、透明软骨表现为低回声，与同为低回声的渗出、纤维沉积（米粒样小体）难以区别。在超声检查中，即使少量钙化也可表现为高回声。骨化会在相应位置形成声影。在创伤所致的骨软骨撕裂中，偶尔可区分低回声的软骨帽与高回声骨。

▶ CT　与传统 X 线影像相比，CT 可更好地发现并定位关节内骨化或钙化关节游离体（关节内外）（图 4.170，4.171）。CT 关节造影检查提高了对关节游离体的敏感性，也可识别透明软骨和纤维游离体（图 4.169）。

▶ MRI　未矿化软骨碎片或软骨瘤在 T2WI 上为高信号，但仍低于关节液，它们在 T1WI 上很难与液体区别。成像窗是进行鉴别的关键。纤维沉积（米粒样小体）的体积更小且较为均一，在 T2WI 上呈低信号。钙化游离体在 T1WI 和 T2WI 上均呈低信号（图 4.172~174）。如果软骨瘤完全钙化，其表现类似含有脂肪骨髓成分的骨碎片，脂肪信号主要位于中心（T1WI），边缘信号缺乏。

4.6.2　滑膜软骨瘤病

滑膜软骨瘤病（同义词：骨软骨瘤病）是一种良性的结节性软骨增生。它起源于关节、滑囊和腱鞘的滑膜。

▶ 病理学　不明来源的滑膜上皮化生导致肿瘤样软骨增生。这些软骨瘤数量不一，与滑膜接触（有时通过椎弓根）时就可从滑膜获取营养，但最终与滑膜分离，形成关节内游离体。软骨瘤也可以完全骨化。继发性滑膜骨软骨瘤更常见，多伴有骨性关节炎，原发性（特发性）有所不同。

▶ 临床表现　多表现为非特异性关节痛、活动受限和积液。

年龄：任何年龄段，特别是在 20~50 岁（多发性）。位置：通常为单关节受累，尤其在膝、髋、肘和肩关节，其他位置也有可能。治疗：手术切除和滑膜切除术。

▶ X 线　如果没有钙化或骨化，滑膜软骨瘤病只能在特殊情况下作为软组织肿块被识别。钙化可能较小，可能呈环状、逗号状或爆米花状。骨化作用最终导致皮质骨和松质骨的形成。

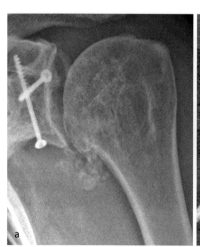
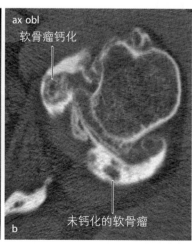

图 4.169　创伤性关节炎所致肩关节骨软骨瘤病。a. 腋窝处可见多发钙化软骨瘤；b. CT 关节造影显示关节内未钙化游离体的位置

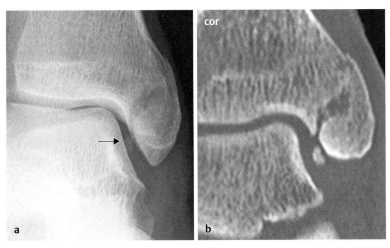

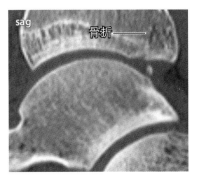

图 4.170 踝关节创伤后形成的关节游离体。a.胫距关节后间隙的骨碎片（箭头）；b. CT 证实基底关节内的位置

图 4.171 踝关节创伤后形成关节游离体

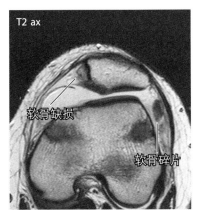

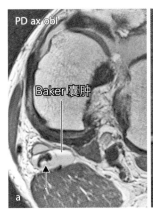

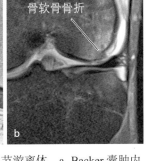

图 4.172 髌骨脱位所致的膝关节内软骨游离体

图 4.173 不常见位置的关节游离体。a. Backer 囊肿内的骨软骨碎片（箭头），液体信号提示新鲜出血；b.碎片源自髌骨脱位导致的股骨外侧髁骨软骨骨折

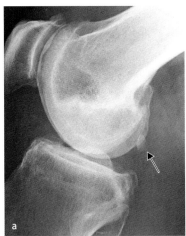

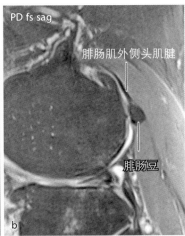

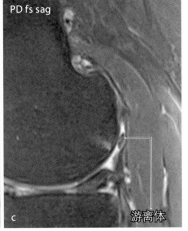

图 4.174 疑难病例：膝关节既往存在骨关节炎，受伤后出现疼痛。a.关节游离体（箭头）；b.这不是游离体而是籽骨（腓肠豆）；c.然而，MRI 显示 X 线影像上未发现的邻近的未钙化的游离体

多发软骨瘤通过 X 线片容易诊断。10% 的病例可见邻近骨的压迫性侵蚀（图 4.175）。

▶ 超声　超声检查易于检出浅表关节的积液，表现为"漂浮"于渗出液的各种回声（取决于钙化的程度）的圆形异物。

▶ CT　CT 通常可清晰显示 X 线片上看不清的钙化和侵蚀。边缘清晰的压迫性侵蚀很容易与肿瘤相关的骨破坏区分。

▶ MRI　MRI 可清晰显示软骨瘤和骨化软骨瘤（图 4.176，4.177）。根据钙化和骨化的程度不同，信号强度有所不同，在 PDW 和 T2WI 上表现为高信号到无信号以及混合形式。如果有骨化，则在 T1WI 上可见脂肪骨髓。

多发性未钙化软骨瘤可表现为"漂浮"在积液中。软骨瘤和液体在 T2WI 上都表现为较强的信号，通过改变成像的参数可以进行区别。静脉应用钆剂造影有助于诊断，表现为具有特征性的软骨瘤周围强化（本身不强化，图 4.177b）。

与 X 线片相比，MRI 可更清楚地显示囊内骨的压迫性侵蚀。

▶ 鉴别诊断

原发性和继发性软骨瘤病　有时需要鉴别原发性与继发性软骨瘤病，因为继发性软骨瘤病常（但不总是）见于老年患者（50 岁以上）的双侧，而且几乎总是伴有骨性关节炎。

米粒样小体　米粒样小体（类风湿性关节炎中的关节内纤维蛋白胶原颗粒）的 MRI 表现与软骨瘤病相似，但其在 T2WI 上为均匀较小的低信号，并且没有钙化。因此，参考 X 线与 MRI 影像，结合其他临床资料，可以有助于米粒样小体的诊断。

4.6.3　腱鞘囊肿和滑囊囊肿

腱鞘囊肿是一种囊性结构，由黏液、胶质物质组成，包在结缔组织囊中。尽管腱鞘囊肿可起源于肌腱鞘、滑膜囊和韧带结构，但多见于近关节处，大小从几毫米到几厘米不等。

滑囊囊肿指关节囊突出，与关节腔连接广泛，无黏性神经节凝胶状的内容物的病变，通常位于小关节处。

由于腱鞘囊肿和滑囊囊肿缺少相应的管腔上皮衬里，严格来说它们属于假囊肿。

位置：腱鞘囊肿可以发生在身体的任何关节，最常见于腕部。膝关节较为特殊，除了关节囊（如近端胫腓关节），腱鞘囊肿和滑膜囊肿还可起源于十字韧带或半月板。Baker 囊肿不是腱鞘囊肿而是滑膜囊肿。

▶ 病理学　关于腱鞘囊肿的形成有多种理论：关节内局部压力增高导致富含透明质酸的滑液进入邻近结缔组织，形成空洞；随后黏液样体增多，形成腱鞘囊肿。腱鞘囊肿可以进一步穿透邻近结构。腱鞘囊肿通常通过蒂部（通常是曲折的）与起源的关节囊或其他结缔组织结构相连。另有腱鞘囊肿发生理论认为它是完整滑膜通过邻近结缔组织的薄弱点疝出形成的。

骨内腱鞘囊肿有 2 种可能的发展方式：

• 骨膜外软组织腱鞘囊肿突破骨皮质，然后进一步延伸到小梁骨。如果皮质骨仅被侵蚀而没有被完全破坏，就会形成骨膜腱鞘囊肿。

• 滑液在软骨和软骨下骨板破坏后侵入髓腔，MRI 或关节造影常可显示这种交通。如果随后交通处闭合，就会形成完全的骨内腱鞘囊肿，有人称为"特发性"腱鞘囊肿。

▶ X 线　软组织腱鞘囊肿通常在 X 线片上无法发现。骨内囊肿呈圆形或卵圆形，边缘清晰，常有明显的硬化缘（图 4.178）。病灶内通常无钙化，但病变可呈分隔或分叶状。

▶ 超声　腱鞘囊肿在超声上表现为囊性，通常为低回声或无回声结构。它们可能被分隔或呈分叶状（复杂腱鞘囊肿）。超声可以明确病变与邻近肌腱、韧带和其他解剖结构的关系。腱鞘囊肿起源蒂通常表现为逐渐变细的圆锥或延伸呈狭窄的逗号样（图 4.179）。腱鞘囊肿通常与其起

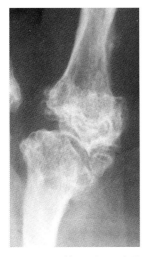

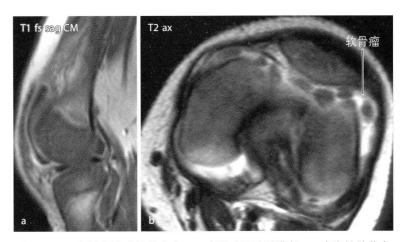

图 4.175 第二掌指关节原发性滑膜软骨瘤病

图 4.176 2 岁男童滑膜软骨瘤病。a. 造影后显示滑膜炎；b. 多发性关节内软骨瘤

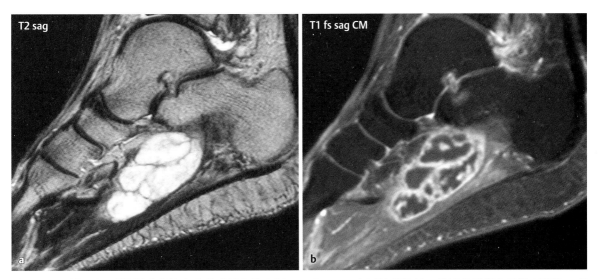

图 4.177 姆长屈肌腱鞘滑膜软骨瘤病伴跗骨窦综合征。a. 在 T2WI 上可见高信号，提示软骨瘤几乎没有钙化；未见明显渗出；b. 注射造影剂后软骨瘤之间的间隔强化

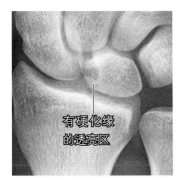

图 4.178 月骨内囊肿

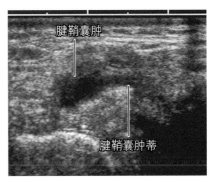

图 4.179 腕背侧腱鞘囊肿超声表现

源的肌腱有较宽的连接部（图4.186）。

▶ CT　腱鞘囊肿在CT上表现为边界清楚的低密度病灶（10~20 HU）。根据内容物的黏度和成分，影像密度可达60 HU以上，尤其是出血后。此外，与X线影像相比，CT能较好地识别骨内囊肿与关节的连接（图4.180）。

▶ MRI　一般来说，腱鞘囊肿在T1WI上的信号强度较低，为肌肉等信号或稍低信号；在T2WI上信号强度较高（图4.181~186）。囊壁呈低信号。静脉注射造影剂后，腱鞘囊肿边缘强化，但中心不强化（图4.182）。

▶ 鉴别诊断

骨关节炎软骨下囊肿　较难区分。与软骨下囊肿不同，神经节通常不出现在形成关节的两个骨端，主要呈偏心样分布于主要承重区外。可能缺少典型的骨关节炎症状，如关节间隙狭窄和骨

赘形成，骨内腱鞘囊肿也可缺如。应该注意的是，这两种情况的区别在临床上意义不大。

青少年和动脉瘤性骨囊肿　可以根据其位置和大小来区分。动脉瘤性骨囊肿在断层影像上表现典型的液－液平。

4.6.4　树状脂肪瘤

树状脂肪瘤是一种罕见的关节内绒毛样滑膜增生，滑膜下组织被脂肪细胞所代替。它不是一种真正意义上的肿瘤，而是一种病因不明的非特异性滑膜反应。树状脂肪瘤主要发生在膝关节，多见于50~70岁人群。

▶ 超声　超声确诊容易。

▶ MRI　MRI可以进行特异性诊断：在T1WI上可识别病变的分叶状/分支状脂肪成分（图4.187，4.188）。同时考虑其位置，容易确诊。

4.6.5　色素沉着绒毛结节性滑膜炎/腱鞘巨细胞瘤

色素沉着绒毛结节性滑膜炎（PVNS）是一种良性滑膜增生性疾病，有滑膜衬里的结构可弥散或局部发展。位于腱鞘时，传统上称为"腱鞘巨细胞瘤"。

▶ 病理学　纤维基质内含有各种类型的细胞（包括增生性滑膜细胞和巨细胞，因而得名）。细胞内和细胞外有含铁血黄素沉积，提示与褐色"色素沉着"相关。根据诊断时间的不同，骨糜烂可能是由PVNS（色素沉着性绒毛细节性滑膜炎）引起的，尤其是涉及关节时。侵蚀的多少和大小取决于大关节（膝关节）或关节囊（臀部、手腕）是否受影响。

▶ 临床表现　疼痛和肿胀的程度取决于病变类型（局灶性和弥漫性）和位置。

年龄：各年龄段均可受影响，特别是在30~40岁。位置：肌腱鞘受累时，以手部和足部

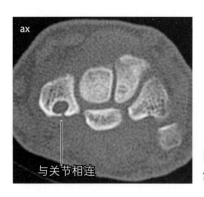

图4.180　舟骨内囊肿

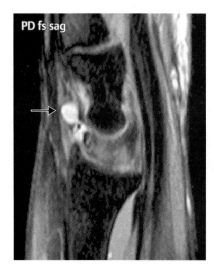

图4.181　腕背侧腱鞘囊肿（箭头）

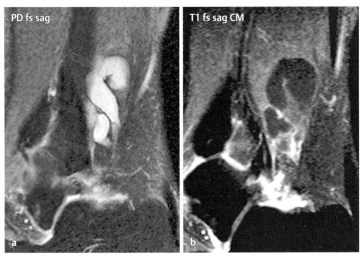

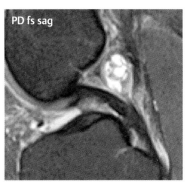

图 4.182　踝关节腱鞘囊肿。a.巨大的扭曲囊状肿块；b.造影不强化

图 4.183　后交叉韧带分叶状腱鞘囊肿

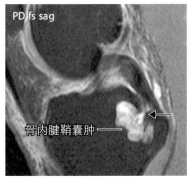

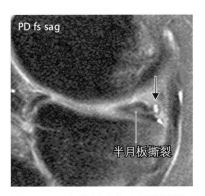

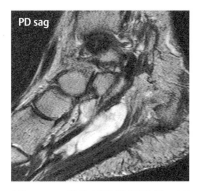

图 4.184　后交叉韧带附着处的骨内腱鞘囊肿。注意韧带附着点与关节的连接（箭头）

图 4.185　半月板后角水平撕裂导致的小的半月板腱鞘囊肿

图 4.186　踇长屈肌腱鞘囊肿，不是滑膜软骨瘤病。与图 4.177 进行对比

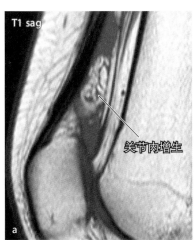

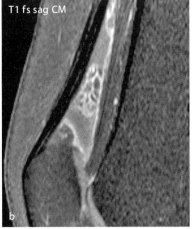

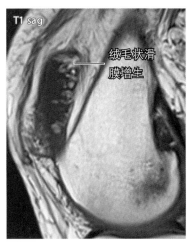

图 4.187　树状脂肪瘤。a.在 T1WI 上，信号强度与脂肪大致相等；b.脂肪增生致注射造影剂后滑膜强化

图 4.188　树状脂肪瘤。关节内绒毛样增生，信号与脂肪相等

为主。PVNS 主要影响膝关节，也可累及其他关节。PVNS 几乎总是单关节发病的。在膝关节，它可能是局灶性的（如在 Hoffa 脂垫或髁间切迹）或累及整个关节。治疗方法：关节切除和滑膜切除，复发率较高（高达 40%）。

▶ X 线　当关节受累时，可能会出现以下不同数量和严重程度的表现：

• 软组织密度占位性肿块（在含铁血黄素沉积中较好辨认），没有钙化。

• 骨的关节囊内部分表现为不同大小的单发或多发侵蚀灶（图 4.189a），边界清楚，多有硬化缘，有时可影响成关节的两端骨（图 4.190），主要累及非软骨部分。

• 关节间隙通常存在。

10%~20% 腱鞘巨细胞瘤的患者的手部和足部可出现继发性侵蚀，并有清楚的放射透亮边缘。

▶ 超声　超声主要用于周围病变（手足的肌腱鞘），可见明显占位病变。

▶ CT　PVNS 在 CT 上呈高衰减特征。CT 显示继发性骨改变不受上覆结构的影响（图 4.189 b），通常可见骨的继发性改变，以及起源于关节的占位性肿块。

▶ MRI　MRI 是主要的诊断手段，所有类型的 PVNS 都具有部分同质性，常见部分非匀质信号，视含铁血黄素沉积和胶原蛋白含量而定。经典表现为在 T1WI 和 T2WI 上为低密度信号时，注射造影剂后不均匀强化（图 4.191）。

▶ 鉴别诊断

滑膜性骨软骨瘤病　MRI 可以很好地进行鉴别，因为 PVNS 会表现为不均匀强化，而且在 X 线片上没有钙化。

含铁血黄素滑膜炎　任何引起反复关节内出血的原因都会引起含铁血黄素沉积的滑膜增生，如血友病性关节病。

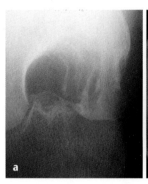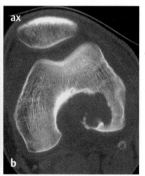

图 4.189　PVNS 与股骨髁破坏。a. Frick 通道；b. 局灶性溶骨性病变伴边缘硬化

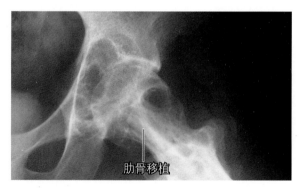

图 4.190　复发性 PVNS。股骨颈植骨后的外观，关节两侧均受累

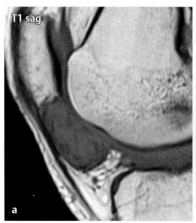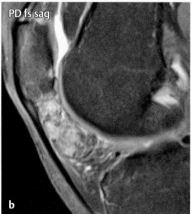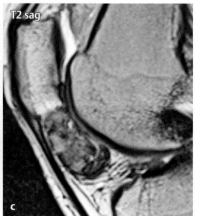

图 4.191　膝关节局灶性 PVNS。a. 源自 Hoffa 脂垫的软组织肿块；b. 髌尖侵蚀；c. 在 T2WI 上，含铁血黄素沉积病灶表现为典型的低信号

5 骨髓

5.1 正常骨髓

骨髓分为两种（两者之间过渡平稳）：

• 黄骨髓（脂肪骨髓）：脂肪含量高，毛细血管床发育不良。

• 红骨髓（造血骨髓）：由造血细胞和脂肪的混合物以及高度发达的血窦网构成。

5.1.1 红、黄骨髓的分布及其随年龄变化的生理转化

出生时以红骨髓为主，随着年龄的增长，逐渐被脂肪骨髓（黄骨髓）所取代。

1. 在外周骨中，此过程以由远及近的方式进行，如前臂先于上臂。

2. 在周围骨内，这种转化最初发生于骺板和骨粗隆，随后是骨干，最后发生于干骺端，远端干骺端依次最先转化（即使在成人中也是如此，骨近端维持着残存的造血骨髓功能；图 5.1）。

3. 在成人中，造血骨髓主要位于中轴骨，骨髓的脂肪转化是一个终生的过程（图 W5.1，W5.2）。

4. 诊断上重要的特征是在任何年龄（几乎）是对称分布的。

▶ CT 黄、红骨髓信号因为脂肪较低的衰减值（脂肪骨髓约 100 HU，造血骨髓约 50 HU；图 5.2）而很难区分。基于小梁模式的客观测量价值有限，很可能只适用于长管状骨。

▶ MRI MRI 的软组织对比度高，最适合显示骨髓成分。脂肪和液体含量之间的高对比度可以通过以下序列实现：

• 脂肪在 T1WI 上呈高信号，而液体呈低信号。

• 液体敏感性脂肪饱和序列（T2WI 与脂肪

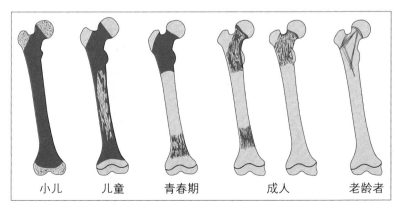

图 5.1 股骨中红色和黄色骨髓的正常年龄分布

小儿　　儿童　　青春期　　成人　　老龄者

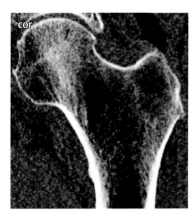

图 5.2 CT 上的骨髓表现：1 mm CT 断面。肌肉和骨髓的对比可半定量评估脂肪骨髓的存在。细的小梁会影响对感兴趣区域的测量

饱和 POW 序列，高信号脂肪和低信号脂肪的反转恢复序列等）会在脂肪和液体之间产生高对比度。

• 在无脂肪饱和的情况下，T2WI 中液体与脂肪的对比较差。纤维化和硬化为轻度低信号。

• 红骨髓对造影剂摄取较多。值得注意的是，在鉴别弥漫性浸润和正常的红骨髓时，使用造影剂效果不可靠。

> **提示**
>
> 斑片样改变可能是正常变异，老年人骨髓中伴局灶性结节增生（未受累及骨骺，图 5.3）或致密脂肪袋，尤其在脊柱（图 5.4，5.5）。4~12 岁儿童足部骨骼的骨髓信号斑片样改变是正常的（图 5.6）。

▶ 核医学　造血骨髓的代谢活动（如 PET 中的 FOG 吸收）略高于脂肪骨髓。

5.1.2 黄骨髓向红骨髓的反向转化 / 骨髓增生

这一过程与正常骨髓转化的方向相反。骨近端部分的骨髓首先用于造血，如长管状骨近端干骺端（图 5.7）。通常，在骨骺和生长板处不会发生再转化。

> ⚠ **警示**
>
> 生理性骨髓转化在儿童期会有所延迟。

骨髓再转化的原因

• 如果现有的造血骨髓不足（如在纤维化、细胞浸润的情况下），脂肪骨髓区域立即被动员以形成新的血液。

• 再转化亦可见于"健康"情况下：马拉松运动员以及服用造血因子、吸烟和肥胖者的造血需求增加。

• 造血骨髓的代偿性肥大，如贫血、感染、心力衰竭和肺部疾病。

> **提示**
>
> 为了更好地评估骨髓的弥漫性改变，造影后在 T1WI 上可与正常的骨骼肌进行对比，在脊柱则与椎间盘信号进行比较。骨髓比骨骼肌或椎间盘信号更暗，提示骨髓弥漫性浸润，通常是病理性改变，这在脊柱也被称为"椎间盘明亮征"（图 5.8，5.3）。

5.2 贫血和血红蛋白病

5.2.1 贫血

▶ 病理学　贫血由异常失血（急性或慢性出血）、造血减少（如再生障碍性贫血，缺乏铁、维生素 B_{12} 或叶酸、促红细胞生成素）、造血功能低下（血红蛋白病）、降解增强（如溶血性贫血）等引起。

再生障碍性贫血

▶ 病理学　这是一种罕见的疾病，与骨髓和血液中的血细胞形成不足有关。病因多种，如放疗、化疗、阵发性夜间血红蛋白尿、Fanconi 贫血、肝炎、妊娠和胸腺瘤等，也可能是特发性的。

▶ MRI　大量脂肪骨髓的存在提示骨髓衰竭。在治疗成功后，造血骨髓再次表现为弥漫性或斑片状细胞骨髓。多次输血后可能发生含铁血黄素沉着（见章节 5.3.1）。

5.2.2 血红蛋白病（地中海贫血、镰刀细胞性贫血）

▶ 病理学　所有的血红蛋白病对骨骼系统都有相似的影响，导致骨骼和骨髓的改变，是由骨髓增生导致的血红蛋白生成不足导致的。

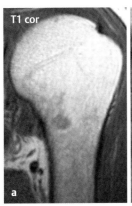 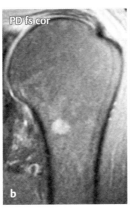 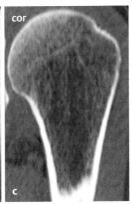

图 5.3　骨髓结节增生，正常的变异。a. 肱骨外科颈结节性红骨髓（T1WI）；b. 相应的 PDW 影像；c. CT 显示 MRI 发现区域呈圆形透明状，骨小梁减少，未见硬化边缘

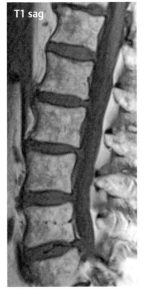

图 5.4　女性乳腺癌化疗后。无法明确区别再转化骨髓和肿瘤浸润

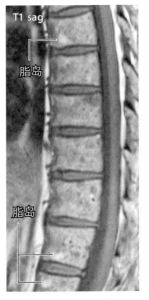

图 5.5　浆细胞瘤部分弥漫性结节，浸润骨髓。同时可见残余的高强度岛状脂肪

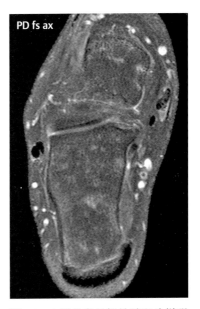

图 5.6　12 岁儿童足部骨髓斑片样强化，属于生理性改变

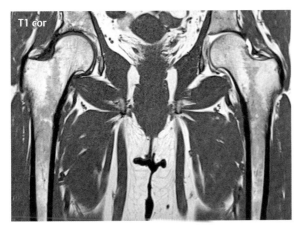

图 5.7　40 岁肥胖女性吸烟者股骨近端对称的剩余造血骨髓

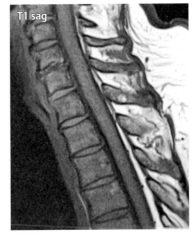

图 5.8　74 岁的贫血患者因弥漫性造血骨髓而出现"椎间盘明亮"征。注意相对于椎间盘（以及皮下脂肪），骨髓为低信号

▶X线 典型的放射学征象为髓腔扩张、骨小梁粗化、骨皮质变薄。颅骨X线片上可见所谓的发端（hair-on-end）现象（图5.9）。脊柱可见"鱼椎"样改变，继发于骨密度降低。

▶MRI MRI可以在儿童与青少年中发现骨髓再转化的延迟。可能会出现髓外造血，形成典型的对称性分叶状椎旁和骶前占位性病变，在T1WI上呈中等强度信号，并有中度强化（图W5.4）。

骨的急/慢性并发症主要由血管闭塞、感染，或者两者皆有所致。

血管闭塞 在生长中的骨骼，由于生长板（H形椎体；图5.10）的过早闭合而会影响骨骼发育。管状骨可发生梗死（图5.11），但扁平骨少见。梗死也可见于肌肉和其他软组织。

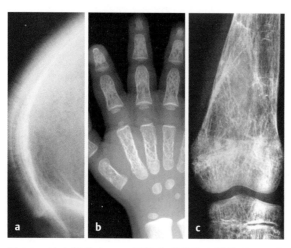

图5.9 地中海贫血。a. 颅骨典型的发病样外观；b. 儿童手的骨小梁变粗，髓腔扩大；c.Erlenmeyer瓶颈样畸形（火焰样长骨干骺端）

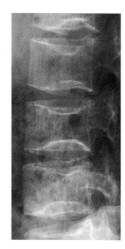

图5.10 镰状细胞性贫血患者的H形椎体（Lincoln Log椎体）

骨髓炎 骨髓炎通常由金黄色葡萄球菌或伤寒沙门菌引起，难以区分化脓性梗死（骨髓炎）和无菌性梗死。

5.3 代谢性骨髓改变

5.3.1 血铁质与血色沉着病

▶病理学 血色素沉着症是一种遗传性疾病，由于铁的过度吸收，导致铁元素在器官和骨髓中异常沉积。含铁血黄素沉着症更多表现为组织内铁沉积增加，最常见于多次输血后，但也可继发于溶血性贫血和其他疾病。

▶MRI 铁元素的沉积使T1WI和T2WI上的骨髓表现为低信号，在T2 GRE序列上信号强度降低尤其明显，在某些病例中，信号甚至完全消失（黑骨髓，图5.12）。

5.3.2 脂质病和溶酶体贮积病

这些疾病的病因是基因缺陷导致溶酶体内部分降解的、不溶性代谢物的积累。

▶病理学 如Gaucher病（葡萄糖脑骨脂沉积病），是葡萄糖脑骨脂在肝、脾和骨髓的网状内皮细胞中异常沉积所致。

▶X线 典型特征包括长管状骨的骨小管变少（Erlenmeyer瓶颈样畸形）、骨质疏松（可继发骨折）和骨坏死（H形椎骨，图5.10）。少见表现包括见到边缘锐利或虫蚀样溶骨性病变，骨硬化也很少见。

▶MRI 细胞沉积区在T1WI和T2WI上为低密度区。最初，信号的改变往往呈斑片状，不太严重的病例基底静脉周围区域通常仍然显示正常的骨髓信号。随着病变进展，信号逐渐变为弥漫性低信号，随后发生骨髓募集和再转化。对酶替代治疗有反应的患者，这些改变会恢复。

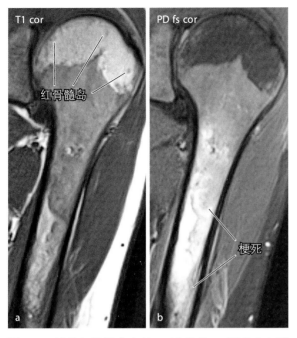

图 5.11　镰状细胞性贫血的 25 岁患者。3 周前在上臂疼痛后出现镰状细胞危象。a. 增生的红骨髓延伸至骨骺；b. 近端骨干大范围骨梗死，并随着时间扩大

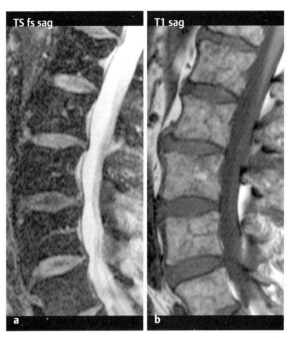

图 5.12　含铁血黄素沉积病。a. T2W FS 序列上骨髓信号强度明显降低；b. 在 T1WI 上表现为非特异性的小的低信号区域

该病可导致梗死、骨坏死、骨髓炎和骨折等。

5.3.3　浆液性萎缩

在体内脂肪含量严重减少的患者，如肿瘤恶病质、神经性厌食症或慢性感染（如艾滋病），骨髓中的脂肪为胶质物质（黏多糖）所取代，在 T1WI 和 T2WI 上与液体信号相似，造影后无强化。这些患者的皮下组织由血管结缔组织组成，因此表现皮下脂肪信号的丢失，注射造影剂后可被强化。

5.3.4　继发于骨质疏松的脂肪累积

骨密度降低后骨髓脂肪的含量会增加（在 T1WI 和 T2WI 上为高信号，在脂肪饱和序列上为低信号；图 5.13）。同时，在动态序列上会出现灌注减少。

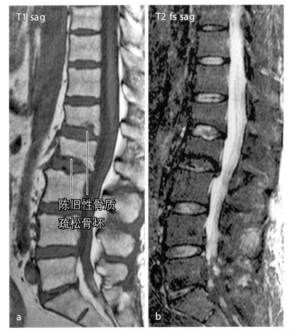

图 5.13　47 岁女性骨质疏松症患者。脊椎骨髓信号显示脂肪积累随患者年龄的增长增加。a. 在 T1WI 上骨髓信号（脂肪骨髓）增加；b. 在相应脂肪饱和序列上的信号强度明显降低

5.4 骨髓慢性增生性疾病

5.4.1 骨髓增生异常综合征（也称为白血病前期）

这是一组异质性疾病，导致骨髓细胞的无效产生或发育不良。这些可能是特发性的，也可能是继发性的（如继发于放疗、化疗或接触有毒物质后）。约 1/3 的患者随后发展为急性髓细胞性白血病。

▶ MRI　在 T1WI 上会发现骨髓再转化的征象；在抑脂 T2WI 上，脊柱可表现正常，也可能出现信号改变。

5.4.2 红细胞增多症

这是一种癌前状态，起源于粒细胞和巨核细胞系，特征包括肝脾肿大、血栓形成和出血。

▶ X 线 /MRI　X 线影像可见弥漫性骨质疏松和骨硬化（常伴继发性骨髓纤维化），也可有骨梗死和痛风性关节炎。弥漫性细胞浸润和骨髓纤维化或脊髓硬化，在 T1WI 上表现为非特异性均匀低信号。

5.4.3 骨髓纤维化与骨髓纤维瘤

骨髓细胞纤维化是一种罕见的慢性疾病，多见于中老年人，以红细胞和粒细胞的异常成熟为特征，伴纤维化和髓腔硬化。这可能继发于其他骨髓疾病，也可能是特发性的，通常是白血病的前兆。

▶ X 线 /MRI　影像学检查可见局灶性或弥漫性硬化，尤其是中轴骨以及肱骨和股骨干的近端。骨吸收的迹象很少见，可见非特异性细胞浸润或纤维化，T1WI 上表现为骨髓内弥漫性低信号，在 T2WI 表现为各种信号改变。典型的 MRI 表现是骨髓纤维增生，在所有的序列上纤维组织

呈低密度，骨髓结构被保留。骨髓纤维化的结果是造血骨髓在周围骨被募集（再转化），也可见髓外造血（图 5.14）。

▶ 鉴别诊断　X 线影像上骨密度增加的鉴别诊断包括其他骨髓疾病，如淋巴瘤、白血病、成骨细胞转移和结节病，或代谢紊乱如氟中毒、肾性骨营养不良和骨坏死，（假性）甲状旁腺功能减退，骨髓纤维化，多红细胞症，肥大细胞症等。

5.4.4 原发性血小板增多症

这种疾病与红细胞增多症和骨髓纤维化一样，是一种费城染色体阴性的慢性骨髓增生性疾病。可表现为血小板计数增高，发生心梗和中风的风险增高。骨髓纤维化常见。

5.4.5 系统性肥大细胞增多症

这种疾病与骨髓、皮肤、淋巴结、胃肠道、肝脏和脾脏的肥大细胞增殖异常有关。临床表现包括荨麻疹、皮肤红斑、心动过速、过敏反应、慢性体重下降、虚弱和胃溃疡等。

▶ X 线 /CT　可见骨溶解、骨质疏松和硬化（图 5.15，5.16）。

▶ MRI　在 T1WI 上可见斑片状或弥漫性细胞浸润的征象（图 5.17）。

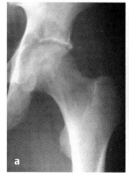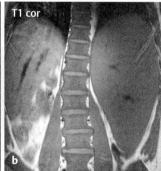

图 5.14　骨髓纤维瘤。a. 髋关节骨硬化；b. MRI 证实弥漫性骨髓浸润和脾肿大

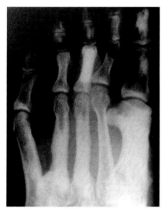

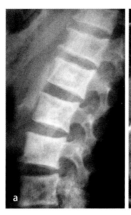

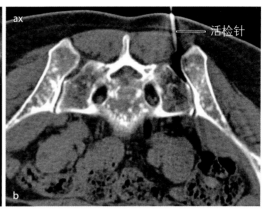

活检针

图 5.15 肥大细胞增多症，骨病灶周围骨硬化。影像无特异性，但其表现形和位置具有一定的典型性

图 5.16 系统性肥大细胞增多症。a.脊椎硬化明显；b.骨髓斑片状硬化（B.Jobke，Heidelberg，Germany 提供）

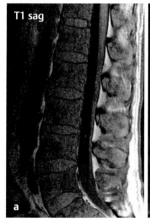

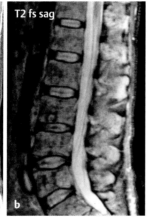

图 5.17 系统性肥大细胞增多症。a.在弥漫性浸润情况下，在 T1WI 上可见骨髓低信号；b.在脂肪饱和 T2WI 上可见骨髓斑片状高信号（B. Uffmann，Vienna，Austria 提供）

5.5 骨髓恶性病变

5.5.1 多发性骨髓瘤与孤立性浆细胞瘤

▶ 病理学　骨髓瘤源于无症状的癌前单克隆浆细胞增生，遗传和微环境的改变导致这些细胞发生恶变。一般认为，常见的临床意义不明的单克隆性丙种球蛋白病（通常称为 MGUS）发展为隐匿性骨髓瘤，最终发展为有症状的多发性骨髓瘤。骨髓瘤性浆细胞增殖导致骨髓内造血干细胞移位。多发性骨髓瘤约占肿瘤的 1%，血液系统肿瘤的 13%，多见于老年人。

孤立性浆细胞瘤较少见（5% 以下）。与多发性骨髓瘤不同，孤立性浆细胞瘤的特征是骨或软组织中存在大量的肿瘤性单克隆浆细胞，没有骨髓瘤引起的全身性疾病的证据（如钙增加、肾功能不全、贫血或多发性骨病变）。单发浆细胞瘤在骨中常累及中轴骨，发病率随年龄增长呈指数级增长，进展为多发性骨髓瘤的风险较大。

多发性骨髓瘤受累骨的类型多样，在影像学上并不总是很明显，通常有不同程度的弥漫性受累，可表现为多灶性的微结节病变、大结节病变或混合病变。病变可破坏皮质，侵犯邻近软组织，取决于病变位置。主要累及中轴骨和近端管状骨（造血骨髓），骨外表现较少见。

一般来说，从髂骨取组织行骨髓活检。如果结果为阴性，则对病灶活检（最好在 CT 引导下进行）。

▶ 临床表现　除了非特异性的一般症状（B型症状）外，由于骨吸收增加，可出现骨痛和病理性骨折。骨髓中正常的造血细胞移位会导致贫血、出血和感染。

并发症

• 骨折。

• 骨梗死和骨坏死。

• 淀粉样变（多发性骨髓瘤的 5%~10%）（见章节 8.6）。

▶ X线 单纯的溶骨灶（无灶内基质钙化）而无硬化缘为局限性改变，呈打孔状（图 5.18，5.19），也可见虫蚀样改变。皮质骨通常被破坏。受累骨附近异常的软组织异常时，应疑有软组织受累。可能有所谓的骨膜反应，形成新皮质。弥漫性受累可表现为骨质减少，并伴有相应的主观症状。化疗期间和化疗后，病灶周围可形成硬化边缘（图 5.20）。

> **提示**
>
> 目前仍然经常用的 Durie 和 Salmon 多发性骨髓瘤分类包括 X 线影像可见溶骨性病变。然而，标准 X 线影像不常用于检测溶骨性病变，如浆细胞瘤，目前已被低剂量螺旋 CT 所取代（见下）。标准 X 线影像只用于明确局部疼痛（如局限的溶骨性损伤、骨折?），也不适用于治疗监测。

▶ CT 低剂量螺旋 CT（plasmacytoma CT）作为中轴骨骨髓瘤诊断和分期的一种快速、较更为灵敏的影像学检查方法，扫描范围从头顶到股部，辐射暴露不大于常规 X 线筛查（包括中轴骨骼、头双侧肱骨近端和股骨近端）。通过多平面重建，可对有骨折风险的脊柱溶骨性病变更早地进行检测和评估（图 W5.5~5.7）。

▶ 重要发现 表 5.1 列出的发现对于判断所检测到的溶骨性病变是否为典型的多发性骨髓瘤十分重要。

▶ MRI 病变的 MRI 表现为非特异性的（在 T1WI 上为低信号，在液体敏感序列为高信号，注射造影剂后可强化；图 5.21，5.9；图 W5.7，W5.8）。脊柱的椎间盘明亮征（见章节 5.1）有助于鉴别。

>
>
> **警示**
>
> 某些多发性骨髓瘤的病例的骨髓变化较轻，早期行 MRI 检查可能会显示为"正常"。少见且典型的特征是由微小的细胞簇和脂肪岛形成的"椒盐"（杂色）样改变（图 5.5）。治疗成功后随访可发现，随着时间延长，病变退化并由黄骨髓替代。

>
>
> **提示**
>
> MRI 是目前对多发性骨髓瘤骨髓受累最敏感的成像方式，尤其在检测弥漫性受累方面。全身 MRI 也能检测周围病变，这很重要，因为这可能改变疾病分期（图 W5.9）。动态增强对比和弥散加权 MRI 是一种新的有前途的疾病分类和监测治疗的方法，但尚未常规用于临床。

▶ 核医学 FDG-PET CT 具有像 CT 一样可显示溶骨性病变的优点，同时还可对病灶活性进行定量测定，后者也用于监测治疗。FDG-PET CT 非常适合髓外病变的检测，但对弥漫性改变的检测不如 MRI。

在许多中心，一种扩展的分级系统（Durie-Salmon PLUS）替代了传统的 Durie-Salmon 分

表 5.1 Durie-Salmon 放射分期的 CT 表现

评价	结果
正常	无皮质骨破坏，无 >1 cm 的骨小梁间放射透亮影缺损
可疑结果（非特异性）	无皮质骨破坏，局限性骨小梁间放射透亮影 >1 cm
病理改变（浆细胞瘤典型改变）	皮质骨破坏伴骨小梁间透亮影
骨折风险	· 管状骨：皮质骨破坏大于周长的 50% · 椎骨：皮质骨破坏大于椎体前、后壁或侧壁皮质的 50%

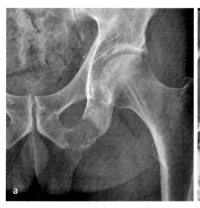
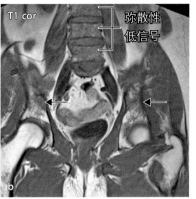

图 5.18　多发性骨髓瘤。a. 明显的坐骨粗隆和小转子边缘清楚的溶骨性病变；b. 全身 MRI 清楚显示骨盆（箭头所指）多灶受累，脊柱呈弥漫性浸润

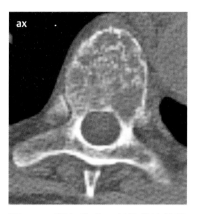

图 5.19　浆细胞瘤。斑片状溶骨性病变，无硬化缘

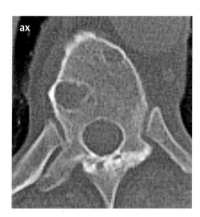

图 5.20　浆细胞瘤。治疗后的有硬化缘的溶骨性病变

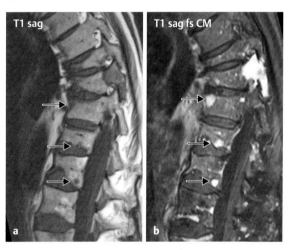

图 5.21　浆细胞瘤。a. 多发慢性椎体骨折，小结节病变（箭头所指）；b. T10 椎弓根和后部受累

级系统（表 W5.1），以 MRI 和 PET-CT 作为决定性的成像方式，不常规进行 CT 检查。

提示

注射钆剂后行骨扫描并不适用于多发性骨髓瘤，因为这种疾病几乎没有成骨活性。

▶ 鉴别诊断

• MRI 和 PET 上的弥散模式：骨髓再转化（见章节 5.1.2）、白血病和骨髓刺激不能通过 MRI 和 PET 有效区分。

• MRI 中的多灶病变：非典型血管瘤（CT 上的纵内骨小梁增粗有助于鉴别）、转移瘤。

• X 线影像和 CT 上的溶骨性病变：转移，

特别是甲状腺癌和肾细胞癌。后者通常有良好的血供，并多位于外周骨和骨皮质。

进一步的鉴别诊断包括淋巴瘤、白血病、原发性骨肿瘤、甲状旁腺功能亢进。

相关疾病

MGUS（不明原因的单克隆丙种球蛋白病）：在老年患者比较常见，以血液单克隆丙种球蛋白病和低肿瘤负荷为特征。随着时间的推移，形成成熟的多发性骨髓瘤的风险非常低

POEMS（多神经病、器官肿大、内分泌病、M 蛋白、皮肤变化）：这是一种与单克隆性丙种球蛋白病相关的罕见的副肿瘤综合征。影像学表现为大量大小不一的骨硬化。

警示

警示

　　并不是所有的 POEMS 综合征的组成部分都会出现，但至少要有 3 个组成部分才能做出诊断。

　　PEST（乳头水肿、血管外容量超载、硬化性骨病变、血小板增多、红细胞增多）：影像学表现为巩膜病变（称为巩膜性骨髓瘤）。

　　Waldenstrom 巨球蛋白血症：这种疾病涉及浆细胞产生的免疫球蛋白 M 副蛋白。骨的表现是非特异性的，类似浆细胞瘤，但并不明显。

5.5.2 淋巴瘤

　　淋巴瘤是一类以异常淋巴细胞的增殖和聚集为特征的异质性疾病，特别是在淋巴器官（淋巴结、脾），少数涉及其他器官。根据定义，第四阶段包括骨髓受累。

　　▶ 病理学　淋巴瘤分为两大类：霍奇金淋巴瘤和非霍奇金淋巴瘤。骨受累的发生率不一：霍奇金淋巴瘤在初诊时骨受累较少见，但在复发时比较常见；骨受累在非霍奇金淋巴瘤中的发生率取决于组织学亚型。骨受累是弥漫性和多灶性的，或由相邻结块直接侵犯所致。单发性骨病变较少见。单纯骨性淋巴瘤很少见（非霍奇金淋巴瘤），但可发生于骨骼的任何部位。

　　淋巴瘤可发生于肌肉骨骼系统的任何部位，包括骨膜下间隙、硬膜外间隙和肌肉。

　　▶ 临床表现　淋巴结病变和可能存在的肝、脾肿大是主要特征。一般症状，如发热、盗汗、体重减轻（B 型症状）提示预后较差。

　　▶ X 线　多为溶骨性和 / 或成骨性病变。溶骨性病变常表现为高度侵袭性骨破坏，呈虫蚀状或渗出性。在标准 X 线影像上即使有邻近软组织阴影存在的情况下，骨皮质也可能被保留下来。复杂的或恶性骨膜反应常见。

　　▶ CT　在影像学上主要表现为溶骨性病变时，CT 也可显示骨质破坏和骨硬化常同时存在（图 5.22~5.24）。

　　▶ 核医学　骨扫描可以发现局灶性骨受累，可能提示骨病变的成骨反应。FDG-PET 非常适于淋巴瘤的分期、治疗反应的监测和随访，可用于监测霍奇金淋巴瘤和弥漫性大 B 细胞淋巴瘤的治疗效果。

　　▶ MRI　MRI 可用于评估任何有症状区域以确诊，并可用于评估疑有脊髓或神经根压迫的病例。

　　骨受累的表现是非特异性的，包括弥漫性骨髓浸润、弥漫性斑片样病灶或局灶性骨髓移位（图 W5.10；图 5.22~24），类似浆细胞瘤。

警示

　　尽管通常骨皮质得以保留，MRI 往往显示巨大的软组织成分（被称为包裹的迹象，即软组织成分包绕完整的皮质骨），但实际上存在渗透性骨浸润（图 5.25）。

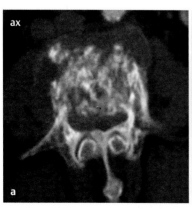
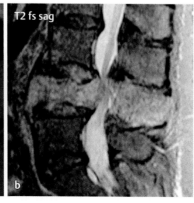

图 5.22　淋巴瘤浸润整个 L4 椎体，表现为病理性骨折。a. 溶骨性和硬化改变；b. 椎体后缘突起，导致严重的椎管狭窄。典型的肿瘤导致的椎体塌陷

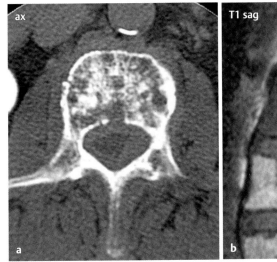
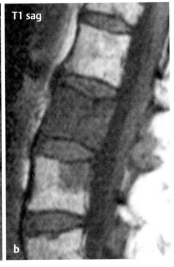

图 5.23　非霍奇金淋巴瘤。a.轴位 CT 显示 L2 溶骨性 / 硬化混合病变；b.T1WI 上的低密度脂肪骨髓浸润

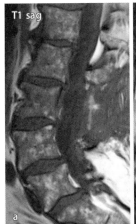
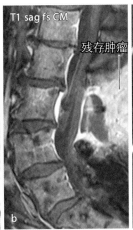

残存肿瘤

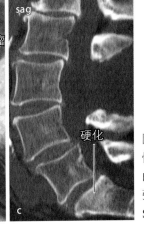

硬化

图 5.24　非霍奇金淋巴瘤。a.骨髓弥漫性斑片状低密度灶（注意 L3 椎板切除术的证据）；b.注射造影剂后骨髓不规则强化，局部有大量肿瘤残留；c.CT 显示 S1 局限性硬化

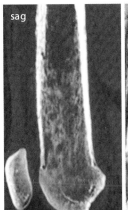
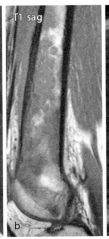
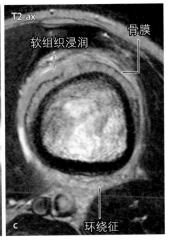

软组织浸润　　骨膜

环绕征

图 5.25　非霍奇金淋巴瘤。a.广泛的、边界不清的渗透性骨破坏，皮质也被浸润；b.在 T1WI 上可见明显的骨髓浸润；c.在 T2WI 上可见肿瘤已浸润骨膜下区和邻近软组织，在 MRI 上不能完全识别皮质破坏的程度（环绕征）

327

5.5.3 白血病

白血病是恶性造血细胞克隆增殖失控的结果，结果是这些淋巴细胞或髓样细胞在骨髓中扩散，最终导致髓外器官的浸润并侵入外周血。对于白血病，不采用影像学检查进行初步诊断。放射检查、CT 和 MRI 仅针对局部疼痛或可能存在的并发症。疾病和治疗相关的并发症包括痛风(见章节 10.9)、感染性关节炎（见章节 3.3）、缺血性坏死（见第 6 章）、骨梗死（见第 6 章）和骨髓炎（见章节 3.1）。

绿色瘤（粒细胞性肉瘤）是白血病的一种亚型，在骨 （溶解性病变）、骨膜、淋巴结或软组织中有骨母细胞积聚。MRI 显示非特异性信号强度（图 5.26）。

5.6 治疗相关的骨髓改变

输血 多次输血可引起骨髓内含铁血黄素沉积（见章节 5.3.1）。

糖皮质激素 影像检查在显示与类固醇使用相关的并发症中起着重要的作用。类固醇治疗后常见骨梗死和骨坏死，特别是骨髓移植后长期服用类固醇时（见第 6 章）。骨髓炎在这些患者中也更常见。

化疗 各种骨髓疾病对化疗的反应十分复杂，取决于潜在的条件和使用的药物（见第 5 章）。

骨髓刺激因子 这些物质使骨髓中造血细胞增多（如缩短了化疗后再生的时间），也就是说导致骨髓再转化。其影像学表现可能呈斑片状，伴局灶性岛状红骨髓或结节样外观。

> **警示**
>
> 所涉及的细胞类型目前无法通过 MRI 可靠鉴别。因此，难以区分受刺激或再生的骨髓与恶性细胞浸润。

放疗 急性期（1~3 天）骨髓反应包括水肿的发展（放射性骨炎：在 T1WI 上为低密度信号，在液体敏感序列上为高密度信号，并有一定程度的强化）。最终（时间跨度可变，取决于剂量，可能仅在 10~14 天后就开始），成功放疗后骨髓造血细胞数量减少并发生脂肪退变 （图 5.27；图 W5.11）。后者在超过 40 Gy 时是不可逆的。典型的辐射边界在骨髓内可以区分。

> **警示**
>
> 不完全骨折作为一种并发症，放疗后出现的概率增加（图 W5.12），不应被误认为是肿瘤复发。放疗也可导致缺血性骨坏死。

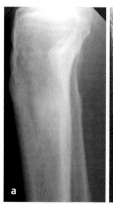
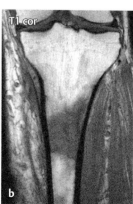
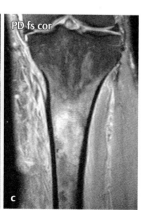

图 5.26　慢性淋巴细胞白血病的绿色瘤。a.胫骨近端硬化；b.骨髓局灶性浸润；c.非特异性强化

骨髓移植　即使在预备性高剂量诱导化疗后，局灶性病变可能仍然会存在，尚不确定是否对生存有影响。骨髓移植（自体或异体干细胞移植）第 1 周会出现骨髓水肿。在随后的 3 个月内会出现造血骨髓的再生，特别是在椎骨周围，会形成典型的带状（相框）模式。脊椎中央骨髓要更晚才出现造血骨髓的再生。从远期来看，骨髓最终会向黄骨髓的转化。

有关治疗期间各种物质可能导致的毒性并发症，请参阅章节 8.5。

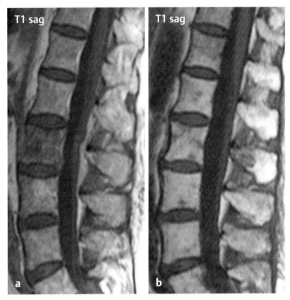

图 5.27　腰椎非霍奇金淋巴瘤。a. 放疗前 MRI；b. 放疗后随访，骨髓发生脂肪变性

6 骨坏死

6.1 解剖学、病因学及病理学

▶解剖学 骨的成分有很大的不同，取决于年龄和位置。骨的有机基质主要为胶原蛋白（类骨质），无机矿物成分（特别是羟基磷灰石钙）包含在其中。特定细胞（成骨细胞和破骨细胞）不断吸收和形成矿化基质。基质同时含有红色（造血）和黄色（脂肪）骨髓。这些成分，以及矿化的骨基质构成了器官"骨"。骨的存活依赖动脉滋养和静脉引流。

骨坏死发生在细胞水平，只有组织病理学检查才能识别细胞改变。缺血会影响骨髓的脂肪细胞和造血骨髓。骨细胞的死亡是非特异性的，通常是亚临床的，在骨细胞受到异常压力时发生。因此，组织病理学检查将发现小范围的骨坏死，伴有严重骨关节炎、应力骨折或不完全骨折、急性骨折、肿瘤或感染等。本章讨论很容易通过影像学研究证实的临床相关骨坏死，影像学检查可反映宏观解剖，揭示细胞死亡对骨（或部分骨骼）的影响。常见的术语如"骨坏死""骨梗死""缺血性坏死"和"无菌性坏死"定义不清，应用不一致，并且无法提供关于预后或病因学的信息。

> **提示** ❗
>
> "骨坏死"一般指骨骺、骨突的骨坏死，或骨坏死累及整块骨（图 W6.1）。如果骨坏死位于干骺端或骨干，则称为"骨梗死"。未来的任务之一是建立骨坏死的标准分类，提供独立于骨位置的预后信息。

▶病因 多数病例的病因和发病机制很明确，如脱位造成的血供中断。如果病因不明，应考虑可导致骨坏死的各种风险因素，见表 6.1。另外，某些遗传因素会导致易于发生骨坏死的倾向。

没有明确病因的骨坏死被称为"原发性""特发性"或"自发性"骨坏死。

▶病理学 许多理论用于描述骨坏死的发病机制。一般认为，所有这些机制最终都会通过导致血供减少或中断来发挥作用。缺血阻碍了微骨折的正常修复，导致骨细胞、脂肪细胞、造血细胞死亡，最终造成正常骨骼结构的丧失。

表 6.1 骨坏死的危险因素

发病机制	危险因素
外源性	·创伤 ·手术 ·减压病（潜水员病）
医源性	·糖皮质激素 ·双磷酸盐 ·放疗
营养	·酒精
血液/肿瘤	·肾移植病史（即使未用糖皮质激素） ·血红蛋白病（镰状细胞性贫血、地中海贫血） ·白血病
代谢	·Gaucher 病 ·胰腺炎伴脂肪栓塞
风湿免疫	·系统性红斑狼疮 ·坏死性动脉炎
感染	·骨髓炎

骨坏死部位的血运重建从周围开始。破骨细胞被激活来吸收坏死的骨小梁，纤维血管组织形成来包裹死骨。这些组织随后会部分转化为骨。如果坏死区仅累及干骺端或骨干，则无生物力学影响；小的骨骺病变也是如此。如果坏死区较大和/或病变位于关节负重区域而处于明显的应力之下，那么骨结构的破坏将导致关节功能障碍，随后发生软骨下骨折和关节表面塌陷。

> **❗ 提示**
>
> 简而言之，"多重打击"假说现在被用来解释常见的可的松诱导的骨坏死。可的松可导致成骨细胞和破骨细胞之间的不平衡，与脂肪变性和细胞膜损伤有关。类固醇可导致骨内血管上皮细胞损伤，导致血栓形成和纤溶功能的增强。后者还可导致脂肪变性，造成骨髓内脂肪生成增加、脂肪细胞过度肥大和脂肪栓子的形成。

6.2 骨梗死

▶ 病理学　涉及脂肪骨髓的骨梗死多为局限病变，而涉及红骨髓的骨梗死多为造血骨髓内边缘不清的病变。最终，坏死区域逐渐为修复组织所包围。随着时间的推移，骨梗死灶可能变小（图6.5），甚至可能被完全吸收。

> **❗ 提示**
>
> 从预后的角度来看。位于干骺端或骨干的骨梗死可被认为是一种"良性"骨坏死。因为此处松质骨很少而骨皮质又十分强大，此处的骨梗死与骨结构的完整性无关，临床上常为隐匿性的。位于管状骨骨骺、扁平骨（如髂骨）以及不规则骨（如骶骨）的同样大小的骨坏死则类似干骺端骨折，因其位置不同而被称为骨坏死。

▶ 临床表现　一般来说，骨梗死常是偶然发现的，多数情况下无症状；然而，它们可能与慢性或急性疼痛有关，后者常见于血红蛋白病（尤其是镰状细胞性贫血）相关的急性骨梗死。

▶ X线/CT　早期的骨梗死/骨坏死在放射学影像上无法发现，仅可见骨小梁边缘稀疏（图6.1）。病变边缘形成修复性组织并逐渐矿化，形成明显的硬化缘，（病灶）中心表现为放射透亮影（图6.2）。晚期可发现广泛的病灶内钙化。在非常罕见的情况下，干骺端和骨干梗死可导致骨膜反应和骨增宽。

▶ 核医学　在最初的阶段，坏死区域表现为"冷点"（即坏死区域内摄取降低），随后因边

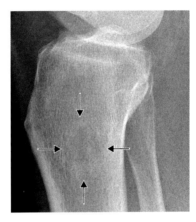

图 6.1　胫骨平台骨梗死，硬化边缘（箭头）

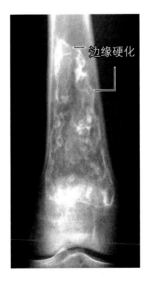

图 6.2　股骨远端骨梗死

缘血管化的修复组织周围摄取增加而表现为"外热内冷"征（图6.3a）。

▶ MRI 黄色脂肪骨髓中的梗死，在T1WI上其中心可见与脂肪相似的信号，通常以低信号边缘为界，可因发生梗死的年龄的不同而外观有所不同（图6.3c，6.4b，6.5）。在抑脂液体敏感序列上，坏死区域周围可见高密度线（肉芽组织；图6.3b、c，图6.4a）。在非抑脂的T2WI（不常使用）上可能会看到"双线"征。坏死区域内可能存在囊性退变（在T2WI上为液体信号强度）和非结晶钙化（在所有序列上均为低密度）。

以造血骨髓为主或有病理性骨骺浸润的区域发生的梗死，在T1WI上表现为低信号区（前提是其在已经较暗的骨髓中仍可见），在脂肪饱和PDW或T2WI上表现为高信号区（图6.6）。造影后的强化模式反映了其病理生理学特征：如果早期诊断，梗死中心区域内很少或没有相应的强化；之后，整个边缘区域会明显强化；随着年龄的增长，梗死区逐渐缩小。

▶ 鉴别诊断 通过MRI确认病变内存在脂肪，可以对黄骨髓的骨梗死做出可靠的诊断。其他病变内包含脂肪的病变包括：

• 有自发缓解可能的骨病变（如纤维性骨皮质缺损，肾性骨营养不良的棕色瘤）。

• 骨内脂肪瘤。

红骨髓梗死的鉴别诊断尤其困难。应根据临床病史和表现、实验室研究结果，以及后续的成像研究，与骨髓炎、应力性骨折和坏死性肿瘤等加以鉴别。

如果由于在梗死灶内存在大量修复性纤维组织（罕见）而不能确认病灶内脂肪的存在，则在T1WI上无法与软骨样瘤区分。在T2WI上，由于靠近关节的亮（如关节囊、软骨）和暗信号（如钙化）并存，鉴别也很困难。内生软骨瘤典型的小叶样外形常有助于诊断（图6.7）。注射造影剂后，内生软骨瘤表现许多"间隔"，呈小样结构。骨梗死的强化更多边缘，在病灶内则呈斑片状。

6.3 骨坏死

▶ 病理学 "骨坏死"指骨骺区域的坏死，也指坏死累及整块骨的情况（如月骨坏死）。从病理生理学角度来看，骨坏死与骨梗死没有区别。如果骨骺的坏死较大或坏死发生在骨承重部位，则相应区域的骨板可能会塌陷，整个软骨下骨和上面的软骨一起塌陷进入坏死区。

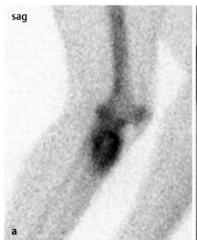
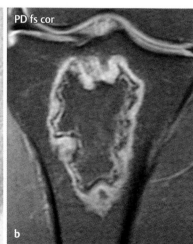
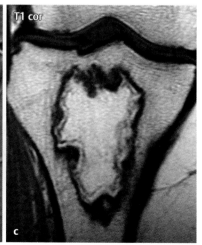

图6.3 胫骨平台骨梗死。a.骨扫描呈典型的"内冷外热"表现；b.在脂肪饱和液体敏感序列上，可见坏死灶周围迂曲的高信号边缘；c.由于脂肪细胞死亡，坏死病灶中央比周围骨髓更亮

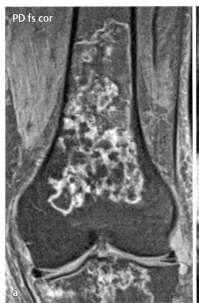

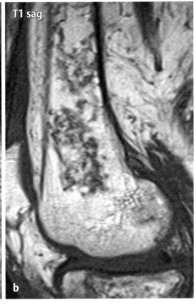

图 6.4　股骨和胫骨典型的骨梗死。a. 在脂肪饱和 PDW 上主要表现为类似软骨瘤的多小叶信号；b. 广泛的中央坏死周围有明显不规则边缘

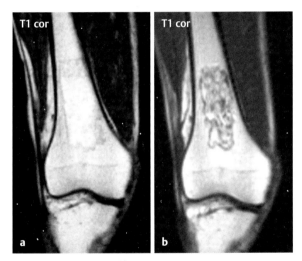

图 6.5　股骨远端骨梗死的放射学改变。a. 早期表现；b.1 年后，病灶缩小，边缘硬化明显

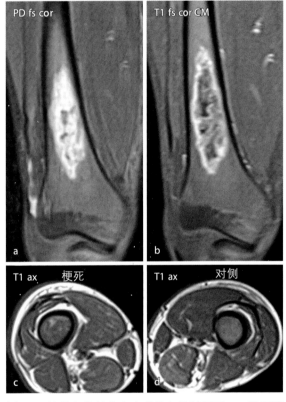

图 6.6　镰状细胞性贫血患者的红骨髓梗死。a. 干骺端信号明显增强；b. 由于中心部位缺乏强化，注射造影剂后可见坏死病变；c. 因为镰状细胞性贫血患者存在弥漫性骨髓浸润，在未强化的 T1WI 上无法鉴别红色梗死灶；d. 对侧"正常"，无梗死

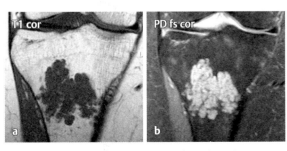

图 6.7　内生软骨瘤与骨梗死。a. 病变中心在 T1WI 上呈低密度（软骨基质）；b. 内生软骨瘤表现为典型的小叶样高信号结构

位置：与章节 6.1 所述危险因素和发病机制相关的常见骨坏死部位包括股骨头、肱骨头（图 6.8；图 W6.2，W6.3）、舟状骨、月骨、股骨髁（图 6.9；图 W6.4，W6.5）和距骨等。不常见的受累部位包括胫骨近端、髌骨、足舟骨和椎骨学。

> **提示** ⓘ
>
> 距骨坏死与表 6.1 中的危险因素关系不大，多由外伤（尤其是距骨颈骨折）和应用糖皮质激素引起。距骨穹隆的慢性骨软骨损伤（见章节 2.15.3）不是真正的骨坏死，而是有时伴有小的骨坏死碎片的创伤性损伤。距骨穹顶剥脱性骨软骨炎被认为是骨软骨病而不是骨坏死（见章节 7.2.5）。

6.3.1 股骨头坏死

股骨头骨坏死是最常见的骨骺骨坏死，但同样的特征也可能出现在其他部位，如股骨髁和肱骨头。

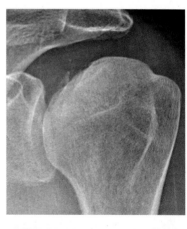

图 6.8 肱骨头骨坏死，伴部分关节面塌陷

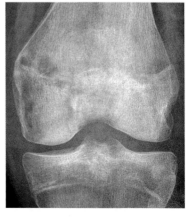

图 6.9 股骨内侧髁骨坏死征象。骨小梁稀疏，形成明显的中心和边缘"硬化"外观。因为变累位置，这被定义为"骨坏死"

▶ **临床表现** 临床症状包括从完全没有症状到因疼痛严重而无法行走。绝大多数有症状的患者预后不良，最终会丧失髋关节功能。MRI 发现的无症状病例也有进展的风险。这些病变可能在很长一段时间内保持静止，甚至有时也可能自愈（图 W6.5）。

▶ **病理学** 男性股骨头坏死的发病率比女性高，通常见于 35~55 岁人群，多为双侧发病，可导致股骨头塌陷并继发髋关节骨关节炎。

预后：预后取决于潜在的危险因素（如激素治疗）和机械应力的大小。通常，伴有关节表面塌陷的骨坏死不会随着时间的推移而再生，也不会受手术治疗的影响。如关节面完整，预后则主要与坏死区域的大小有关，因此 MRI 的发现有预后价值。文献中确实提供了确定股骨头受累面积的规则（以百分比表示），将股骨头想象成一个理想的半球形：

• 如果只有 15%~25% 的股骨头关节面受累，可推测病变处稳定，没有塌陷的趋势。

• 如果关节面受累超过 25%，则可能发生塌陷，应该考虑手术治疗。

• 如果坏死位于应力分布区域的内侧三分之一处（在冠状面影像上），则预后良好。因此，"最佳"的病变是位于股骨头内侧的小病灶。

分型系统：骨折是否累及关节面是目前所有分类系统的一个重要特征，因为这通常提示会发生股骨头塌陷。在几乎所有的分类系统中，关节面骨折都被归入Ⅲ期病变。Ficat 分类系统（表 6.2）以影像学表现和骨功能评估（骨内静脉造影和骨髓测压）为基础。ARCO 分类系统（国际骨循环研究协会）纳入了 MRI 检查结果，并考虑了坏死区域的大小和位置（表 6.3）。Steinberg 分类系统是改良 Ficat 分类系统，将病变分为 0~Ⅵ期，与 ARCO 系统一样，也考虑了病变的程度。

治疗：目前，早期的手术治疗主要包括股骨头核心减压，无论是否植骨。如果股骨头已经塌陷，那么全髋关节置换术基本上是唯一的治疗选择。如果塌陷面积小，可以尝试移位截骨术。

▶ X 线　股骨头坏死的放射学表现见表 6.2（图 6.10~15）。集中于软骨下的透亮曲线（月牙征；图 6.12，6.14）或股骨头外形改变为晚期表现。（继发性）骨关节炎的发展多与股骨头塌陷平行。表 6.2 中所列的影像学改变的分类并不能说明坏死的大小和位置等重要预后因素，因为这些因素不能通过影像学来确定。

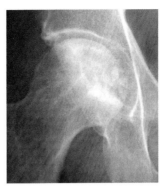

图 6.10　股骨头坏死，Ficat Ⅱ期

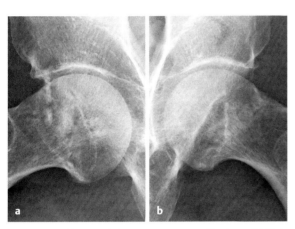

图 6.11　双侧股骨头坏死，Lauenstein 位观。a. 股骨头不规则硬化；b. 无软骨下梗死证据。关节间隙正常

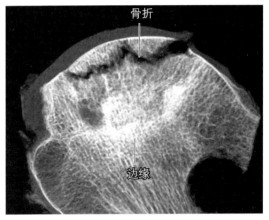

图 6.12　股骨头坏死。标本 X 线影像。软骨下骨折形成特征性的新月形征

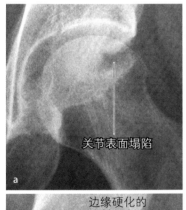
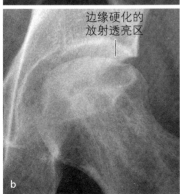

图 6.13　股骨头坏死。a. Ficat Ⅱ期；b. 虽然进行了减压，但最终进展为Ⅲ期

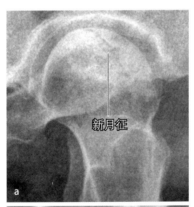
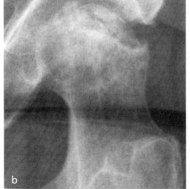

图 6.14　股骨头坏死。a. Ficat Ⅲ期；b. 可见股骨头逐渐变形

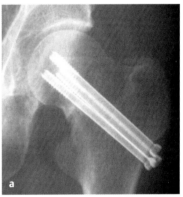
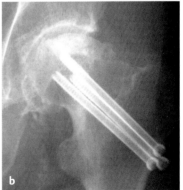

图 6.15　创伤后股骨头坏死。a. 头下型股骨颈骨折螺钉固定；b. 继发骨坏死和股骨头塌陷

表 6.2　股骨头坏死的影像学分期系统（Ficat）

阶段	放射学
0	·X线表现正常
I	·正常，表现模糊或仅有轻微的改变（如广泛的骨密度降低，骨小梁细节丧失，骨结构无法辨认）
II	·弥漫性或局灶性改变（如骨密度降低，骨小梁结构异常，弥漫性或带状硬化，圆形放射透亮影；图 6.10） ·股骨头外形形态正常（图 6.11） ·关节间隙无改变
III	·股骨头塌陷外形呈阶梯状，没有或仅轻微变平（图 6.13b） ·股骨头带状和扇形硬化 ·形成溶解吸收区和 / 或在软骨下区形成与股骨头关节面平行的放射透亮线（新月形标志；图 6.12，6.14） ·关节间隙正常或略宽
IV	·股骨头塌陷，骨结构完全丧失 ·大的软骨下透亮区和弥漫性硬化 ·随着关节炎关节畸形的发展，关节间隙变窄

表 6.3　股骨头坏死 ARCO 分期系统

阶段	临床表现，病理和影像学检查
0	·放射学、MRI 和骨扫描检查正常 ·骨坏死的组织学表现
I	·坏死的组织学特征 X 线 /CT 表现正常 ·MRI 或骨扫描检查结果异常 ·根据股骨头受累部位（外侧、内侧或前部）和病灶占股骨头周长的比例（＜ 15%、15%~30%、＞30%），以 MRI 表现为基础进行亚分类
II	·股骨头骨结构的影像学改变，外形没有改变 ·关节间隙正常 ·股骨头坏死的 MRI 特异性表现 ·根据股骨头受累部位（外侧、中、前）和病变占股骨头周长的比例（＜ 15%、15%~30%、＞30%）进行亚分类
III	·在存在软骨下骨折的情况下，骨结构的影像学改变表现为软骨下骨内放射透亮的曲线（新月形） ·股骨头（外形）变平 ·关节间隙正常 ·根据股骨头受累部位（外侧、内侧或前）和病变占股骨头周长的比例（＜ 15%，15%~30%，＞30%），以及股骨头变扁平程度（＜ 2 mm，2~4 mm，＞ 4 mm）进行亚分类
IV	·关节炎关节畸形发展 ·股骨头变扁平 ·关节间隙变窄

▶ CT CT表现与X线影像一致。与多平面重建的X线影像相比，CT可以更早、更准确地识别溶骨性和硬化性改变以及股骨头轮廓的改变（图6.16）。对软骨下骨板轮廓异常，特别是平行于关节面（新月形）的软骨下骨折的显示，CT优于MRI。

计算关节面受影响量的简单公式为：

受影响关节面（%）=（矢状面受影响表面角度/180）×（冠状面受影响表面角度/180）×100

▶核医学 在使用^{99m}Tc–二磷酸盐的三相骨扫描中，可见早期坏死部位摄取减少（冷点）；随着时间的推移，沿反应性边界摄取增高（内冷外热；图6.3a），被认为是股骨头坏死的具体表现。一种更常见但非特异性的发现是弥漫性摄取增加，提示存在修复过程，很难与一过性骨髓水肿综合征或其他病变区分。

▶ MRI 疑有股骨头骨折时，MRI是首选检查方法。

提示

了解股骨头坏死的病理生理学对了解其在MRI上的表现至关重要。

在早期，股骨头坏死与干骺端梗死相似（黄色梗死，图6.17）。根据定义，当它发生在骨骺（软骨下骨）时应被称为骨坏死而不是梗死（见章节6.1）。在T1WI上，早期表现为被黑线包围的脂肪等信号区域。在非脂肪饱和液体敏感序列上，可见边缘"双线征"（低强度/高密度）（图6.18）并明显强化。此带状边缘是诊断股骨头坏死的决定性标准。

在晚期，覆盖坏死病灶的软骨下骨板连同覆盖的软骨一起塌陷至坏死区。

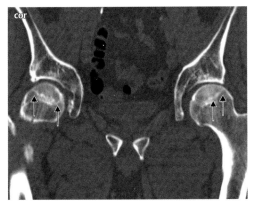

图6.16 双侧Ficat Ⅱ期股骨头坏死，硬化缘不连续（箭头）

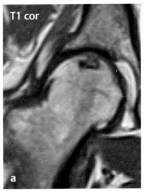
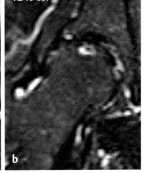

图6.17 因肌炎行MRI检查偶然发现的股骨头小面积骨坏死。a. MRI显示小的椭圆形异常梗死灶；b. 由于其位于骨骺，因而被称为骨坏死

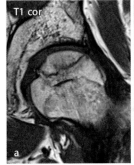
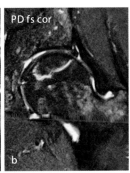
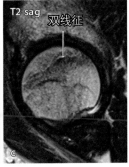

图6.18 ARCO Ⅱ期股骨头坏死，与图6.16为同一患者。a. 在T1WI上可见被低信号边缘包围的脂肪等信号，边缘看起来像是关节表面的镜像；b. 在脂肪饱和和液体敏感序列上，信号强度增加；c. 在非脂肪饱和T2WI上，坏死的内缘呈双线征，信号强度增强

从 ARCO 第三阶段开始，这种外观就发生了变化。病变仍然边界清晰，但内部信号强度变得混杂，虽然在 T1WI 上部分可见脂肪等信号。梗死灶与正常脂肪骨髓之间的边界（"再激活界面"）呈带状，与早期相似，但通常不清楚。有时在 T1WI 上整个坏死区域呈完全低强度信号。关节面骨折可能表现为以下形式：

• 在关节表面轻微的台阶样畸形（尤其是在非脂肪饱和 T2WI 或 GRE 序列上；图 6.19）。

• 在 T2WI 上表现为软骨下高信号带（月牙征；图 6.20，6.21）。

• 滑膜强化（图 6.22）。

> **! 提示**
>
> 如果骨坏死进展（超过 ARCO Ⅲ）或股骨头大面积受累，即使是在早期，在某些患者中部分骨坏死区外可能会出现明显的水肿信号，起源尚未完全确认。在很长一段时间里，这被认为是 MRI 表现不同的额外坏死区域。然而，组织学证据与此相反，这些变化更常见于相对"新鲜"的关节面骨折（与没有骨折或有长期塌陷者相反）。这些类似水肿区域可以消失或移位，因此认为是反应性的和短暂的。

▶ 鉴别诊断

一过性骨髓水肿（见章节 1.5.4）　即使是骨坏死，坏死区域附近也可能出现明显的水肿带并延伸至股骨颈，有时与一过性骨髓水肿很难区分。然而，在一过性骨髓水肿中，水肿信号多较均匀，静脉注射造影剂后也可见到均匀强化。

应激反应或不完全骨折　应力反应可导致骨小梁骨折，在 X 线、CT 或 MRI 上看不到明显的骨折线。同样，在液体敏感序列上，弥漫性骨髓水肿提示应激反应（类似一过性骨髓水肿）。与骨折线相对应的线性信号异常提示

不完全骨折，多数情况下与关节面平行（与凹面相对，见章节 1.5.1）。在应力反应和不全性骨折中，股骨头会相对均匀和明显强化（图 W6.6）。

不应忘记的是，使用类固醇易导致骨坏死和骨密度降低，可能会导致不完全骨折。因此，在有类固醇使用史的患者中常会发现骨坏死和不完全骨折。

6.3.2　月骨坏死

▶ 病理学　这种疾病的确切发病机制尚不清楚（同义词：Kienbock 病和月状骨软化）。慢性反复创伤被认为是病因之一，但这一观点目前正受到强烈质疑。人们一致认同的仅为骨缺血是最终的病理生理过程。为什么缺血/梗死会发展，为什么随着时间的推移破骨细胞的活性会高于成骨细胞的活性，目前尚不清楚。本病多见于 20~40 岁的男性。创伤后月骨坏死与 Kienbock 病的区别在于症状的持续时间和创伤后影像学表现（月骨周围脱位骨折）。

Lichtmann-Ross 分期系统基于相关放射学发现，强化 MRI 和 CT 所提供的补充信息有助于更准确地进行评估：

• Ⅰ期：MRI 表现正常，伴弥漫性骨髓水肿。

• Ⅱ期：弥漫性硬化和囊性病灶，骨形态正常。

• Ⅲ期：过渡到Ⅲ期的特征是通常始于近端关节面的月骨梗死（ⅢA 期）。随着逐渐塌陷，腕关节高度丧失和不稳定变得明显（ⅢB 期）。腕关节屈曲时舟状骨向掌侧移位，同时三角骨向背侧移位。

• Ⅳ期：月骨完全塌陷和继发性骨关节炎。

▶ X 线/CT　常规 X 线影像通常足以进行Ⅱ~Ⅳ期的分期（图 6.23）。由于腕关节动态不稳定有时仅能通过活动来识别，因此，在诊断不明确的情况下，透视有助于区分ⅢA 期和ⅢB 期。

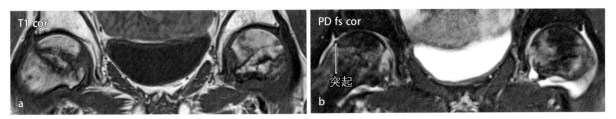

图 6.19　双侧股骨头坏死。与图 6.12 为同一患者。a. 在 T1WI 上可见双侧坏死区非常大；b. 右侧股骨头外侧轮廓不规则，提示右侧为 ARCO Ⅲ 期

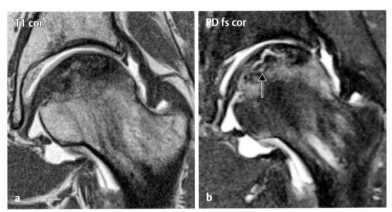

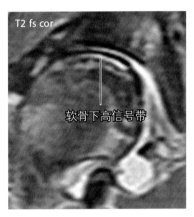

图 6.20　对股骨头坏死行核心减压术后外观。a. 广泛的软骨下低信号；b. MRI 示软骨下骨折积液呈新月形（箭头）；股骨头已轻微变扁平，提示为 ARCO Ⅲ 期

图 6.21　MRI 上的新月形征，提示关节面骨折

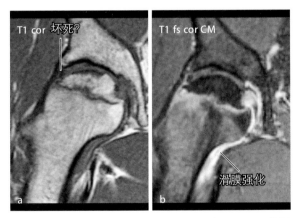

图 6.22　股骨头坏死，ARCO Ⅲ 期。a. 在 T1WI 上外侧关节面呈模糊阶梯状；b. 滑膜炎，在关节塌陷处高度怀疑有滑膜炎

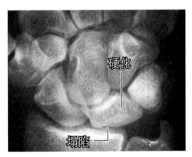

图 6.23　月骨坏死，Ⅲ a 期

高分辨率CT可分辨细微的骨改变，有助于区分Ⅱ期和ⅢA期（关节面塌陷的早期证据，图6.24）、ⅢB期与Ⅳ期（骨赘形成与关节间隙不规则的证据）。

▶ MRI　对于Kienbock病的诊断，MRI主要用于回答两个问题：

• Kienbock病存在吗？临床疑有此病且X线影像发现不明显时，应行MRI检查。MRI表现为水肿样信号（在T1WI上为低信号，而在液体敏感序列上为高信号）。

• 月骨可以幸免吗？月骨软化不是血供突然完全中断的结果。最初，代偿性的血管纤维组织引起水肿样信号改变，并会被明显强化（图6.25）。随着时间的推移而灌注逐渐减少，导致静脉注射造影剂后信号更不均匀。最终，完全梗死通常导致在所有序列上都为低信号。

警示

　　月骨能否存活与以骨形态学为基础的月骨坏死的分期并不相同。因此，完全不可存活的月骨可能仅表现为Ⅱ期，而在Ⅲ期仍可识别部分血管化区域。

▶ 鉴别诊断　应与尺侧嵌插综合征应相鉴别（见章节2.9.5）。

6.3.3　舟状骨坏死

Preiser病（特发性舟状骨坏死）比Kienbock病、舟状骨骨折相关的月骨坏死少见（图6.26；见章节2.9.2）。

6.3.4　椎骨坏死

应该指出的是，脊椎骨坏死可能是由全身疾病、药物治疗或放疗导致的。1895年，Hermann Kummell报道了一例没有重大外伤史却出现椎体塌陷的成年患者。随后的组织学研究表明，在这些椎骨中出现了骨坏死。但应牢记的是，创伤性骨折也与骨坏死区域有关。无论在Kummell病还是在骨质疏松性骨折中，在MRI（见章节10.1.3）上均可发现椎体内真空现象和液体信号（见章节10.1.3），说明了这两种疾病有重叠。

6.4　放疗后遗症

放疗后预期的改变，如骨髓脂肪变性和肌肉萎缩，与放疗相关的并发症，如骨坏死、不完全骨折、软组织坏死、放疗引起的肿瘤和生长停滞，是有区别的。

▶ 病理学　在成人中，放疗的电离辐射影响成骨细胞核，导致基质生成减少，随后出现骨萎缩。根据放疗剂量的不同，可能会发生细胞死亡，触发修复机制；但如果这些都不成功，最终会造成骨坏死。虽然骨坏死是罕见的，通常在接受高剂量辐射几年后才会发生，但由于成骨细胞活性降低，闭合性骨折更为常见。软组织会出现肌肉萎缩，甚至在某些情况下可能发生肌肉坏死。多数辐射诱发的肿瘤是恶性的，偶为良性肿瘤（如骨软骨瘤）。

▶ 临床表现　引起疼痛的最主要的原因是不完全骨折和放射性骨坏死。典型的骨折部位为骨髓丰富的骨，如耻骨支、髂骨翼、骶骨和脊柱等。

▶ 儿童特点　骨骼成熟前行放疗可导致生长停滞，造成四肢短小、盆腔发育不全或脊柱侧凸，也可见股骨头骺端溶解和迟发性骨坏死。

▶ X线/CT　放射性骨坏死和相关的修复机

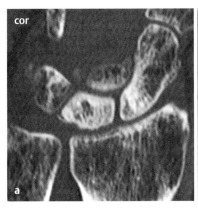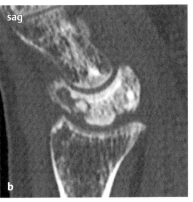

图 6.24 月骨坏死，Ⅲ a 期。a. 月骨硬化；b. 近端关节面塌陷

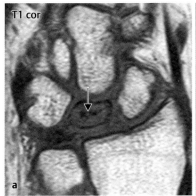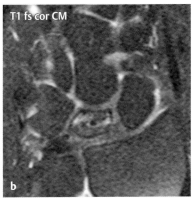

图 6.25 Kienbock 病。a. 在 T1WI 上为弥漫性低信号暗线（箭头），可能提示小梁聚集或骨折；b. 混合强化区域，提示月骨有残留的血管分布

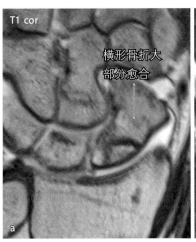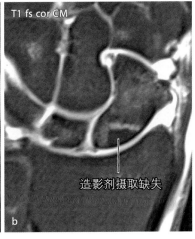

图 6.26 创伤后舟骨近段缺血性坏死。MR 关节造影和静脉注射造影剂。a. 梗死区边界为低信号，b. 坏死边缘强化，坏死区域不强化

制导致沿粗糙骨小梁的溶骨性和硬化性改变（图6.27~31）。缓慢进展的溶骨性改变变得严重。也可能发生病理性骨折和骨不连（图6.28，6.29）。

> **警示**
>
> 由于没有愈伤组织形成，可能无法通过放射学影像发现骨折。

▶ 核医学　骨扫描可显示影像学隐匿性骨折和骨坏死。

▶ MRI　在T1WI上，骨坏死的区域呈脂肪样或低信号。在T2WI上的信号强度取决于受累骨内的液体和纤维化程度（见章节6.3.1）。放疗2年后，静脉注射钆剂后不应出现强化。

6.5　假性骨坏死

这个术语指的是不是严格意义上的真正的骨坏死，但仍然包括在这个名称下的疾病。SONK（自发性膝关节骨坏死）就是一个典型的例子。

这是一种影响股骨髁的破坏性关节病，被认为是一种未愈合的软骨下不完全骨折的并发症（见章节1.5）。在这些病例中，从组织学角度来说，确实能从未愈合的骨折处检测到坏死骨细胞，但未发现明显的骨坏死区域。此外，MRI明确显示灌注损害仅局限于非常小的软骨下区域（图6.32）。关节表面下方的不完全骨折会对骨的承重能力造成破坏，如果没有得到充分的保护，关节面最终会塌陷。在这个阶段可能会与骨坏死混淆，因为受累骨的表现是相似的（如股骨头、股骨髁；图W6.6）。

真正的"Freiberg病"是一种儿童疾病（见章节7.2.2）。然而，成人跖骨骨折（通常伴骨质疏松）的影像学和MRI表现与之相似（图W6.7）。

有理论认为，"一过性骨质疏松"，即转移性骨髓水肿，与骨坏死的共同之处是相关的骨细胞坏死（见章节1.5.4）。应该指出的是，如治疗（非负重的）不当，在短暂的骨髓水肿后个别股骨头会出现真正的骨坏死。在这些病例中，由长期骨髓水肿引起的骨内压升高是一种可能的机制。

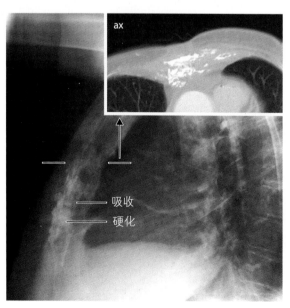

图6.27　放疗后胸骨坏死

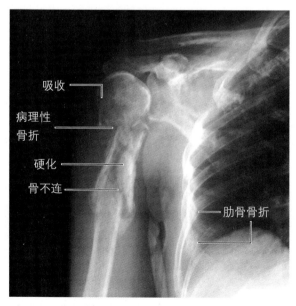

图6.28　乳腺癌腋窝高剂量放疗后肱骨坏死伴病理性骨折

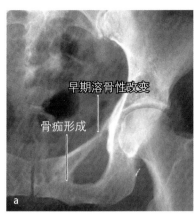
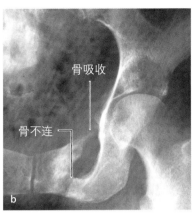

图 6.29 妇科肿瘤照射后随时间推移出现骨坏死。a. 在疼痛开始时；b.1 年后

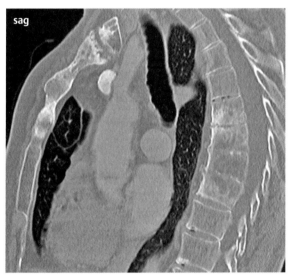

图 6.30 肺癌患者放射内骨坏死。胸骨和胸椎有溶骨和硬化混合的异质性信号区

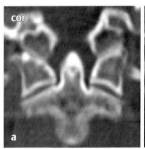
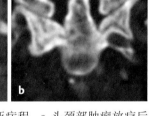

图 6.31 C1 放射性骨坏死病程。a. 头颈部肿瘤放疗后的初步发现；b.1 年后：C1 塌陷、破坏，齿突凸入枕骨大孔

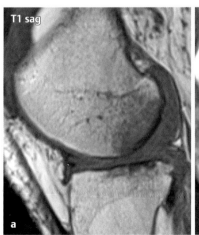
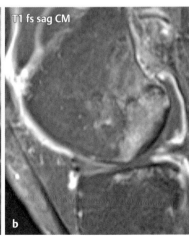

图 6.32 股 骨 外 侧 髁 假 性 骨 坏 死。"Ahlback病"。a. 没有潜在的低信号边界；b. 关节轻度塌陷，仅有薄的、非强化的软骨下区

7 骨软骨病

7.1 解剖学、病因学和发病机制

▶ **解剖学** 见章节 7.1（图 W7.1）。

"骨软骨病"是一个常用术语，严格来说，仅指"软骨和骨的疾病"（希腊语中，"-osis"意思是过程或条件），特征为生长中的骨与软骨骨骺、骨突和生长板的损害。人们认为血运不畅会干扰软骨内骨化。骨软骨病与生长软骨的急性损伤无关。

7.1.1 不同类型的骨软骨病的共同特征

骨软骨病主要发生于生长阶段的儿童和青少年。下列危险因素对发病意义重大：

• 遗传因素：骨软骨病发生在同一家庭成员或双胞胎之间的现象，支持遗传因素为其危险因素。

• "代谢"和"激素"改变：尽管很难明确，这些改变肯定也参与了疾病发生。因此，骨软骨病好发于生长延迟的儿童（尤其是男性）或者先天性骨骼发育不良的儿童。骨软骨病也常见于急速生长的人。

• 解剖学因素：解剖学因素似乎与发病有关。某些骨和关节可能因关节面不协调导致这些部位受力异常而受到影响。有先天性盘状半月板的儿童比其他儿童更易患剥脱性骨软骨炎。与之相似，肘部的骨软骨病更常见于肱骨小头而非尺骨滑车部位。

骨软骨病是一种疾病而不是正常骨化变异，但骨化变异的好发部位与骨软骨病的好发部位一致。

骨软骨病很多发生在骨骺、骨突和生长板的位置。目前已知约有 75 种骨软骨病，其中大部分都以首个报道该疾病的人命名。为了更好地进行描述，剥脱性骨软骨炎被置于本书关节骨软骨病部分。表 7.1 仅体现最重要的病变，其他病变请参见章节 7.1 的参考文献。

7.1.2 "骨软骨病"一词不能用于哪种病损？

当然，成人的软骨和软骨下骨骼也会患病，但其通常有某种形式的损伤史。因此，下列情况通常不被归入骨软骨病：

• 创伤后骨关节炎。

• 创伤后骨坏死（如发生在距骨顶部）。

上述情况继发于累及关节面的骨折（如关节内线状骨折或骨软骨骨折）。

7.2 关节骨软骨病

7.2.1 Perthes 病

Perthes 病（又称 Legg–Calvé–Perthes 病）是一种股骨头骨软骨病，病因不明，发病机制正逐渐被理解，表现为半自限性临床过程，按阶段进展，有不完全恢复的风险。

表 7.1 基于 Siffert 的骨软骨病分类

类型		部位
关节（骺）骨软骨病	Legg–Calvé–Perthes 病	股骨头
	Freiberg 病（Köhler 病 Ⅱ 型）	跖骨头 Ⅱ ~ Ⅳ
	Köhler 病 Ⅰ 型	舟骨
	Panner 病	肱骨小头
	剥脱性骨软骨炎	任何关节，尤其是膝关节、踝关节和肘关节
非关节（骨突）骨软骨病	Osgood–Schlatter 病	胫骨结节
	Sinding–Larsen–Johansson 病	髌骨下极
	Sever 病	跟骨隆突
生长板骨软骨病	Scheuermann 病	透明软骨终板和脊柱软骨上终板
	Blount 病	胫骨近端骨骺的中间部分

▶病理学　人们尚不清楚为什么股骨头的血供会退化，也不知道是否需要一个或几个缺血性侵袭因素来触发疾病。"骨坏死"这一概念并不足以概括病理过程，骺软骨、骨骺骨化中心、生长板，甚至干骺端都受影响。坏死的骨化中心对机械负荷极为敏感，骨的退变和再生失衡。病变是自限性的，会出现自发性血管再生。

本病有四个典型阶段：

• 早期：骨骺细胞死亡，导致微骨折发生。深层骺软骨坏死，软骨内骨化停止。

• 压缩期：骨化的骨骺压缩、变窄。软骨出现早期血管再生并变肥厚。

• 碎裂期：纤维化骨重构和骨小梁吸收形成了有裂隙的不稳定结构，骨骺进一步退化。骺线畸形和骺软骨快速生长引起股骨头去中心化，因此导致横向半脱位。干骺端的受累导致了股骨颈变宽和缩短。

• 修复期：股骨头血管再生同新骨形成一起发生，经常为不完全恢复，少数情况下可以完全恢复。

▶临床表现　本病见于 3~12 岁儿童，发病高峰在 5~6 岁。主要症状是跛行。早期症状和体征与一过性滑膜炎无法区分。Perthes 病的预后依赖于早期探查。

▶X 线 /CT　仅凭 X 线片不足以诊断早期病变。然而，在疾病病程中，正位片和蛙式侧位片有助于诊断和确定预后。一般基于上述过程对影像学异常进行分类。三维 CT 重建主要应用于制订手术计划。

• 初期：微小影像学征象：

　◦ 关节间隙增宽。

　◦ 关节周围软组织肿胀。

　◦ 骨骺结构和骺线微小异常（图 7.1）。

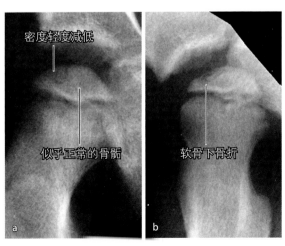

密度轻度减低

似乎正常的骨骺

软骨下骨折

a

b

图 7.1　Perthes 病，起始阶段。a. 正位影像上改变轻微；b. 蛙式侧位影像可见典型软骨下骨折

- 压缩期：骨骺密度增加，减小（图7.2a、b）。
- 碎裂期：骨骺尺寸减小并出现裂隙（图7.2c~7.5；图W7.2）。
- 修复期（图7.6，7.7；图W7.3）：
  - 骨化中心融合，伴骨骺重塑趋势。
  - 生长板不正常增宽；然后由于骺-干骺端桥接导致骨骺过早闭合。
  - 干骺端出现可放射透亮带、致密物和囊状病损。
- 终末期（图7.2d，7.8）：
  - 完全恢复。
  - 股骨头增宽、扁平和半脱位（蘑菇畸形，"扁平髋"），伴继发性髋臼发育不全（退变性骨关节炎诱因见图7.8）。
  - 干骺端变宽和股骨颈缩短。

Catterall分型（图7.9）可为手术干预提供预后信息。Ⅲ型和Ⅳ型意味着病变严重，此时股骨头受累过半。此外，提示预后不良的影像学征象（头等危险征象）还包括：
- 股骨头侧方去中心化（图7.4a）。
- 生长板侧方钙化（图7.5，7.6）。
- 干骺端受累（图7.5，7.6）。
- 水平位生长板。

根据Stulberg等观点，终末期可能需要进一步进行分类（见章节7.2.1）。

▶超声　超声确认关节积液。

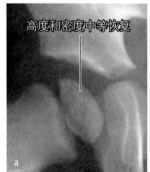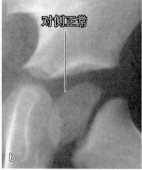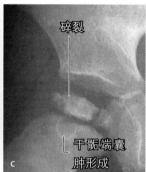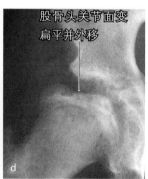

图7.2　Perthes病的影像学过程。a.压缩期；b.健康对侧对比；c.碎裂期；d.伴股骨头重塑、扁平和侧移的终末期

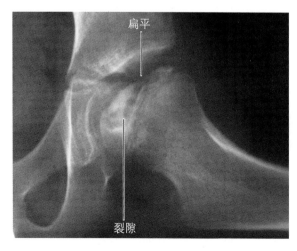

图7.3　Perthes病，碎裂期。同裂隙一样，扁平骨骺也是本期的特征表现

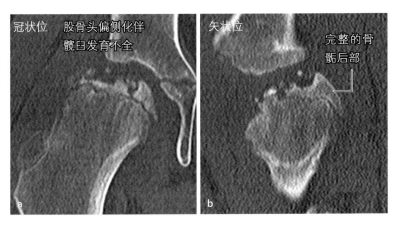

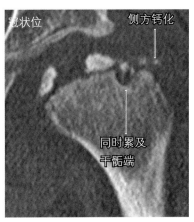

图 7.4 Perthes 病，碎裂期。a.骨骺裂隙和扁平化；b.裂隙未累及整个骨骺

图 7.5 Perthes 病，碎裂期（见图 W7.2）

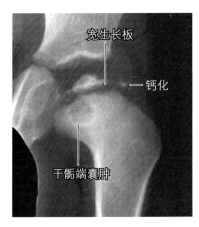

图 7.6 Perthes 病，修复期。骺板侧方钙化和干骺端囊肿被视为重要的危险征象，提示预后不良

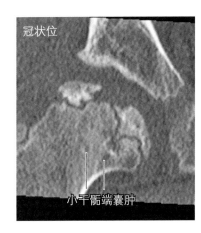

图 7.7 Perthes 病，修复期（见图 W7.3）

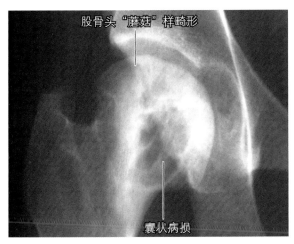

图 7.8 Perthes 病，终末期。同股骨头蘑菇畸形（前骨关节炎）一样，本例也提示股骨头巨大病损

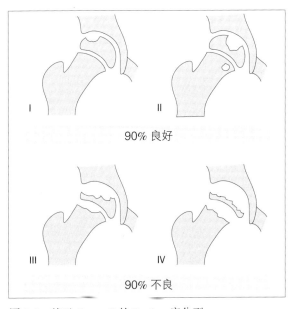

图 7.9 基于 Catterall 的 Perthes 病分型

▶ MRI　初期，MRI 可以通过骨骺骨化中心的骨髓水肿进行早期诊断，此时 X 线检查仍未见异常（图 7.10 a、b）。冠状位抑脂、流体敏感序列，以及冠状位与矢状位 T1WI 有助于诊断。在有骨髓水肿时，额外的抑脂、对比增强 T1WI，或更好的动态对比 MRI 有助于确定病程（初期、血管再生期）和早期灌注受损（图7.11）。

系列 MRI 检查可发现坏死区域形成和骺线软骨肥厚，因此能检测到髋臼内的骨骺分离。终末期可表现为等脂肪信号（图 7.10c），或根据病情严重程度表现为伴硬化进展的信号缺失。

功能 MRI（中立位，外展，内旋）有助于在不完全恢复阶段制订手术方案，确定不协调程度以及髋臼与畸形股骨头发生撞击的风险。

▶ 核医学　骨扫描在本病早期敏感性较高，可以发现股骨头前外侧部分摄取示踪剂的缺失或减少，但目前已经基本为 MRI 所取代。

▶ 鉴别诊断

一过性滑膜炎和其他病因引起的滑膜炎　在 X 线检查和 / 或实验室检查结果不明确，以及超声发现的关节积液时，MRI 有帮助。

其他原因的股骨头骨坏死　双侧股骨头同时发生骨坏死提示系统性疾病（镰状细胞性贫血，甲状腺功能减退症，Gaucher 病）。

Meyer 发育不良　本病与股骨头延迟、不规则骨化相关，形成多个骨化中心。如果临床和影像学结果不明确，MRI 可用于鉴别诊断。

7.2.2　Freiberg 病（跖骨头骨软骨病）

也称 Köhler 病 II 型。跖骨头骨软骨病（主要是第二跖骨）的病因不明，多见于青少年（女性较男性为多），偶见于成年人。

▶ X 线　根据诊断时间不同，可见到以下影像学表现：

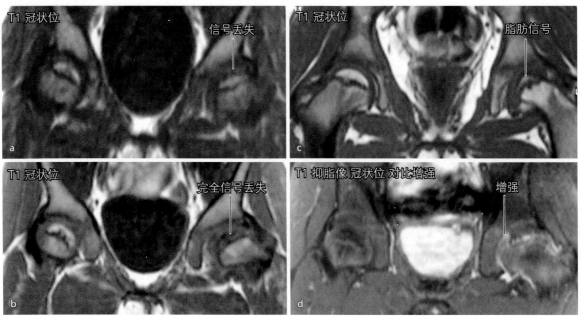

图 7.10　一例左侧 Perthes 病的病情进展监测。a. 初期；b. 最后出现信号完全丢失；c. 最终，中心骨髓脂肪化和干骺端骨髓的反应性脂肪沉积；d. 骺线内侧对比增强提示修复

- 跖骨头扁平、变宽（图 7.12）。
- 碎片。
- 生长板过早闭合。
- 反应性硬化。
- 关节间隙通常可以保持。

- 典型病例可见跖骨近端对侧基底增宽。

▶ 鉴别诊断　过用性不完全骨折及随后的关节面塌陷，可导致跖骨头出现类似症状（图 7.13）。

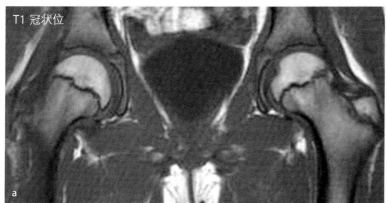

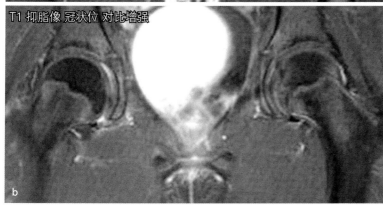

图 7.11　Perthes 病 的 早 期 诊 断（M. Anderson，Charlottesville，Virginia，USA 提供）。a. T1WI 没有明确的组织水肿证据；b. 右侧股骨头造影剂摄取缺失，提示灌注受损

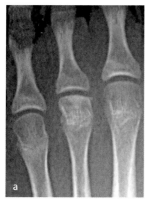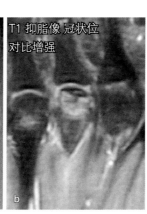

图 7.12　Freiberg 病（Köhler 病 II 型）（R. Whitehouse，Manchester，UK 提供）。a. 第二跖骨轻微扁平，密度增加；b. 狭窄，不强化的软骨下区

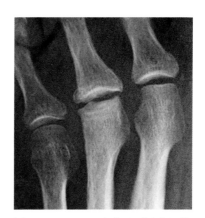

图 7.13　Freiberg 病的鉴别诊断。第三跖骨头不完全骨折 5 年后的不完全恢复。原因最可能为使用激素疗法。第二跖骨也可见轻微扁平

7.2.3 Köhler 病 I 型

舟骨骨软骨炎可见于 2 岁以上人群，最常见于 4~5 岁的儿童。Köhler 病 I 型预后很好，自愈后（诊断后 6~18 个月）舟骨外观正常。只有少数患者骨骼成熟后会有持续疼痛。

▶ X 线 /CT 常规 X 线检查可见骨化中心硬化区与透亮区混杂。其他病例骨化中心塌陷、硬化（图 7.14），有时只见硬化，有时可见骨折。

▶ MRI 对于单足不明原因疼痛的患者，MRI 比 X 线检查更常用，所以放射科医生也可能见到 Köhler 病 I 型的 MRI 表现，最典型的是硬化和骨重塑。

▶ 鉴别诊断 主要是 Muller–Weiss 综合征。患者年龄的不同，可与罕见的 Muller–Weiss 综合征相区别（成人跗骨舟骨骨软骨病，图 7.16）。

7.2.4 Panner 病和 Hegemann 病

Panner 病是 10 岁以内儿童肱骨小头骨软骨炎，男童多发，多数可以自愈。肱骨小头塌陷导致继发性骨关节炎十分少见。X 线表现为桡侧肱骨关节表面骨化中心弥散性硬化改变——与 Köhler 病相似，只是部分病例会同时出现溶骨性和硬化性混杂改变以及关节面不平整。在自愈过程中，青少年的不规则溶解性损害恰好发生于骨化中心完全融合前（图 7.17；图 W7.4）。Panner 病患者没有明显损伤或慢性过劳病史。然而，本病可能也跟投掷运动的慢性过劳有关。

肱骨小头和滑车也常见剥脱性骨软骨炎病灶，应与 Panner 病相鉴别。前者有患者年龄稍大的趋势：15~16 岁的青少年（见章节 7.2.5）。

如果肱骨滑车而不是肱骨小头（Panner 病）受累，则被称为 Hegemann 病（图 7.18）。本病少见。

警示

"小联盟肘"一词被很多人用于所有类型的肘关节过劳损伤，但不能用于内上髁的慢性牵拉性骨突炎（骺脱离和 / 或骨软骨病，见章节 2.7.1）。

7.2.5 剥脱性骨软骨炎

剥脱性骨软骨炎是骨生长过程中的一种软骨内骨化紊乱，经保守治疗多可治愈。多数病例并未出现真正的骨软骨碎裂。

▶ 病理学 基于动物实验的现代学说认为，本病源于骺软骨坏死的初始阶段，原因很可能是已骨化的骨骺和骺软骨之间过渡区域（"骨化前沿"）的血供紊乱，导致软骨内骨化的紊乱，而这种紊乱——因为骺软骨随着年龄增长而变薄——可能累及关节面及其透明软骨。主要特点是软骨坏死和坏死骺板周围的修复过程。如果软骨坏死规模大而且位于关节面附近，那么关节面可能会脱色，随后出现软骨撕裂。事实上，裂隙出现在骨软骨病损和正常软骨 / 骨的交界处。最终因形成裂隙面使软骨与下方的骨分离。

目前认为，在本病的发生过程中，物理（过度）负荷可能与遗传易感性共同发挥作用。

▶ 临床表现 儿童和 8~16 岁的青少年易患本病，尽管本病也见于年轻成人——但是到这时一般已经到了进展期。基本规律是：诊断为剥脱性骨软骨炎时患者年龄越大，病变进展越严重。临床症状包括负重疼痛和关节的反复积液。在终末期，一种剥脱小体（"关节内游离体"）会导致间歇疼痛和关节交锁。在疾病早期（即未出现真正的骨软骨裂隙时），剥脱性骨软骨炎有时并无症状，多为行影像学检查时偶然发现的（尤其在足踝处）。

好发部位 所有参与负重的大关节和部分小关节。经典部位是股骨髁中间内侧部分，以及踝部与肱骨小头中间和外侧关节面。

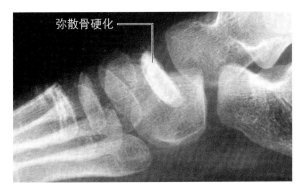

图 7.14 Köhler 病 I 型。舟骨密度显著增高

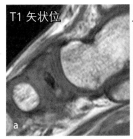
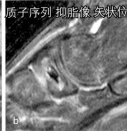
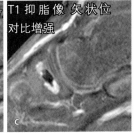

图 7.15 Köhler 病 I 型。a. 舟骨压缩，中心硬化；b. 水肿是修复过程的标志；c. 另一个征象是对比增强

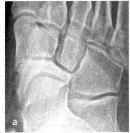
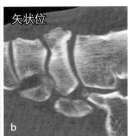
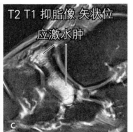

图 7.16 一位 30 岁男性踝部受伤后的偶然发现。a. 舟骨致密伴轮廓异常；b. 邻近骨的慢性畸形，提示青少年 Köhler 病 I 型而不是 Muller–Weiss 综合征；c. 大量存留的关节软骨也提示青少年 Köhler 病 I 型而不是 Muller–Weiss 综合征

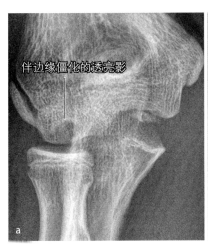
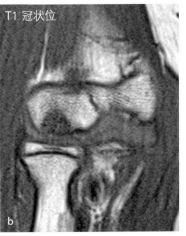
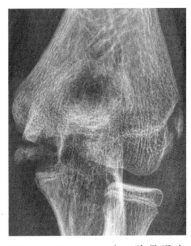

图 7.17 Panner 病（见图 W7.4）。a. 肱骨小头软骨下透亮伴边缘僵硬；b. 与 X 线片一致的 T1 加权像软骨下半月形低信号密度表现

图 7.18 Hegemann 病。肱骨滑车骨化中心异常（R. Whitehouse，Manchester，UK 提供）

治疗 治疗措施主要取决于临床表现和关节面外观（关节镜检查）。仅有 MRI 表现而没有关节镜下异常（所有分级系统里的 I 级）时应行保守治疗，避免过度负重。多数分级系统将其分为 4 级，但是更高级别的划分并不统一，也无统一治疗方案。

▶ X 线 可见到以下表现：

• 软骨下透亮影，不伴边缘锐利（早期征象，图 7.19a）。

• 由透亮边缘包绕的软骨下裂隙，骨密度正常或增高（图 7.19b）。

• 沿着透亮区域分布的带状硬化（图 7.20）。

• 软骨下硬化边缘不清，伴关节轮廓异常（晚期征象）。

• 圆形囊状透亮影伴边缘硬化（晚期征象）。

• 剥脱小体和软骨下缺损（晚期征象）。

▶ CT CT 可以发现因被遮挡而无法清晰显示的各种 X 线发现，有助于区分慢性剥脱性骨软骨炎和急性骨软骨骨折，慢性剥脱性骨软骨炎可有边缘硬化的表现（见章节 1.4.3）。

▶ MRI

I 级：T1WI 可见关节面下低信号区（图7.21a，7.22a），依矢状位成像或冠状位成像的不同，外形常为新月形或卵圆形。这个区域骨和软骨之间的软骨下板被破坏。在抑脂、液体敏感序列上，在信号强度不均匀区域外环绕着一个高信号晕（图 7.22b），晕的信号强度与关节液不同。诊断为 I 级的重要特点是关节面完整（图 7.21b），可用两个不同角度的液体敏感序列得到证实。病损没有"凸"入关节腔也可以证实这点。

II ~ IV 级：根据分级不同，可见软骨不规则（II 级；图 7.23）或软骨撕裂（III 级），部分病例可见骨软骨缺损（IV 级）。在液体敏感序列上，低信号区与正常骨组织交界处呈高信号（图7.23b），可为造影剂强化。如果软骨有裂隙，那么关节液会经此侵入其与下方骨组织的交界处（图 7.24）。

部分剥脱性骨关节炎患者也会有关节积液，这在 MRI 上会充分体现出来。尽管应该尽量避免直接关节内造影（效果很好），尤其是在膝关节；但如在踝、膝或肘关节诊断不清时，仍建议行 MR 关节成像或 CT 关节成像。

人们提出了很多跟关节镜分级系统有关的 MRI 分级系统。区别以下表现对治疗和判断预

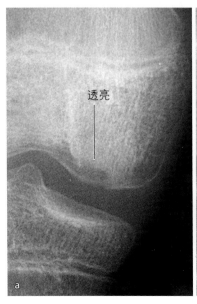
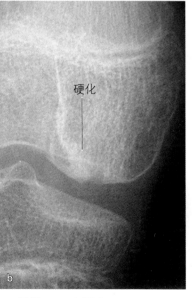

图 7.19 股骨髁中部剥脱性骨软骨炎。a. 早期；b.4 个月后

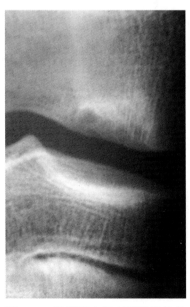

图 7.20 股骨髁中部剥脱性骨软骨炎。关节镜证实软骨完整

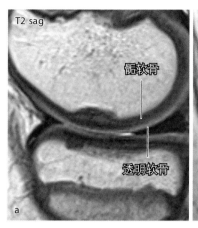
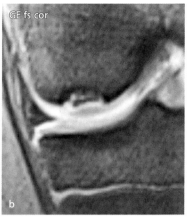

图 7.21　剥脱性骨软骨炎，Ⅰ级。a. 低信号，卵圆形，与骨的界限清楚；b. GRE 序列显示正常软骨

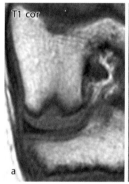
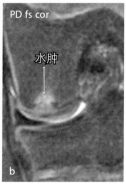
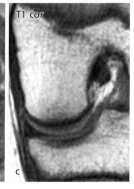

图 7.22　骨软骨炎性分离，Ⅰ期。a. 早期初始表现；b. 在液体敏感序列、脂肪饱和序列上可见等信号晕环；c.18 个月后完全吸收

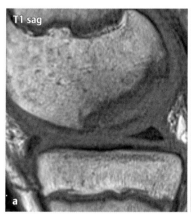
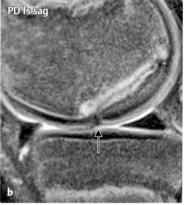

图 7.23　剥脱性骨软骨炎Ⅱ期。a.T1 加权图像示损伤程度；b. 由于关节积液的关节造影效果，关节软骨的不规则（箭头）变得明显

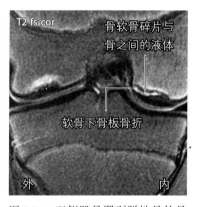

图 7.24　双侧股骨髁剥脱性骨软骨炎。内侧Ⅲ期，外侧Ⅰ期

后非常重要：

• 关节面未受损的剥脱性骨软骨炎，不伴软骨裂隙或凸起（Ⅰ级，稳定性剥脱性骨软骨炎）。

• 剥脱性骨软骨炎伴关节面病变：包括软骨凸入关节间隙（图 7.25），软骨不规则和撕裂，无移位的骨软骨碎片（"天窗"，图 7.24）以及空的缺损床。

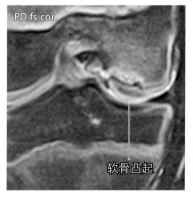

图 7.25　剥脱性骨软骨炎Ⅱ期。异常软骨"悬浮"于关节腔内

如果不能确切评估关节软骨（如踝软骨过薄），以下特征提示碎片不稳：

• 在骨软骨碎片和正常骨组织的交界处出现大的（超过 3~4 mm）、边界清楚的囊肿。

• 碎片下的交界处出现液体等信号（积液）。

• 交界处不摄取造影剂。

▶ 鉴别诊断　青少年剥脱性骨关节炎与骨化失调和变异难以区分（见章节 1.1.2）。人们认为骨化变异是软骨内骨化受干扰（＝骨软骨病）所致，随骨骼发育可自愈，因此无明显异常。剥脱性骨软骨炎是一种不可治愈，或者说尚未治愈的骨软骨炎。

膝关节的一个基本规律是：患者越年轻（<8 岁），病损位置越靠股骨髁，其所患疾病越可能是可自愈的骨化变异（见章节 1.1.2）。

在踝部，区别于新鲜骨软骨断裂的临床特征包括（见章节 2.15.3）：

• 骨软骨断裂几乎总伴骨髓水肿（MRI）；然而在剥脱性骨软骨炎中，这种表现只见于高级别者。

• 剥脱性骨软骨炎常发生于距骨圆顶中部；与之相反，急性骨折常见于外侧。急性骨软骨断裂多为纵向，而踝部剥脱性骨软骨炎病变呈典型的火山口样（图 7.26）。

剥脱性骨软骨炎很难与踝部陈旧创伤后骨软骨病变相区别。一个基本规律是创伤后改变几乎总是在伤后 25~30 年出现，无论其是否能忆起当初的损伤。剥脱性骨软骨炎通常在青少年，或者最晚在成年早期出现临床表现。X 线检查和

MRI 也可以加以区别。如 X 线影像检查见一个为透亮边缘包绕的、界限清楚的圆形或椭圆形病损，多提示剥脱性骨软骨炎。MRI 上信号边缘不清、不均匀，多提示陈旧性骨软骨损伤（见章节 2.15.3）。

7.3　非关节（骨突）骨软骨病

7.3.1　骨突骨软骨病的共同点

非关节骨软骨病是骨突骨化受到干扰形成的。本病发生于受累骨突正常软骨内骨化开始后（如在胫骨粗隆，多为 7~9 岁）。不同于骨骺，骨突处因受肌肉强力牵拉可能会对骨突的血供造成影响。所有的骨突骨软骨病表现为骨突和肌腱止点处的肿胀和压痛。由于这些临床特点，骨突骨软骨病常被称为"牵拉性骨突炎"，尽管这个名字并不能正确描述其发病原理。骨突骨软骨病是慢性自限性过程，可以在生长完成时自发终止，除非慢性过度活动持续存在。骨突生长板的急性创伤性撕裂相当于 Salter-Harris Ⅰ型骨折（见章节 1.3.1），并不是真正的骨软骨病。

7.3.2　Osgood-Schlatter 病

多累及髌韧带附着的胫骨前上缘处的隆起，多影响 11~15 岁的男孩和 8~13 岁的女孩，30% 的病例为双侧。许多受影响的儿童和青少年都在

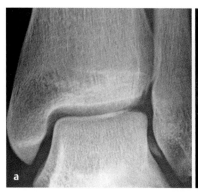
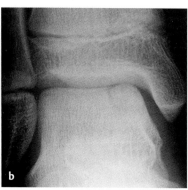

图 7.26　距骨新鲜骨软骨骨折与骨软骨炎的鉴别诊断。a.骨软骨骨折通常位于侧面，在距骨和腓骨之间有一个纵向碎片；b.在骨软骨炎，距骨内侧有一个圆形病变。注意骨软骨片表面光滑

运动时发病。由于骨化障碍，部分骨突可能会剥脱并发展成小骨。

▶X线　病情阶段不同，在X线影像上骨突可表现为边缘不规则、分裂或硬化（图7.27）。

▶MRI　液体敏感性序列示髌腱及其周围软组织信号增强，包括髌腱附着部位（图7.28）。

▶鉴别诊断　成人（骨端生长板闭合）胫骨近端髌腱附着部位疼痛，根据定义不是Osgood-Schlatter病。

7.3.3　Sinding-Larsen-Johansson病

这种骨软骨炎被描述为"髌骨下极的Osgood-Schlatter病"，几乎说明了一切。主要

影响髌骨完全骨化前的活跃的青少年。X线影像上可见髌腱附着处到生长区末端的钙化。骨软骨炎可导致髌骨下极变形（图7.29，7.30）或形成髌骨下小骨。

▶鉴别诊断　骨骼成熟后发生的髌腱腱鞘炎（跳跃者膝）不应与Sinding-Larsen-Johansson病混淆。

7.3.4　Sever病

这种骨软骨炎也称为"跟骨突炎"，主要影响7~15岁的青少年。患者通常经历慢性低度疼痛。这种疾病的诊断主要依据临床发现，具有自愈性。

▶X线　与健康的儿童和青少年以及患者的健侧相比，骨突分裂程度明显增加。

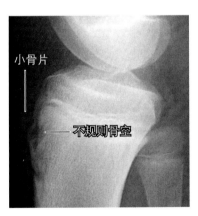

图7.27　Osgood-Schlatter病

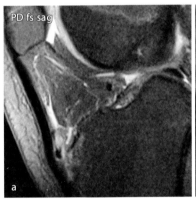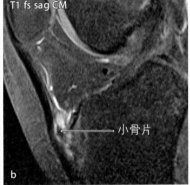

图7.28　Osgood-Schlatter病。a.髌韧带增厚，信号增强是由水肿增加导致的；b.骨突对比度增强是重塑过程的标志

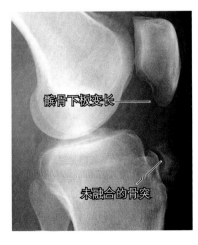

图7.29　Sinding-Larsen-Johansson病和Osgood-Schlatter病

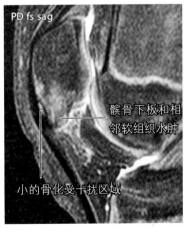

图7.30　Sinding-Larsen-Johansson病

▶ MRI 根据临床表现不足以进行诊断时，可行 MRI 检查。在液体敏感序列上，跟骨突的信号强度不规则增加，提示应进行有针对性的体格检查（图 7.31）。

▶ 鉴别诊断 跟骨突的密度是非特异性的，不是 Sever 病的征兆。

7.3.5 小联盟肘

这种疾病通常被称为"牵拉性骨突炎"，见于年轻棒球运动员的内上髁骨突（见章节 2.7.1）。过顶掷球后外翻力量引起的内侧牵引导致骨突发育受到干扰。尺侧副韧带附着的骨突生长面远端可受累。

▶ X线 X线检查可见内上髁的分离和分裂，但有此类发现的患者仅有约一半会出现内上髁的疼痛和肿胀，即骨软骨病可能无症状。

7.4 骨骺骨软骨疾病

7.4.1 Scheuermann 病

Scheuermann 病主要影响青少年（同义词：青少年驼背，幼年驼背），是胸部和 / 或腰部脊柱的椎体终板的生长障碍，伴椎间盘变窄、椎体楔变和脊柱后凸。

▶ 病理学 遗传和机械因素（竞技体育）被认为是致病因素。Schmorl 认为在快速生长的青春期，椎间盘突出物进入椎体是病理学基础并得到了广泛认同，但并没有解释"为什么"。椎体高度丧失是由于椎骨前部发生疝出，同时椎体后部持续增长，导致脊柱后凸畸形。

▶ 临床表现 青少年发病率为 1%~8%，常见于 12~15 岁，男性的发病率是女性的 4~5 倍。约三分之一的患者会出现背痛。胸部受累可导致脊柱后凸，但可能无任何症状；胸腰部受累往往会在早期产生疼痛，被称为非典型的

Scheuermann 病，常见于青少年竞技运动员。生理性腰椎前凸丢失，最终过渡到脊柱后凸。

预后：预后通常良好。脊柱后凸在完成生长后停止进展。

▶ X线 /CT 需要常规摄取站立位胸腰部脊柱正、侧位片，用以评估脊柱后凸的程度。典型的放射学异常包括：

- 胸椎后凸超过 40°（站立姿势测量 Cobb 角；图 7.32）。
- 两个或更多个连续椎骨前方变扁平，超过 5°（图 7.33）。
- 椎间隙狭窄。
- 上下终板中央局限性椎间盘突出（Schmorl 结节）或椎缘椎间盘突出（图 7.34；见章节 10.1.3）。
- Edgren–Vaino 征，表现为相邻终板下补偿性骨骼过度生长（见章节 10.1.3）。
- 终板外观不规则（图 7.33）。

警示

单独的椎间隙狭窄和终板不规则不足以诊断 Scheuermann 病，必须同时合并脊柱后凸、椎体变扁和 Schmorl 结节。

腰椎脊柱后凸的角度无关紧要，可以根据椎体楔变或 Schmorl 结节确诊。

提示

多数情况下，Schmorl 结节位于终板的中央，或者椎体前缘附近（边缘椎间盘脱出；图 7.34）。其次，多数上端终板的弓形凹陷通常提示脊索残留，是正常的变异（图 7.35；见章节 10.1.3）。椎骨后缘也可发生。

▶ MRI MRI 可以直接显示椎间盘组织突出并进入终板，这对其他炎性、创伤性和偶发的肿瘤性疾病的鉴别诊断具有重要意义。在急性

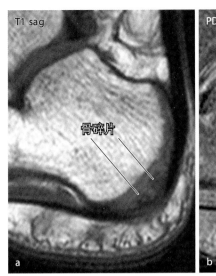
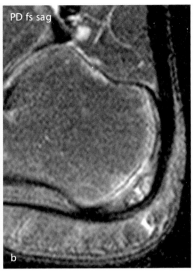

图 7.31　Sever 病。a. 跟骨突的碎片增加；b. 继发于骨重建的水肿

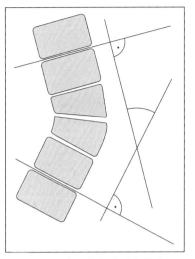

图 7.32　在脊柱侧位片或矢状位 MRI/CT 上测量脊柱后凸的 Cobb 技术

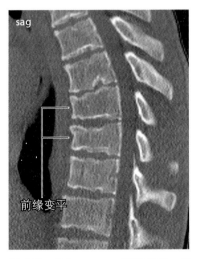

图 7.33　Scheuermann 病的外观。注意终板不规则

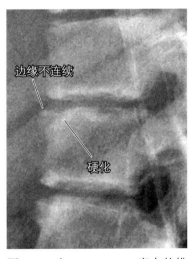

图 7.34　在 Scheuermann 病中的椎体边缘

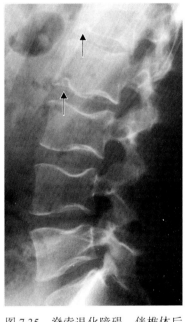

图 7.35　脊索退化障碍，伴椎体后部终板压缩凹陷。箭头示 Schmorl 结节

Schmorl 结节，骨髓水肿多见于椎间盘突出物周围（见章节 10.1.3）。

▶ 鉴别诊断

青少年圆背　在这种情况下，不存在上述椎骨的放射学改变。

脊椎椎间盘炎　多见于 2~8 岁，此时椎间盘还有自己的血供。然而，像成人一样，儿童和青春期脊椎椎间盘炎也可以从终板开始。MRI 能够检测源自椎间盘的水肿并侵入相邻的椎骨。

创伤后压缩骨折　没有椎间隙狭窄或 Schmorl 结节等表现。

骨质疏松相关的椎体高度丧失　对上终板

的分析将其与 Scheuermann 病区分开来。为此，Masharawi 等（见章节 7.4.1）已经开发了一种简单的方法来分析终板中心的角度（图 7.36）。

7.4.2　Blount 病

Blount 病是累及胫骨近端内侧骨骺或干骺端的生长障碍，可为单侧或双侧，并逐渐发展为膝内翻。Blount 病常见于超重儿童。表 7.2 对婴儿型和少年型 Blount 病进行了比较（表 7.2）。

▶ X 线　双下肢正位 X 线片可显示单或双侧膝关节的内翻畸形及其严重程度。异常常累及胫骨干骺端后内侧。骨骺板的轮廓不规则，向下倾斜并在内侧变宽（图 7.37）；内侧的骨骺狭窄并有部分断裂。在后期，在骨骺板的内侧可见骨桥，而横向生长板尚未骨化。可根据 Langenskiold 分类系统对 X 线影像所示的严重程度进行分类（见章节 7.4.2）。

表 7.2　Blount 病的临床分型

特征	婴儿型	少年型
开始	1~3 岁	> 4 岁
发病率	罕见	非常罕见
位置	常为双侧	常为单侧
预后	进行性畸形	轻度畸形

▶ MRI　可以准确显示生长障碍的解剖结构。内侧胫骨骨骺的发育随着软骨生长板的代偿性增大而减少。骨骺向下倾斜而变宽，骺软骨突出进入干骺端缺损区。内侧半月板通常增厚，可能存在应力相关的骨髓水肿（图 7.38）。

▶ 鉴别诊断

生理膝内翻　这是一种在儿童早期阶段正常的自限性现象。

佝偻病　由维生素 D 抵抗引起的干骺端改变，病变不仅限于膝关节。

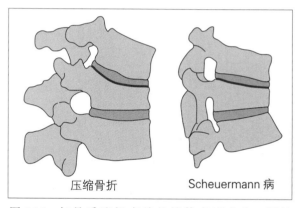

图 7.36　与骨质疏松有关的椎体高度丧失。压缩骨折的上终板通常表现为典型的"屈曲"，其在 Scheuermann 病中不存在

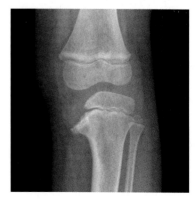

图 7.37　Blount 病

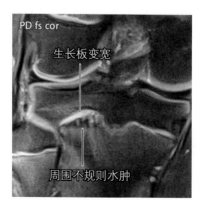

图 7.38　胫骨近端的背外侧生长板软骨疾病，与 Blount 病的背内侧病变不同。在这种情况下，可以预期发展为膝外翻

8 代谢性、激素性和中毒性骨病

8.1 骨质疏松症

骨质疏松症是一种全身骨骼疾病，特征为骨组织的骨量减低和微结构退化，导致骨骼脆性增高（1994 年 WHO 定义；见章节 8.1）。

▶ 病理学　骨质疏松症是一种多因素疾病，需要进行仔细的检查。从根本上来说，骨质疏松症是由骨吸收与骨形成（重建）之间的不平衡所导致的。不同类型骨质疏松的区别在于骨转换增加（高转换型）和骨转换降低（低转换型）。

成年人的骨由约 80% 的皮质骨和约 20% 的松质骨（小梁骨）构成，后者在骨代谢方面相当活跃。骨小梁的表面积约为皮质骨的 10 倍，所以骨小梁特别容易受骨吸收改变的影响。

骨质疏松症不仅涉及骨量的丢失，还包括骨小梁变薄和原始的板状小梁变成杆状小梁，以及吸收性空隙的出现，导致骨的立体网络结构的改变（图 8.1，8.2）；结果使骨的生物力学性能降低，骨脆性增加。这就是导致骨脆性病理性增高的原因。骨小梁微骨折表示骨承受负荷能力丧失。微

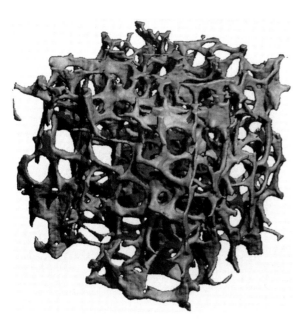

图 8.1　正常骨小梁主要是板状的，有连接良好的小梁网。骨块标本（4 mm×4 mm×4 mm）超高分辨率三维 CT

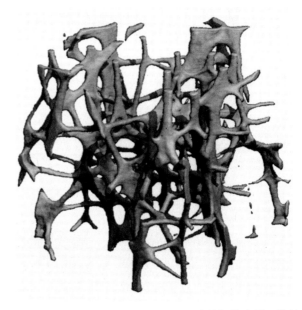

图 8.2　老年性骨质疏松症，可见细小的杆状小梁，数目减少，交联减少。骨块标本（4 mm×4 mm×4 mm）超高分辨率三维 CT

骨痂形成提示机体尝试对破坏组织进行修复（图8.3），但是此过程不能恢复被破坏的微架构。

8.1.1 骨质疏松症的分类和临床表现

骨质疏松症有若干分类和分级系统，其中有部分重叠。骨质疏松症可以使用以下标准进行分类：

• 位置和程度［如失用性骨质疏松症、短暂性骨质疏松症、复杂性局部疼痛综合征（CRPS）］。

• 发病年龄（如特发性青少年骨质疏松症、绝经后骨质疏松症、老年性骨质疏松症）。

• 骨转换率（高和极高转换型，低转换型）。

• 骨质疏松症的严重程度（正常，骨质减少，临床前骨质疏松症，临床骨质疏松症；严重程度根据 Minne 等级分 0~3 级）。

• 骨组织学。

• 病因学。

基于更为实用的特征的病因分类：

• 原发性骨质疏松症：包括绝经后和老年性骨质疏松以及男性原发性骨质疏松症，是最常见的一种骨质疏松症，病因和危险因素多样，但是部分单独致病因素是已知的，主要影响脊柱和四肢近端。

• 继发性骨质疏松症：较少见（约 5%），但经常导致骨质疏松性骨折。它可能与潜在的疾病或药物（如糖皮质激素）相关，或可能是遗传起源的（如 Turner 综合征、成骨不全症）。导致此类骨质疏松症风险增加的典型疾病包括性腺功能低下症、甲状旁腺功能亢进、Cushing 综合征、甲状腺功能亢进、慢性吸收障碍综合征、慢性炎性疾病、恶性肿瘤（特别是多发性骨髓瘤）和贮积症等。

▶ 临床表现　骨质疏松症多无明显临床表现，少数例外。只有在自发或轻微损伤后出现骨折时，这种疾病才会变得明显。典型的骨质疏松性骨折多累及椎体、股骨近端、桡骨远端、肱骨近端和骶骨，尤其是椎体和髋部骨折，会导致患者的死亡率增加，特别是老年患者，因其可能因预先存在的并发症而形成累积效应。如果不治疗，骨质疏松性椎体骨折会引起严重背痛。牵涉性疼痛可呈放射性分布，但神经功能缺损不是典型临床过程的一部分。

考虑到骨质疏松症典型的无症状的疾病过程，通过骨密度测试进行临床筛查来评估个体患骨质疏松症的风险变得越来越重要。危险因素包括遗传性倾向、类固醇治疗、营养性钙和 / 或维生素 D 缺乏症、活动减少、日照减少、尼古丁滥用、恶病质以及激素因素等，如迟发月经初潮、更年期提前、闭经和男性性腺机能降低。

8.1.2 骨密度测试

由于骨密度与骨折风险密切相关，非侵入性骨密度测试对于骨质疏松症的诊断检查非常重要。WHO 依据患者骨密度的标准偏差（SD），构建了基于性别和种族匹配人群的第三个十年（20~30 岁）的平均最高骨密度（最高骨量）的分层工具（T 分数；图 8.4）。约 95% 的骨折患者 T 值低于 –2.5 SD，该值定义为"骨质疏松症"的统计学参考值。

根据 WHO 的定义：

• T 值 –2.5 SD：骨质疏松症

• –1 SD<T 值 <–2.5 SD：骨质疏松。

• T 值 ≥ –1 SD：正常。

提示

T 值决定骨质疏松分层，仅用于 DEXA（双能 X 线骨密度仪）测量。

双能 X 线骨密度仪　双能 X 线骨密度仪（DEXA）是目前骨密度测量方法的标准选择。测量通常是在脊柱和股骨近端进行。使用低剂量 X 线在两个不同的能量水平进行扫描，然后通过减去两个吸收光谱来校正表面覆盖的不同厚度的软组织。骨密度（BMD）计算的是每单位面积的质量（g/cm^2）（图 8.5a）。该方法可同时测量腰椎退变（骨刺、椎间盘源性硬化）、主动脉钙化、韧带和关节肥厚等，尤其对年龄超过 65 岁的患者。此类改变应在最初的"侦察性"X 线检查时予以排除，因为将此类无结构的钙质包括在内会使 BMD 测量结果假性升高（图 8.3）。

定量 CT　定量 CT（QCT）检查是通过标准的临床 CT 扫描仪和专用软件进行的，获取过三或四个椎体中间的轴位片（T12 ~ L4），骨密度取决于小梁骨，不包括上层结构（g/cm^3；图 8.5b）。在患者的后方，包括在图像中，是一个已知密度的外部参照物。实际值的计算通过比较骨吸收系数与参照物吸收系数来进行。

定量超声　定量超声（QUS）是近年来发展起来的一种评估骨折风险的方法。超声波沿骨传导，通过超声波穿过骨后的振幅衰减来评估骨硬度。通常在跟骨进行测量，胫骨和趾骨不常用。主要的研究已经证实这些参数和骨折的风险之间的可靠的相关性，特别是股骨颈区。然而，这种方法还没有被常规使用。

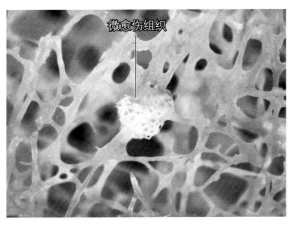

图 8.3　骨小梁微骨折后修复的微骨痂。放大的样本视图（Dr. B. Jobke，Heidelberg，Germany 提供）

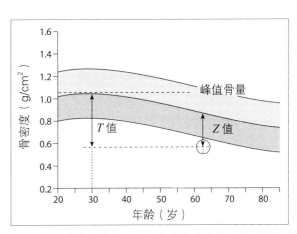

图 8.4　正常女性人群的骨矿物质密度曲线［通过腰椎的 DXA（双能 X 线吸收测定法）］，以骨密度与年龄为坐标作图。将患者的实际骨密度值与具有标准偏差的参考曲线进行比较。测量值表示为与骨量峰值的偏差（T 值）以及与年龄匹配平均值的偏差（Z 值）

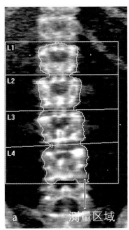

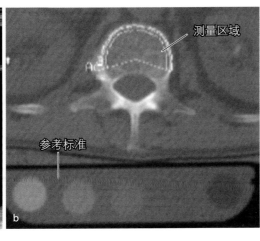

图 8.5　DXA（双能 X 线吸收测定法）和 QCT（定量 CT）的比较。a. DXA 是一种平面测量，骨密度用 g/cm^2 表示；b. QCT 是体积测量，骨密度用 g/cm^3 表示

8.1.3 骨质疏松的 X 线表现

▶ X 线 骨质疏松症的典型 X 线表现是骨的透亮度增加，骨小梁稀疏，骨皮质薄而清晰（图 8.6）。常规 X 线片（胸腰椎）是骨质疏松症诊断的重要部分，可以发现以下结构性改变：

- 骨的透亮度明显（此时已经有约 30% 的钙的流失，图 8.7）。
- 椎体皮质缘加重（"画框"）和垂直小梁更加明显。

警示

这些骨质疏松的 X 线成像标准是不可靠的，因其在很大程度上取决于成像者的主观性；此外，还与技术因素（图像参数，患者的物理尺寸等）有关。X 线片可以诊断椎体骨折，当椎体高度相预期高度下降至少 20% 时可以诊断。脊椎骨折的存在意味着临床相关的骨质疏松，这些都直接影响治疗决策。

提示

椎体骨折的诊断是强制性的（胸部侧位片和胸/腹部 CT），因为椎体骨折的存在会使随后发生骨折的风险增大 3 倍，两个椎体骨折会使此风险增大到 12 倍。

脊柱骨质疏松性骨折的典型类型：
- 楔形骨折（最常见于胸椎）。
- 双凹椎体压缩骨折（鳕鱼椎，在腰椎最常见）。
- 高度压缩骨折（扁平椎体，薄椎体，继发性骨质疏松）。

椎体高度丧失的程度可根据 Genant 进行分类（图 8.8，8.9）。

骨质疏松性骨折与创伤性或肿瘤相关性骨折的鉴别诊断见章节 2.2.7。

▶ CT CT 表现与 X 线片相同，不受表面覆盖结构的影响（图 8.10）。CT 对于评估脊柱骨折中的皮质破坏、后壁受累，以及鉴别骨溶解是否恶性（病理性）骨折的标志均十分重要。骨质疏松性椎体骨折最具特征性的标志是椎体内真空

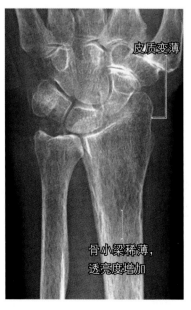

皮质变薄

骨小梁稀薄，透亮度增加

图 8.6 全身骨质疏松症的 92 岁女性患者

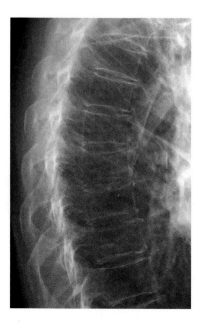

图 8.7 骨质疏松症的典型"无结构"性脊柱表现，椎体透亮度增高

现象（由于氮的释放，见章节 2.2.7）。虽然也可见于新鲜骨折，但带状硬化和椎管内钙化灶通常是骨小梁骨痂形成标志，提示亚急性骨折。

► MRI MRI 是鉴别急性椎体骨折的最佳方法，也有助于鉴别良恶性骨折。骨质疏松性椎体骨折发生骨髓水肿时，在抑脂、液体敏感序列上表现为骨髓高信号，很容易识别。通常在受累椎体表现为典型的带状分布（图8.11），可能占据整个椎体，但不影响整个椎弓根（这是一个重要的鉴别点）。相应的低信号带状区在 T1WI 上很明显，有时表现为低信号骨折线。

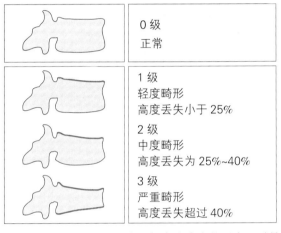

	0 级 正常
	1 级 轻度畸形 高度丢失小于 25%
	2 级 中度畸形 高度丢失为 25%~40%
	3 级 严重畸形 高度丢失超过 40%

图 8.8　根据前、内和 / 或后部高度丧失的程度，对骨质疏松性椎体畸形进行分类

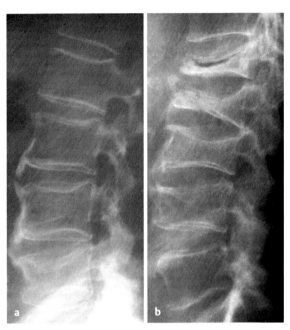

图 8.9　骨质疏松症病程。a. 初步发现；b.1 年后：多发性骨质疏松性椎体骨折的典型形态

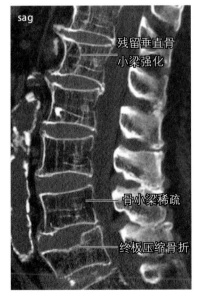

sag

残留垂直骨小梁强化

骨小梁稀疏

终板压缩骨折

图 8.10　脊柱骨质疏松的典型 CT 表现

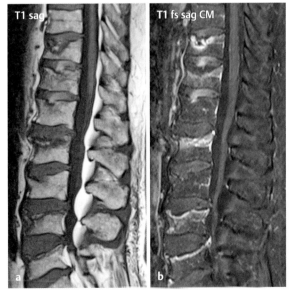

T1 sag　　T1 fs sag CM

图 8.11　骨质疏松症。a. 在腰椎和胸腰连接处多发椎板压缩骨折；b.（水肿）沿破裂终板的典型带状增强

与肿瘤的区别：与骨质疏松性骨折相比，椎体很少表现为整体的低信号，但常有多个区域的脂肪（亮）骨髓信号。T1WI 显示的局灶性圆形骨髓低信号，不与骨折线相连，不是典型的骨质疏松性骨折的表现，更符合椎体转移瘤的表现。

静脉造影很少能提供额外信息。骨质疏松性骨折有时会表现为与终板平行并可为造影剂强化的线形或带状区域。弥漫性椎体增强通常是非特异性的，但如累及椎弓根则应怀疑恶性肿瘤。在任何情况下，应仔细寻找提示恶性肿瘤可能存在的椎体周围病理性软组织成分。表 2.1 描述了骨质疏松与恶性骨折的鉴别。

最新的 MR 特殊成像技术，如 DWI（扩散加权成像），可能更容易区分良性和恶性椎体骨折。

▶核医学　与骨质疏松性椎体骨折相比，肿瘤浸润所导致的椎体骨折在 FDG-PET 上表现为吸收更多。然而，两者重叠的程度比较大，因此恶性骨折的阳性预测值仅约 71%，而阴性预测值约 91%。

▶鉴别诊断　骨质疏松症的鉴别诊断参见章节 8.1.1。

局灶性骨质疏松症的鉴别诊断包括以下内容：

• 失用性骨质疏松症：这会使骨骼区域承重降低，如固定后（见章节 1.7.3）。

• 继发于关节炎的关节周围脱矿化：临床表现很有帮助。

• 复杂性局部疼痛综合征（RPS）：通常有初始致伤的报道。

• 一过性局部骨质疏松：见章节 1.5.4。

8.2　佝偻病和骨质软化症

这两种疾病都是因维生素 D 缺乏或代谢紊乱导致骨矿化不足的结果（图 W8.1），生长发育中的骨骺的正常发展被打断（佝偻病），而成熟骨骼的皮质骨和松质骨的矿化延迟（骨软化症）。

▶病理学　钙的代谢受甲状旁腺激素、降钙素和维生素 D 的调节，都可以用于治疗（图 W8.2）。

当维生素 D 或钙缺乏时，佝偻病或骨软化症就会出现：

• 胃肠道吸收不良导致的钙吸收不足（胃和小肠手术后，胰腺功能不全，腹腔疾病，或谷蛋白敏感性肠病）。

• 肾小管疾病（先天性，血液透析，移植）导致的磷酸盐丢失。

• 早产儿，其需求量是足月婴儿的 3~6 倍。

• 肝脏疾病。

• 皮肤日晒不足，如文化 / 宗教的限制（如皮肤覆盖）或家庭原因（如在护理之家的患者）。

▶临床表现　最显著的表现是儿童身材矮小（四肢发育落后于躯干）和骨骼畸形。

▶X 线

佝偻病：骨转换区域的 X 线表现异常最明显。骺板逐渐变为杯状并扩大，可呈碎片状或磨损状。由于缺乏负重，可陷入相邻的干骺端；也可能出现骨干弯曲，骨发育延迟。

骨软化症：非特异性骨量减少，骨小梁模糊；因矿化骨小梁的减少和未矿化前骨质的增多，皮髓分界更加明显（图 8.14）。骨质更加疏松是骨软化症的一个特征（图 8.3，8.14），提示不完全骨折。它们通常是多发、对称的，并垂直于皮质，通常只涉及骨周的部分骨皮质，多见于耻骨联合、股骨近端背侧、尺骨、肩胛骨、肋骨。

▶核医学　在放射性核素骨扫描，骨软化症可表现为多灶性摄取增多，反映了不全骨折部位成骨细胞活性增加，通常在肋骨表现为线样模式，

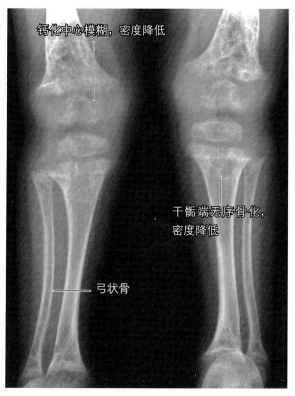

图 8.12　10 岁佝偻病患儿的膝与小腿，骺板呈杯状并增宽

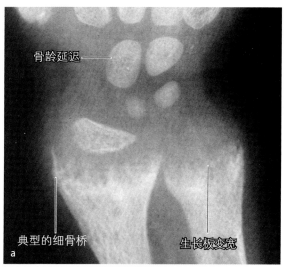

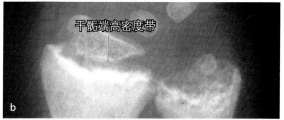

图 8.13　10 岁佝偻病患儿的手腕。a.典型的边缘骨桥明显，因为与内膜比较，骨膜反应更为明显；b.维生素 D 治疗 1 年后，大量的骨基质骨化导致干骺端密度增加

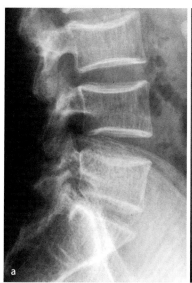
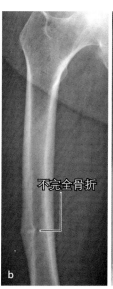
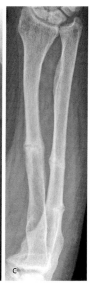

图 8.14　骨软化症。a.松质骨；b.股骨外侧骨皮质疏松区与周围骨痂形成，细小梗死通常为线状；c.磷酸糖尿病患者（低磷酸酯酶症）多发性不完全骨折，伴前臂骨质疏松区

与骨转移的表现不同（图 8.15）。

▶ 鉴别诊断 应与间叶组织肿瘤或其他肿瘤引起骨软化症相鉴别。

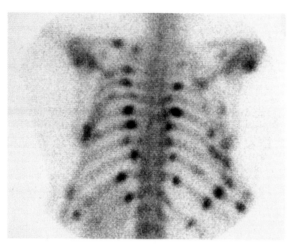

图 8.15 胸部骨扫描显示多处热点，提示肋骨骨折。注意常见的骨折线性模式

8.3 甲状旁腺功能亢进 / 减退症

8.3.1 甲状旁腺功能亢进

▶ 病理学 原发性甲状旁腺功能亢进症是由甲状旁腺过度活跃（孤立性或多发性腺瘤，增生，癌）引起的，特点是高血钙。它通常发生于 60 岁以上的人群，女性的发病率是男性的 3 倍。目前，无症状、血钙正常的患者越来越多。在罕见的病例中，原发性甲状旁腺功能亢进症与多发性内分泌肿瘤、MEN Ⅱ 综合征相关。

继发性甲状旁腺功能亢进症是由长期低血钙引起的，病因包括慢性肾功能衰竭、吸收不良和磷代谢紊乱。多数病例可发现甲状旁腺增生。

由于长期继发性甲状旁腺功能亢进症，在甲状旁腺的自我调控下，可出现三发性甲状旁腺功能亢进症，实质上变成甲状旁腺增生。

甲状旁腺功能亢进症的骨量变化可能会有所不同，取决于骨的位置和类型（皮质骨与松质骨）。早期很少有影像学异常，骨量保持稳定。晚期可

出现典型异常和骨质疏松，可通过甲状旁腺切除术进行治疗。

提示

棕色瘤是一种肿瘤样的破骨细胞的骨吸收区，因外形而得名。骨吸收是甲状旁腺功能亢进症主要的病理生理特点。

▶ 临床表现 患者表现为恶心、呕吐和肾结石，胃和小肠消化性溃疡或胰腺炎（X 线或 CT 上的钙化）者比较罕见。鉴别时必须排除副瘤性高钙血症。

提示

原发性甲状旁腺功能亢进症的诊断主要基于实验室检查结果（甲状旁腺激素水平上升，血钙升高、肌酐清除率增高），确诊时很少会有高钙血症的临床症状。因此，在原发性网状旁腺功能亢进症中，放射学家和核医学医师对于发现甲状旁腺腺瘤发挥了重要作用。放射医师应对典型表现十分熟悉，因为部分患者会表现明显的骨关节症状。

▶ X 线

• 骨吸收可发生在骨膜下骨内、软骨下骨以及韧带下等位置。典型部位是指骨中段桡侧（图 8.18），也可见骨皮质隧道形成（图 W8.4）。

• 骨小梁的骨吸收导致骨密度弥漫性降低。

• 与棕色瘤相比，溶骨性病变无硬化缘（图 8.16），治疗后病灶会出现硬化。

• 软骨钙质沉着是最常见于半月板内侧和三角纤维软骨复合体（图 8.17）。

• 颅骨很少见"椒盐"模式。

8.3.2 甲状旁腺功能减退症

甲状旁腺功能减退症包括血清甲状旁腺激素水平降低，导致低钙血症和高磷血症。甲状旁腺

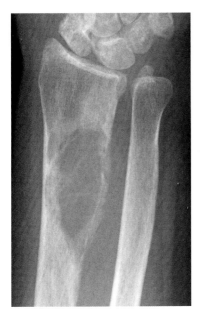

图 8.16　合并原发性甲状旁腺功能亢进症的棕色瘤患者。肿瘤位于骨干骺端，不易与巨细胞瘤相鉴别。额外的骨骼病变和典型的实验室检查可证实原发性甲状旁腺功能亢进症的诊断

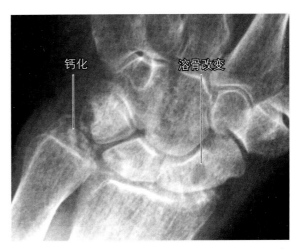

图 8.17　72 岁肾性骨病女性患者，发生继发性甲状旁腺功能亢进症。溶骨性病变可能是由于"棕色瘤"或淀粉样变性引起的

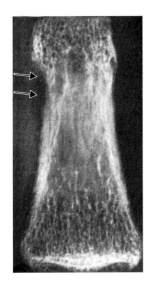

图 8.18　肾性骨病中骨膜下吸收（箭头）的情况。放大视图

激素缺乏可由医源性因素、甲状旁腺发育不全或萎缩等引起，或继发于自身免疫性疾病等。

　　假性甲状旁腺功能减退症是一种具有特征性表现的终端器官免疫疾病（Albright 骨病）。

　　影像学在早期诊断中的作用很小。晚期 X 线表现包括骨质硬化、牙釉质缺损、软组织和基底节钙化，以及侏儒症导致的骺板早闭和颅顶骨肥大。骨密度降低是另一个迟发效应。

　　假性甲状旁腺功能减退症可表现为缩短的掌骨和跖骨，以及突出的垂直于骨纵轴的外生骨疣和弯曲的骨干。

8.4　肾性骨病

　　▶ 病理学　肾性骨病是慢性肾衰竭的骨关节表现，特征如下：

　　• 肾衰竭引起体内维生素 D 的形成减少，导致低钙血症（骨性成分肾性骨病；图 W8.5）和继发性甲状旁腺功能亢进症。

　　• 肾性骨病的另一个特点是皮下脂肪、关节周围组织、血管壁等处的羟基磷灰石沉积。

　　▶ 影像学　原发性甲状旁腺功能亢进症相关的影像学特征与肾性骨病相似，以手部骨吸收（图 8.18）和软骨下骨量丢失（尤其是肩锁关节）为主（图 8.19）。与原发性甲状旁腺功能亢进症相比，"棕色瘤"是非常罕见的肾性骨病；另一方

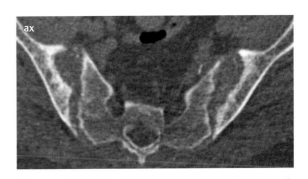

图 8.19　肾性骨病。双侧骶髂关节软骨下均匀的骨吸收

面，骨质硬化、骨膜新骨形成、血管钙化更常见。脊柱的骨硬化模式往往表现为层状（夹心椎）或弥漫性（图 8.20；图 W8.6）。

肾性骨病的骨成分变化如下：

• 骨量减少。

• 骨质疏松带形成。

应特别注意羟基磷灰石在软组织中的沉积（图 8.21，8.17）。

8.5 药物引起的骨性改变

8.5.1 激素

▶ **病理学** 激素使用对骨骼产生不良反应的机制尚不完全清楚。骨质疏松是类固醇治疗的主要后果，即使采用低剂量，发生继发性骨质疏松症的风险也会显著增加。采用高剂量时，其特性为在第一个月的骨量快速丢失（图 W8.7）。大剂量和长期治疗（6 个月以上）均有出现骨坏死的风险。

表 8.1 列出了 3 类固醇治疗的重要肌肉骨骼副作用。

▶ **临床表现** 不完全骨折（继发于骨质疏松）可能会在很长时间内无症状。激素性骨坏死常呈对称分布，可影响多个部位。常见部位包括股骨头和肱骨头、股骨远端和距骨。

▶ **X 线** 不完全骨折产生微小的、横向硬化

带，主要发生在股骨颈、胫骨、跟骨。大量骨痂形成是其典型特征，特别是在骨盆（图 8.22）和肋骨。椎体骨折的模式与特发性骨质疏松症相同，包括楔形椎体骨折、终板塌陷、后终板硬化（见章节 8.1）。

▶ **MRI** MRI 可用于区分感染、骨折和骨坏死。

8.5.2 其他药物

其他药物引起的肌肉骨骼系统的改变见表8.2。

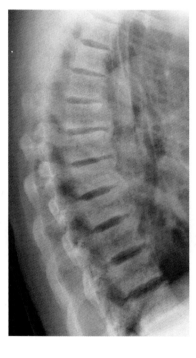

图 8.20 肾性骨病。脊柱的骨硬化（夹心椎）。参见图 W8.6

表 8.1 类固醇对骨骼肌肉系统的影响

影响	机制
骨质疏松症	抑制成骨细胞，增加破骨细胞活化后的骨吸收；甲状旁腺功能亢进引起高钙尿症和肠钙吸收减少
骨坏死	由于微血管损害骨细胞凋亡；脂肪栓塞；脂肪细胞的血管压迫
神经性关节（假 Charcot）	关节内感染导致软骨损伤，疼痛感觉减弱导致过用
骨髓炎，化脓性关节炎	也可发生免疫性关节积液，但很少见；金黄色葡萄球菌是最常见的病原体
肌腱病	肌腱愈合不良和肌腱紧张；直接注射产生的再生和坏死
皮肤软组织萎缩	由局部用药和注射的应用导致
关节内/关节周围钙化	羟基磷灰石沉积可能与全身性类固醇管理或局部注射有关

表 8.2 其他药物及混合物的肌骨并发症

物质	效应
物质	效应
多巴胺	坏疽，无血管坏死
葡萄糖酸钙	软组织钙化
肝素	骨质疏松，应力性骨折
苯妥英钠	佝偻病，骨软化病，颅骨增厚，跟垫增厚
维生素 A	骨吸收增强，成人软组织钙化，干骺韧带硬化，骨皮质增厚并影响儿童生长发育
前列腺素类	骨膜炎（新生儿），颅缝闭合延迟
化疗药物（顺铂，博来霉素，长春碱，依托泊苷）	骨坏死
铝	佝偻病，骨软化症（图 W8.8），骨膜炎，骨折
喹诺酮	肌腱炎，肌腱撕裂
氟化物，伏立康唑（抗真菌氟化剂）	骨硬化，骨肥大，韧带钙化，骨膜炎
双磷酸盐	水平硬化，干骺带，骨骺坏死，儿童椎骨"骨中骨"表现，下颌骨坏死（大剂量），不典型骨折（尤其是股骨）
保泰松，吲哚美辛	骨坏死，关节病
乙醇	无血管骨坏死（穿过胎盘可造成胎儿髋发育不良和轻微骨异常）；乙醇毒性可造成骨质疏松

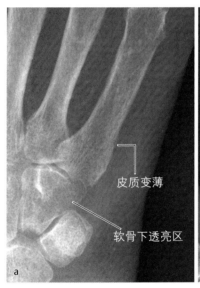

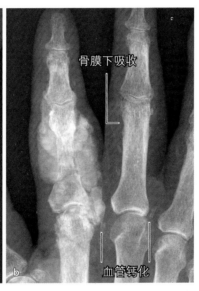

图 8.21 继发性甲状旁腺功能亢进症病情进展监测。a. 最初所见；b. 第二次行 X 线检查，发现软组织周围连续性钙化的情况，也存在血管钙化

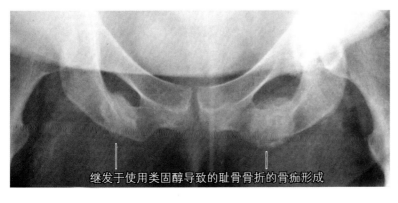

图 8.22 类固醇导致的 Cushing 综合征的 34 岁女性患者的骨盆类固醇导致耻骨骨折，继发大量骨痂形成

8.6 淀粉样变性

淀粉样变性是局部或全身的淀粉样物质沉积，后者是一组可形成细纤丝的异种蛋白质。与其他器官相比，肌肉、关节及周围软组织较少受累。

▶ 病理学 不同类型的淀粉样变性的差别在于涉及不同的特殊蛋白质：

• 原始形态（AL 淀粉样变性）：尽管这种类型的淀粉样变性与多型球蛋白有关，如多发性骨髓瘤，但没有已知的前驱疾病史。

• 继发型（AA 淀粉样变性）：多由慢性炎性紊乱引起，如结核。

• 家族（遗传）型：伴其他类型，多表现为局限肿瘤形态。

• 透析相关型（AB 淀粉样变性）：这种类型主要表现为骨关节改变。蛋白沉积于骨膜、关节囊、滑膜、关节软骨、骨髓、肌腱和关节周围软组织等处（图 W8.9）。

▶ 临床表现 淀粉样骨关节病常隐匿性起病，表现为受累大、小关系的疼痛、肿胀、运动受限，以及多发结节的出现，没有炎症的临床表现。如发生在手腕处，经常造成腕管综合征。

▶ X 线

腕，髋，肩，肘，膝：

• 多发软骨下 X 线透亮区或腐蚀灶，通常有较窄的硬化缘（图 8.23，8.24）。腐蚀灶可以变大并导致股骨头"苹果核"样改变（图 W8.10）。

• 关节区域正常，也可因淀粉沉积而变宽，或因破坏性关节病而变窄。

• 也可出现关节周围软组织肿块。

• 可能会有骨质减少。

脊柱：

• 通常累及颈椎。

• 椎间隙狭窄。

• 终板腐蚀或破坏。

• 脊柱旁软组织肿胀无或轻微。

• 少量硬化。

▶ 超声 可显示关节积液，滑膜和关节周围组织增生，肌腱增厚。

▶ MRI 淀粉样病变在 T1WI 和 T2WI（最具特征性）上为中低信号，在 T2WI 和 STIR 上表现高信号很罕见。注射造影剂无强化。

▶ 鉴别诊断

风湿性关节炎（或其他）炎性关节炎 风湿性关节炎与破坏性淀粉样骨关节病很难区分，尤其是两种疾病同时发生时。关节间隙的保留、较大的关节软组织肿块、硬化以及关节周围无骨质减少，多提示淀粉样变性。

色素沉着的绒毛结节状滑膜炎（PVNS） PVNS 是大关节的单关节疾病（主要影响膝关节，占80%），特征是 MRI 可见含铁血黄素沉积。

8.7 其他骨病

8.7.1 血友病性骨关节病

血友病 A 和 B 是先天性凝血功能障碍造成的关节内反复出血，关节腔内不会发生凝血，因为其中不包含凝血酶原和纤维蛋白原。因此，关节内出血形成积血，血浆会缓慢吸收，而红细胞

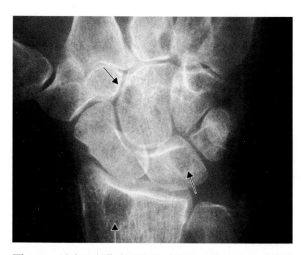

图 8.23 继发于长期肾透析的淀粉样变性，可见多发软骨下溶骨损害

则被滑膜吞噬，导致含铁血黄素沉积和慢性增生性滑膜炎。这与溶酶体酶和细胞因子（如肿瘤坏死因子 α）有关，可导致软骨损害。

关节内高密度灶（新鲜出血）、膝关节髁间切迹变大以及早骨关节炎在 X 线影像和 CT 上很明显，儿童可见特征性的骨骺气球样变。MRI 可证实关节内出血、含铁血黄素滑膜沉淀（T2WI 上信号缺失）、增生性滑膜炎和关节损害。

8.7.2 肢端肥大症

垂体前叶的腺瘤可造成生长激素过多，症状多于 30~40 岁出现，典型表现为四肢和腰椎的疼痛。

X 线表现复杂，骨结构粗糙，以手或足指 / 趾骨明显。具有特殊意义的表现是明显的骨赘突出，关节间隙保留甚至增宽（图 8.25），最后演变成骨关节炎。

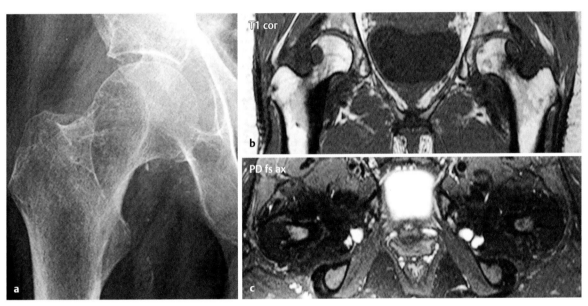

图 8.24　髋关节的淀粉样物质沉积（H.Rosenthal，Hannover，Germany 提供）。a. 股骨近端有硬化边的溶骨性病变，以及关节周围软组织密度；b. 双侧近乎对称的骨内和骨周占位性病变；c. 在液体敏感序列上，病变通常为典型的低信号

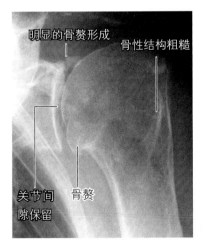

图 8.25　肢端肥大症。肱骨结构改变，严重骨赘形成和关节间隙增宽的差异均已标出

9 骨与关节的先天性疾病

9.1 骨发育疾病中的骨龄评定

骨骼成熟与身体发育成熟密切相关，尤其是生长率和性成熟。遗传、激素、营养或其他因素均有可能干扰机体的发育。临床生长监测是通过与年龄相关百分比图进行的。如果机体高度和成熟度偏离正常范围，或如果患者的身高高度不在3%~9% 的正常范围内，此时应测定骨龄。对骨骼发育的评估，可为未来的发育提供预后信息。

▶X 线

• 新生儿/婴儿：在新生儿，根据 Sénécal 方法和特定点系统，成骨中心的存在和形成应在下肢侧位片（包括膝和踝关节）上进行分析。骨龄随后以百分数的形式表示，可用于评估发育异常的严重性，如先天性甲状腺功能减退。评定新生儿骨骼成熟度的另一个可能选择，是通过超声对股骨远端和胫骨近端进行分析。

• 2 岁及 2 岁以上儿童：左手背掌位 X 线片，包括桡骨和尺骨的远端部分，对测骨龄是必需的。骨龄可以通过 Greulich-Pyle 或 Tanner-Whitehouse 方法进行测定。

Greulich-Pyle 骨龄测定法是通过测量、评估腕骨骨化程度来进行的，也是日常临床实践中最常用的，追踪最初腕软骨中骨化中心的形成，根据其形状和大小对其成熟程度进行评估。尺骨和第一第五指的生长板，以及骨骺的成熟度采用类似方法进行评估。儿童骨龄可以通过与Greulich-Pyle 图谱中的标准 X 线片进行比较来实现。Tanner 和 White house 提出了一种更详尽的评估方法，尤其适用于双手骨骼发育不同步时。

此方法根据目前发育阶段，对每块腕骨和骨骺分别进行评分，总成熟得分是这些得分的总和，有性别差异。Tanner-Whitehouse 方法更复杂，需要的时间更多，但比 Greulich-Pyle 方法更精确，可重复度更高。

骨龄偏离正常范围大于 1 年，即被归为"迟缓"或"加速"。Bayley 和 Pinneau 列出了儿童可以达到的最终高度的百分比，此表格收录于 Gren lich 和 Pyle 的图谱中。可以利用这个表格，来确认儿童预期可达到的最终高度。据 Payley 和 Pinneau 的报道，14 岁以下儿童预测值与实际高度的标准差（SD）仅为 ±2.5 cm，更大儿童仅为 ±1.0 cm。

此外，对数字影像进行评估并同时输入儿童年龄和目前身高，通过 Tanner-whitehouse 方法可在很短时间内计算出骨龄和未来身高。

18 岁后，骨龄无法通过手、腕部影像计算得出，因此对 18~22 岁的人群应采用锁骨内侧端来计算骨龄，目前可以使用锁骨的 X 线影像和CT，正在发展基于 MRI 的方法，但需要更多的研究。

9.2 先天性髋关节发育异常

先天性髋关节发育异常包括髋臼顶和髋臼缘的发育异常，会导致髋关节不稳定，造成髋关节半脱位，甚至脱位。

▶病理学 这是一种多因素致病的疾病，可继发于机械因素如臀先露或羊水过少，内源性因素或者家族遗传性因素。先天性髋关节发育异常等会造成臼顶生长紊乱和骨化异常，尤其是头侧缘，导致其无法对股骨头提供支持。这随后会导致髋关节不稳、半脱位，以及旋转中心的改变（图 9.1）；也可导致完全脱位，以及继发性假髋臼形成。在髋关节半脱位或脱位的情况下，股骨头圆韧带延长，和 / 或关节囊与周围脂肪组织嵌入，可妨碍关节复位。

► 临床表现　女性发病率更高，约为男性的 6 倍。左侧髋关节更易受累，25% 的病例可双侧受累。Ortolani–Barlou 操作是评估髋关节稳定性的重要功能检查。

治疗：治疗取决于患者的年龄和疾病的阶段。治疗的目标是使股骨头保留于髋臼内，重建髋臼，预防半脱位。出现半脱位或脱位时必须进行复位。

► 超声　超声可直接观察股骨头的软骨、髋臼缘的透明软骨、臼唇的纤维软骨，以及骨性和软骨性臼顶。与 X 线影像相比，冠状面的超声影像可提供更多细节，有助于检测股骨头动度和稳定性的动态检查的选择。

选择超声还是 X 线影像？

• 超声：

  ◦ 具有危险因素（家族性遗传因素，臀先露，临床表现异常）的新生儿

  ◦ 对 4~6 周婴儿是强制性的

  ◦ 在 1 岁时依然有效

• X 线影像：9 个月以后，超声评定受限时。

髋关节发育异常超声分类通常采用 Graf 技术进行，分为 4 种基本类型。定义标准平面后，通过髋臼顶线（通过骨性臼顶）和髋臼倾斜线（从骨性髋臼缘到髋臼唇）对髋臼进行评估，用这些线所成角度对髋臼发育不良进行分类（图 9.2a）。髋关节成熟度的超声评估将骨性髋臼、髋臼缘，以及骨性臼顶对股骨头的覆盖程度都考虑在内。在股骨头移位的情况下，臼唇向头端移位（图 9.2b）。

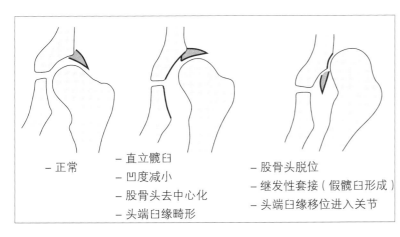

- 正常

- 直立髋臼
- 凹度减小
- 股骨头去中心化
- 头端臼缘畸形

- 股骨头脱位
- 继发性套接（假髋臼形成）
- 头端臼缘移位进入关节

图 9.1　髋臼杯和臼唇的结构

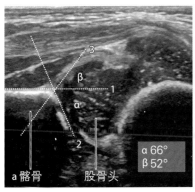
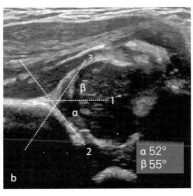

a 髂骨　　股骨头

图 9.2　婴儿髋关节超声。a 正常发现；b. α 角减小的髋关节发育不良（Graf Ⅱ型）。1. 基线；2. 髋臼顶线；3. 倾斜线

髋关节成熟度的超声评估要求检查者经验丰富，因为即使成像平面有轻微改变（倾斜、移位），也会造成测量结果异常，并可能导致误诊。

► X线/CT　由于超声使用广泛，目前X线检查在9个月以下婴儿中仅用于特殊情况，如鉴别诊断不清或完成髋关节发育不良的治疗。

3~6个月时，髋关节骨化中心的发育程度足以确诊骨化发育异常。诊断可以通过测量髋臼杯的几何形状和髋臼内股骨头骨化中心得出（图9.3）。随着髋臼杯的骨化，臼顶角度会逐渐变小。随着髋关节发育异常的程度逐渐加重，股骨头骨性顶会退化，髋臼倾角变得陡峭，最终股骨头发生移位/半脱位（图9.4，9.5）。随着慢性脱位的发生，在股骨头毗邻髋臼和/或髂骨外侧缘处会出现继发性假髋臼。

► MRI　MRI的适应证包括保守治疗失败和制订手术计划。髋关节复位失败的原因包括髋臼顶边缘移位进入关节（倒置缘），部分关节囊和脂肪组织陷入关节内，MRI对此的显示效果优于超声（图9.6）。另一个适应证是在强力复位后疑有股骨头坏死。

9.3　先天性足部畸形

新生儿和婴儿的足的发育有特征性的形式：因为脂肪垫的填充，直到儿童早期足弓都是扁平的。轻度的足跟畸形和前足外旋多是暂时性的。站立位负重后会出现马蹄外翻足（外翻平足），多在七八岁时自行纠正。

先天性足部畸形必须与生理性和年龄相关性的足部改变相区别。从病因学角度来说，先天性

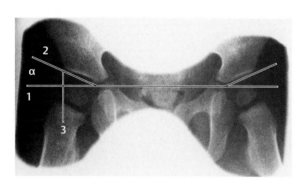

图9.3　髋臼顶角的测量。1. Hilgenreiner线；2. 髋臼顶线；3. Ombredanne垂线。α = 髋臼角

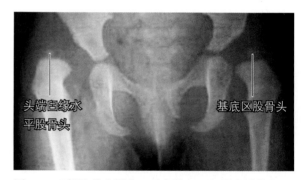

图9.4　双侧髋关节脱位，垂直髋臼、股骨头脱位和股骨头移位，位于Ombredanne线外侧

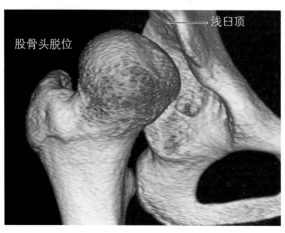

图9.5　髋关节发育不良。CT扫描三维重建

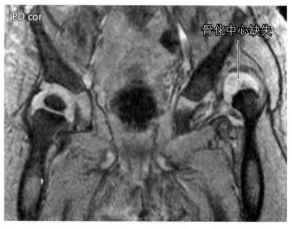

图9.6　左侧髋关节发育不良并脱位。左侧股骨头的发育落后于正常的右侧

畸形家族发病频率高，或与潜在的神经性、肌肉性因素有关（如脊髓脊膜膨出，脑卒中，关节挛缩）。

为了达到最佳效果，早期治疗至关重要，因为婴儿足部可塑性极强，但足部的骨化和固定在2岁内快速进展。

马蹄内翻足　这是一种足部的复杂畸形，不能被动纠正，由四部分组成：

- 马蹄足，垂直跟骨，跟腱缩短。
- 足内翻（足跟位置各异）。
- 跖骨内收畸形（镰形足），中足内翻。
- 高弓足。

马蹄内翻足是常见的先天性骨骼畸形，仅次于先天性髋关节发育异常，在新生儿中发病率为0.1%。可为单侧或双侧，常伴其他畸形，尤其是先天性髋关节发育异常。

跖骨内收畸形（镰形足）　是一种内收畸形，前足相对于后足呈内收或内翻状态。

扁平足（垂直跟骨）　这种畸形包括距骨变得垂直，舟状骨在距骨上脱位（不要与弹性扁平足和生理性马蹄外翻足相混淆）。

弓形足　这是一种足纵弓变深的畸形，同时跖骨变得更加垂直，尤其是第一趾列。

跟足畸形　指足背屈时足背对线不良。先天性跟足畸形应与常见的新生儿无害的、可恢复正常的足部畸形相鉴别。

马蹄足　指因跟腱紧张而使足固定于跖屈位。

▶ **X线**　用于在背跖位和侧位影像上评估跗骨轴（图9.7，9.8）。

▶ **CT/MRI**　跗骨在初生时和小婴儿期为软骨，此时应就治疗做出决定。最初，跟骨、距骨和骰骨有小的骨化中心，此时MRI可在三个不同平面上显示对线不良。

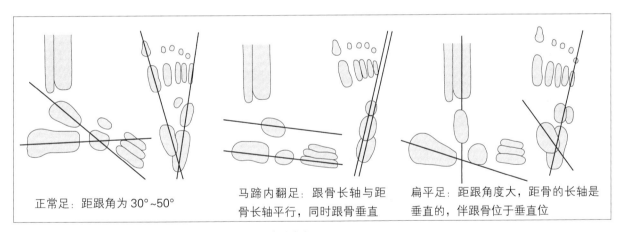

正常足：距跟角为30°~50°

马蹄内翻足：跟骨长轴与距骨长轴平行，同时跟骨垂直

扁平足：距跟角度大，距骨的长轴是垂直的，伴跟骨位于垂直位

图9.7　正常足部、马蹄内翻足、扁平足的X线影像诊断标准

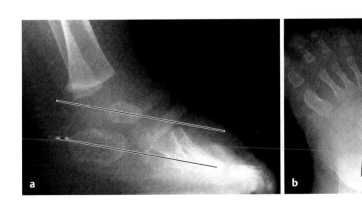

图9.8　马蹄内翻足。a.在侧位处，距骨与跟骨长轴平行；b.在背跖位片上，距骨长轴与跟骨长轴也平行

随着足部骨的逐渐骨化，CT 扫描三维重建可以立体显示足部畸形。

9.4　髌股关节发育不良

在外伤领域，髌骨外侧脱位是一种常见的成像适应证，因为髌骨发育不良是髌股不稳定的高危因素。

▶ 病理学　髌骨发育不良是髌股关节面中部发育不良，伴明显的不对称（"猎人帽"）或者变宽（"鹅卵石样"）。Wiberg 变异（1~3 型）不被认为是发育不良。滑车沟内软骨的一致性而不是单独的髌骨形状才是决定性因素。在髌骨对线不良的情况下，一致性会丧失；在髌骨错位的情况下，髌骨相对滑车沟处于错误的位置。除了严重外侧压迫综合征（ELPS），这也是造成髌股不稳并可能发生脱位的高危因素。主要危险因素包括高位髌骨、异常的髌骨倾斜（水平面上髌骨异常倾斜）、滑车发育不良，以及异常的胫骨结节外移。

▶ X 线　包括膝关节正、侧位片，以及膝关节屈曲 30° 的落日位片。目前已不再使用屈曲 30°、60°、90° 的系列片。

垂直对线不良（发育不良）可以在侧位片上用各种指标进行区分，最常用的是 Insall-Salvati 指数（图 9.9），总的来说：

- Insall-Salvati 指数 < 0.8：高位髌骨。
- Insall-Salvati 指数介于 0.8~1.2：正常。
- Insall-Salvati 指数 > 1.2：低位髌骨。

有水平对线不良时应摄取轴位片，以确定髌股一致角和髌骨倾斜的程度，同时测量滑车沟角来评估滑车发育不良。

▶ CT/MRI　上述测量技术（如 Insall-Salvati 指数等）也适用于断层影像。由于通常累及年轻患者，故 MRI 是首选。成像范围应包括胫骨结节。

除了滑车沟角，滑车深度也经常被用来评价

滑车发育不良（3 mm 或更小为病理性的，于距股胫关节 3 cm 处测量）。一个在 X 线影像上无法测量的重要参数是 TT-TG 距离（胫骨粗隆 – 滑车沟距离），即股骨滑车关节最深处与胫骨结节最前方的距离，垂直于股骨髁线。如数值大于 20 mm，提示髌骨不稳；数值在 15~20 mm 之间，是灰色地带。

警示

不正常的 TT-TG 距离测定也见于旋转对线不良。

除了测定静态髌骨错位的参数外，也应进行 MRI 动态成像检查，但这只在屈曲 0°~30° 的情况下有效。根据 McNally 法（见章节 9.4），在屈曲 20°~0° 的情况下伸展会出现阻力。确定髌骨中部相对于滑车的位置并与对侧相比较，同时对外移程度进行评估。

此外，动态检查也可发现没有外移的髌骨倾斜，被称为 ELPS（见章节 9.4）。此类患者也可见 Hoffa 脂垫上外侧水肿。

▶ 重要发现　对于髌骨脱位或膝前疼痛患

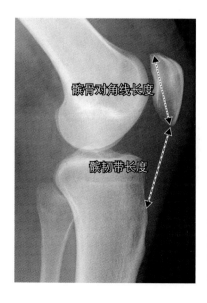

图 9.9　Insall-Salvati 指数测量（髌骨的对角线长度与髌韧带长度的比率）。参数正常

者，可能发现的危险因素包括高位髌骨、髌骨异常倾斜、滑车发育不良、胫骨结节异常外移，从而有针对性地制订治疗方案。然而，近来的发现提示，不应高估上述测量技术的可靠性和可信度。MRI 动态成像可提供更多信息。

9.5 脊柱侧弯和脊柱后凸

9.5.1 脊柱后凸

脊柱后凸是脊柱曲线向背侧凸起。正常的胸椎轻度后凸是生理性的，颈 / 腰椎后凸或胸椎后凸加剧则是病理性的。后凸的程度可以通过各种测量技术进行评估（图 7.32）。除了 Scheuermann 病，其他导致脊柱病理性后凸的原因包括外伤、骨质疏松、炎症后椎体楔变。

9.5.2 脊柱侧凸

脊柱侧凸是脊柱在额状面的固定轴向外侧偏差，并伴随椎体的额外旋转（旋转性脊柱侧凸）。

特发性脊柱侧凸可进一步细分为婴儿型、少儿型以及青少年型，必须与其他断发性原因（如脊髓损伤，风湿性疾病，感染）引起的脊柱侧凸相区分。

脊柱侧凸通过临床和影像学进行评估（使用 Nash 和 Moe 技术评估 Cobb 角和椎体旋转）。

9.6 先天性骨骼发育障碍

很多先天性疾病影响骨骼生长发育。

应区分骨骼发育不良（或称骨软骨发育异常）与骨发育障碍，前者代表了一系列可导致侏儒症的骨软骨发育异常性疾病，后者可造成单骨（单独或组合）的发育异常。然而，侏儒症在后者中非常罕见。

▶ 病理学　骨骼发育异常的分类基于 1986 年的"巴黎命名法"，此后经过多次修订，最近一次修订在 1997 年。目前已知的骨骼发育异常疾病数目巨大，并且在过去 20 年中持续增加，这在很大程度上归功于在分子生物学领域取得的巨大进步。新疾病的发现总会为鉴别不同的骨发育异常疾病带来新的见解。例如，相同的遗传突变导致的骨骼发育异常可有完全不同的临床和影像学表现。

较早的分类基于影像学标准和患病年龄，新分类则强调了病因学方面，病因差异对于基于影像结果的诊断几乎没有帮助。然而，通过详细、具体的诊断，能够向父母提供遗传咨询以及预后信息是非常重要的。为此，常规的影像学检查作为基本诊断工具，仍可用于确认骨骼发育异常及其最可能的家族或亚群。

本书不提供骨骼发育异常的个体展示，但提供了专业文献供参考。下文将提供五步诊断途径以帮助进行影像形态学分类。

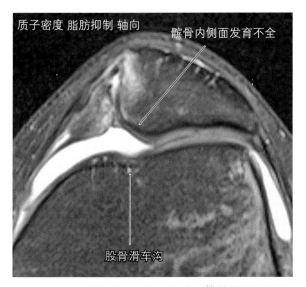

图 9.10　髌骨脱位外观。复发性脱臼伴髌骨发育异常，Hunter 帽畸形和股骨滑车发育不良的病史

9.6.1 骨骼发育不良分类的诊断途径

第一步：病理性影像学诊断分析

适当的影像学检查对于系统鉴别骨骼改变是必要的，应至少包括：

• 手的后前位片。

• 骨盆前后位片。

• 腰椎和骶骨的前后位及侧位片。

• 新生儿、婴儿以及在死胎的情况下的骨骼的全身检查（"婴儿图"）。

• 胸部前后位片（肋骨技术）。

可以考虑：

• 颅骨侧位片。

长管状骨

长度和比例：除了马方综合征和同型胱氨酸尿症外，四肢骨长度通常减少。不成比例的肢体生长可以导致肢根部（肱骨或股骨；图 9.11）、肢中部（尺骨、桡骨或胫骨、腓骨；图 9.12）或肢端部（手或足；图 9.13）的肢体短缩（短肢）。单独存在的肢体短缩非常罕见，并且被认为是外周骨发育不良的结果。肢端部肢体短缩通常与侏儒症有关。

骨骺、干骺端以及骨干生长区：骨骺和干骺端的骨骼生长必须视为一体，总是会同时受累。然而，仍然有部分骨骼发育不良对骨骺的影响要大于干骺端，尽管干骺端骨生长发育障碍非常突出。

骺软骨生长障碍：骨化中心小而不规则，碎片化。骺软骨内可发生钙化（图 9.14，9.15）。

干骺端生长障碍：干骺区表现为细长、加宽、杯状及不规则影（图 9.16，9.14）。

骨干生长障碍可表现为多种形式：

• 骨骼呈细管状且骨质变薄，通常由神经肌肉疾病导致。

• 骨末端缩短增粗伴随皮质骨增厚，髓腔变窄（图 9.17）。

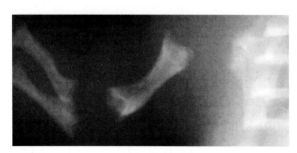

图 9.11 肢根端及肢中端侏儒症，伴随肱骨与前臂增粗、缩短，如致死性发育不良

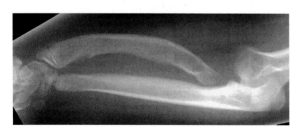

图 9.12 肢体中段不成比例缩短伴随前臂缩短及桡骨弯曲，如软骨骨生成障碍

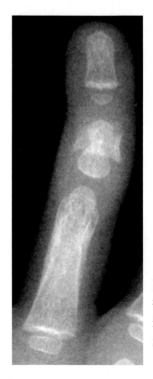

图 9.13 显著的锥形骨骺和袖带状（"翼状"）骨干造成的中指指骨缩短，如天使形指骨骺发育不良（ASPED）

脊柱

常见的骨骼发育不良也伴有脊柱的相应改变。应对以下脊椎特征进行评估：

- 椎体及神经弓的形状。
- 扁平椎（图 9.18）。
- 喙状前缘。
- 桶状椎骨。
- 椎体后间隙凹陷。

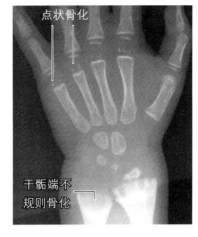

图 9.14　掌骨骨骺点状骨化，短小，边缘不规则和胫骨骨骺骨化，干骺端骨化严重受损

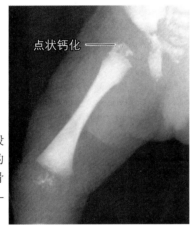

图 9.15　骺软骨、关节囊近端以及股骨远端骨骺关节囊的点状钙化如骺软骨发育不全（Conradi–Hünermann 型）

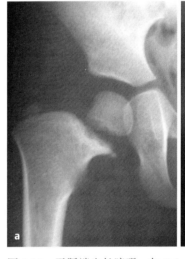
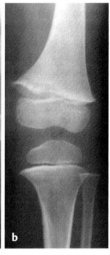

图 9.16　干骺端生长障碍，如 Schmid 型干骺端软骨发育不全

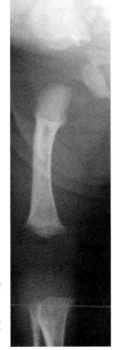

图 9.17　股骨缩短增宽并伴随皮质增宽、髓腔狭窄，如软骨发育不全

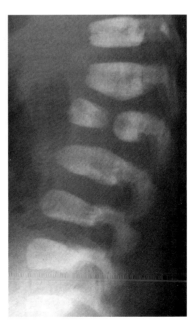

图 9.18　L2 椎体冠状裂伴椎体扁平并呈轻度卵圆形，如 Kniest 发育不良

• 椎管间距缩短，伴相应椎管狭窄（图 9.20）。

• 椎体裂开，形成半椎体式块状、蝴蝶状椎体（图 9.18）。

• 脊柱后侧凸（骨骼发育异常中的一种常见表型）。

骨盆

部分骨骼发育不良在骨盆会有特殊表现。目前发现髂骨具有两种形态特征：1 型为粗短的方形髂骨（图 9.21），2 型伴随髋臼顶端变窄并呈锥形（图 9.22）。除了这些特征形式，髋臼顶角

和髂骨角的测量也具有诊断价值（图 9.23）。

由于骨化延迟，在多种类型的骨骼发育不良中均可发现在出生后第一年耻骨联合较宽，这在颅锁骨发育不全中很常见。

手

必须对手部各骨的数量、长度和形态进行分析：

• 手指数量的变化，多指或少指。

• 在先天性疾病中可发现所有指骨缩短，单排指骨缩短或单个指骨缩短。第四和第五掌骨的

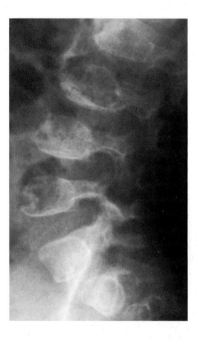

图 9.19　由于在 L2 和 L3 处的前上方骨化缺陷，卵圆形椎体前缘呈喙状，矿化减少，如 I 型神经节苷脂病

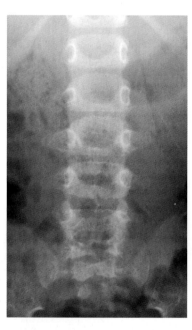

图 9.20　椎弓根间距逐渐缩小，如软骨发育不全

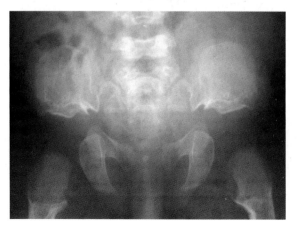

图 9.21　I 型骨盆，短而扁的髂骨翼，如软骨发育不全

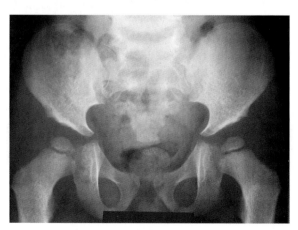

图 9.22　II 型骨盆，臼顶狭窄，呈锥形（髂骨翼形似米老鼠耳朵）

单独缩短可导致掌骨阳性征象（图9.24）。

• 融合常见。并指（synlactyly）指的是邻指（膜性或骨性）融合；指间关节粘连（symphalangy）为同一序列的相邻的两块指骨的融合（图9.25）。同排腕骨的骨性结合被认为是正常变异，而两排腕骨的融合则提示存在某种综合征。

• 指骨和腕骨的形态异常，如锥形骨骺、指骨或掌骨的扩大、变窄，以及腕骨不规则，都可能是重要的诊断线索（图9.26，9.27）。

第二步：骨畸形影像学征象出现的年龄

了解患者骨畸形的影像学征象出现的时间与年龄也是诊断的关键。大量骨发育畸形出现在婴儿期。目前可区分致命性的早期骨骼发育不良（如软骨成长不全、致死性侏儒症），以及常见非致死性发育不良，如软骨发育不全（表9.2）。另一组发育异常在出生后一年内可出现临床征象。

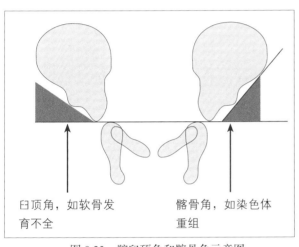

图9.23 髋臼顶角和髂骨角示意图

臼顶角，如软骨发育不全

髂骨角，如染色体重组

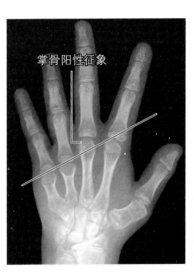

掌骨阳性征象

图9.24 第三、第四掌骨缩短，如Albright型遗传性营养不良

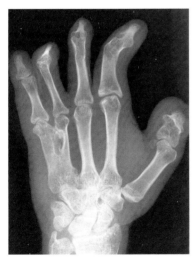

图9.25 第四及第五掌骨并指，第二及第四掌骨末节指骨与中节指骨融合，如Apert综合征

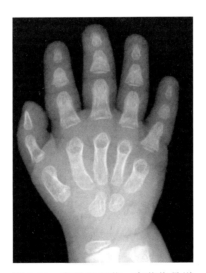

图9.26 掌骨和近节、中节指骨增粗、缩短、变宽，第二至第四掌骨和近端指骨的锥形骨骺，如软骨发育不全

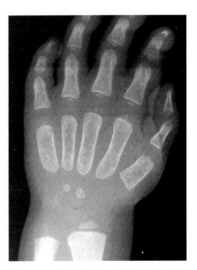

图9.27 掌骨缩短、增粗，但骨干并无缩窄。近节与中节指骨缩短、增粗，掌骨近端变窄，如Ⅱ型黏多糖蓄积症

发生在婴儿期的骨骼发育不良的骨改变可能随时间而消失。因此，软骨发育不良（Conradi–Hünermann型）的特征性骨骺和关节周围的点状钙化通常只能在婴儿期诊断（图9.15），随着时间推移，点状钙化逐渐恢复，任何残留的非对称性发育障碍均为非特异性的，无助于最终诊断。

第三步：骨分布模式及其所致的骨异常的分析

单纯骨异常通常需排除骨发育不良的存在。两个或多个变异有助于诊断特定的骨发育不良。骨分布及骨异常的分析，有助于对其进行分类。在这些分类中，仍可根据部位进行进一步分类。例如，对于Schmid型的干骺端发育不良，股骨近端干骺端比远端改变更明显（图9.16）。

第四步：骨密度与骨折风险的分析

疑有骨发育不良时，分析骨密度有助于区分骨丢失性发育障碍（骨量减少）和骨量增多性发育障碍（骨硬化）。骨密度改变可导致骨功能异常，如在轻微损伤后更易发生骨折。成骨不全是骨密度降低性发育不良的一个例子（图9.28，9.29），而骨硬化症为骨密度增多性发育异常中的一类（Albers–Schönberg病，图9.30）。

第五步：整合影像学与临床征象

骨发育异常很少仅限于骨，常存在其他器官系统的相关异常，如皮肤、心脏、腹部器官或中枢神经系统，可能导致其他非骨骼系统的并发症（表9.1）。

将影像学异常与临床发现相结合通常是诊断的关键，可以参考相关文献、表格和目录，存有关键性的影像及临床数据的网络数据库也可用以辅助诊断。

表9.1　骨发育异常早期并发症

骨骼系统	骨骼系统外
· 寰枕不稳	· 眼科并发症（近视，视网膜分离等）
· 脊椎管狭窄	
· 脊柱侧凸	· 失聪
· 错位	· 神经功能障碍（脑积水，脊髓压迫）
· 挛缩	
· 骨折	· 肾病
· 肢端不对称	· 消化不良
· 足部畸形	· 免疫功能缺陷
	· 肺部并发症

9.6.2　常见的新生儿骨骼发育不良

多数骨发育异常在临床上很少遇到，表9.2提供了十大常见的骨发育不良及其在新生儿中的表现，约占所有骨骼发育异常的80%。

表9.2　十大常见新生骨发育不良表现

骨发育不良	致死性	部分亚型呈现致死性	非致死性	发生率/10 000（出生）
成骨不全		+		3.64
软骨发育不全			+	2.77
致死性发育不全	+			1.68
点状软骨发育不良		+		0.78
Jeune综合征		+		0.51
广泛性先天发育不良		+		0.47
畸形发育不良			+	0.37
脊柱后凸发育异常			+	0.35
软骨成长不全	+		+	0.31
颅锁骨发育不全综合征		+		0.31

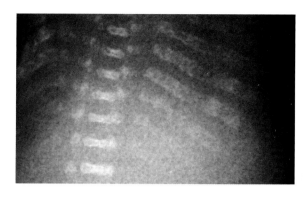

图 9.28　Ⅱ c 型成骨不全（致死）。
椎体压缩骨折伴弥漫性肋骨骨折

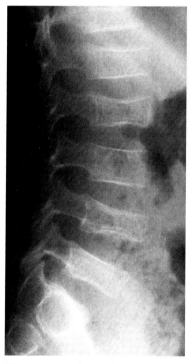

图 9.29　Ⅲ型成骨不全(非致死性)。
扁平椎体伴随骨量减少

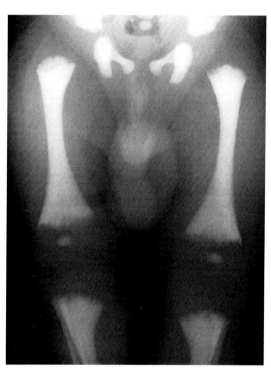

图 9.30　婴儿骨硬化症。对称性骨密度增加，干骺
区不规则骨化

10 风湿性疾病

10.1 概述

10.1.1 常见病理性骨折

风湿性疾病尽管可能累及任何器官，但主要影响肌肉骨骼系统。

目前，很多的疾病被归入"风湿病"的范畴但临床表现又不尽相同，造成了不同程度的诊断与治疗挑战。WHO 将"风湿病"定义为：发生在运动系统的疾病，几乎总是伴有疼痛，通常也与运动限制相关。

WHO 定义的四类主要的风湿性疾病包括：①炎性风湿病；②退变性关节和脊柱疾病；③软组织风湿性疾病；④有风湿症状的代谢类疾病。

这种广泛的风湿性疾病分类部分基于各种疾病的诱因，部分基于不同的器官、系统。

根据这种分类方案，本章主要介绍风湿性疾病及其相关的临床特征和成像结果，包括炎性和退变性关节病，以及脊柱和晶体诱导相关的改变。骨质疏松通常归于"风湿病"的范畴，但为了让大家更好地理解，已于前单独进行了介绍。

10.1.2 外周关节的影像学特征及其在鉴别诊断中的作用

为了尽量减少重复，下文将给出最典型的影像学特征，并对鉴别诊断进行简要讨论。

软组织肿胀

对于软组织肿胀，多通过组织轮廓的变化和脂肪的位移或损失来判断。

- 活动性关节炎的特征为明显的梭形软组织肿胀（图 10.1）。此肿胀在关节炎发生后几天逐渐明显，因此是唯一的"早期"影像学标志；通常影响手，在部分患者中也可影响前足。

- 骨关节炎的软组织肿胀不太明显，并且通常是不对称的，在指（趾）可表现为坚硬的结节。在急性炎症加重期（称为"侵蚀性"骨关节炎，见章节 10.2），表现为"关节炎"性软组织肿胀。

- 在关节软组织炎症（滑囊炎，腱鞘炎，筋膜炎，脓肿，感染）中，软组织肿胀甚至更不对称。

> **提示**
>
> 滑膜炎：即关节和肌腱滑膜的炎症，为非特异性的，在风湿病、骨关节炎、感染以及创伤后最常见。
>
> 血管翳：在风湿性疾病中，该术语等同于滑膜炎，尽管它真正指的是慢性纤维血管组织。目前已不再使用。
>
> 积液：积液是滑膜炎相关的非特异性现象。

关节旁骨矿密度降低

随病变发展，逐渐出现关节旁、异质、斑块状甚至带状的去矿化；松质骨失去"锐度"；骨小梁数量减少，孤立的骨小梁持续存在，因此看起来更加突出（图 10.2）。

- 存在关节炎时，还被称为"侧支现象"，是关节炎触发了骨吸收过程（通过神经循环反射，增加灌注并激活破骨细胞）造成的。最初，其与关节炎诱导的直接骨破坏无关，此类关节炎直到发病后几周才会变得明显。此种侧支现象仅见于急性炎性期，并且是完全可逆的。

- 在形态学上，失用性骨质疏松与长期关节炎（疼痛相关性固定）或创伤相关的去矿化无法区分。

- CRPS 型骨质疏松（复杂性局部疼痛综合征，Sudeck 营养不良）与软组织肿胀一样，是一种弥漫性现象，并不局限于关节，通常累及单个肢体的多块骨。

- 自限性 / 一过性骨质疏松症仅涉及单块骨（最常见的是股骨近端）和单个关节。

- 在骨关节炎中，未发现关节旁骨矿物质密度的降低。然而，骨关节炎和弥漫性老年性 / 失用性骨质疏松相关。

软骨下骨板骨丢失

软骨下骨板骨丢失（图 10.3，10.4）先于骨侵蚀，被认为是关节炎的第一直接征象。原因可能是失用去矿化（作为附带现象的一部分）或继发于脓液形成、滑膜炎。

- 软骨下骨板缺失是关节炎的特殊征象，在关节轮廓的其他部分保持正常（"部分"损失）的情况下尤其如此。

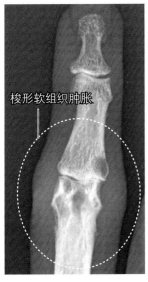

梭形软组织肿胀

图 10.1　类风湿性关节炎累及近端指间关节

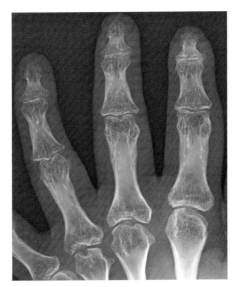

图 10.2　青少年慢性多发性关节炎。关节旁以及不明显的弥漫性骨质减少。此患者年龄为 30 岁

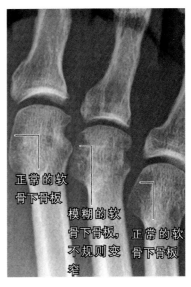

正常的软骨下骨板

模糊的软骨下骨板，不规则变窄

正常的软骨下骨板

图 10.3　类风湿性关节炎患者，关节侵蚀部位的软骨下骨板部分丢失

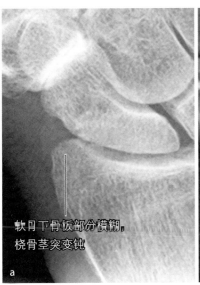

软骨下骨板部分模糊，桡骨茎突变钝

a

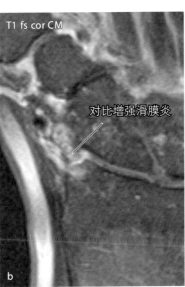

T1 fs cor CM

对比增强滑膜炎

b

图 10.4　类风湿性关节炎。a. 桡骨茎突皮质骨边缘部分丢失；b. MRI 显示桡骨茎突滑膜炎与相关停蚀过程。MRI 证实骨板丢失常由侵蚀引起，并且在标准影像学检查中无法发现。RSP，桡骨茎突

• 在骨关节炎中，只有在存在更显著破坏的情况下才能观察到软骨下骨板的缺失。

• 系统性去矿化（如在甲状旁腺机能亢进、佝偻病、骨软化等病中）与整个软骨下骨板的破坏有关。

• 与关节炎一样，一过性骨质疏松（瞬时性骨髓水肿）会出现骨板丢失（如关节炎）。此发现通常局限于单关节，关节间隙不变窄。

侵蚀

侵蚀是累及骨的关节部分的局灶性骨缺损。在外形上看，它是一个缺陷；但深入观察后，它看起来像一个圆形透明影，形似囊肿。根据疾病的进程，侵蚀边界可为模糊、明显或甚至硬化（图10.5）。在关节炎中，侵蚀开始于"裸露区域"，即未被关节软骨覆盖的关节囊中骨。在关节外部，炎性腱鞘炎可能导致邻近骨表面的缺陷，提示滑膜起源疾病的相对特异性。

• 在骨关节炎中，在最大负荷位点可见"负荷性腐蚀"；与关节破坏相关的异常负荷，可诱导骨吸收及随后的"囊肿形成"。

• 与痛风相关的侵蚀和骨破坏常位于"关节旁"，即与关节有一定的距离。侵蚀与骨破坏范围可相当大。痛风导致的侵蚀通常但不总是由硬化缘来确定。

• 邻近肿瘤引起的破坏通常表现为单独的、广泛的骨缺损或侵蚀，而没有任何其他关节改变。

软骨下溶骨性病变（Geodes，"信号囊肿"）

这些是骨末端关节区域的圆形（部分融合）骨缺损（图10.6）。在关节炎情况下，这些也称为"信号囊肿"。

• 在类风湿性关节炎中，它们很少大于1 cm。边缘硬化仅在治疗或自发愈合后出现。这一发现必须与其他影像学检查结果结合，才能将软骨下囊肿作为关节炎的直接征象。

• 与骨性关节炎相关的软骨下囊肿（"碎屑性囊肿"）通常是多发性的，通常见于主要负荷位点，直径可能大于1 cm，边缘通常硬化。

• 骨内痛风石的特征表现多样：可单独看到凿状缺损，也可同时看到纵向卵形溶骨区域，并表现为分隔状或小梁样分布。

• 在色素性结节性滑膜炎（PVNS）中，溶骨区域见于关节边缘，并且几乎总有硬化缘，但未见关节间隙狭窄和关节旁骨质疏松（见章节4.6.5）。

• 与关节间隙的连接是骨内腱鞘囊肿存在的佐证，尽管常不能观察到（见章节4.6.3）。

关节间隙狭窄

关节间隙狭窄提示存在软骨退变（图10.7）。

• 关节炎的关节间隙狭窄通常是对称的，涉及整个关节腔或其大部分。

• 不对称的关节间隙狭窄，特别是主要的承重区域，是骨关节炎的特征。

• 关节间隙变窄也可见于CPPD（焦磷酸钙沉积病），可以看到相关软骨钙化（软骨钙化），有助于得出正确诊断。

软骨下硬化

软骨下骨硬化为反应性骨硬化。

• 软骨下骨硬化在活动性关节炎中不常见，但在慢性关节炎的修复期和药物治疗后，以及继发性骨关节炎可见。

• 软骨下硬化是骨关节炎的特征性征象（见章节10.2）。

关节周围骨膜反应

骨膜反应发生在干骺区，但也可以延伸到骨干，特别是在小的管状骨。

• 骨膜新骨形成通常与脊柱关节炎（如牛皮癣性关节炎）相关。

• 片状骨膜反应（图10.8）见于急性关节炎活动期，但也可在愈合后持续存在。

• 慢性炎性关节病倾向于形成静止的（有时是动态变化的）骨膜反应（图10.9，10.10）。

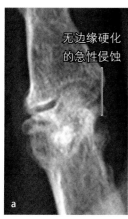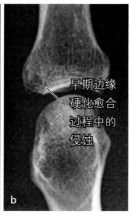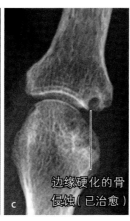

无边缘硬化的急性侵蚀

早期边缘硬化愈合过程中的侵蚀

边缘硬化的骨侵蚀（已治愈）

图 10.5 随时间进展的骨侵蚀影像学征象。a. 痛风性关节炎合并骨性关节炎患者新发生的骨侵蚀；b. 类风湿性关节炎患者愈合过程中的侵蚀；c. 银屑病关节病患者的骨侵蚀（已治愈）

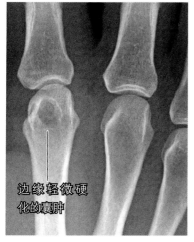

边缘轻微硬化的囊肿

图 10.6 类风湿性关节炎患者中的信号囊肿

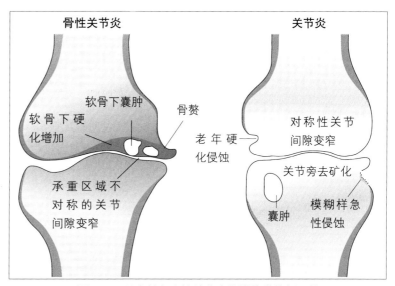

图 10.7 退变性与炎性关节病的影像学特征比较

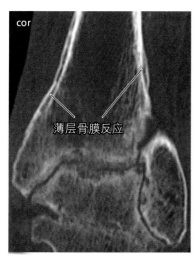

薄层骨膜反应

图 10.8 骨关节炎患者的骨膜反应。虽然呈薄层样改变，但其厚度可提示慢性病程的进展

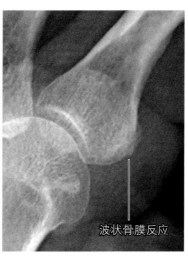

波状骨膜反应

图 10.9 银屑病关节病患者的骨膜反应

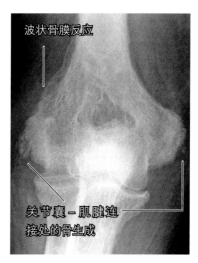

波状骨膜反应

关节囊 - 肌腱连接处的骨生成

图 10.10 牛皮癣患者的反应性骨形成和骨膜反应

▶ **鉴别诊断** 应与骨关节炎、创伤后改变、肿瘤、血液病、血管炎和慢性静脉功能不全等相鉴别。

反应性骨形成

反应性骨形成可产生骨赘，即骨突起和肌腱连接处的骨化，其形状和分布通常可为鉴别诊断提供线索。部分关节炎，如银屑病性关节炎，易于在关节囊和肌腱连接处形成骨质增生，特点为模糊、"棉絮状"边缘以及轻微的放射不透明性。

• 骨肉瘤表现为典型的骨关节炎，通常发生在软骨与骨的边缘（见章节10.2），并且皮质变薄。

• "结节"是在关节囊止点处或在手指与脚趾附近关节外的小的骨增生（图10.11，10.12a），是典型的银屑病关节炎表现，也可见于罕见的Reiter综合征。

• 在纤维骨形成期间，通常在脊柱关节炎中发现关节囊、肌腱以及韧带有不规则的侵入性骨化（图10.10，10.12b），但从未见于类风湿性关节炎。

残缺（严重破坏和残疾）与关节强直

侵蚀可导致肢体残缺，甚至纤维性或骨性桥接的关节强直。

• 部分关节炎倾向于在非常早期致残（如银屑病性关节炎，图10.13）。其他情况下，肢体残疾与强直性疾病通常是疾病晚期的标志（图10.14）

• 在骨关节炎中，强直性疾病仅在病程晚期才出现，主要在骶髂关节。关节强直也是脊柱关节炎和慢性青少年关节炎的特征。

10.1.3 脊柱与骶髂关节的影像学特征及其鉴别诊断

椎骨骨赘

椎骨骨赘通常见于退变椎间盘的边缘（图

10.15）。

• 近端骨赘与边缘性骨赘的区别在于前者最初位于距椎间盘几毫米的前纵韧带止点处，随后向上或下方弯曲；后者则会继续水平生长并进入上、下终板。

• 相邻椎骨的骨赘可融合，从而在运动节段内形成骨桥。

• 突出的骨赘主要见于DISH（弥漫性特发性骨肥厚，见章节10.4），表现为脊柱强直。

韧带骨赘

韧带骨赘指由各种形式的脊柱关节炎（见章节10.6）相关的渐进性炎症过程引起纤维环外周纤维骨化。最初，韧带骨赘沿椎间盘外周纵向快速增长，后期则曲度变大（图10.16）。韧带骨赘逐渐增厚并包裹前纵韧带，最终导致脊柱呈竹节样改变（竹节样脊柱）（图10.17）。

警示

有时，韧带骨赘分布不对称、较厚且不完全垂直，呈弯曲或逗点样，并且与椎体的边缘分离，通常被称为"无边界"韧带骨赘（图10.18）。此类型常见于牛皮癣或反应性关节炎。

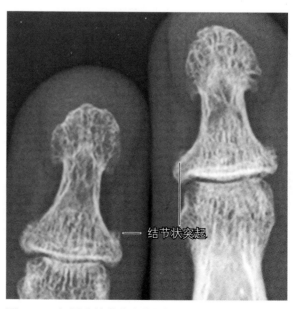

—— 结节状突起

图10.11 银屑病性关节炎的骨性突起

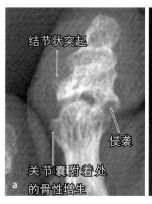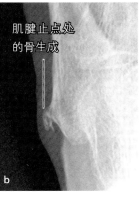

结节状突起

肌腱止点处
的骨生成

侵袭

关节囊附着处
的骨性增生

a b

图 10.12 银屑性骨关节病。a.第四趾远端趾间关节的
骨质变化；b.在腓骨短肌腱插入第五跖骨基部处的骨
形成

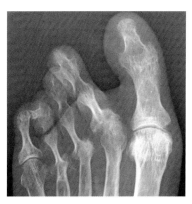

图 10.13 银屑性关节病会有第二至
第四趾跖趾关节变形，近端趾间关
节和姆趾的趾间关节强直

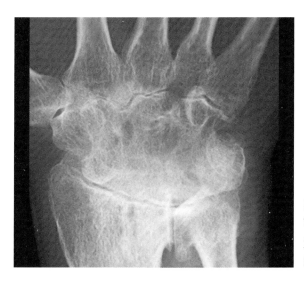

图 10.14 腕骨强直
可导致腕骨融合，
为类风湿性关节炎
的晚期征象

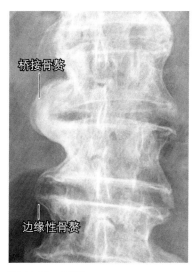

桥接骨赘

边缘性骨赘

图 10.15 骨赘

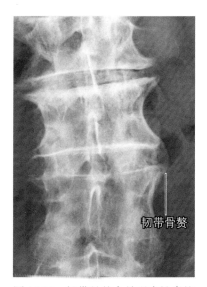

韧带骨赘

图 10.16 韧带骨赘合并强直性脊柱
炎，除小骨赘外的其他发现

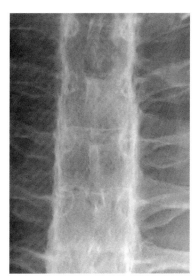

图 10.17 强直性脊柱炎（竹节样
改变）

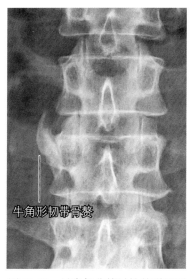

牛角形韧带骨赘

图 10.18 异常但非特异性的明显不
对称的无边界性韧带骨赘。该患者有
银屑病性脊柱关节病病史

Schmorl 结节

Schmorl 结节是椎间盘组织穿透终板进入椎体松质骨形成的结节样改变。陈旧的 Schmorl 结节通常有显著的硬化缘（图 10.19，10.20）。

• 在 Scheuermann 病（见章节 7.4.1）中，这些疝常见于胸椎，多位于椎体前三分之一。如果这种骨内疝出现在生长期的脊柱中，则可能出现相对终板的代偿性增生（Edgren-Vaino 征，图 10.21，10.22）。

• 必须区分 Schmorl 结节与脊柱终板的正常变异，后者并没有任何临床意义，仅代表部分脊索残留物。此类结节常位于椎体后三分之一处，通常在两个相对的终板内，并且在胸腰交界处的几个节段上呈线性关系（图 10.21）。

• 与之相似，下腰段终板受到的旁正中的广泛性压迫更靠后，在前后位会出现"丘比特弓"征，但没有任何临床意义（图 10.23）。

真空现象

有时，负压可迫使氮气从椎间盘中释放出来（图 10.24）。

• 这种真空现象也可见于骨质疏松性骨折，尤其是延迟愈合时。此发现不支持病理性骨折是由潜在肿瘤引起的。

• 小关节关节面处的气体蓄积是椎间盘退变的标志，如骶髂关节。

Baastrup 征

这种疼痛常由腰椎过度前凸所致的棘突接触引起，会因椎间盘退变引起的椎体高度降低而变得更复杂。在接触区，可能导致硬化增加、囊肿以及新骨形成（图 10.25），偶可见椎间滑膜假关节或滑囊形成。

Romanus 病变（前脊柱炎）

指椎体的前界或后界的局灶性炎症，主要位于胸椎，可伴有脊柱关节炎，特别是强直性脊柱炎，也可能与局灶性骨质破坏有关（图 10.26）。由于其在 X 线片和 CT 上表现为典型的三角形，硬化出现较晚，可产生"闪亮角"征（图 10.27）。应当注意的是，术语"Romanus 病变"是在仅能获取 X 线片的年代时提出的，因此 Romanus 病变的典型特征在于存在硬化。然而，MRI 已经证实前脊柱炎可进一步进展，表现为这些部位的局灶性水肿高信号影，甚至无任何破坏迹象。随着时间的进展，炎症逐渐愈合并向脂肪转换（图 10.28，10.26）。有证据表明，超过 5 种脂性 Romanus 病变对于强直性脊柱炎是高度特异性的。

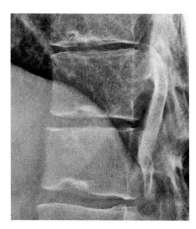

图 10.19 多节段下终板 Schmorl 结节。明显的硬化边缘提示慢性病程

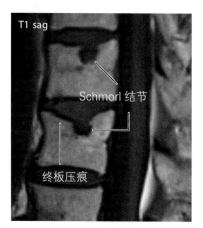

图 10.20 两个椎体间的 Schmorl 结节，下位椎体上终板的慢性压迫（终板硬化，无椎体水肿）

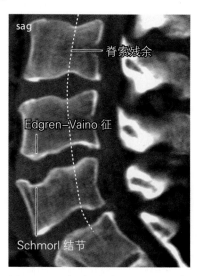

图 10.21 脊索残余。在 L4 椎体上终板中额外的 Schmorl 结节，同时有相对下终板的补偿性骨突出（Edgren-Vaino 征）

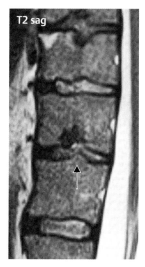

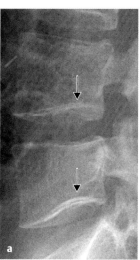

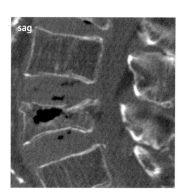

图 10.24 真空现象。多个椎间盘内可见气体、椎体压缩骨折及椎体间气体。此征象支持骨质疏松性骨折的诊断

图 10.22 多发 Schmorl 结节。病变前部以及 Edgren-Vaino 征（箭头示脊索残余）

图 10.23 "丘比特弓"征。a.终板后部广泛凹陷(箭头);b.冠状面上"丘比特弓"征明显

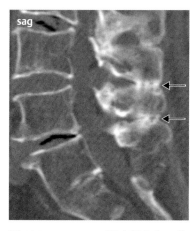

图 10.25 Baastrup 征（箭头），注意两个椎间盘间的真空现象

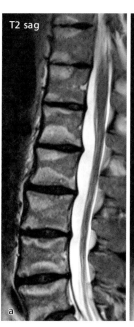

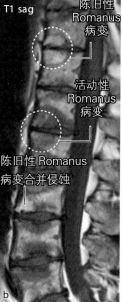

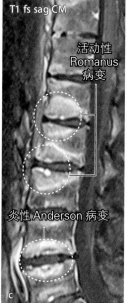

图 10.26 强直性脊柱炎。a.沿终板分布的多节段高信号变化；b.T1WI 可区分脂肪与水肿性炎性骨髓变化；c.急性炎性损伤，造影后强化

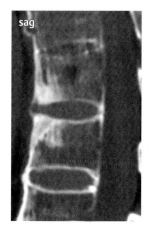

图 10.27 Romanus 病变。典型的炎症后三角形硬化（闪亮角征象）合并多层面韧带骨赘

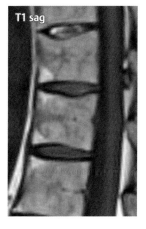

图 10.28 多发脂性 Romanus 病变，与多节段前段脊柱炎有关

Andersson 病变（炎症型）

此类炎性病变可导致脊柱关节炎，从而导致椎体和椎间盘交界处的软骨组织的破坏（图 10.26）。主要表现为中央区或者旁中央区的局限性破坏，而后这种破坏通常会被广泛的硬化区域包绕。

• 退变性骨软骨炎看起来都很相似，带状软骨下硬化是具有代表性的病理特征。

• 脊柱椎间盘炎一种仅有骨质破坏而无硬化，不常见。

Andersson 病变（非炎性假性关节炎型）

这是一种继发于椎间盘或椎体疲劳性损伤的假性关节增生性病变，而椎体后缘的受累往往会导致脊柱强直（如强直性脊柱炎晚期，图 10.29）。

然而，更常见的是脊柱急性骨折，即使是不明显的脊柱损伤，也会导致脊柱僵化向强直性脊柱炎发展。这种损伤好发于颈胸段和胸腰段交界处，几乎总是不稳定的，多同时累及三柱。这种情况并不是典型的 Adersson 病变。

椎体膨大与畸形

椎体膨大与畸形是变形性骨炎和脊柱血管瘤的典型表现（图 10.30，见章节 4.3.7），应与继发于椎体边缘炎性破坏和进行性脊柱关节炎骨质沉积的单纯方形椎和桶形椎畸形相鉴别（图 W10.1）。压缩骨折会使脊椎矢状径或横径增大，但通常也导致显著的高度丢失。

脊椎分节不全

脊椎分节不全是指两个或多个相邻脊椎的骨性融合，而部分脊椎分节不全通常以脊椎部分椎间盘融合的形式出现，如只通过小关节面的融合。

• 骨质沉积是获得性炎症反应和退变性脊椎分节不全在融合节段的典型表现（骨桥，图 10.31）。

• 先天性脊椎分节不全通常在融合水平上表现为锥形外观，无骨桥相关的表现（图 10.32，10.33）。

骶髂关节炎

骶髂关节炎（单侧或双侧；图 10.34，10.35）是脊椎关节炎主要的临床特征。存在有明显边缘破坏的单侧骶髂关节炎的证据时，在鉴别诊断中还应当考虑细菌感染（最初无硬化表现）。

骶髂关节炎的放射学影像应该包括以下特征：

• 软骨下皮质变薄。

• 侵蚀（在髂骨上方比在骶骨侧方更严重）。

• 继发于融合性侵蚀的关节间隙在发生不规则假性增宽前先出现狭窄。

• 软骨下不规则硬化。

• 骨性桥接和随后的骨性强直。

• 后期发生关节囊和韧带骨化。

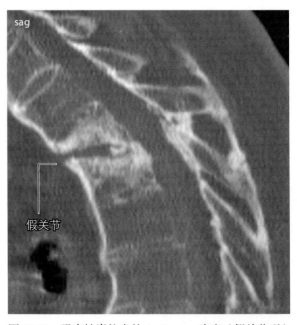

图 10.29　强直性脊柱炎的 Andersson 病变（假关节型）

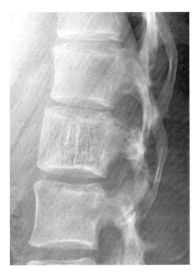

图 10.30 "脊柱血管瘤"的椎体增大。注意其前缘曲度丢失

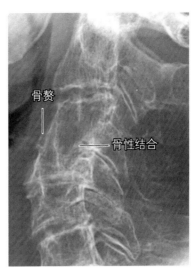

图 10.31 获得性、退变性脊椎分节不全，虽然其与炎症后的强直性病变无法区分，但是该患者从不知道曾患局部或全身性炎性疾病

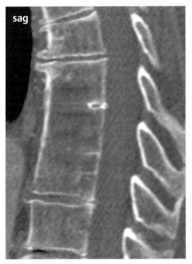

图 10.32 三块脊椎和两个椎间盘融合的先天性脊椎分节不全。应注意，由于脊椎分节不全导致的相邻节段所受运动和应力增加，从而引起了上、下相邻节段退变

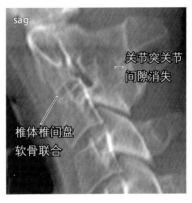

图 10.33 先天性不完全脊椎分节不全的小关节融合。由 CT 数据收集得到的薄层 MPR 影像

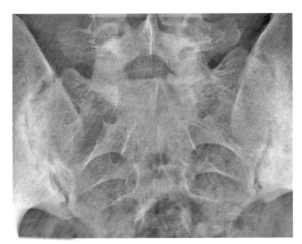

图 10.34 骶髂关节炎。骶髂关节多发性畸形，包括不规则软骨硬化、破坏和骨桥区域，在关节下三分之一的最为明显

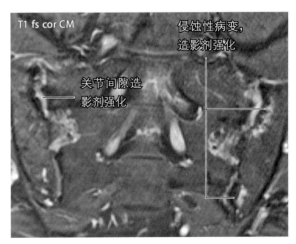

图 10.35 双侧骶髂关节 MRI。关节内和关节间强化，关节间隙不规则

10.2　外周关节的骨关节炎

10.2.1　成像技术的基本原则

"骨关节炎"一词代表了各种"退变性"关节疾病，以进行性的关节功能紊乱为特征。原发性（先天性或特发性）和继发性骨关节炎之间存在差异。虽然到目前为止骨关节炎仍被归为非炎性关节病，但是很多专家认为间歇性的炎症发作对病程与临床表现有重要影响。因此，骨关节炎作为一种缓慢进行性的慢性关节病被归入风湿病学范畴。

▶病理学　为了便于临床分级，首先应该区分特发性和继发性骨关节炎。但是，从病理生理学的角度来考虑，这一概念必将会引起疑问。目前认为，触发物的存在引起了关节的早期改变，并随后启动了分解和修复机制。此类触发物包括诸如直接或间接的关节损伤、关节炎症、关节长期劳损，以及其他系统性因素等。

考虑到疾病发展过程中关节的多种结构受累，因此，原发性骨病这一概念已被弃用，尤其在认识到关节软骨和软骨下骨的紧密联系后。"骨关节炎"这一概念也因此体现出合理性。骨关节炎以软骨的逐渐丢失为主要特征。

多年来，骨关节炎中提示渐进性关节损伤的多重危险因素得到了明确。其中，关节相关的局部因素包括关节对线不良（膝、髋关节）、外力冲击、先天性或遗传性关节畸形（如髋关节发育不良）、内部退变如半月板或上唇损伤、软骨缺失、韧带松弛、软骨下病变（MRI 可见），系统性因素包括肥胖、遗传易感性、营养相关的因素（如维生素 D 缺乏）、代谢性疾病（如痛风）、年龄及性别等。骨关节炎的诊断主要基于放射学检查和临床特点，而放射学诊断则基于骨赘或骨刺的存在（参见 Kellgren–Lawrence 分类），临床诊断则主要依赖于对下面所列的一系列"临床表现"的综合考虑。目前，尚没有大家所普遍接受的以 MRI 为基础的诊断标准。

▶临床表现　临床表现以患侧负重时疼痛、活动受限、活动时的爆裂音、晨僵为主。骨关节炎以增强的疼痛间歇性发为主要特征，与急性"炎性"改变有关，如关节渗出、滑膜炎。MRI 上骨髓病变的外观和增大，与疼痛的严重程度有关。骨关节炎的典型临床症状包括关节对线不齐、关节畸形、失稳以及肌肉无力。

人们已经认识到关节内部的影像学异常程度与临床症状之间存在差异。

经常使用的临床术语（并不是完全准确的）

• "活动的"骨关节炎，指伴有急性、再次出现疼痛的骨关节炎，通常会有滑膜炎、关节积液和骨髓水肿。滑膜炎和疼痛通常与关节软骨和骨的脱落碎片有关。

• 侵蚀性骨关节炎以炎症的急性发作和进行性侵蚀的影像学证据为特征，特别是在手部。

▶影像学技术　应摄取下肢关节的站立位（承重）片，对于评价相关肢体关节的对位不齐至关重要。

传统的影像学保留了骨关节炎的诊断标准，用于确诊、缩小鉴别范围，并在随访中评价病情进展。X 线片不能直接显示关节软骨，除非存在软骨钙质沉着病（CPPD），并伴有透明软骨基质（继发性）钙化。但是，它能间接说明关节软骨的完整性。应该记住的是，当有关节间隙狭窄的证据时，只有更进一步的软骨丢失才能在 X 线下显影。

骨关节炎的影像学标志（图 10.36，10.37）

• 骨赘或骨刺。
• 关节间隙狭窄。
• 软骨下硬化。
• 软骨下囊肿。
• 关节游离体。

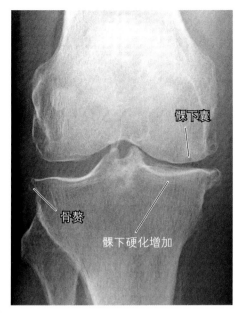

图 10.36 原发性内侧（"内翻"）膝关节骨性关节炎的典型表现

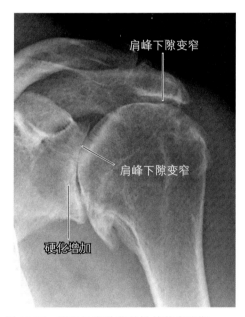

图 10.37 明显的肩关节骨性关节炎晚期

- 软组织肿胀和 / 或渗出。
- 软骨钙质沉着病和半月板钙化。
- 关节畸形或磨损（关节面凹度或扁平度增加）。

Kellgren-Lawrence 分级法以 X 线片为评估手段，用于骨关节炎严重程度分类：

- 0 级：无骨质增生，无关节间隙狭窄。

- 1 级：疑有小的、边缘性骨质增生。
- 2 级：明确存在骨质增生。
- 3 级：关节间隙狭窄。
- 4 级：关节间隙完全消失（骨质融合）。

▶ CT　CT 虽然无法直接显示软骨，但其对 X 线检查发现的异常的显示更早。CT 可以清楚显示重叠结构中的软骨囊肿和骨质增生（图 10.38），同时有助于定位关节内游离体。CT 关节镜可有效显示关节软骨表面的各种改变。CT 对于区分骨关节炎和典型的风湿免疫性疾病造成的关节改变具有特殊价值（见章节 10.2.2），适用于中轴骨和复杂的关节，如腕骨和跗骨（见章节 10.2.2）。

▶ MRI 技术　关于成像序列的选择，PDW（回声时间 15~25 ms）、中间 FSE（回声时间 35~40 ms）是临床诊断标准，通常需要抑脂序列以使软骨下骨和透明软骨的对比更佳。如果没有抑脂序列的话，则不太可能充分显示骨髓改变。软骨的早期改变在 PDW、中间序列、T2W FSE 序列上可见，并随着软骨内信号强度增加而增强（与水肿的改变类似）（图 W10.2）。

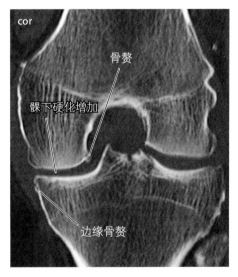

图 10.38 胫股关节内侧骨性关节炎。由于 CT 影像是在患者仰卧的情况下获得的，所以实际软骨丢失程度只能被部分评估。此外，胫骨平台存在骨折

高分辨率三维 GRE 序列［如 FLASH、SPGR、DESS、MEDIC（多回声数字图像组合）］可能会有一定的辅助意义，但并尚未在临床常规应用。这些梯度序列的缺点是数据采集时间相对较长、敏感性伪影、缺乏对软骨下病变的敏感性，以及对局部软骨缺失的显示不佳（图 W10.3）。这些序列主要用于软骨分割以及科研项目里的三维体积分析。

有时，对比增强序列对判断滑膜炎的严重程度很有帮助，后者在骨关节炎的急性期是很明显的（图 W10.4）。软骨下骨髓损伤可能会表现为明显的强化影和囊肿（类似空心石核样结构）。

在实际临床应用中，MRI 更多用于排除相关并发症如骨坏死、不完全骨折，较少用于特异性诊断；某些病例中，在制订手术计划时，可用于评估关节异常（软骨移植）。

发现：软骨下骨髓信号。在 MRI 上，骨关节炎常表现为软骨下病灶的信号强度增强，在液体敏感脂肪抑制序列中更明显（类似应用造影剂后的抑脂 T1WI），与表面覆盖的软骨损伤有关。"骨髓损伤"即指这些软骨下信号强度增加的区域。

软骨：许多软骨损伤的 MRI 分类系统沿用的是关节镜分类系统，是由 Outerbridge 于 1961 年提出的（见章节 10.2）。这些分类在日常临床工作中应用有限，有必要加强与相关医生的交流。理想情况下，报告中应描述任何软骨病变，包括至少下面几方面的内容：

• 解剖部位（如内侧滑车、髌骨内侧面、胫骨内侧负重区中央部分等）。

• 二维表面受累（以毫米或厘米计）。

• 最大深度（表面、全层或延伸到骨）。

同时，也应包括任何与预后相关联的病理学特点：（图 10.39，10.40）

• 骨刺或骨赘。

• 关节渗出。

• 滑膜炎（滑液增厚，静脉注射造影剂后信号增强）。

• 骨髓损伤（见上面的定义）。

• 半月板病变，包括半月板突出。

• 皱襞。

• 膝关节对线不良。

• 软骨下囊肿。

• 韧带病变。

▶ 核医学 ^{99m}Te 多相骨扫描显示病灶区域灌注增强（血池相，图 10.41），骨转换率增高（骨相晚期）。骨髓损伤在 MRI 上表现为骨扫描的摄取增多，在 PET 则表现为碳水化合物转换率明显增高。

▶ 鉴别诊断 在鉴别诊断中需要考虑的情况很多，特别是银屑病性关节炎、感染性关节炎、关节晶体病等。存在侵蚀性骨性关节炎时，特别难以鉴别。

• 骨性关节炎的骨刺或骨赘主要位于边缘部位，靠近关节间隙；银屑病性关节炎中的新骨形成位于关节囊或韧带附着点附近。

• 软骨下硬化是骨关节炎的特征性表现，在其他类型的关节炎中不常见。如果存在软骨下硬化，则提示是慢性病程的修复结果。

• 类风湿性关节炎患者的关节囊附近的边缘性侵蚀，在骨关节炎中并不常见。

• 关节间隙狭窄通常位于关节的承重部分，多不对称。另一方面，在炎性关节炎，关节间隙狭窄倾向于对称发生，涉及关节间隙的所有部分。

章节 10.1.2 介绍了骨关节炎与炎性关节炎。

在液体敏感或强化后的影像中，关节囊或强化韧带的信号密度显著增高和 / 或增强，在鉴别诊断中需要特别注意。骨关节炎的此类改变多由软骨和骨碎片刺激滑膜囊引起，有时与炎性关节炎的表现类似，在小关节（指关节、腰椎小关节）和复杂关节（腕骨、跗骨）尤其如此。有需要时也可行 CT 检查，通过证明软骨下硬化、骨质增生以及部分病例中的真空现象，从而确诊骨关节炎。

软骨置换术后的影像学检查

多种技术被用于关节软骨的修复，包括微创

手术、骨软骨移植、基质相关的软骨细胞移植等。细针穿刺的软骨下骨微创疗法促进了纤维修复软骨的原位形成。在骨软骨移植中，于非负重区获取上覆关节软骨的骨栓并将其植入软骨缺损部位，目的是使骨栓与软骨表面完全整合，以形成一个光滑的平面（也经常被称为"镶嵌成形术"）。软骨细胞移植是一种双期手术，包括软骨细胞的获取和体外扩增培养，然后将人工培养生成的新软骨通过关节镜尽快移植到软骨缺损处。

对周围性缺损与年轻患者（50岁以下）来说，修复手术效果较好。成功的影像学证据被界定为缺陷部位的完整填充，边缘完全整合且没有软骨肥大的迹象（图10.42）。尽管这种方法取得了

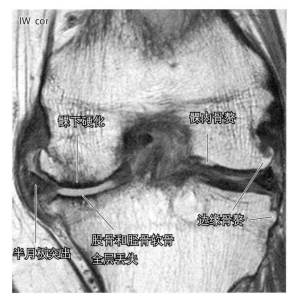

图 10.39 胫股骨关节炎晚期

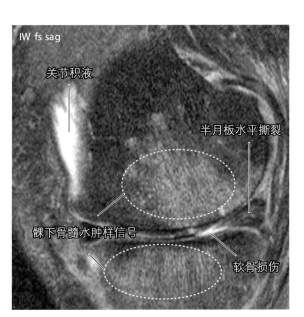

图 10.40 胫股关节内侧骨性关节炎

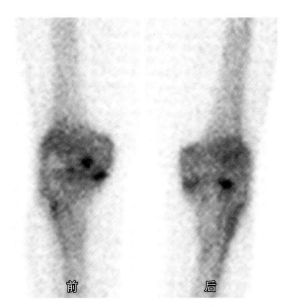

图 10.41 骨扫描成像。血池相中右膝内侧对示踪剂的摄取异常增多

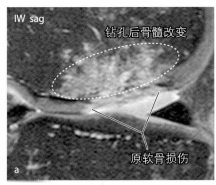
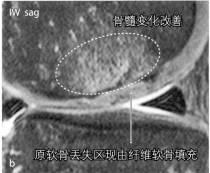
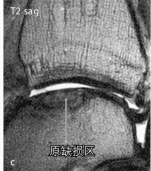

图 10.42 软骨修复手术。（a）和（b）为微骨折手术后随访影像，（c）为自体软骨细胞移植（Dr. W. Fischer，Augsburg，Germany 提供）。a.股骨髁处钻孔后6周，软骨下骨髓改变清晰可见，同时再生组织开始形成；b.12周后，缺损处几乎完全由纤维软骨组织填充；c.距骨背处的广泛缺损被完全填充

较好的临床效果,但由于缺乏长期临床结果随访,关于骨性关节炎是否可以通过此方法得到预防或延缓的具体效果仍未知。

10.2.2 不同的关节

髋关节

髋关节骨性关节炎比较常见(图 10.43~45;图 W10.5)。基于股骨髋臼撞击症这一概念,现在推荐在髋关节骨性关节炎的早期针对其进行手术治疗(见章节 2.11.3、2.11.4)。髋关节骨性关节炎的另一个危险因素是髋关节发育不良,由于新生儿期的超声筛查的普及,该病目前通常得以早期治疗。

关节间隙狭窄主要位于关节上外端,内尾端很少见。股骨颈骨膜增厚被称为 Wiberg 征。如果股骨头随着关节窝深度的增加而移入髋臼,这一现象称之为髋臼内陷;反之,如果股骨头向侧方移动,则被称为局部髋关节骨性关节炎。

▶ 鉴别诊断 存在关节渗出、明显的骨质减少和快速出现的溶骨破坏区时,提示感染性关节炎。与风湿性关节炎相比,细菌性关节炎的骨破坏更加不规则。关节抽吸有助于确诊。

膝关节

胫股关节和髌股关节的骨关节炎是有区别的,后者由于髌股关节的解剖变异所致(髌骨和滑车发育不良、高位髌骨、髌骨肌腱胫骨结节附着处的偏侧优势)。

膝关节骨性关节炎的特征性表现包括:
• 髌股关节和内侧的胫股关节最易受累(图 10.46~48;图 W10.6~8)。
• 半月板损伤和突出以及关节对线不良是重要的危险因素。
• 关节内游离体是骨关节炎的常见后遗症。

踝与足

踝关节骨关节炎比较罕见,通常与早期损伤以及某些发病诱因有关(如骨坏死、分离性或剥脱性骨软骨病、对线不良、过度体育活动导致反复发生的微创伤,图 10.49;图 W10.9)。距骨头骨赘多见于距舟关节或距骨体和距骨颈的交界处,呈背钩状或鸟嘴状(图 10.50)。距骨体可能会因此出现畸形和多发囊肿、软骨下硬化。韧带附着点处具有皮质层的骨化碎片,提示创伤为病因。

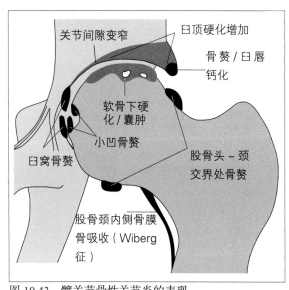

图 10.43 髋关节骨性关节炎的表现

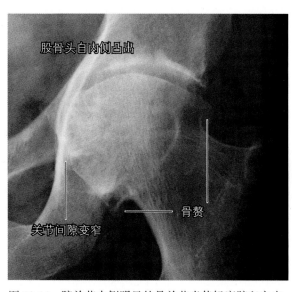

图 10.44 髋关节内侧明显的骨关节炎伴轻度髋臼突出

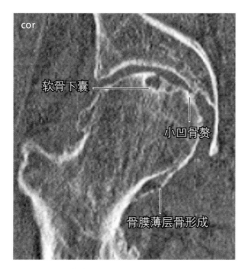

图 10.45 髋关节骨性关节炎

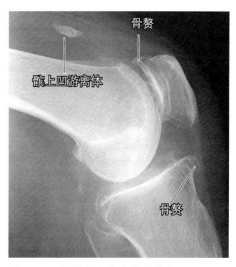

图 10.46 胫股关节和髌股关节炎

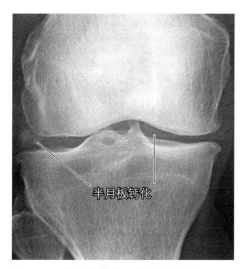

图 10.47 胫股关节炎，伴半月板钙化

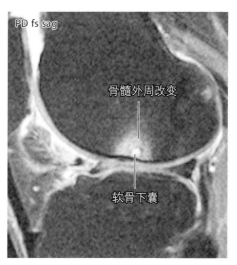

图 10.48 膝关节炎的软骨下骨髓改变。这些病变通常表现为弥散性水肿样改变合并囊样变，并且伴有积液

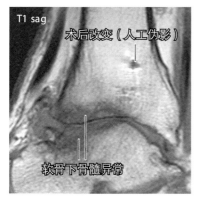

图 10.49 踝关节创伤性骨关节炎。胫骨关节间隙几乎完全消失，前部和后部均有明显的骨赘形成（同图 10.9）

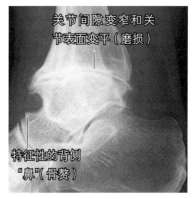

图 10.50 踝关节骨关节炎的侧位 X 线片

最常见的跖趾关节和趾间关节退变性关节炎的病因是趾对线不良。趾外翻导致跖骨基底部绕其长轴旋转，拇趾和籽骨外移（图10.51）。随后，跖骨头和籽骨之间出现骨性关节炎，但在背跖位影像上未必能显示。后期，跖骨头过度增生和囊样骨重建会变得明显。另外，相关的软组织肿胀（黏液囊炎）比较常见。

腕和指

在腕和指，最常累及末端（Heberden 风湿性关节炎，图10.52，10.53）和近端指间关节（Bouchard 风湿性关节炎），女性比男性更易受影响。

与下肢或其他上肢关节相比，遗传因素似乎在其中发挥了更为重要的作用。临床上常见的 Heberden-Bouchard 结节是由覆有增厚的软组织和黏液性软组织的结节或囊肿的骨赘造成的。一个常见的特征是"鸥翼"样外观，主要见于侵蚀性骨关节炎（图10.53），包括腕骨骨关节炎，通常以桡侧最明显，最常见的是在舟状骨、大多角骨之间的 STT 骨性关节炎（图10.54），以及第一腕掌关节拇指基底部骨关节炎（图10.55）。

侵蚀性骨关节炎：手部的侵蚀性骨关节炎具有特别重要的意义。此种骨关节炎分布不规则，根据受累指间关节的不同可划分不同的分期，间歇期可达数月。临床表现类似伴有肿胀、红斑和严重疼痛的炎性关节炎。40~60 岁女性常受累。典型的影像学特征包括指间关节处明显的侵蚀和囊肿（图10.56）。侵蚀性骨关节炎的侵蚀更靠近中心，与边缘骨赘形成特征性的"鸥翼"样外观，随后可变为囊肿（有时比较大）或硬化。另外一种手部罕见的骨关节炎是破骨细胞亚型，特征是软骨下的透亮区（髓腔）重塑，延伸至受累小管状骨至少达三分之一，主要位于近端和远端指间关节。这些改变不能被认为是碎屑样囊肿，可能是局部骨代谢不平衡的结果（图10.57；图

W10.10）。这种类型的骨关节炎往往会造成不同程度的诊断困难。进行鉴别诊断时，应考虑以下几种情况：慢性痛风石关节炎、叠加性炎性关节炎（原有骨关节炎的继发性类风湿性关节炎），以及伴有其他疾病如骨纤维结构发育不良、骨内腱鞘囊肿或良性肿瘤的手部骨性关节炎。

腕关节骨性关节炎的危险因素包括尺骨阳性变异（先天性或创伤性），以及三角纤维软骨、月骨（不规则压迫综合征）和韧带的过载（最常见的是肩胛骨和臀部骨折）。舟状骨骨折和舟月骨间韧带撕裂通常导致继发性骨关节炎，晚期则分别被称为 SNAC 和 SLAC 腕（见章节 2.9.3）。

▶ 鉴别诊断　应该排除痛风性关节病、银屑病性关节炎、叠加性关节炎（原有骨关节炎的继发性类风湿性关节炎）及感染性关节炎等。受累手指还可能会发生关节僵硬，这对于骨关节炎来说是不典型的。

肩关节和肘关节

肩锁关节骨性关节炎常见，通常无症状（图10.58）。关节囊的肥大和向尾端突出的骨赘可以导致肩峰下间隙狭窄，并发症为肩峰下撞击综合征。

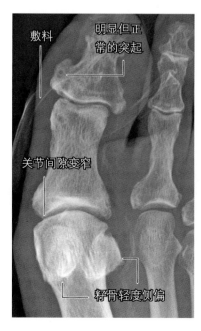

敷料

明显但正常的突起

关节间隙变窄

籽骨轻度侧偏

图 10.51　第一跖趾关节炎早期，存在轻度外翻

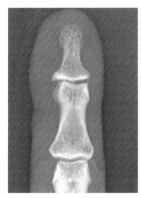

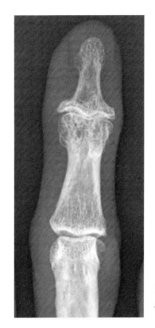

图 10.52 手指 "Heberden" 骨关节炎。末节指骨骨赘和关节间隙不对称性变窄

图 10.53 小指 "Heberden" 骨关节炎。关节表面畸形

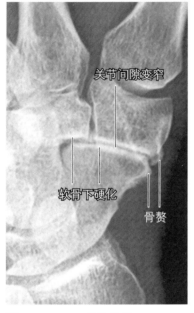

图 10.54 STT 骨关节炎

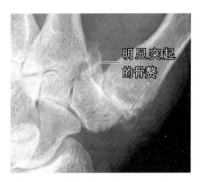

图 10.55 拇指基底部骨关节炎

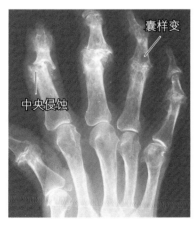

图 10.56 有侵蚀性改变的手指关节炎

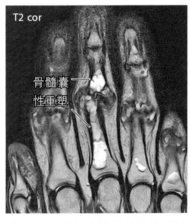

图 10.57 手部囊性骨关节炎（同图 10.10）

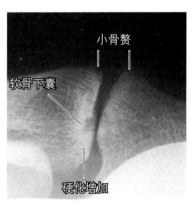

图 10.58 肩锁关节骨关节炎早期

盂肱关节骨关节炎不常见，常伴有肩袖晚期慢性病变。骨质疏松的好发部位通常是肱骨头下（图 10.59）。

肩部急性破坏性关节炎（Milwaukee 肩）是特发性破坏性炎症进展的结果。这种致残性疾病往往在羟基磷灰石晶体被吞噬后再次进展。它通常为双侧性，主要影响老年妇女。

肘关节骨性关节炎非常罕见，通常由职业性过度使用机械（如采矿者、气动钻使用）引起或继发于相关损伤，常会有关节游离体（图 10.60）。

10.2.3 骨性关节炎的治疗

目前仍没有药物可以治愈骨性关节炎，所有的治疗都是对症治疗。对骨性关节炎的治疗应遵从一种渐进的方法，从对患者的教育开始，然后依次为物理治疗、减重、提升肌肉强度，根据需要应用非甾体抗炎药［另见 OARSI（国际骨关节炎研究会）和 EULAR（欧洲风湿病联盟）指南，章节 10.2］。晚期，关节内注射皮质类固醇可能是有益的，局部应用止痛剂（例如辣椒素）

也有一定的意义，但关节内黏液注射目前仍存争议。营养成分如软骨素和葡萄糖胺的补充，对于软骨损伤并没有积极意义。同样，与安慰剂相比，关节镜"灌洗"并无明显优势。关节镜修复不稳定的半月板撕裂或移除关节内游离体可能是有益的。关节置换术已成为骨性关节炎非常成熟的治疗措施，特别是髋、膝关节。手术干预并没有快速和硬性标准，因此关节置换的手术时机应根据患者实际情况来确定。

10.3 脊柱退变

脊柱退变极为常见。椎体和椎间盘、小关节及其周围滑膜关节，与人体其他部位的关节一样，有相同的退变过程。下颈椎和腰椎是最重要的承重和运动节段，因此受到的影响也最大。小关节（同义词：椎间关节）的孤立性关节炎也可发生，但通常与椎间盘退变相关，对周围肌肉纤维结构的完整性和机械性也会产生影响。

据 Kirkaldy-Willis 的研究，"退变级联"由"三关节复合体"（由椎间盘和两个小关节组成）发展而来，与功能障碍、不稳定和稳定的三个连

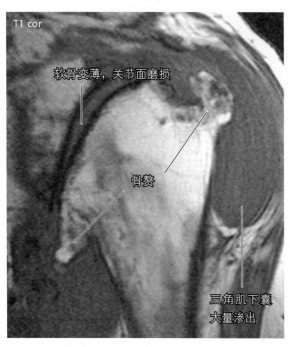

图 10.59　肩关节骨关节炎晚期。可见肱骨头内侧和大结节区域骨赘，盂肱关节软骨弥漫性变薄，以及三角肌下囊炎

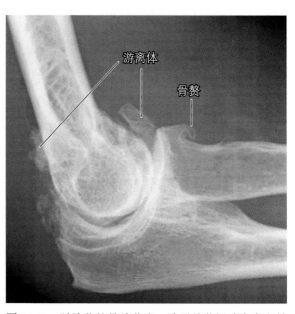

图 10.60　肘关节的骨关节炎。除了关节间隙变窄和骨赘形成，还可见多个关节内游离体

续阶段相关。这种退变是此水平椎间盘与小关节之间复杂相互作用的结果，初始事件可见于三个中的任一个。

脊柱退变涉及四个基本环节，它们相互影响并相互补充：

- 椎间盘退变性疾病。
- 骨赘。
- 小关节骨关节炎和椎骨钩突骨关节炎。
- 韧带和软组织改变（如韧带肥大，韧带钙化和骨化，硬膜外脂肪变性）。

10.3.1 解剖，变异、成像与技术

▶ 解剖学 作为一个多运动段系统，脊柱是从胚胎开始逐渐形成的。每个运动段具有三关节复合体，包括两个相邻的椎骨、终板之间的椎间盘和后柱的两个小关节。

在上腰椎，小关节处于矢状位。头端和尾端方向上的改变，使得在上胸椎它们处于冠状面，而在下腰椎则发生倾斜。因此，在 AP 位 X 线片上只有上腰椎椎间关节的轮廓可以看到，而在侧位 X 线片上只能看到上胸椎椎间关节。

关节突、椎弓和棘突在背侧与椎体重叠，这种重叠瓦状结构形成"层间窗"，也是一条未被骨性结构覆盖的进入椎管的通道。

运动部分周围有韧带和肌肉包围和支持。小关节（和寰枢椎关节）是真正的滑膜关节。椎间盘是软骨关节，由髓核、纤维环和软骨板组成（图 10.61）。

运动节段的疼痛敏感结构包括（脊髓神经本身除外）椎体骨膜、纤维环周边部分、后纵韧带、小关节囊和周围的肌肉纤维结构。

正常变异

先天性变异在脊柱中很常见。只有在所有的椎体都被计数的情况下，从 C1 向下开始，确切标记腰骶交界处的过渡椎（腰椎骶化或骶椎腰化）才是可能的。如果这不可能，则应称为"腰骶过渡性椎骨"。

- 头侧变异：颈肋，L5 骶化。
- 尾侧变异：第一肋骨缩短，S1 腰化，L1 的原始肋骨。

提示

鉴于颈椎为 7 个但是有 8 条颈神经根，以下是对颈椎与相关神经孔内神经根的正确解剖关系的描绘：

- 颈椎：神经根于相应椎体的上方出椎间孔（如 C6 神经根出于 C5-C6 神经孔）。
- 胸腰椎：神经根在相应椎体的下方出椎间孔（如 L4 神经根出于 L4-L5 神经孔，图 10.62）

在出具影像报告时，如果不能明确标注某个节段的椎体，应在报告内对其进行详细陈述，因为这可能会对手术等产生灾难性后果。

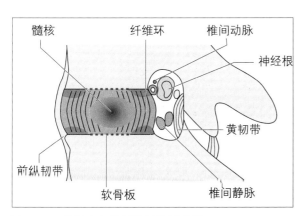

图 10.61 椎间盘与椎间孔结构示意图

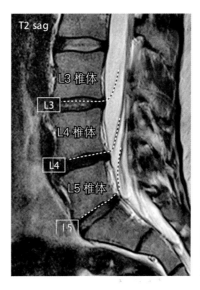

图 10.62 腰神经根与相应椎体的关系

技术

▶ X线　脊柱影像应尽可能在患者站立的情况下获得，斜位片可以显示小关节和神经孔，但因为两者在矢状面上的角度不同而无法同时清晰显示（图 10.63，见章节 10.3.8 ）。

▶ CT　与 X 线片相比，CT 更适合显示骨质改变，因为它不受结构重叠的干扰，这在评估小关节、神经孔和椎管宽度时尤为重要。推荐最大层厚为 2 mm。现代 CT 设备产生各向同性体素的能力允许在各个水平进行高质量的重建。骨和软组织轴位和矢状位重建很容易获得；在退变性疾病中，轴位重建应平行于椎间盘。骨特征（如椎管狭窄）的精确测量仅应在骨窗下进行。

▶ 脊髓造影 /CT 脊髓造影　目前，脊髓造影通常与 CT 联用，仅限于不能确定由 CT 或 MRI 上得到的信息能否足以解释症状的患者的术前评估。这种技术能够更准确地显示神经根或脊髓的受压程度（图 10.64 ）。因此，在椎间盘突出的病例中，神经根鞘的良好填充恰恰能排除神经根压迫。因为可以在功能位置（屈曲，伸展）进行动态检查，单纯的脊髓造影（无 CT）可以提供重要信息。

▶ 椎间盘造影　在透视或 CT 引导下将造影剂注入髓核对椎间盘"加压"，同时评估患者对此的疼痛反应（"激惹试验"）。对于多节段病变或者影像学发现与患者临床症状不一致时，椎间盘造影能确定引起患者症状的病变节段。椎间盘造影术在临床上应用较少，因为它通常不能为临床提供重要信息，并且有证据表明它可能造成注射节段椎间盘的损伤。

▶ MRI　MRI 是检测椎间盘突出的首选方法。通过多平面重建，CT 可以清晰显示腰椎，但对颈椎显示的清晰程度低于 MRI。另一方面，对于椎间盘或脊柱韧带的钙化和骨性改变，CT 则更胜一筹。如果已行脊柱 CT 或 MRI 检查，则基本无须 X 线片来提供更多信息。

MRI 主要用于伴有神经功能损害的急性根性症状；而多平面重建 CT（有或没有鞘内对比，即脊髓造影）是 MRI 不可用时的替代选择。

最新的 MRI 技术可以提供更多的生理和功能信息，超出目前的解剖成像，但尚未实现日常临床应用。

10.3.2　脊柱退变的临床表现

腰背痛是工业化国家被迫丧失工作时间的主要原因。腰背痛的病因，在发病机制和疾病预后方面，除了考虑躯体异常外，还应考虑社会心理因素。这同时也会对诊断和治疗产生冲击：解决问题的能力，焦虑相关的逃避行为，被动的痛苦

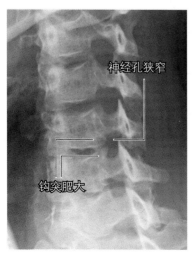

图 10.63　在颈椎斜位片上评估神经孔

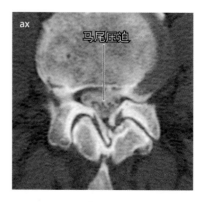

图 10.64　CT 脊髓造影示小关节骨关节炎及其造成的骨性椎管狭窄

行为，悲观态度，社会状况，护理水平，工作满意度以及养老金和／或保险索赔的权利等，全部需要被考虑在内。

脊柱节段本身的退变并不引起疼痛。疼痛的诱因包括与功能障碍和节段性活动度高相关的刺激。另一方面，基于骨、韧带或椎间盘原因的退变过程可导致神经结构的机械性损伤。

继发于脊柱退变的腰背痛的主要原因包括小关节骨关节炎、Modic Ⅰ型改变，以及如椎间盘突出等导致的后纵韧带激惹，通常表现为负荷依赖性症状。相关性或孤立的肌肉韧带疼痛不应被忽视，应在鉴别诊断中予以考虑。

椎间盘突出导致继发于神经根压迫的根性症状，这也可能与脊柱关节炎或椎体骨关节炎导致

的神经孔或椎管的骨性狭窄有关。根性压迫可导致静脉充血、水肿，最终造成神经内部及外周的纤维化。L3~S1 节段最易受累，其次是颈椎，特别是 C5~C7。感觉障碍的主要形式是根性疼痛、不适感和感觉减退。瘫痪在临床上根据肌力分为五级，从 0/5（无运动）~5/5（正常强度）（表 W10.1）。

可以根据根性症状，比较精确地确认损伤病变水平（表 10.1，图 10.65）。

根据时间长短，腰背痛可以分为以下类型：
• 急性腰痛：小于 6 周。
• 亚急性腰痛：6~12 周。
• 慢性或慢性复发性腰痛：大于 12 周。
此外，应区分以下类型的腰背痛：

表 10.1　最常受累的神经根及其功能（重点以粗体显示）

神经根	运动机能	关键肌肉	关键的感觉结构	关键反射
C5	抬臂功能	三角肌	肩前外侧，上臂近外侧	
C6	屈肘功能	肱二头肌	侧上臂，前臂至**拇指**＋食指桡侧	二头肌反射
C7	伸肘功能	肱三头肌	后上臂，前臂至**中指**＋食指尺侧和无名指桡侧	三头肌反射
C8	伸指功能	指间肌	背内侧上臂，前臂至**小指**＋无名指尺侧	
L2	屈髋功能	内收肌和髂腰肌	腹股沟韧带下**股**近端前内侧	
L3	伸膝功能	股四头肌	**股前**内侧	膝腱反射
L4	伸膝，足内侧背伸	股四头肌，胫骨前肌	股远端前外侧，小腿前内侧（**胫骨前缘**）	
L5	足与趾的背伸	拇长伸肌	股（后）外侧，小腿（前）外侧，**足背，踇趾**	
S1	足与趾的跖屈	小腿三头肌	股背侧／背外侧，小腿背侧／背外侧，足外缘，足底	跟腱反射

BTR，二头肌腱反射；TTR，三头肌腱反射；PTR，髌腱反射；ATR，跟腱反射

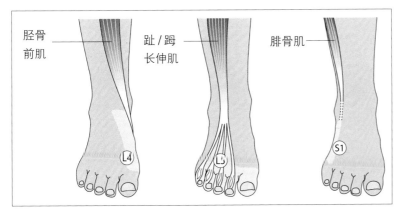

图 10.65　腰骶神经根支配的重要皮节和关键肌。注意，这些肌肉也接受其他神经的支配（如趾长伸肌主要由 L5 神经根支配，但也接受 L4 和 S1 神经根支配）

• 非特异性腰背痛：没有引发症状的确切证据。

• 特异性腰背痛：有明确的原因（如感染、肿瘤、骨质疏松性骨折、椎间盘突出、脊柱关节病、椎管狭窄等）。

"红旗"就是某些具体的症状或以前的疾病，作为某种特殊潜在病因的警示，可能需要紧急治疗。例如，神经根病被认为是"红旗"。

警示

急性圆锥和马尾综合征（疼痛，松弛性麻痹，鞍区感觉消失，反射消失，括约肌功能障碍，尿失禁和大便失禁，锥体束征消失）是急症，需要立即进行影像学评估和处理。最常见的病因是较大的椎间盘脱出，血肿和失代偿性椎管狭窄次之，肿瘤或感染少见。

临床表现与放射学检查结果之间存在差异的可能原因是多方面的：

• 许多形态学改变是无症状的，如骨软骨病、小关节骨关节炎、椎间盘突出，有时甚至是椎管和/或神经孔的严重狭窄，因此是临床无关的。

• 除了机械性压迫因素，其他情况也可导致神经根激惹。引发性根性痛的原因尚未得到证实，但炎症导致的局部生化改变（如前列腺素水平的变化，肿瘤坏死因子水平升高，白介素、环氧合酶-2 的改变等）起了重要作用。

• 放射痛可造成神经根刺激的假象，如来自小关节、骶髂关节或髋关节的疼痛（伪根性痛）。

• 神经根出口水平的异常、变异以及神经支配的变异，造成了对节段病变的错误临床印象。

提示

为了避免对没有临床意义的发现进行治疗，若对临床表现没有足够的了解，放射科医师不应对影像学发现提供临床意见。对与临床症状相关的影像学发现的描述，要求对相关临床表现有着足够的知识。

10.3.3 椎间盘退变性疾病

▶ 病理学　椎间盘退变是机械和代谢因素共同作用的结果，二者相互依赖、相互补充，同时遗传因素也发挥了一定作用。

椎间盘的新陈代谢是通过扩散来维持的：可以从相邻椎骨的骨髓经软骨下骨小叶和软骨终板，也可以经纤维环。椎体和软骨终板的年龄相关性改变或退变可能会干扰椎间盘的营养供应，并使退变加速。若退变进程从椎体开始，那么它通常始于周边软骨缺如处。修复组织可延伸到椎间盘并导致椎间盘的血运重建（椎间盘部分血管化最晚可到 4 岁）。

在老化的自然进程中，髓核丧失吸收水分的能力，导致其内压降低。软骨终板的退变性损伤和畸形，以及椎间盘成分通过终板侵入椎体（Schmorl 结节）可导致椎间盘内压的下降和纤维环、小关节机械负荷的增加。此外，终板灌注的减少也可导致椎间盘的代谢受损，与动脉硬化引起的动脉循环受损也存在正相关。

椎间盘退变过程最初表现为髓核水平条带的出现，蛋白多糖的含水量和完整性下降，椎间盘高度降低。晚期，椎间盘钙化（图 10.66）和平行于上、下终板的环形裂隙可能变得更明显，随后这些空隙被气体填充（氮气，"真空现象"）。在罕见情况下，椎间盘退变可导致邻椎融合。

在退变和机械负荷的增加过程中，螺旋状排列的纤维环会发生碎裂。纤维只能在一定程度上抵抗髓核的高压（0~800 kPa），超过这个程度就会发生撕裂（图 10.67，10.68）。反复过载可能导致椎间盘内容物发生急性或慢性移位（突出），即超出椎间隙边缘（图 10.67）。这可以发生在任何方向，但在后方和后外侧具有特殊的临床意义，因为有压迫神经的风险。

椎间盘突出

2001 年，首次明确界定了椎间盘突出的简化术语（见章节 10.3）。然而，常见的说法往往不一致，经常使用旧的习称。这个术语仅用于描述影像学检查结果而并非对神经结构的影响：

• 脱出：椎间盘脱出是椎间盘的移位超过椎间隙的正常边缘，最大可达椎间盘圆周的一半（180°）。可以进一步将其分为局限性脱出（小于 90°）和广泛脱出（90°~180°）。

• 膨出：椎间盘膨出是一种宽基突起，超过椎间盘圆周的一半（180°）。

• 突出：在同一平面，椎间盘端部之间的最远距离小于突出基底部边缘之间的距离（限于同个椎间隙，图 10.69~71；图 W10.11）。

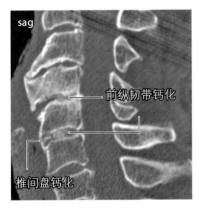

图 10.66　椎间盘和韧带钙化。骨软骨病中前方桥接骨赘形成

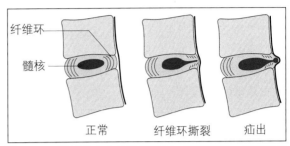

图 10.67　椎间盘突出的发病机制。髓核突出，随后发生纤维环撕裂

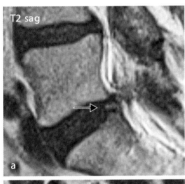

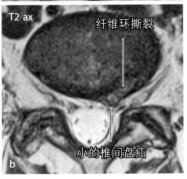

图 10.68　纤维环撕裂。a.T2WI 上撕裂（箭头）为高信号；b. 小的髓核通过撕裂处突出

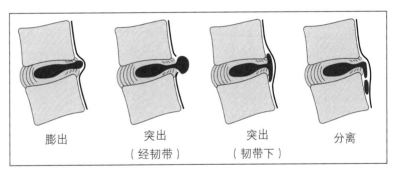

图 10.69　描述椎间盘病理的不同术语

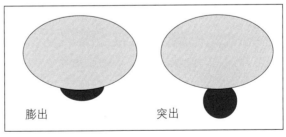

图 10.70　突出与挤出。在突出中，椎间盘突出物的基部长度比突出物的长度更大；挤出恰恰相反

图 10.71　椎间盘的突出和挤出，更多图像请参见图 W10.11。a. L4–L5 突出，L5–S1 挤出；b. 轴位平面上的突出；c. 轴位平面挤出

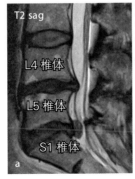

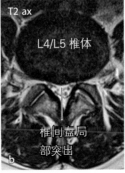

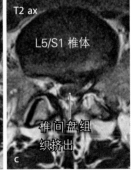

• 挤出：在至少一个平面上，脱出的椎间盘内容物的端部之间的最大距离大于凸起底部处的最大距离，被称为"挤出"。该发现或多或少地与所谓的"脱垂"相符（图10.70~72）。

• 分离：突出的椎间盘内容物和原椎间盘之间的连续性丧失（图10.69，10.73）。

对椎间盘突出部位与椎体和椎弓根的位置关系的描述包括中间型、旁正中型、中间外侧型、外侧型、椎间孔内侧型和椎间孔外侧型（图10.74~76）。

在美国，对突出部位位置的描述则有所不同，包括中央型（而不是中间型）、椎间孔旁正中型（而不是椎间孔内侧型）。在美国，通常外侧椎间盘突出指的是椎间孔外侧型。

如果影像形态允许，可以根据脱出与后纵韧带的关系进一步将脱出分为后纵韧带下型和后纵韧带后型（图10.77），非常大的占位性脱出也被称为"明显脱垂"（图10.78）。

向上/下突入相邻椎体的椎间盘组织被称为Schmorl结节（见章节10.1.3）。组织学证据表明，在上、下终板下方发生局部骨坏死时则会形成Schmorl结节。因此，根据这个理论，椎间盘的内容物填充了骨的"软性"区域。

通常，突出的椎间盘内容物会随时间的推移逐渐收缩，空间占据效应减小（图W10.12）。观察到突出物增大支持椎间盘突出的进展或复发。

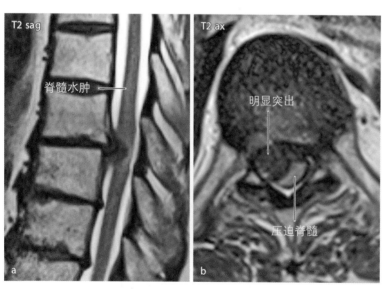

图10.72 T8–T9 较大的椎间盘挤出。a.脊髓病变（信号强度的增加）；b.因脊髓显著受压而导致脊髓病

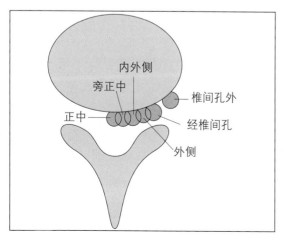

图10.74 用于描述椎间盘突出位置的术语，详见正文

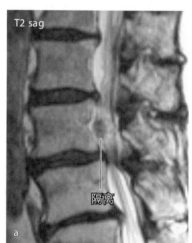

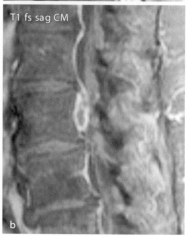

图10.73 腰椎间盘隔离。a.不与椎间盘相连的髓内占位；b.隔离物没有对比增强，只有周围组织摄取造影剂

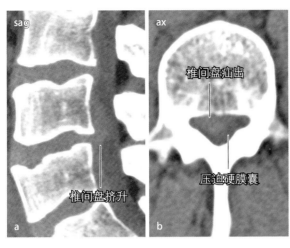

图 10.75　CT 示 L4–L5 较大的椎间盘突出。a. L4 后方突出物上移；b. 椎间盘组织比硬膜囊或神经根更不透射 X 线，位于右侧、中间区域

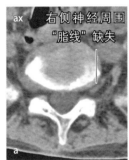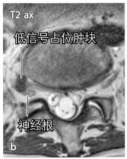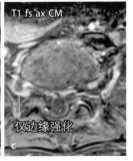

图 10.76　椎间盘挤出。a. CT 只能间接提示周围脂肪垫移位；b. MRI 可以区分椎间盘突出和神经根；c. 突出本身并没有强化

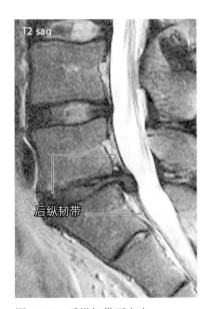

图 10.77　后纵韧带下突出

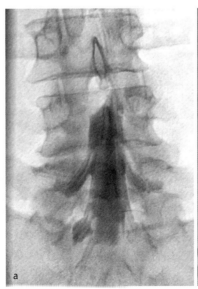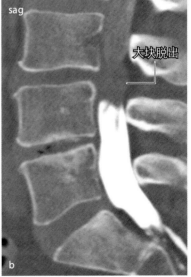

图 10.78　L3–L4 大块脱垂。a. 腰椎脊髓造影：造影剂上行受阻；b. CT 脊髓造影：造影剂向颅端有少量逸出。意外发现了 L4–L5 骨软骨病

▶ X 线 / CT 椎间盘退变在 X 线片上的表现为：

- 椎间隙狭窄。
- 椎间隙真空现象（图 10.78b）。
- 椎间隙内的钙化。
- 前方、外侧和背侧骨赘的形成（见章节 10.1.3）。
- 椎间盘附近骨性结构的改变（Modic Ⅰ型改变）。

通过适当的重建和窗口设置，CT 能区分椎间盘、椎管与周围的软组织，这样就可以检测椎间盘的突出（图 10.75）。然而有时由于 CT 的软组织对比能力较差（如在椎间孔外侧突出的情况下），只有椎间盘突出的间接征象是明显的，如硬膜外和神经根周围低密度脂肪组织移位或丧失（图 10.76）

▶ MRI 正常髓核在 T2WI 上呈高信号，退变的首个征兆是中心低信号条带的出现。纤维环在 T1WI 和 T2WI 上呈低信号（图 10.79）。普通椎间盘与不会被强化；然而，随后由于弥散而会出现强化。在退变过程中，整个椎间盘在 T2WI 上的信号和高度变得越来越低（椎间盘"脱水"，"黑盘"；图 10.79）。随着退变的发展和椎间盘旁骨质受累，椎间盘还可以在 T2WI 上表现为高信号。此外，由于新生血管形成还可导致强化（图 W10.13）。在椎间盘的周边，细小的撕裂可能表现为线性或逗号形的高信号区域（T2WI，图 10.68）。

在退变过程中可能会出现椎间盘的钙化，可因信号丢失而在 T1WI 和 T2WI 上表现为低信号。然而，钙化的信号多变，取决于其类型和密度：在钙化的早期阶段，即皂化阶段，在 T1WI 上可能为高信号（图 10.80），随即出现低信号。极少数情况下，可能会发现椎间盘液化（在 T2WI 上强化明显，图 W10.14）。

▶ 鉴别诊断 如果怀疑神经根激惹是由机械因素引起的，同时却没有证实为椎间盘源性或骨性，那么应该考虑多种鉴别诊断，如脊髓炎、伪放射痛综合征或周围神经损伤等。在考虑这些罕见病因前，应该在轴位影像上仔细检查神经根出椎管处，以免漏诊椎间孔外椎间盘突出导致的神经根受压（图 10.76）。

应该始终把脊柱肿瘤作为重要的鉴别诊断考虑在内（尤其是神经鞘瘤和脑膜瘤，图 10.81）。不典型或异常节段的神经根病应被视为一种警示，是造影的绝对指征。

椎间盘术后的 MRI 发现

▶ MRI 有时，特别是术后前几天，具有明显占位效应的血肿和出血会使评估变得十分困难。在这种情况下，明确其与临床发现的相关性对于避免误诊来说至关重要。多数情况下，术后椎间盘会在边缘处强化。

手术入路瘢痕和硬膜外瘢痕难以与椎间盘突出残留或复发相区别，尤其是在术后 1 周内。此外，硬膜囊扭曲也可能引起一过性神经根炎。

警示

手术节段术后出现无症状、体征的强化非常常见。

在 T2WI 上，肉芽组织最初的信号强度通常高于纤维环或椎间盘，随着时间（以年为单位）延长逐渐变为低信号。在 T1WI 造影中，血肿外周强化在术后前几天较明显；几周后，瘢痕组织均匀强化，易与非强化的复发性椎间盘突出区分。静脉注射造影剂 15 min 后，纤维性瘢痕的强化最明显（图 10.82）。另一方面，复发性椎间盘突出在 30~45 min 后才会出现强化。随着瘢痕的老化，对比强化变弱，几年后强化将不能被检测到。

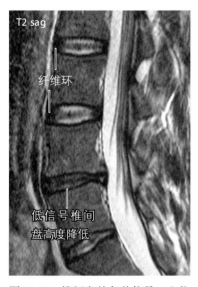

图 10.79 椎间盘的各种信号。上位两个椎间盘的早期变性，下部脱水的椎间盘退变更明显

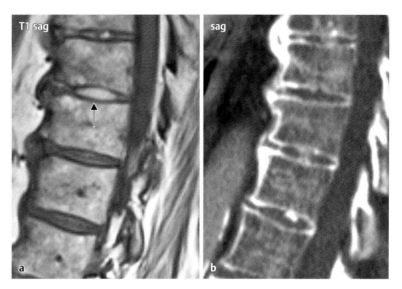

图 10.80 皂化阶段椎间盘的非典型信号（钙化过渡阶段）。a. 在 T1WI 上的异常高信号（箭头）；b. CT 示脊髓节段中的多个相邻节段有椎间盘钙化

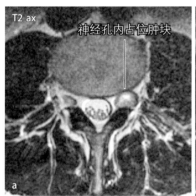
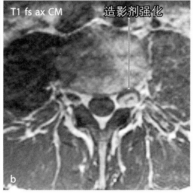

图 10.81 L3-4 水平偶见椎间孔占位性病变。a. 小的中央囊性成分；b. 明显强化使得隐蔽的椎间盘碎片得以发现。诊断为神经鞘瘤

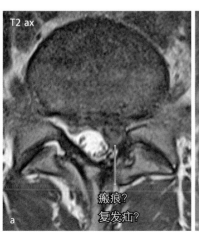
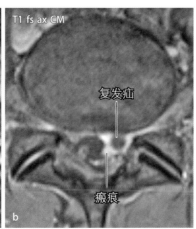

图 10.82 椎间盘术后复发症状的影像学发现。a. 左侧旁中央位置的非特异性组织；b. 造影后影像有助于区分增强的瘢痕组织和未强化的椎间盘突出成分

10.3.4 椎间盘旁骨性改变

椎间盘退变性疾病几乎总伴有相邻椎体的改变。

术语"椎关节僵硬"描述了椎体中涉及纤维环和骨赘的结构变化，是生理性老化过程的一部分。

另一方面，骨软骨病会累及髓核和终板。导致此类变化的潜在因素不一定有症状，被认为与年龄相关的生理、病理过程有关。当影像学和/或病理检查证实侵蚀存在时，术语"侵蚀性骨软骨病"指骨软骨病中明显活跃的炎性类型。

▶ 病理学　髓核内的压力降低造成韧带松弛和相关的活动度增加，导致沿椎体边缘的反应性骨赘形成（骨赘，图10.83）。骨赘吸收与活动度增加有关的压力。

在髓核的生理衰老和/或变性过程中，椎间盘高度降低、内压下降，承重部位从周边向中心移动，导致脊柱韧带松弛。因此，与椎间盘相邻的椎体受到的压缩负荷加大，可能导致复发性微水肿、微出血、微骨折和微坏死，与滑膜关节中发生的类似。随后，反应性变化逐渐进展，并在椎间盘旁骨质中诱发假炎性反应，可以根据Modic在MRI上进行分类：

• Modic 1型：纤维血管组织的充血和向内生长。

• Modic 2型：皮质下、盘周脂肪骨髓替代（通常在几个月后）。

• Modic 3型：椎间盘下纤维化和硬化（末期）。

▶ 临床表现　多年来都认为背侧骨赘可导致神经孔和/或椎管狭窄，尤其是伴有脊柱后部结构（小关节，棘突）的肥厚性骨关节炎时。急性疼痛通常由局部过载引起相关软组织充血和/或水肿导致，会在椎间孔或椎管内造成相关神经结构的进一步急性压迫，导致疼痛（慢性损伤的急性失代偿）或神经功能障碍。

▶ X线/CT　典型发现包括：

• 上、下终板（有时是全部椎体）的带状或新月状硬化（图10.84）。这种终板硬化通常外形不规则或呈锯齿状，邻近椎间隙。有时会出现散在的小磨损，这种情况被认为是"侵蚀性骨软骨病"（图10.85）。

• Schmorl结节通常伴有骨软骨病。

• 骨软骨病可表现为椎体前、中三分之一处的半球状骨密度区，通常位于椎间隙上方。多为多带状软骨下骨硬化症的一种变异。

▶ MRI　根据Modic，可将这些反应性改变分为三个阶段（图10.86）

• 第一阶段：炎性（无菌性）改变呈现类水肿信号强度（T1WI为低信号，T2WI为高信号；图10.87）和对比增强。

• 第二阶段：急性反应阶段后（通常几个月后），终板骨髓内可见软骨下脂肪（在非抑脂T1WI和T2WI上为高信号，图10.87）。

• 第三阶段：最终发生软骨下硬化，通常在

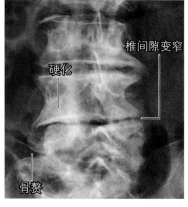

图10.83　腰椎的骨软骨病和滑脱畸形。椎间盘间隙明显变窄

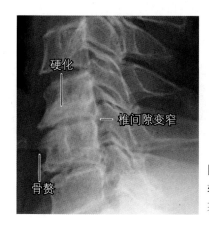

图10.84　颈椎骨软骨病，伴邻椎显著硬化

常规 X 线平片和 CT 可见（在 T1WI 和 T2WI 上为低信号，图 W10.15）。

这些阶段不仅相互有重叠（见图 W10.15），而且是可逆的。

▶ 鉴别诊断　通过影像学区分侵蚀性和活动性骨软骨病以及感染性椎间盘炎相当困难，除非已有显著的感染性破坏和椎体塌陷。CT 通常通过直接观察没有硬化缘的不规则椎板破坏来提高诊断的准确性。如果骨软骨病"叠加"感染，实际上临床上此类情况很常见，相邻的软骨下硬化和急性骨破坏的出现说明病程已至晚期。在椎间盘炎晚期和恢复期，可出现明显的带状或不规则局部硬化，被称为"断发性"退变或许更合适。MRI 在对上述情况进行鉴别时最为合适（图 10.88）。

下面的发现提示退变：

• 椎体终板在 T1WI 上显示清晰。

• 椎间盘在 T2WI 上呈低信号。

• 应用造影剂后，椎间盘间隙带状强化无或更多。

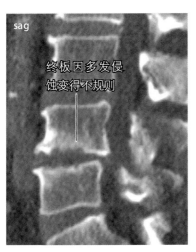

图 10.85　侵蚀性骨软骨病

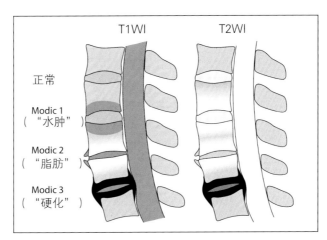

图 10.86　骨软骨病分期（Modic）：MRI 特征性信号类型

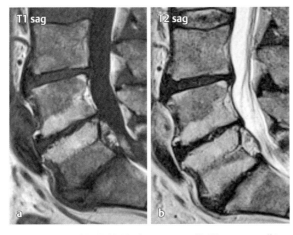

图 10.87　腰椎骨软骨病。L5–S1 节段 Modic 1 期，L4–5 节段 Modic 2 期。a. L5–S1 水肿低信号，L4–5 "脂肪信号"；b. 在 T2WI 上不能区分脂肪信号（L4–5）和液体信号（L5–S1）

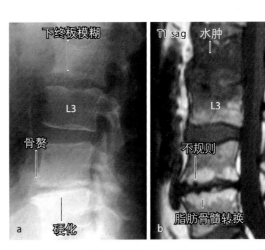

图 10.88　L2–3 椎间盘炎和 L4–5 侵蚀性骨软骨病。a. X 线片上 L2–3 节段终板轮廓不清晰；b 骨软骨病典型形态，终板不规则并有小侵蚀。不同于椎间盘炎，邻椎区域形成了脂肪骨髓转化的高信号（Modic 2 型）

• 平行于上、下终板的带状水肿信号，不延伸到相邻椎间盘（可呈新月形）。

• 软组织成分无强化或轻微强化。

然而，椎间盘炎合并退变性早期，诊断通常不明确，应在随后 1~2 周内行 MRI 检查进行确诊。

其他可能需要与侵蚀性骨软骨病相鉴别的疾病包括无菌性前或后脊椎炎（Romanus 病变）和无菌性椎间盘炎（Andersson Ⅰ 型病变）伴椎关节炎（图 10.89）等。通常，在脊椎关节炎中，在肋横突、肋椎和 / 或骶髂关节处也可能会有炎症并且可能十分明显，因此对这些部位需要仔细评估。

10.3.5 关节突、钩椎关节炎，退变性滑脱症

▶ 病理学　椎间盘退变伴随高度降低增加了关节突的压力，导致头尾向半脱位和反应性关节炎的发生。与其他滑膜关节一样，对应的骨性关节炎的病理检查结果包括软骨损伤、积液、滑膜炎、骨下硬化，囊肿形成和畸形等，特征为关节面畸形、骨赘形成，伴黄韧带肥厚。椎管、侧隐窝和 / 或神经孔狭窄与神经根受压有关。

颈椎钩椎关节的骨关节炎（钩椎关节炎）基于一种退变性过度活动相关的补偿机制。头向延伸的钩突是颈椎的解剖特点之一，在矢状位方向阻止了椎体的横向运动。钩椎关节不是真正的滑膜关节。

退变相关椎间盘炎　关节突关节退变性变形和椎间隙变窄与韧带和囊膜松弛有关，可导致腰椎滑脱，主要发生在腰椎，尤其是 L4-5 水平。最初通常会导致后滑脱（图 10.90），一个椎体相对于另一椎体向前滑动。由于"滑脱"专指与峡部裂相关的变化，如椎体关节间部分的骨性中断，"假性滑脱"被用来说明退变性前滑脱。

因为神经弓是完整的，向前滑移的上位椎体的下关节突达到下位椎体的上关节突尖端或其后缘时滑脱会受限，所以以滑脱程度在解剖上是有限的。总之，滑脱不可能超过椎体长度的 30%。退变性腰椎滑脱会导致椎管狭窄，伴发的黄韧带增厚则会进一步加重狭窄程度。另外，在椎间孔处会出现神经根受压。韧带肥厚和折皱会在侧隐窝处使狭窄进一步加重。

Meyerding 腰椎滑脱分类　是完全描述性的，根据上位椎体相对于下位椎体向前滑移的程度分 4 个等级（图 10.91）：第一级滑移少于 25%；第二级滑移在 25%~50%；第三级滑移在 50%~75%；第四级滑移大于 75%。腰椎前移（图 W10.16）是最极端的形式，一个椎体相对于另一椎体向前滑移几乎整个椎体，总是见于腰骶关节与椎弓根峡部裂。

椎管内滑膜囊肿　有骨关节炎的小关节附近

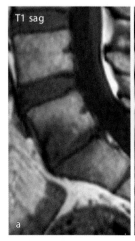
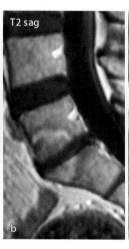
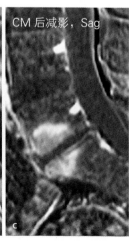

图 10.89　前终板区域的侵蚀性骨软骨病（Modic 1 型）。考虑到这一发现，鉴别诊断必须包括前脊椎炎（Romanus 病变）和椎关节炎。a. 矢状面 T1WI；b. 矢状面 T2WI；c. 应用造影剂后矢状面减影图像

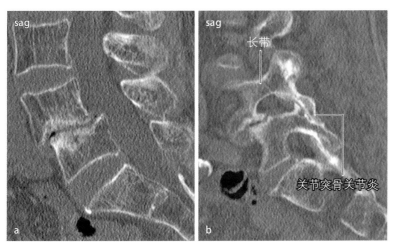

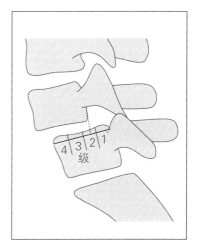

图 10.90　L4–5 退变性滑脱，Meyerding 1 级。a. 椎间盘高度降低，晚期骨软骨病；b. 自延长的椎弓根可见明显重塑

图 10.91　滑脱的 Meyerding 分级

的硬膜囊凸起有较大的临床意义，尤其是在下腰椎（最常见于 L4–5），常伴退变性脊椎滑脱。这些突起内含关节液，可发生钙化（图 10.92，10.93）；内含气体或出血者少见。

▶ 临床表现　除了小关节骨关节炎引发的与活动相关的非特异性腰背部钝痛，关节囊肿可能也造成侧隐窝或椎间孔处的神经根受压，从而导致根性症状。

▶ X 线　通常只可见到小关节密度增加，关节面粗糙。关节间隙在斜位片上也几乎无法分辨。关节出现畸形和边缘不规则的僵硬（图10.94）。

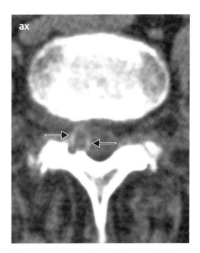

图 10.92　滑膜囊边缘钙化（箭头）

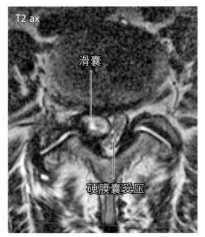

图 10.93　占位性髓内滑膜囊。特征性的"关节旁"位于关节突关节前部

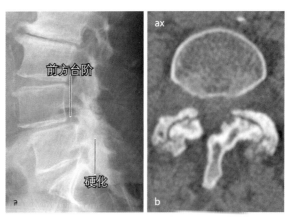

图 10.94　退变性滑脱。a.Meyerding 1 级前滑脱；b. 关节突硬化并明显肥厚

▶ CT　CT 能更好地显示小关节退变（图 10.90b，10.94b）。除了"常见"的骨关节炎的征象（关节间隙变窄，软骨下骨硬化，边缘骨赘形成，软骨下囊肿）外，下列征象也是典型表现：

- 真空现象。
- 关节面延长（图 10.94b）。
- 关节畸形，扩大，膨胀。
- 黄韧带增厚（和可能的骨化）

滑膜囊肿清晰可见，表现为椎管内圆形软组织密度肿块，与关节突关节直接连续。它们也可以发生边缘性和 / 或中央性钙化（图 10.92）。区分占位性软组织肿块（如椎间盘组织）与无钙化的滑膜囊肿比较困难，此时应选择 MRI 检查。

▶ MRI　尽管 CT 更适合评估骨性改变，MRI 对关节积液、黄韧带增厚（图 10.95）和滑膜囊肿（图 10.93）的显示更佳。在关节突关节内大量液体的病理性积聚，提示可能伴有节段性过度活动（图 10.95）。

10.3.6　韧带和软组织改变

包括韧带肥厚，韧带钙化，韧带骨化，硬膜外脂肪过多。黄韧带增厚多是椎间隙退变性狭窄

引起的韧带压缩或膨胀的结果，也可能是韧带肥厚（图 10.95，10.101）。

脊柱纵韧带（前后韧带）的钙化和骨化常见，50 岁以上发病率增加，似乎与人种有关（亚洲人后纵韧带骨化的发病率高，因此被称为日本病；图 10.96），并且个体差异很大（可能与基因有关）。

弥漫性特发性骨肥厚（DISH）在病理学和形态学与其他形式的韧带钙化和骨化相同，但是由于一些特征而被认为是一个独立的实体（见章节 10.4）。

硬膜外脂肪过多　在病理学上是指椎管内硬膜外脂肪堆积过多，原因包括长期外源性激素应用、内分泌疾病（如库欣综合征、甲状腺功能低下、垂体腺瘤）和肥胖，某些病例是特发性的。病变会延伸几个节段，常会在脊髓或马尾产生明显的占位效应（图 10.97，10.98；图 W10.17）。中胸椎和下腰椎最常受累，颈椎硬膜外脂肪过多迄今未见报道。诊断应选择 MRI，硬膜外脂肪积聚超过 6~7 mm 的宽度即被视为病理性的。通过影像学手段来证实占位效应对神经结构的压迫很重要。在腰椎，典型表现为硬膜囊的 Y 形压迫，被称为 Y 形征或星形征（图 10.98）。

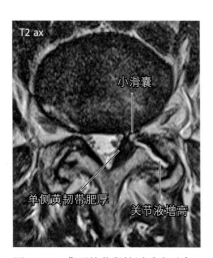
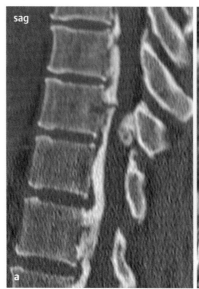
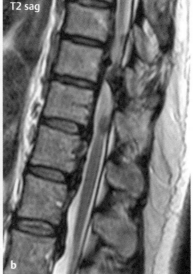

图 10.95　典型的节段性活动度过高

图 10.96　"日本病"。a. 后纵韧带长节段骨化；b. 相应的矢状面 MRI

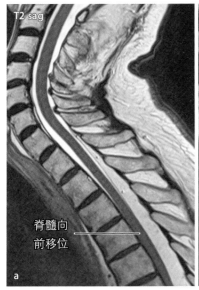
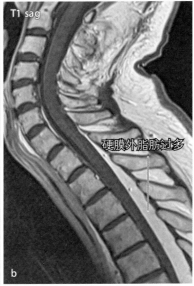

脊髓向前移位

硬膜外脂肪过多

图 10.97 硬膜外脂肪过多症，临床进展性躯干共济失调。a.T2WI 通常仅能发现脊髓移位；b.T1WI 上可见硬膜外脂肪明显增生

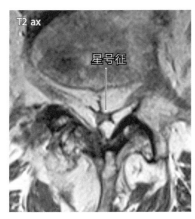

星号征

图 10.98 硬膜外脂肪过多症患者的硬膜囊受压造成的星芒征。另见图 W10.17

对颈椎、腰椎退变以及棘间韧带变性和极度前凸，可导致一个棘突与另一棘突相邻（"脊柱接吻"征），也可能出现硬化和畸形，甚至假关节形成，多伴有疼痛（Baastrup 综合征，见章节10.1.3）。

10.3.7 椎管狭窄

▶ 病理学　导致椎管狭窄（中央狭窄）和侧

隐窝狭窄（侧狭窄）的因素分为两类：

先天性易感因素

• 关节突关节的形状，位置，和大小（尤其是额状面与矢状面）。

• 椎管的形状和大小（仅三叶草形）。

获得性因素

• 脊柱关节炎。

• 椎间盘突出。

• 黄韧带增厚。

• 小关节半脱位。

• 继发于腰椎滑脱的对线不良。

• 硬膜外脂肪过多（见章节 10.3.6）。

骨性椎管正常宽度参考值：

• 矢状直径，在颈椎水平至少 13 mm，在腰椎水平至少 15 mm。

• 正常椎弓根间距，成人在颈椎水平至少 25 mm，在腰椎水平至少 18 mm。

上述参考值的减小被称为"狭窄"。然而，狭窄的"相对"或"绝对"、"中度"或"高度"没有公认的定量标准分级。

提示

腰椎管矢状径小于 11 mm 或椎弓根间距小于 16 mm 时，提示可能存在腰椎管狭窄，但即使高度狭窄也可无症状。在颈、胸段脊柱，脊髓存在因椎管狭窄而导致受压迫的风险，最初可导致可逆性脊髓水肿，随后可因压力相关的脊髓软化损害或继发性缺血产生不可逆性损伤。脊髓前动脉受压导致的脊髓缺血性病变因其特有的外观而被称为"蛇咬"征或"猫头鹰眼"征（图 10.100）。

▶ **临床表现** 典型的腰椎管狭窄症临床表现为腰背痛，疼痛常放射至双下肢，可有间歇性跛行，行走耐受性降低。神经根病最初表现为感觉障碍。除了颈臂痛，颈椎管狭窄最常见的表现是

脊髓长束受累导致的步态异常（行走时的不安全感，伴共济失调和障碍）、痉挛、反射亢进和锥体束征，伴或不伴神经功能障碍。

▶ **X 线** 椎管狭窄可在侧位 X 线片发现，但确诊通常需要采用轴位 MRI、CT 或 CT 脊髓造影。

▶ **CT** 可以准确地量化狭窄程度，区分骨性（图 10.99）与软组织性狭窄。CT 脊髓造影也可直接显示脊髓和神经根受压情况。

▶ **MRI** MRI 可以在不行椎管造影的情况下显示神经结构受压程度，同时发现是否伴有脊髓病，因而优势明显（图 10.99，10.100）。此外，它还可以区分软组织性狭窄的病因（如椎间盘、黄韧带、占位性病变，图 10.97）。

除了标准矢状面和横断面序列（如矢状面和

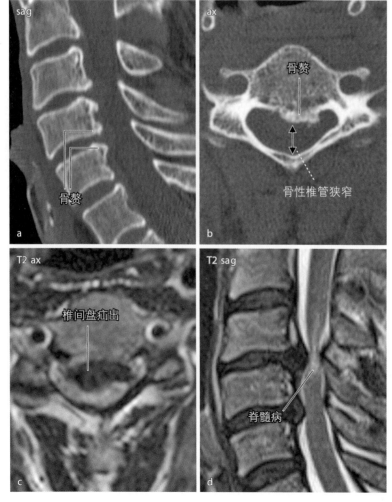

图 10.99 颈椎管狭窄。a. CT 示小的背侧骨赘；b. 骨性椎管矢状径减小至 9 mm；c. 另外，MRI 示叠加的软组织相关椎间盘源性狭窄；d. 脊髓受压和脊髓病

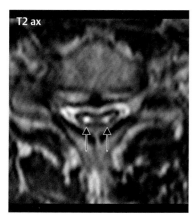

图 10.100 椎管狭窄患者的缺血性脊髓病（"蛇咬"样，箭头）

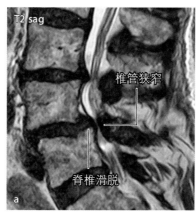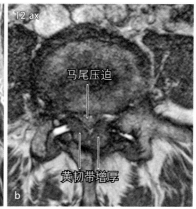

图 10.101 腰椎管严重狭窄。a. 狭窄最严重处的 I 级前滑脱；b. 黄韧带肥厚是造成狭窄的原因

轴位 T1WI 和 T2WI），以及水肿敏感序列（如冠状面或矢状面抑脂 T2WI）外，MRI 扫描还应包括强化 T2 加权序列（"脊髓序列"）和 NIP 重建。

▶ **重要发现** 比测量骨椎管狭窄的程度更重要的是描述累积性狭窄（包括骨和软组织成分）及其对椎管内容物的影响。

10.3.8 失稳，节段过度运动和功能研究

"不稳定"这个词有可能会产生误导，因为它也可以用来描述脊柱的创伤性或退变性改变。实际上，它描述的是运动节段的机械性不稳定，表现为脊柱在很小的作用力下产生明显位移（旋转或平移），通常是突然发生、不可预测的。典型的例子包括创伤性和病理性骨折。

"节段性活动度过高"是指在过载的情况下运动节段显示异常的高弹性或低稳定性。

> **!** 提示
>
> 在椎间盘退变或滑脱的情况下，"节段性活动度过高"与"不稳"是不一样的。

功能研究可以检测节段性活动度过高。但某些情况下，因下列因素的存在可出现假阴性结果：

- 激励不足，未能产生最大运动。
- 疼痛使活动受限。

"节度性活动度过高"没有临床或影像学的统一定义。例如，矢状面位移超过 3.5 mm 或节段间成角（颈椎大于 11°，或在 L4–L5 水平大于 20°）即为病理性的。更重要的是与"健康"相邻节段相比，节段间活动度的差异。然而，在评估时应牢记，运动范围有节段性差异。因此，在腰椎，生理性成角最明显的是在 L4-5 水平。

在采用适当的技术并且患者依从性高的情况下，很可能发现节段性活动度过低 / 过高，提示病理性改变，但其相关性尚未明确。

> **!** 提示
>
> 因为上述原因，功能成像在节段性活动度过高中的价值是有争议的。即使应用目前所有可用的诊断手段，仅通过影像对节段性活动度过高进行客观评价是不可能的。

10.4 弥漫性特发性骨骨肥大

DISH（同义词：Forestier 病）诊断须符合下列标准：

• 前纵韧带骨化至少涉及 4 个节段（可能累及外侧，图 10.102）。

• 椎间盘高度正常（纤维环钙化，图 10.103）。

• 没有关节突关节僵硬或骶髂关节侵蚀。

▶ 病理学　DISH 是一种病因不明的无炎症状态，高胰岛素血症和糖尿病、氟中毒、维生素 A 过多都与其相关。

▶ 临床表现　多数患者年龄都超过 50 岁，主诉颈胸部活动进行性受限。与骨关节炎相似，严重的临床表现和影像学表现通常不相符。

▶ X 线　特征性表现为沿椎体前表面广泛的"流动性"骨肥大，偶可见骨化与椎体间的放射透亮区，有助于区分 DISH 与退变性骨赘。通常累及下颈椎和腰椎交界处。椎间盘、骶髂关节、关节突关节保持正常。

DISH 的并发症：颈椎前骨肥大并发吞咽困难并不少见（图 10.104）。韧带（后纵韧带、黄韧带）骨化造成椎管变形和狭窄，从而导致脊髓病。CT 可以直接识别脊髓受压，而直接显示脊髓损伤则需要 MRI（在 T2WI 和强化 T1WI 上为亮区）。由于这种原因导致的脊柱僵硬使其很容易受伤。

▶ 鉴别诊断　包括脊椎关节炎。不同类型的脊椎关节炎表现为骶髂关节肋椎关节、关节突关节的强直，而 DISH 没有。

10.5　类风湿性关节炎和幼年特发性关节炎

10.5.1　类风湿性关节炎

类风湿性关节炎（同义词：慢性多发性关节炎）是一种系统性自身免疫性疾病，起自受累关节的滑膜，治疗不及时会进展。

▶ 病理学　出现进行性关节破坏性免疫反应的患者，可能与前期感染有关，其中很多患者是

HLA–DBRI 基因携带者。在此类患者中，部分 T 淋巴细胞被激活，刺激 B 淋巴细胞产生免疫球蛋白（类风湿因子、抗 CCP），刺激巨噬细胞形成细胞因子（如白介素 –1、白细胞介素 – 6 和肿瘤坏死因子 α），导致细胞间质扩增（成纤维细胞）和大量炎症细胞从血液进入滑膜，形成肉芽组织（滑膜炎或血管翳）。这种血管翳的形成经历三个阶段，通过强化 MRI 观察尤为明显：

1. 活动性滑膜炎，与显著的关节积液。

2. 部分纤维血管翳。

3. 瘢痕血管翳。

血管翳好发生于关节和肌腱鞘，可能取决于滑液 B 细胞的数量（与 T 淋巴细胞反应）、组织灌注、透明软骨变薄或缺损（裸区），导致软骨破坏和关节间隙变小。

此外，炎症可以通过另一种细胞因子刺激破骨细胞，即 RANK 配体（核因子 κ B 受体激活剂），在边缘部位形成局限性缺损（边缘侵蚀）（图 10.105）。此外，破骨细胞的活动也可导致关节周围的骨质疏松，称为"风湿性骨炎"（图 10.107）。

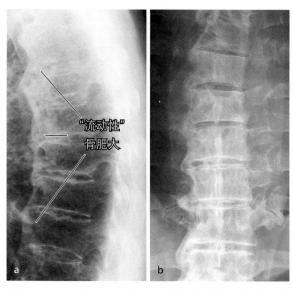

图 10.102　60 岁 DISH 患者。a.典型的多节段前纵韧带骨化，椎间隙保留；b.另有以右侧为主的多节段外侧骨化，是 DISH 的特征性表现

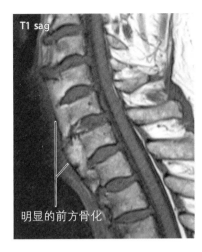

图 10.103 DISH 病例 C4-C7 水平明显的脊柱前方桥接骨化。注意，纤维环前部也发生骨化

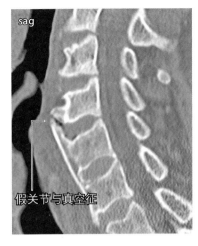

图 10.104 DISH 患者 C4-C6 关节强直，C4 和 C5 前方假关节形成，伴吞咽困难

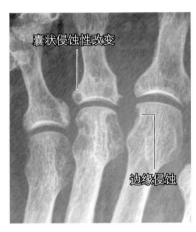

图 10.105 类风湿性关节炎患者的边缘侵蚀性改变，病变呈囊状

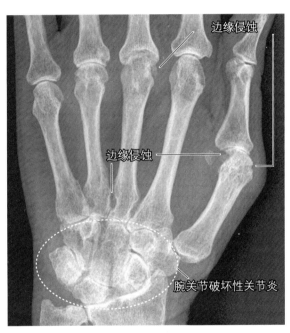

图 10.106 类风湿性关节炎患者的边缘侵蚀性改变

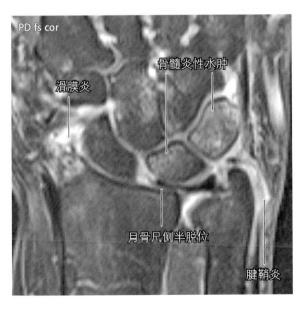

图 10.107 类风湿性关节炎

胶原分裂会造成韧带损伤，导致半脱位或拖尾，尤其是在手部（图 10.108）、足部和寰齿关节。

继发性骨关节炎早期可出现关节破坏（图 10.107）。关节表面侵蚀可造成关节毁损或侵蚀。类风湿性关节炎是一种系统性疾病，关节外表现涉及肺、心脏、心包膜、神经和涎腺（继发性 Sjögren 综合征），可以通过影像检查发现。软组织和肺内可以发现风湿结节。

类风湿性关节炎的最初 3 个月被称为关节炎早期，此期尚未形成破坏，早期及时治疗有助于改善预后。在此期内，由于病变局限于滑膜，标准的放射学检查通常表现正常，只能通过超声和 MRI 检查来确认（图 10.109）。

▶ 临床表现　通过 ACR/EULAR 评分系统记录临床表现和实验室参数（见章节 10.5），尽管其临床表现多变，也可以早期识别疾病并进行有效治疗。

关节受累表现为特征性的对称性受累，包括腕关节、掌指关节、近端指间关节、跖趾关节等，并有不同程度的晨僵、梭形肿胀和疼痛。

在 60 岁以上的老年类风湿性关节炎患者中，除了典型表现外，影像学检查还可发现骨关节炎的征象（也称为"重叠性关节炎"，图 10.110）。

患有风湿性关节病的患者易于并发其他自身免疫性疾病。交叉重叠综合征指同时患有类风湿性关节炎和硬皮病。

▶ X 线　为了做出最初的诊断，应摄取双手和双足的后前位和后足底位片，以及斜位片（手置于改良茶杯位）。对任何有症状的关节都需要检查，通常包括颈椎正、侧位片以及功能位（屈伸）片。进行随访时，对双手和双足可以不用摄斜位片。

类风湿性关节炎的典型表现（见章节

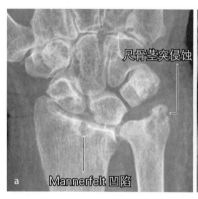
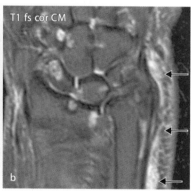

图 10.108　类风湿性关节炎。a. 因桡舟月韧带的炎性破坏造成桡舟月关节局部变宽，并有特征性的桡侧韧带止点处（Mannerfelt 凹陷）囊肿；b. 尺侧腕伸肌腱腱鞘炎（箭头），导致尺骨茎突侵蚀性破坏。USP，尺骨茎突

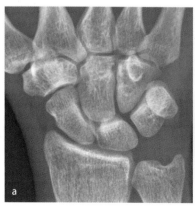
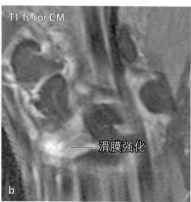
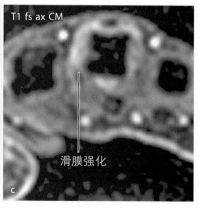

图 10.109　早期关节炎。a. 放射学影像检查无异常发现；b. MRI 示腕关节滑膜炎；c. 静脉造影后可见第三掌指关节的滑膜炎

10.1）：

• 手部：早期改变包括软组织肿胀（最好通过其他手段来检查）、关节周围骨密度降低、关节软骨下骨平面细节丢失，骨皮质细节丢失（如桡侧茎突、尺侧茎突）。其他征象包括月骨尺侧半脱位和同时发生的尺骨背侧脱位造成的对线不良（图 10.111，10.107）。更严重的对线不良（如鹅颈或胸花样畸形，鞋匠指或搭车者指）以及风湿性手偏斜（图 W10.19）比较罕见。其他表现包括关节间隙缩小和边缘侵蚀（有时表现为软骨下囊肿，图 10.105，10.106），晚期会出现关节强直甚至关节毁损（如腕骨骨化，图 W10.19）。

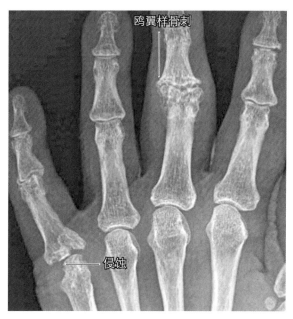

图 10.110　类风湿性关节炎合并骨关节炎（"重叠性关节炎"）

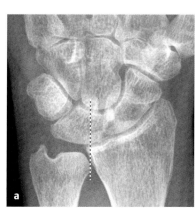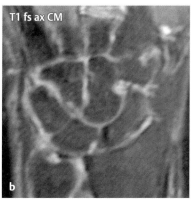

图 10.111　类风湿性关节炎早期征象。a. 月骨尺侧半脱位（在桡骨边缘超过其直径的 1.5 倍，虚线）；b. 关节间隙充满混有造影剂的炎性滑液

提示

如果治疗得当，类风湿性关节炎的关节侵蚀可以不出现或被推迟。出现关节侵蚀时，治疗正确的标志是侵蚀周围出现硬化边（图 10.112）。在手部寻找侵蚀证据时，尤其应当注意食指和中指。对于腕关节和踝关节，应当注意关节周围侵蚀（附近腱鞘炎症），如尺骨茎突处（图 W10.20，图 10.108）。

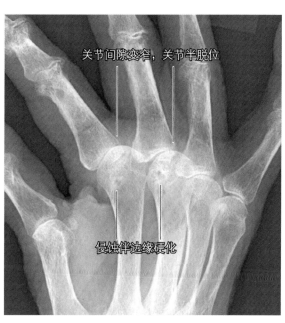

图 10.112　类风湿性关节炎。累及第二、第三掌指关节的典型表现。斜位片

• 足部：从外向内主要涉及跖趾关节。

• 颈椎：寰枢关节半脱位伴齿突背侧（图 10.113）或颅侧（图 10.114）半脱位，以及其他颈椎节段的改变具有预后价值（"风湿性阶梯样畸形"，图 10.115）。如寰齿前间隙超过 5 mm，可认为寰椎横韧带破裂；超过 3 mm 或屈曲时显著增加，则应怀疑寰椎横韧带断裂。

• 软组织肿胀为炎性肿胀，在手部多为尺骨茎突和第二、第三、第五掌指关节周围的软组织和皮下脂肪带水肿（腱鞘炎，图 10.107，10.108），在足部多见于第五和第二跖趾关节、跗趾指间关节等部位，表现类似风湿性跟腱前滑囊炎（图 10.116）。

• 风湿性骨炎表现为关节周围骨质疏松。由于对技术要求较高和表面软组织肿胀，这种情况通过放射学影像表现很难确诊。

> **提示**
>
> Van der Heijde 改良 Sharp 评分是目前放射学影像检查用于类风湿关节炎的治疗的量化评估（见专业文献）。

▶ **超声** 在发生侵蚀前，利用频率在 12 mHz 以上的超声探针进行检查，可以对放射学影像诊断起到辅助作用。主要表现为滑膜肿胀部位的低回声影，特别是关节积液和腱鞘的无回声影。彩色多普勒超声可确定炎症过程的严重程度（图 W10.21，见章节 10.5）。

▶ **MRI** 可以采用 T1WI、T2WI、抑脂液体敏感序列，以及静脉注射造影剂。MRI 可以发现风湿性骨炎的滑膜肿胀、侵蚀，特别是近关节的骨髓水肿。

> **提示**
>
> 在 MRI 中，骨炎不仅有弥漫性表现（图 10.107），也可能有局部性和部分性表现（图 10.107）。经过充分的治疗，MRI 可能不会观察到侵蚀表现。

近关节的黏液囊和滑膜鞘通常会发炎，极少数情况下其中可能包含低信号病灶（米粒征）。

对上颈椎行 MRI 检查是特别重要的，可以显示寰枢关节血管翳的严重程度以及脊髓与炎症组织的关系。关节破坏，包括寰椎横韧带，可导致颅底内陷，也会在 MRI 得到充分显示（图 10.114）。

▶ 鉴别诊断

对于滑膜炎，应考虑与下列疾病进行鉴别：

感染 通常表现为脓毒性单关节炎，可导致早期骨破坏，也是使用免疫抑制治疗的一种典型并发症。在儿童，则可能是由关节周围骨的骨髓炎引起的。

骨关节炎伴滑膜炎 应该注意的是，在手部，拇指腕掌关节和远端指间关节的受累多提示骨关节炎。风湿性关节炎很少累及这些关节。

创伤后滑膜炎 是关节血肿后的滑膜反应，或半脱位 / 脱位造成的滑膜缺损。从更广泛的意义上说，任何受伤后的滑膜反应都包含在这一项中。

晶体沉着性关节病和关节周围病 见章节 10.9。

牛皮癣：见章节 10.6.3。

10.5.2 青少年特发性关节炎

这种疾病为异质性疾病，分三种类型，在 16 岁之前发病并且至少持续 6 周：

• 系统性疾病（Still 病）：伴有发烧、出疹和肝、脾肿大（超过三分之二病例会有此症状，手部和主要关节受累情况各不相同）。

• 青少年特发性单关节炎：通常最多累及 4 个关节，多为膝关节和踝关节。

• 青少年非特发性多关节炎：血清反应可为阳性或阴性，早期即有超过 5 个关节受累。

对于女性，疾病通常在儿童早期发病。

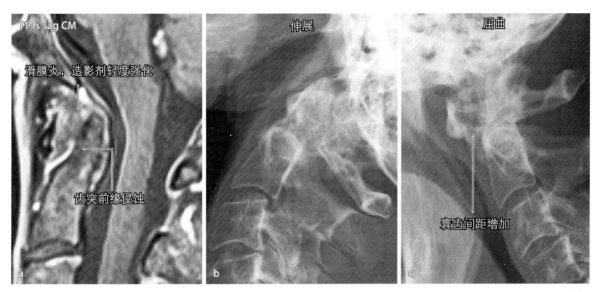

图 10.113　类风湿性关节炎。a.纤维性滑膜炎，寰椎前弓与齿突间距也变宽；b.伸展和屈曲位片可见明显的寰枢不稳

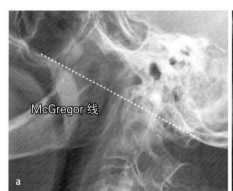
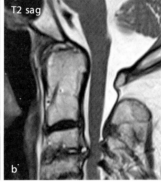

图 10.114　基底部压缩的类风湿性关节炎患者。a.齿突尖位于 McGreyor 线以上（枕骨最低点与硬腭的连线）；b.炎症后寰齿关节僵直，枕骨大孔狭窄

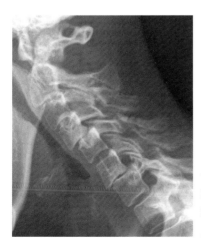

图 10.115　类风湿性阶梯样畸形。炎症导致惟间盘切带稳定结构的破坏，多节段椎体半脱位

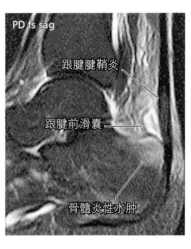

图 10.116　类风湿性跟腱前滑囊炎

425

▶病理学 这种疾病在急性期可因侵蚀而导致生长停止。临床进展不是非常迅速，生长板及其周围充血会刺激生长，干骺端出现"气球征"和骨的畸形生长（图10.117）。

▶X线 表现与成人关节炎明显不同，伴有骨生长障碍，各种放射影像学表现也不相同（图10.118；图W10.22，W10.23）。

- 软组织肿胀明显。
- 关节侵蚀与关节腔狭窄（成人少见）。
- 关节周围骨质疏松。
- 生长中的骨骼的骨膜炎比成人更明显，可能导致手指和足趾的肥大。

▶超声 积液很容易检测，有利于诊断，尤其是在早期，也有助于评估后续病情进展。

▶MRI 静脉注射造影剂后，主要表现为关节积液和滑膜明显增厚。其他发现包括软骨异常，如表面不规则和变薄，以及关节侵蚀和关节附近骨髓水肿。

▶鉴别诊断 关节问题在儿童中非常常见。需要进行鉴别的疾病包括化脓性关节炎、急性血源性骨髓炎等。这些传染性疾病通常累及单个关节，并有很明显的临床表现。

10.6 脊椎关节炎

"血清反应阴性的脊椎关节炎"和"血清反应阴性脊柱关节疾病"是同义词（血清反应阴性是指血清类风湿因子不高）。

脊椎关节炎是一类风湿性疾病，每种都有典型的临床表现和共同的遗传因素，尤其是抗原HLAB27。脊椎关节炎包括强直性脊柱炎、反应性关节炎、银屑病关节炎和SAPHO综合征（见章节10.7.2）、2型青少年脊椎关节炎和未分化的脊椎关节炎。慢性非细菌性骨髓炎也应包含在内，但官方分类并未包含（见章节10.7.1）。

▶病理学 原因仍然不明，可能来源于细菌感染。目前认为内质网重载与HLAB27蛋白质的错误折叠导致了炎性反应。

类风湿性关节炎常累及关节滑膜，如果不及时治疗，病情会进一步发展并具有破坏性。类风湿性关节炎多累及韧带和肌腱止点处，可有关节周围骨质破坏和间歇性增生。

不同形式之间的脊椎关节炎之间可以有重叠，关节积液可见于三分之一的病例。因此，其临床分期不断调整（表W10.2，见章节10.6）。目前国际脊椎关节炎学会的定义如下（2009）：

- 早期（放射影像学表现正常）轴向脊椎关节炎：初步诊断时约一半属于此类。
- 中轴型脊椎关节炎：通过炎性腰背痛以及放射影像学表现和另一个临床特征的存在，或者HLA B27阳性和其他2个脊椎关节炎的特点（如葡萄膜炎、指/趾炎、银屑病等）来诊断，影像学诊断包含MRI阳性或可疑阳性表现（如骨髓水肿或骨炎），或根据改良标准确定的影像学诊断标准（图10.119，表W10.2）。
- 外周型脊柱关节炎：见图10.120。

▶临床表现 因为临床症状是间歇性的和高度可变的，确诊时间平均为7年。早期放射影像学表现多为阴性，正确回顾病史对于诊断非常有价值（略低于80%）。中轴型脊椎关节炎的主要症状是炎性腰背痛。这是一种特定形式的腰背痛，可持续3个月以上，应当满足以下5个条件中的4个：症状出现于40~45岁之前；发病隐匿；运动后缓解；休息无缓解；夜间疼痛（起床缓解）。

- 特征性极端表现包括寡关节炎和肌腱止点炎（表现为疼痛）。
- 特定器官表现包括眼睛发炎（虹膜炎），黏膜炎（如口疮、尿道炎等）和皮肤改变。
- 少见表现包括主动脉炎和间质性肺炎，可通过影像学检查发现。

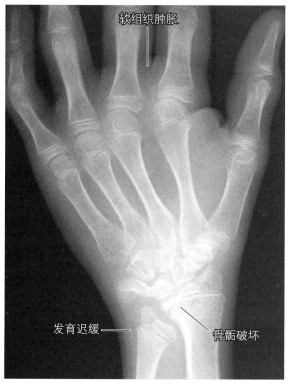

图 10.117　青少年特发性多关节炎的 15 岁患者，关节炎病史自 2 岁开始。注意伴发的异常和对生长的干扰

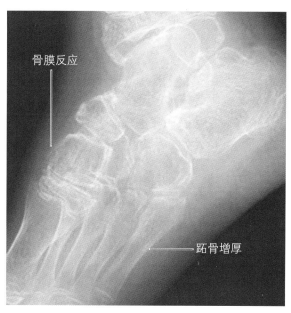

图 10.118　青少年特发性多关节炎的 12 岁女性患者。可见骨膜炎和脱矿化改变

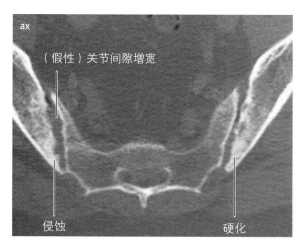

图 10.119　中轴型脊椎关节炎。初步诊断时 CT 示双侧骶髂关节炎，纽约标准 3 级

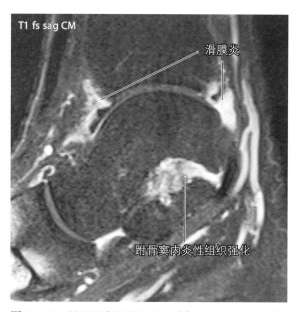

图 10.120　周围型脊椎关节炎。与图 10.119 为同一患者。踝关节和距下关节炎性改变

10.6.1 强直性脊柱炎

强直性脊柱炎（同义词：Becnterew 病）是一种主要累及中轴骨（尤其是骶髂关节）、肌腱止点和周围关节的炎性疾病。

▶ X 线 /CT　见章节 10.1.2 和 10.1.3。

• 骶髂关节：双侧骶髂关节广泛软骨下硬化、侵蚀、骨性桥接和僵硬（图 10.121）。如果关节完全变僵硬但又保留了轮廓，或侵蚀变得透明而导致关节腔假性增宽时，这些表现会干扰诊断（图 10.122）。与传统放射学成像技术相比，CT 在发现骨吸收和骨增生方面效果更佳（图 10.123）。

• 脊柱：病变通常始于胸腰结合部，可见边缘性骨赘和闪角征（Romanus 病变：椎体边缘硬化，可同时有侵蚀；图 10.124）。肋椎关节和肋横突关节关节炎是脊椎关节炎的特征。更为严重的是，炎症的急速恶化会诱发节段性破坏和非感染性脊柱关节炎（Andersson Ⅰ 型炎性病变）。随后会出现纤维环和椎间韧带的钙化（"双轨征"），以及方形椎（桶形椎）的形成。脊椎关节炎相关的骨质疏松随后会导致僵硬脊柱发生骨折。如有怀疑，可行 CT 检查（图 10.125，见章节 2.24）。颈胸交界处常发生竹竿样脊柱的不完全骨折。

• 其他表现：常表现为肌腱止点炎，伴侵蚀、模糊骨化或肌腱下硬化（图 10.122）；还可见腕关节等主要关节以及耻骨联合、胸骨联合等处的关节炎。

▶ MRI　检查技术包括 T1WI、T2WI、抑脂 T2WI 和强化抑脂 T1WI。活动性炎症的迹象包括作为类风湿性骨炎表现的软骨下或肌腱下骨髓水肿（图 10.126），以及关节间隙和软骨下骨的强化。在慢性炎症期，硬化或炎症后脂肪骨髓转换占主导地位（图 10.127）。

MRI 可以发现前脊柱炎（图 10.128；图 W10.25），椎体小关节炎，棘间韧带炎和肋椎关节炎（图 10.128）。

▶ 鉴别诊断

与骶髂关节炎的鉴别诊断：

• 其他形式的脊椎关节炎：仅凭影像学检查无法区分。

• 脓毒性关节炎：通常表现为单侧受累，周围软组织有脓肿形成，以前方多见。

• 髂关节骨关节炎：关节间隙变窄，软骨下带状硬化和骨赘形成。

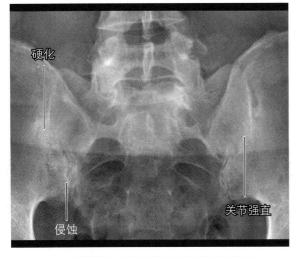

图 10.121　有骶髂关节炎的强直性脊柱炎的患者

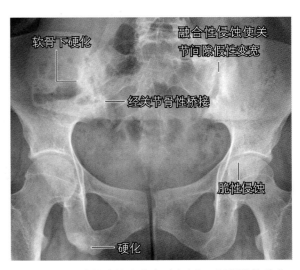

图 10.122　强直性脊柱炎患者,同时有双侧骶髂关节炎、右坐骨肌腱止点病、左髋感染性关节炎

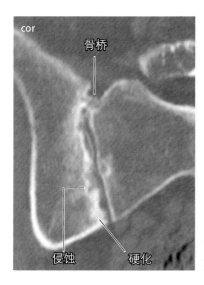

图 10.123 骶髂关节炎患者，同时有强直性脊柱炎

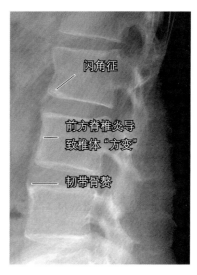

图 10.124 强直性脊柱炎早期表现

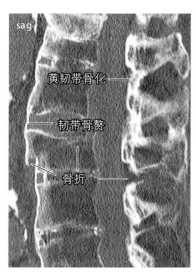

图 10.125 强直性脊柱炎患者竹竿样脊柱的骨折，见章节 2.2.4

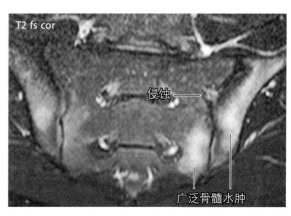

图 10.126 强直性脊柱炎患者的骶髂关节炎

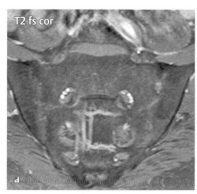
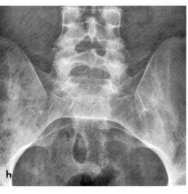

图 10.127 "烧毁"样的双侧骶髂关节。a. 炎症后弥漫性脂肪骨髓转换，无骨髓水肿；b. 双侧关节强直

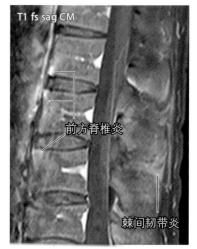

图 10.128 强直性脊柱炎的脊柱炎性表现

429

• 髂骨致密性骨炎：通常表现为双侧三角形广泛硬化，无关节破坏，多见于妊娠后。

• 类风湿性关节炎：很少累及骶髂关节，通过临床表现和实验室检查进行诊断。

与椎间盘炎性改变的鉴别诊断：

• 细菌性椎间盘炎：可见相邻椎板破坏，伴有广泛的软组织炎症，可有脓肿形成。另一方面，Andersson Ⅰ型炎性病变仅累及部分上、下终板。然而，这些差异通常比较模糊。

• 急性骨小梁内椎间盘突出（Schmorl结节）：这不是椎间盘而是周围骨的炎症反应。多数情况下，会发现若干陈旧性骨折伴急性病变。

10.6.2 反应性关节炎

反应性关节炎（同义词：Reiter综合征；这个术语曾用于描述"尿道炎、关节炎和结膜炎"三联征）是继发于脊柱关节炎的一种自限性疾病，病程一般为3~12个月。如无明确细菌感染，则被称为未分化性关节炎或仅仅是脊柱关节炎。

▶病理学　在60%的病例中，在疾病发作前的1个月内有泌尿生殖、胃肠道或呼吸道的感染（最常见的是衣原体或沙门菌）。发病高峰期为30~40岁。

▶临床表现　下肢非对称性关节受累为典型表现，单关节炎少见。一般症状包括发热和体重减轻。受累关节局部皮温升高。在手指和足趾表现为整个指/趾肿胀（腊肠指/趾）。关节外表现（皮肤，尿道炎，葡萄膜炎）难以与银屑病性关节炎和其他形式的脊柱关节炎相鉴别。

▶X线　关节周围有明显积液，通常无侵蚀。骶髂关节炎通常为双侧性但不对称。脊柱的韧带骨赘相对少见。

▶MRI　MRI显示滑膜炎的迹象，可能与关节周围骨关节软骨下骨髓水肿有关。肌腱止点炎（特别是跟腱和跖筋膜）在反应性关节炎中常见。

▶鉴别诊断

化脓性关节炎　化脓性关节炎几乎总是表现为单关节炎，应当与反应性关节炎相鉴别。

Lyme关节炎　这被认为是反应性关节炎的一种形式，并且发生在Lyme病的晚期或慢性阶段。通常膝关节受影响并有渗出和软组织肿胀，很少造成骨质侵蚀和骨质疏松。

10.6.3 银屑病性关节炎

银屑病性关节炎（同义词：牛皮癣性关节病，银屑病相关的炎性关节病）与潜在的银屑病（在10%的病例中，关节炎发生于皮肤异常之前）相关，常累及关节、韧带止点处，甚至脊柱（虽然不常见）。

▶病理学　遗传、免疫、环境以及许多药物和心理因素被认为是致病原因。关节炎多见于关节囊和骨膜之间的过渡区，血管受累明显。目前认为本病是由促炎细胞因子从这些结构直接扩散到相邻的滑膜、关节周围软组织〔导致腊肠指/趾（指/趾炎）〕和骨组织中而引起的。远端指间关节的滑膜组织较少，含有丰富的纤维囊结构，支持肌腱止点炎作为疾病的最初表现。

▶临床表现　各种临床表现被归为以下三类：最常见的是四肢关节病变，然后躯干受累（最多占四分之一），以及肌腱和关节囊外韧带止点处的肌腱炎（如跟骨）。

与类风湿性关节炎不同，四肢外周关节受累倾向于不对称发生，并且在约三分之二的病例中表现为寡关节炎，其余表现为多发性关节炎，单关节炎很少见。寡关节炎亚型之间的区分为：

• 轴型：累及手、足并有软组织肿胀，可有典型的腊肠指/趾（指/趾炎）；

• 横向型：以腕关节和指间关节病损为主。

• 以膝关节和其他大关节病变为主的类型。

多关节炎类型在许多方面类似类风湿性关节炎，多发生于疾病晚期，预后不良，可导致致残性关节炎。

在以躯干受累为主（如银屑病性脊柱炎）的病例中，可见不对称性骶髂关节炎、脊柱炎，偶尔可见胸骨炎性改变（如胸锁关节炎或手术后关节炎）。

▶ X 线影像　见章节 10.1.2、10.1.3。

关节

• 软组织肿胀：腊肠指/趾（指/趾炎）。

• 典型的脊柱关节炎的表现：包括关节附近关节囊止点处的骨膜下的小的宽基增生（突起）和小的侵蚀，表现为鼠耳样畸形（图 10.129~131）。巨大的骨质破坏最终导致"杯中笔"或"笔帽"样畸形（图 W10.26）。终末期可见关节完全僵直。

• 骨膜硬化表现为骨质性突起，更广泛的骨硬化则会形成"象牙指骨"。

• 骨质溶解罕见，并具有特征性的指甲改变（如油滴、点蚀、甲剥离）等。

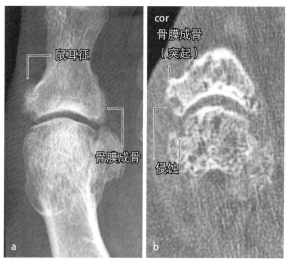

图 10.129　银屑病性关节炎。a. 掌指关节受累；b. CT 表现

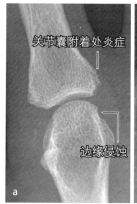
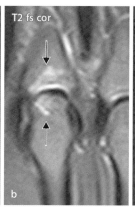
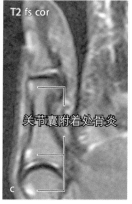

图 10.130　银屑病性关节炎的 22 岁患者。a. 第二掌指关节处仅有轻微放射影像学改变；b. MRI 示第二掌指关节处骨髓水肿；c. 第一指列有早期受累表现

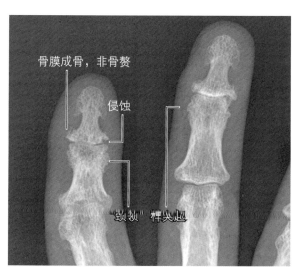

图 10.131　银屑病性关节炎，手指的寡关节炎

脊柱

· 骶髂关节炎。

· 在脊柱，可见牛角样或逗号样的非边缘骨赘形成（图 10.132），边缘性骨赘较少见。与强直性脊柱炎相比，它们多为不对称的并且多累及中下腰椎而非胸腰椎。

▶ 超声　即使临床没有症状，超声检查也可发现滑膜炎或腱鞘炎的迹象（图 10.133）。

▶ MRI　除了已经提及的放射学特征之外，MRI 的发现包括风湿性骨髓水肿。

▶ 鉴别诊断

骨关节炎　相应的骨赘更短，通常大于银屑病的骨性突起。手指处的骨赘呈鸥翼状，周围软组织肿胀呈结节状。有的放射学影像看起来相似，必须结合临床加以鉴别。

类风湿性关节炎　银屑病关节炎的多关节病变型的影像学表现与其类似，类风湿性关节炎具有显著的关节周围软组织肿胀，必须结合临床表现予以鉴别。

10.6.4　肠病性关节炎

多与慢性炎性肠病（通常为克罗恩病，图 10.134）相关，溃疡性结肠炎不常见；并且与其他肠病如乳糜泻、胶原性结肠炎或原发性胆汁性肝硬化相关。Whipple 病（致病菌为 *Tropheryma whipplei* 杆菌）累及肌肉骨骼系统，被归为感染性关节炎。

▶ 临床表现　由于关节痛通常伴有或不伴有轻微的胃肠道症状，如果临床出现相应的不明显的体征和症状时，应考虑此病。关节和脊柱问题对于疾病进展和治疗往往是次要的。

▶ X 线 /CT/MRI　骶髂关节炎通常为双侧。外周关节炎是非特异性的，骨质疏松和软组织改变通常局限于关节周围。关节狭窄非常罕见，在原发性胆汁性肝硬化的情况下偶见侵蚀性改变。病变区域局限性骨膜反应常见。

▶ 鉴别诊断　主要包括脓毒性骶髂关节炎，

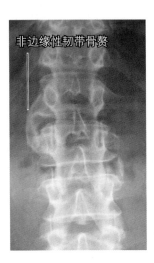

图 10.132　银屑病性关节炎的脊柱表现

非边缘性韧带骨赘

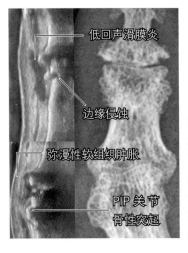

低回声滑膜炎

边缘侵蚀

弥漫性软组织肿胀

PIP 关节骨性突起

图 10.133 银屑病性关节炎。对比 X 线（图 10.131 放大）和超声发现。超声对于显示炎性改变和骨增生的细节效果较好。PIP 关节，近端指间关节

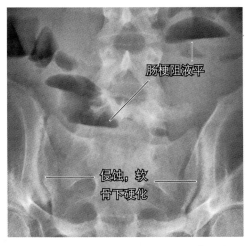

肠梗阻液平

侵蚀，软骨下硬化

图 10.134　腹部平片示 29 岁克罗恩病患者的肠梗阻，另外发现双侧肠病性骶髂关节炎

应仔细找寻从炎性肠段到骶髂关节的任何持续存在的连接（如瘘管），从而导致脓毒性骶髂关节炎。原发破坏性骶髂关节炎支持感染的诊断。

10.6.5　未分化脊柱关节炎

▶ 病理学　与强直性脊柱炎一样，未分化脊柱关节炎也是脊柱关节炎比较常见的一种。未分化脊柱关节炎、反应性关节炎，尤其是强直性脊柱炎，在临床表现、实验室和影像学检查方面类似。

当临床情况提示脊柱关节炎但又缺乏其他临床病理或实验室发现的支持，并且排除性脊柱关节炎、牛皮癣性关节病、肠病性脊柱关节炎或细菌感染性关节炎等时，可以诊断"未分化脊柱关节炎"。部分被诊断为"未分化脊柱关节炎"的患者最终出现强直性脊柱炎的特异性体征，可重新分类。

▶ 临床表现　临床主要表现为腰背痛，外周关节炎和不同程度的肌腱止点病。

▶ X 线 /CT/MRI　脊柱、骨盆和外周关节的X 线表现多正常。CT 比 X 线检查敏感，多用于发现作为骶髂关节炎（通常为单侧）早期征象的较少见的未成形骨赘。MRI 可以发现早期骶髂关节炎。在初始诊断为未分化脊柱关节炎的病例中，80% 病例的 MRI 结果是明确的。外周关节炎和肠炎的影像学表现与其他脊柱关节炎类似。

10.7　慢性复发性多灶性骨髓炎和 SAPHO 综合征

10.7.1　慢性复发性多灶性骨髓炎

CRMO（慢性复发性多灶性骨髓炎）是儿童和青少年骨骼系统的非菌性慢性炎症，被归为脊柱关节炎（见章节 10.6），与 SAPHO 综合征有重叠（见章节 10.7.2）。

▶ 病理学　组织病理学分可为以下三个阶段：

• 早期：可见急性粒细胞，有时在组织学上难以与急性血源性骨髓炎区别。

• 中期：可见淋巴细胞，其与"浆细胞性骨髓炎"同义。

• 愈合期：有明显的硬化。

病原体不明，培养通常不成功，既无脓肿也无瘘管形成。CRMO 和皮肤疾病如掌跖脓疱病或寻常型牛皮癣偶可同时出现。

▶ 临床表现　间歇性关节疼痛和肿胀多见，多无发热、ESR 和 CRP 水平升高，或表现为轻度。通常以儿童和青少年多见，症状可以见于全身各个部位，并且可以在数月甚至数年内复发。尽管可能涉及骨骼的任意部分，但长骨的干骺端、锁骨中段、脊柱和骶骨病变更具有特征性。CRMO 可能以单灶或多灶起病，经过一定时间后会出现新的病变，而之前的病变往往已经愈合。同时累及骨和关节并不罕见，以骶髂关节和胸锁关受累多见。治疗多为支持治疗，缓解症状，无须使用抗生素。

▶ X 线 /CT　X 线表现取决于临床症状持续时间。如果临床症状出现时间短（3 周以内），X 线影像也可能会出现边缘模糊的溶骨性病变，类似急性骨髓炎（图 10.135a）。进入慢性期后，会出现有硬化缘的溶骨性病变，也可出现溶骨和

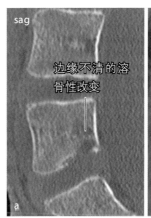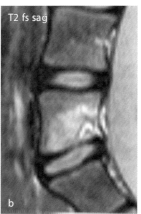

图 10.135　CRMO。a. L5 溶骨性病变；b. 病灶周围水肿。从形态上无法与细菌性骨髓炎相区分

硬化同时存在（图 10.136~138；图 W10.27）以及单纯硬化的表现。即使未经治疗，特征性影像学表现甚至可以完全缓解。

▶ 核医学 ^{99m}Tc 三相骨扫描可以用于诊断，并可发现隐匿病灶。

▶ MRI 早期，无症状病灶可能表现为骨髓水肿（图 10.139）。通常，诊断时的表现与急性骨髓炎基本相同（图 10.135b；图 W10.28）。一段时间后，骨硬化才会在 MRI 上变明显（图 10.138）。此外，定期复查 MRI 可用于跟踪疾病的活动变化（图 W10.29）。检查中，静脉应用钆剂有效。全身 MRI 检查显著减少了对核医学的需求。

▶ 鉴别诊断

细菌性骨髓炎 对于儿童或青少年的单个病灶，单纯通过影像来区分细菌性骨髓炎和 CRMO 的早期阶段非常困难，但也不是完全不可能。脓肿的存在支持细菌性骨髓炎的诊断。硬化程度越大，越支持 CMRO 的诊断。影像学结果和临床表现相结合，对于诊断疾病至关重要。如临床表现为进展缓慢并且有波动的慢动疼痛，炎症相关指标不升高或仅轻微升高，CT 缺乏特征性改变，应采用临床观察和支持治疗。

恶性淋巴瘤 如果存在多灶性异常，应考虑恶性淋巴瘤，这在儿童和青少年中极为罕见。

骨样骨瘤 仅通过 X 线影像（见章节 4.2.1）来鉴别骨样骨瘤较为困难，CT 是最好的选择。病灶内小的中央透亮区和小的钙化支持骨样骨瘤的诊断。明显的夜间疼痛和对药物的良好反应，也是支持骨样骨瘤诊断的证据之一。很少使用 CT 引导下活检。

朗格汉斯细胞增多症（嗜酸性肉芽肿） 嗜酸性肉芽肿的放射学形态很大程度上取决于诊断时该疾病所处的阶段。溶骨性病变通常见于脊柱和骨盆（图 4.102），椎体可以塌陷形成扁平椎（图 W4.17）。然而，在多数 CRMO 病例中可见骨硬化，有助于区分 CRMO 与嗜酸性肉芽肿。

在嗜酸性肉芽肿中，管状骨处可见边缘相对清晰的虫蚀样溶骨性病变和溶骨性破坏（图 4.103）。如果病变自愈，可出现边缘硬化。

10.7.2 SAPHO（滑膜炎、痤疮、脓疱病、骨肥厚、骨髓炎综合征）

SAPHO 是主要累及皮肤、骨和关节的一类慢性疾病，症状可以同时或序贯出现，临床表现各异。SAPHO 在骨骼和关节中表现为滑膜炎、骨肥厚和骨炎。SAPHO 的基本病变是骨炎，临床表现具有缓解和复发的特点。组织病理学、实验室和影像学检查结果提示 CRMO（儿童和青少年）和 SAPHO（年轻成人）之间存在密切联系。

SAPHO 综合征由 Chamot 等于 1987 年总结提出。早在 1961 年，曾有文献报道了痤疮和关节炎之间的关联；在 1972 年，有文献报道了 CRMO 和掌跖脓疱病之间的关联。SAPHO 中的"S"最初代表"综合征"，但很快改为"滑膜炎"。SAPHO 实际上不是一种综合征，而是一系列疾病的统称，支持该观点的人越来越多。SAPHO 是具有缓解和复发特征的成人（主要是年轻成人）慢性疾病。其发病过程因个体而异，已有持续数十年的临床病例被报道。临床表现包括疼痛、肿胀和运动受限（图 W10.30）。ESR 和 CRP 正常或轻度升高。

SAPHO 疾病谱

• 皮肤病：据报道，痤疮和掌跖脓疱病在 SAPHO 中的发生率为 20%~60%，因此无皮肤病变不能排除 SAPHO。寻常的牛皮癣、脓疱性牛皮癣，伴或不伴银屑病性脊柱关节病的典型表现，也可能与骨关节 SAPHO 有关。皮损可以出现在骨关节病变之前多年、同时或在其之后出现。

• 骨质增生和骨髓炎：是皮质骨和松质骨的慢性无菌性炎症的表现，早期无法在组织学上与细菌性骨髓炎区分。滑膜炎常见，而韧带止点处（"肌腱止点炎"）的炎症罕见。在约 80% 的

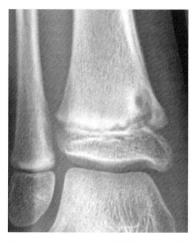

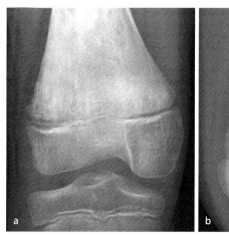

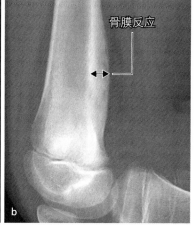

图 10.136　CRMO。胫骨远端溶骨性与硬化性混合病变

图 10.137　股骨远端 CRMO。a. 干骺端溶骨性与硬化性改变；b. 明显的背侧骨膜反应

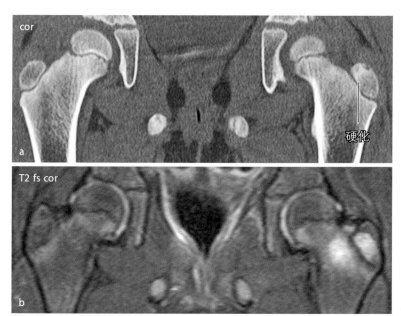

图 10.138　CRMO。a. 左转子区局灶性硬化；b. MRI 示骨周水肿，未见硬化

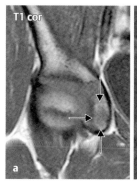

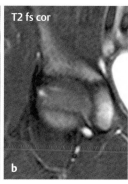

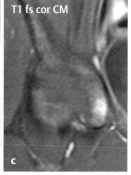

图 10.139　CRMO。髋关节周围极早期的非特异性受累。a. T1WI 可见低信号病灶（箭头）；b. T2WI 示水肿高信号；c. 明显强化

成人病例中，可累及前胸壁关节和骶髂关节，周围关节受累相对少见。骨髓增生主要发生在成人锁骨、肋骨、胸骨的关节以及椎体处，很少见于骨盆等。

▶ X 线

前胸壁：特别是胸锁关节、胸肋关节、肋软骨、胸骨柄关节，常有以下特征：

- 关节边缘的侵蚀样破坏（图 10.140）。
- 关节间隙不规则和明显增宽。
- 骨的关节末端增大和硬化（图 10.140）。
- 韧带骨化，尤其是肋锁韧带。
- 胸肋关节强直。

脊柱：主要累及胸椎。以下 4 种表现较为常见，可单独或同时发生：

- 细菌性脊柱炎：常见上、下终板的骨质侵蚀、边缘硬化，椎间隙通常变窄。
- 一个或多个椎体硬化。
- 椎体周围骨化：表现类似银屑病性脊柱关节病（图 10.141）。此外，骨桥可以沿椎体前缘纵向延伸。
- 骶髂关节受累：单侧骶髂关节炎在 SAPHO 中常见。骨硬化和骨质增生主要发生骶髂关节髂侧，累及髂骨大部。

管状骨与扁平骨：有时在早期会出现溶骨性和"虫蚀"样破坏，但以骨硬化和骨质增生为主。

周围关节：关节旁骨质减少见于滑膜炎急性期，随后出现侵蚀（图 10.142）。后期相邻骨关节的边缘可出现硬化（图 10.143）。

▶ CT 与 X 线相比，CT 成像效果更佳，这在胸壁、脊柱和骨盆，以及复杂解剖区域如手、足等部位尤为有效（图 W10.31；图 10.142）。

▶ 核医学 放射性核素扫描通常用于怀疑 SAPHO 时，在三相骨扫描的血池相中存在大量示踪物积聚。胸锁关节和胸锁关节处的"牛头征"是其特征性表现（图 10.144）。如果在骨骼中发现某区域有异常聚集和牛头征，则可以推定 SAPHO 的诊断。

▶ MRI 许多情况下 MRI 可以替代骨扫描，因为前胸壁的改变结合临床表现可以推定 SAPHO 的诊断。在 T1WI 上可见低信号区域，

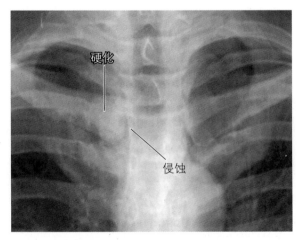

图 10.140 SAPHO。前胸壁典型表现

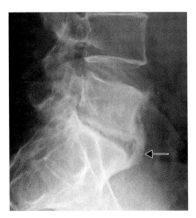

图 10.141 SAPHO。腰骶椎旁骨化（箭头）及 L5 弥散性硬化

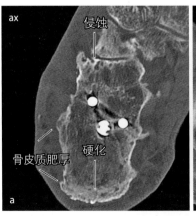
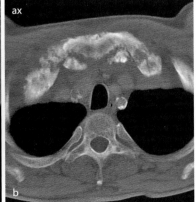

图 10.142 SAPHO。a. 毁损性关节病造成距下关节融合；b. 同时有胸肋关节受累的典型表现

在液体敏感序列和强化后的 T1WI 上可见明显的信号。虽然该表现非特异性，病变部位（如胸锁关节、肋胸关节和胸骨病软骨联合）的分布是 SAPHO 的重要特征（图 10.145）。与其他脊柱

关节炎的准确区分，需要进一步的临床和实验室检查。其他部位的滑膜炎和骨髓炎等 SAPHO 相关表现是非特异性的（图 10.146），无法与其他类型的关节炎病症准确区分。

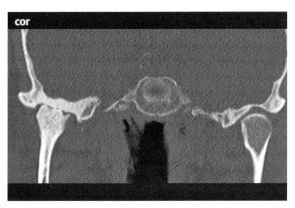

图 10.143　SAPHO 患者晚期继发右颞下颌关节的关节病变，注意明显的硬化

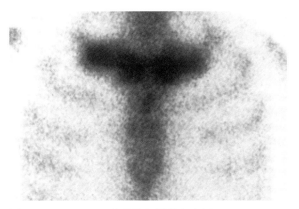

图 10.144　SAPHO 患者骨扫描的牛头征

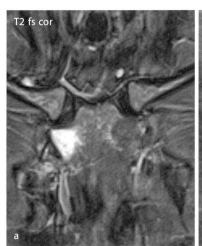

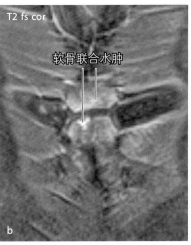

图 10.145　SAPHO。a.胸骨柄的非特异性水肿，未累及锁骨或胸锁关节；b.胸骨柄、胸骨软骨同时受累支持 SAPHO 的初步诊断

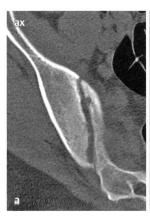

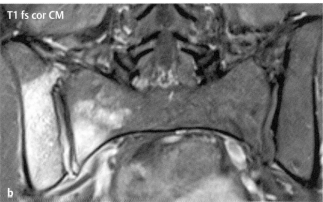

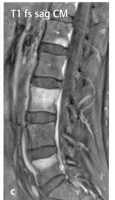

图 10.146　SAPHO。a.骶髂关节间隙不规则增大，伴有侵蚀和弥漫性硬化，这是慢性进程的标志；b. MRI 可见显著增强区域，提示急性期；c.脊柱的多发性病变

▶ 鉴别诊断

脓毒性关节炎 放射学或 MRI 检查结果显示前胸壁和其他部位（如果存在）的特征性病变提示 SAPHO，并可与脓毒性关节炎相鉴别。此外，关节周围骨硬化在 SAPHO 的晚期非常多见。

细菌性脊柱炎 SAPHO 不出现椎旁脓肿。显著的骨硬化也提示 SAPHO。在 SAPHO 的早期，椎间盘有时尚未受影响。

细菌性骨髓炎 在早期，SAPHO 与细菌性骨髓炎在影像学上几乎无法鉴别。

前胸壁退变 通过 SAPHO 在骨扫描和 MRI 上的特征性改变，能够与前胸壁退变很好地加以区分。如 CT 或 MRI 证实骨侵蚀性改变，则支持 SAPHO 的诊断。广泛的骨质硬化也支持 SAPHO 的诊断。

10.8 系统性结缔组织炎疾病的关节改变

胶原病（同义词：结缔组织炎）主要包括系统性红斑狼疮、进行性系统性硬化症、皮肌炎和多发性肌炎、系统性肉芽肿性炎和坏死性血管炎，以及结节性多动脉炎和混合性胶原病（例如夏普综合征）。近来，嗜酸性筋膜炎和原发性及继发性 Sjögren 综合征也被归入此类疾病。

▶ 病理学 经典的自身免疫性疾病是病因未知的广泛性结缔组织病，对血管和纤维组织产生系统性损伤。以自身抗原 – 抗体反应的形式，自身免疫系统导致纤维细胞间质的炎性改变，被认为是这类疾病的致病机理。可通过自身抗体谱来定义个体胶原，最重要自身抗体是 ANA（抗核抗体）和 ANCA（抗中性粒细胞胞浆抗体），是已知的未分化或混合的胶原。

虽然关节自身胶原通常无破坏性，但关节周围和肌肉软组织的改变（纤维化，钙化）有时会致残。内脏器官严重受累通常提示预后不良（见章节 10.8）。

（见章节 10.8）

10.8.1 系统性红斑狼疮

▶ 病理学 / 临床表现 系统性红斑狼疮是一种常见的经典自身免疫性疾病，年轻妇女患病率高（女性是男性的 10 倍）。起病隐匿，往往在较长时间内无明显症状但疾病却很严重。约 90% 的患者在其疾病过程中有关节痛；70% 的病例有典型的皮疹。也可见其他器官受累。

关节的典型病变通常是手和前足的对称性多关节炎，往往缺乏特征性的放射影像或临床表现。膝和肩关节病变不太常见。关节对位不良（无侵蚀）常见。腱鞘炎也可能是该疾病的表现之一。

提示

许多药物（包括抗生素和免疫抑制剂）可引起具有不同免疫源性和较少临床症状的红斑狼疮综合征的发生与发展。

▶ X 线 X 线表现缺乏特异性，关节剧烈疼痛是其特点。在疾病的进展中可有以下表现：

• 关节对位欠佳常见，如鹅颈畸形（图 10.147）和 Jaccoud 手（掌指关节尺偏，图 10.148）。

• 有时，掌骨头的钩状侵蚀（Jaccoud 手）作为唯一的损害迹象（图 10.148）。

• 掌指 / 跖趾关节细的透亮线，提示骨骺坏死（扁平、不规则，以及关节面碎裂），但并不常见。

• 手和足关节周围骨质疏松，随后进展为广泛性骨质疏松。

• 后期因肌肉和关节囊挛缩导致关节晚期的"破坏"和"功能障碍"。

▶ MRI 在关节和腱鞘中主要表现为轻度关节囊肿胀和滑膜炎。MRI 可以早期检测出非常小的病变，通常在常规 X 线片出现异常之前。

10.8.2 进行性系统性硬化病

进行性系统性硬化病（同义词：硬皮病）

是一种慢性全身性结缔组织疾病，也是一种多系统疾病，自身免疫过程（实验室发现：阳性ANA）发挥了决定性的致病和诊断作用。

亚型：CREST 综合征（皮肤钙沉着，雷诺现象，食管运动功能障碍，指端硬化，毛细血管扩张症）是长期局限而不发展、预后良好的系统性硬化病的一个亚型，通常进展缓慢，病程长。皮下钙化主要发生在身体承重部分，最初在 X 线片上可见，随后出现在皮肤上。

最新英美分类

• lSSc（局限性系统性硬化症）：表现为肢端和筋膜的受累，较少累及内脏器官，与CREST 综合征有重叠。

• dSSc（弥漫性系统性硬化症）：表现为严重的内脏器官受累，预后较差。

▶ X 线　典型的 X 线表现多见于手部：

• 软组织萎缩，末端指骨逐渐变细。反应性骨溶解（肢端骨质溶解，图 10.149），特别是在指端，也可见于桡骨和尺骨的茎突，而肋骨和下颌骨较为少见（见于牙周隙增宽）。

• 间质性软组织钙化，影像学表现为粗糙样或粉碎样改变，累及头部和肢体，或机体受力部分（如肘部）。更严重的阶段还可有关节周和关节内钙化（图 10.150）。

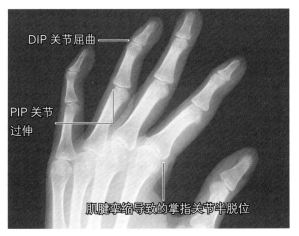

图 10.147　天鹅颈样畸形。DIP 关节，远端指间关节；PIP 关节，近端指间关节

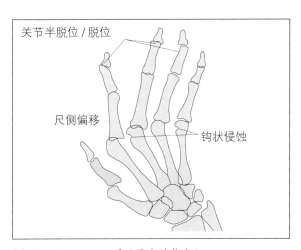

图 10.148　Jaccoud 手（雅库关节病）

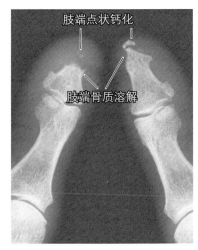

图 10.149　伴有进行性系统性硬化症的骨质疏松患者

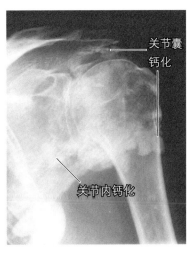

图 10.150　进行性系统性硬化症患者的肩部钙化

• 另一个征象是由于手部皮肤收缩而导致的严重屈曲和挛缩畸形（爪形手）（图 10.151）。

• 高达 20% 的病例主要表现为非侵蚀性关节炎。

• 在疾病进程中有进行性弥漫性脱矿化。

10.8.3 多发性肌炎和皮肌炎

多发性肌炎和皮肌炎是由病理免疫机制（T 细胞介导）引起的炎性骨骼肌病。肌肉因炎症受损，被脂肪渗透并形成坏死。此外，随皮肌炎的发展而会出现典型的皮肤表现。此类疾病主要影响成年人，发病通常在 20 岁后。儿童较少受影响，多伴有皮肌炎。45 岁以上患者发生副肿瘤的潜在概率增高。

▶ X 线　在晚期阶段，肌肉和筋膜出现广泛的线性钙化，伴皮下网状钙化（图 10.152）。如果伴有多发性关节炎，则为非侵蚀性。

▶ MRI　MRI 对于鉴别急性肌炎是非常有用的，因为明显的肌肉水肿在液体敏感序列上表现为高信号（图 10.153）。对于慢性肌炎，抑脂序列有助于区分水肿和脂肪萎缩。MRI 也有助于选择合适的活检部位（信号强度最高的区域）和治疗监测。

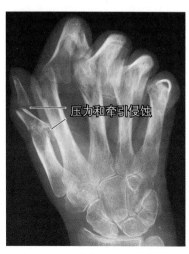

压力和牵引侵蚀

图 10.151　进行性系统性硬化症患者的爪形手。注意其严重的屈曲挛缩和机械侵蚀

10.8.4 混合胶原蛋白

不同类型的胶原病之间有重叠是很常见的。从狭义上来讲，混合型胶原细胞（Sharp 综合征，混合型结缔组织病）通常表现系统性红斑狼疮、进行性系统性硬化症、多发性肌炎 / 皮肌炎、慢性关节痛或多发性关节炎的症状。

▶ X 线　硬皮病的 X 线表现主要集中于手部（图 10.154）。多关节痛和多关节炎通常是非侵蚀性的。侵蚀性改变不常见，与类风湿性关节炎无法区分。

10.8.5 血管炎

在最近的文献中，原发性系统性血管炎不再包括在胶原病中。在原发性系统性血管炎中，与微动脉瘤相关的炎性血管变化（以及随后的肉芽肿和坏死性）引发特征性的症状和临床表现。

继发性系统性血管炎可以在典型胶原病和类风湿性关节炎的基础上发生。

原发性系统性血管炎

根据受累血管的主要类型、大小进行分类（参见章节 10.8）。此类血管炎多与关节病（多关节炎，非侵蚀性和侵蚀性关节炎）有关。X 线表现明显的区域，临床有疼痛性骨膜反应（图 10.155），是骨膜血管炎症的结果。以下类型的血管炎对于放射科医师尤为重要。

结节性多动脉炎：这种坏死性血管炎主要影响中、小动脉。X 线影像可表现为周期性关节炎，具有发作性和非侵蚀性的病程。常见的痛性骨膜反应部位可以通过常规 X 线检查或 MRI 扫描来发现。

Wegener 肉芽肿病：属于肉芽肿性血管炎，与过敏性肉芽肿病（Churg–Strauss 综合征）的临床表现和免疫学特点（cANCA：经典抗中性粒细胞胞质抗体）相似。伴发的多关节炎和多发性关节炎本质上通常是非侵蚀性的。肺和鼻旁窦的 CT 扫描可用于发现这些部位的肉芽肿病变。

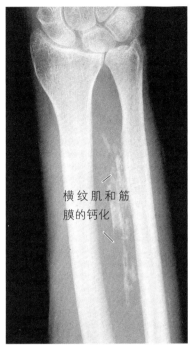

图 10.152 皮肌炎患者的软组织钙化

横纹肌和筋膜的钙化

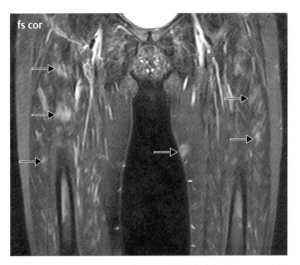

fs cor

图 10.153 肌炎的 MRI 表现。液体敏感抑脂 TIRM（涡轮反转恢复）序列，可见多发的高信号炎性灶（箭头）

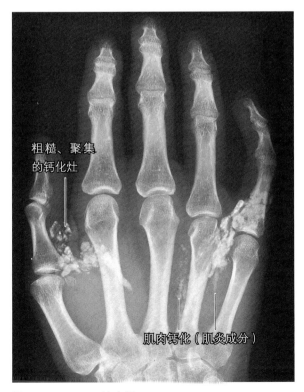

粗糙、聚集的钙化灶

肌肉钙化（肌炎成分）

图 10.154 Sharp 综合征

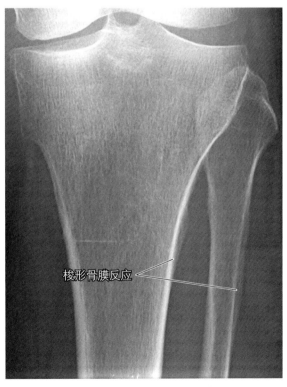

梭形骨膜反应

图 10.155 巨细胞性动脉炎患者小腿近端的骨膜反应。注意，这种非特异性的反应更常见于慢性静脉功能不全

风湿性多发性肌痛：这是表现为巨细胞性动脉炎的一种疾病，血栓性动脉炎也属于这一组，常与恶性肿瘤有关。发病时，胸锁和肩锁关节区域常发生肿胀，随后表现为侵蚀性改变。手部多发性关节炎很少有侵蚀性改变，骶髂关节或耻骨联合的侵蚀性关节炎更不常见。

10.9 晶体诱发的关节病、骨质疏松和关节病

这是一组以关节内、关节周围以及骨内晶体沉积为特征的异质性疾病，包括（表10.2）：

- 痛风。
- CPPD（焦磷酸钙沉积病）。
- 羟基磷灰石晶体沉积病。
- 次要形式：
  - 类固醇诱发的晶体关节病；
  - 继发性痛风；
  - 继发性CPPD。

诊断通常基于X线影像和临床/实验室的综合。关节抽吸物检查可以鉴定吸出物中的特定晶体。标准的X线检查应对以下发现进行评估：

- 软组织肿胀（由软组织痛风石、密度增加的关节积液引起）。
- 钙化（累及软骨、滑膜、肌腱、关节囊、关节周围软组织、痛风石）。
- 关节形态（关节间隙宽度、关节破坏、骨

关节炎的次要体征、软骨下囊性病变、关节受累模式）。

- 骨（骨密度；溶骨性损伤，包括远离关节的部位；反应性新骨形成）。

10.9.1 痛风

痛风的症状是由局部尿酸钠结晶沉积引起的。

▶ 病理学 尿酸是嘌呤代谢的最终产物。尿酸排泄的减少或生成增加（罕见）都可导致高尿酸血症。尿酸转运蛋白的遗传改变被认为是肾脏排泄受损的触发因素。营养（蛋白质和富含嘌呤的食物、酒精摄入）的影响已被证实。尿酸过饱和导致尿酸钠晶体的沉淀，引起局部急性炎症样反应。沉淀的特征部位包括滑膜、关节液、肌腱鞘、关节囊、皮下组织和肾。无症状的晶体沉积可先于晶体诱导的急性滑膜炎。超过50%的病例会累及踇趾的跖趾关节。

在慢性痛风中出现的痛风石，是可引起周围肉芽肿反应的尿酸盐晶体的结节性沉积物。痛风石可能累及滑膜、软骨下骨、关节周围结缔组织，以及耳郭、肌腱和皮下组织。痛风石会钙化和变大，导致周围结构的压缩或侵蚀。

▶ 临床表现 痛风通常见于40~50岁的男性，只有5%~10%的病例为女性(通常是绝经后)。痛风可分为三个阶段：

表10.2 晶体性关节病与关节周围疾病

功能紊乱	晶体的组成	发生部位	常见的位置/主要结构
痛风（尿素性关节炎）	谷氨酸钠尿酸盐	关节，关节周围，骨内，骨旁	第一跖趾关节及其周围组织
CPPD	二水焦磷酸钙盐	纤维软骨和透明软骨，富含纤维组织的结缔组织（关节囊，肌腱），滑膜	腕：三角纤维软骨和透明软骨 膝关节，髋关节，肩关节：通常只发生于透明软骨
羟基磷灰石晶体沉积病	羟基磷灰石	关节周围软组织	肩部，髋部

• 无症状性高尿酸血症：此阶段可能持续多年，只有 5% 的患者最终会发展为临床痛风。

• 急性间歇性痛风：是伴有无痛（"临界"）间隔的急性发作性痛风。随着时间的推移，发作次数增加，无痛间隔越来越短。高达 90% 的病例可出现第一跖趾关节的单关节受累，其下以踝关节、膝关节和手指关节受累的频率依次降低。发作期间，受影响的关节及周围组织有肿胀、红斑、疼痛感。

• 慢性痛风石性关节炎：通常发生在第一次痛风发作后 10 年或以上，通过进行性关节破坏、骨质溶解、关节畸形、运动限制等影像学和临床特征进行诊断。痛风石也出现在指尖、腱和毛囊等处。并发症包括肾结石，早期不可逆性肾衰竭和肾性高血压。最终的关节受累往往涉及多个关节及关节周围，多为不对称性的。在足部，以概率依次降低的顺序影响第一至第五跖趾关节。在手部，主要累及腕关节和腕掌关节。

继发性痛风主要出现在慢性肾功能衰竭、化疗和放疗后，以及骨髓增生性淋巴细胞增生性疾病和溶血性贫血的病例中。

提示

一般来说，没有高尿酸血症意味着没有痛风。尽管尿酸水平正常，如果临床或影像学检查疑有痛风，那么有两种可能的解释：

1. "痛风"的诊断是错误的，应考虑其他晶体关节病（见章节 10.9.2、10.9.3）。

2. 即使尿酸水平正常，也可能发生急性痛风。这可能是 ACTH（促肾上腺皮质激素）和肾上腺素对肾脏排泄功能的影响引起的。频发的疼痛，如痛风发作，可导致 ACTH 和肾上腺素的释放增加。

▶X 线　急性痛风发作可见：

• 可见软组织肿胀，部分病例会出现因晶体沉积导致的密度增加影（图 10.156，10.157）。

• 关节周围骨质疏松（罕见但非特异性）。

提示

早期痛风并没有特定的影像学表现。事实上，X 线影像在此阶段通常是正常的。

间歇性和慢性痛风的特点：

• 即使到了疾病晚期，骨密度也通常都是正常的。

• 关节间隙可因继发性（可能是预先存在的）骨关节炎而变窄。

• 局部软组织是由软组织痛风石或痛风性滑囊炎形成的。痛风石表现为不透亮的轻度密度增高影（尿酸钠沉积物），也可表现为钙化。

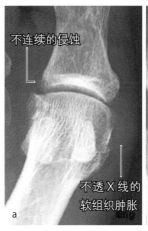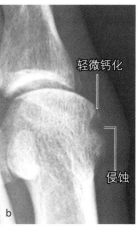

图 10.156　急性痛风发作。早期影像表现：a. 近端指骨的细微侵蚀；b. 侧位片上可见非常微小的改变

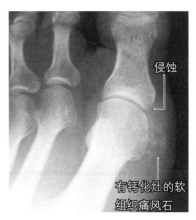

图 10.157　间歇性痛风患者的急性发作，严重的软组织肿胀

• 骨质侵蚀或关节破坏是由骨内或来自滑膜的痛风石所致（图 10.158~160）。

• 邻近骨膜外痛风石处可见对骨的压力性侵蚀。如果它们没有快速发展，其大小通常超过 5 mm，并且具有硬化边。

• 目前，广泛侵蚀已经很少见，如拔罐形痛风石（图 10.161）。

> **提示**
>
> 通常紧邻骨的痛风结节可导致骨质边缘"悬垂""痛风石骨刺"和层状骨膜反应，代表尿酸盐诱导的"成骨细胞"反应（图 10.162，10.163）。如第一跖趾关节有严重的骨关节炎，特别是存在踇偏时，慢性、缓慢进展性痛风并不少见（图 10.163）。

▶ 超声 痛风石在超声上表现为具有强烈的内部回波（由于晶体，图 10.164）的边界明确的空间占位。此外，超声显示双重轮廓征，为晶体沿软骨表面沉积的结果。

▶ CT 痛风石在 CT 上表现为高密度的软组织肿块，伴细小的点状钙化。在骨内可见简单的孔样溶骨性病变和无明显放射密度的侵蚀（图 10.165）。典型的细硬化边缘提示病变为良性。

▶ MRI 在 T1WI 上，痛风石可表现为与肌肉相比等或低信号的空间占位；在 T2WI 上，痛风石表现为高、低信号混杂的异质区域，也可能存在相对低或无信号的均匀信号区。强化通常非常明显，特别是在急性期和痛风石邻近组织中。关节内滑膜炎可以明显强化（图 10.166）。MRI 也可发现侵蚀和骨髓水肿。

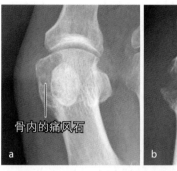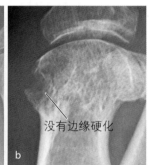

图 10.159 慢性痛风的典型影像表现：a. 软组织肿胀表现为密度增高影；b. 侧位观。可见患者长期痛风表现为缺乏硬化缘，这是与急性期加重所不同的

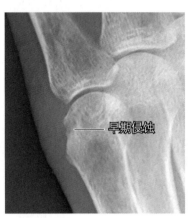

图 10.158 痛风患者的早期侵蚀

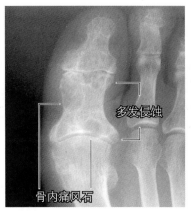

图 10.160 多发骨内痛风石的慢性痛风石性痛风

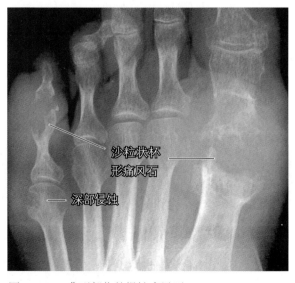

图 10.161 典型部位的慢性痛风石

▶ 鉴别诊断

痛风初次急性发作的鉴别诊断：

• 急性细菌性关节炎：在 T2WI 上，脓毒性关节炎无晶体形成的异质性信号。

• "关节软骨病"：假痛风发作（CPPD，见章节 10.9.2）。

• 急性羟基磷灰石病：假痛风发作（章节 10.9.3）。

• 医源性晶体性滑膜炎：关节内注射微晶皮质类固醇后出现。

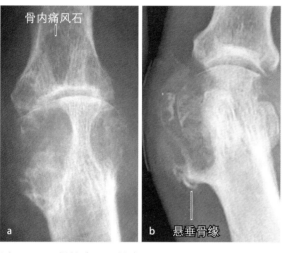

图 10.162　慢性痛风石性痛风。a. 大的、特征性的卵形溶骨性改变所形成的戟形外观；b. 特征性的悬垂样骨缘

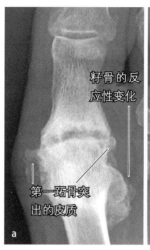
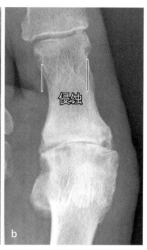

图 10.163　慢性痛风石性痛风。a. 痛风性关节炎，伴有严重的继发性侵蚀及典型的痛风反应性硬化；b. 对侧表现强烈提示骨关节炎，但关节周围的侵蚀提示痛风

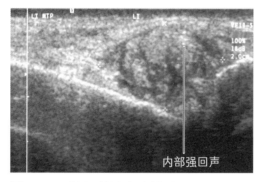

图 10.164　超声示软组织痛风石

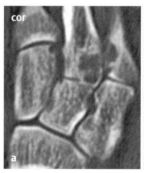
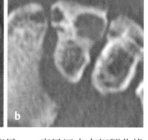

图 10.165　慢性痛风石性痛风。a. 痛风区内有细硬化缘的骨内痛风石；b. 足部的其他病变，应与 PVNS 相鉴别（参见章节 4.6.5）

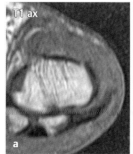
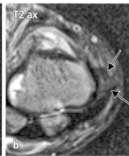
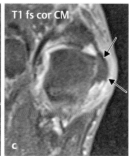

图 10.166　第一跖趾关节内的滑膜源性痛风石（箭头所指）的 MRI 表现。a. 在 T1WI 上为边缘不清的肌肉等信号影；b. 在 T2WI 上为低信号影；c. 痛风石没有被强化，但周围组织强化明显（滑膜炎）

• 银屑病关节炎或反应性关节炎：急性香肠样指 / 趾（乳糜泻）。

! **提示**

40% 的痛风患者也有 CPPD，很难区分这两种疾病。

慢性痛风性骨关节炎的鉴别诊断：

• 类风湿关节炎：特别是囊性形式。晶体沉积在 MRI 上形成低信号区，而类风湿性关节炎则无此表现。

• 活动性骨关节炎，牛皮癣性关节炎。

• 焦磷酸盐和"肌腱炎性钙化"（关节周围羟磷灰石沉积物）：见章节 10.9.3。

• 淀粉样沉积物。

• 肉瘤样骨病：罕见。

10.9.2 焦磷酸钙沉积病（CPPD）

CPPD 是由二水焦磷酸钙晶体沉积导致焦磷酸盐性关节病。

▶ 病理学　这种疾病可从透明软骨内开始，软骨基质为软骨黏蛋白所代替，随后发生晶体沉积，最后晶体被释入关节。究竟是什么因素触发了这个过程目前尚不清楚，研究表明可能与老化有关，另外也可能涉及某些未知因素。

基于病因，将患者分为三种类型：

1. 遗传性（家族性）。

2. 偶发性 / 特发性：多无症状，并且多于 50~60 岁发现，或在更晚因骨关节炎而行影像检查时发现，特别是"活动性骨关节炎"。

3. "有症状的" / 继发性：存在潜在的内分泌和代谢疾病的情况下，如甲状旁腺功能亢进、终末期肾衰竭、长期血液透析、色素沉着症和痛风性关节炎等，钙焦磷酸沉积在 X 线影像中比较明显。创伤后 / 手术后型也被归于继发型。

▶ 临床表现　多数患者发病年龄在 40 岁以上，女性比男性更多见。在 X 线检查有阳性发现的 CPPD 患者中，只有很少一部分有临床症状（散发型）。临床表现包括：

• 假性痛风（10%~20%）：通常涉及伴有肿胀和皮肤温度升高的关节炎的反复发作。发作时疼痛比痛风轻，通常累及膝关节或手部关节。在影像学上表现为"软骨钙化"的透明软骨钙化可能会在发作的过程中消失。

• 慢性关节病（35%~60%）：进展性病程，严重程度不同，多为双侧性，可导致继发性骨关节炎。特征性部位包括膝关节（特别是髌股间室）、髋关节、腕 / 手（桡尺关节，桡腕关节，腕间关节，掌指关节）、肘关节、踝关节和肩关节。

CPPD 也常累及椎间盘、脊柱韧带的附着处以及耻骨联合。

▶ X线　X 线检查最重要的是可以发现钙化。

• 透明软骨：表现为平行于关节表面的细线状钙化灶（图 10.167a）。

• 纤维软骨：通常累及膝关节半月板和三角纤维软骨（图 10.167b，c）。其他部位包括髋关节、肩关节盂以及耻骨联合。

• 滑膜：表现为无定形钙化，最常见于膝关节、腕关节、掌指关节和跖趾关节。

• 韧带、肌腱和关节囊：表现为薄的线样钙化，可通过韧带及其附着处延伸到肌腱（图 10.168，10.167a）。

• 关节外软组织：肿瘤样钙化（= 局限性假性痛风；图 10.169）很少见。

• 椎间盘：可见细小的边缘弯曲的钙化（可与韧带骨赘相鉴别）。

CPPD 相关关节病的临床表现和影像学表现类似骨关节炎，并且通常作为相关因素之一参与了骨关节炎的发病。典型表现为关节间隙狭窄、关节硬化，以及关节软骨下囊肿。关节受累通常为对称性的。X 线检查发现的钙化也可能不存在（暂时性的）。

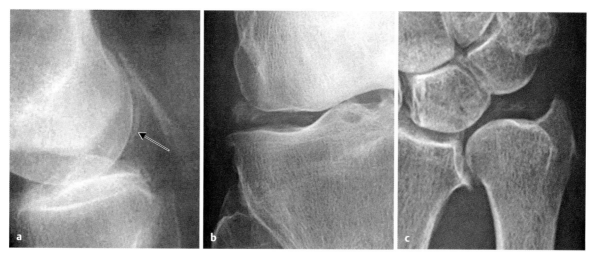

图 10.167　CPPD 中的典型钙化。a. 股骨髁后方（箭头所指）的透明软骨钙化（软骨斑秃）和腓肠肌腱嵌入性钙化；b. 半月板钙化；c. 三角纤维软骨钙化

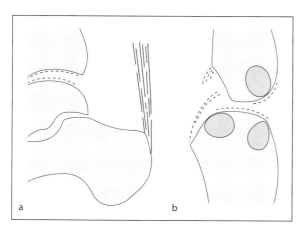

图 10.168　CPPD 钙化示意图。a. 肌腱和透明软骨中的线样钙化；b.CPPD 中的"囊肿"，伴韧带和软骨钙化

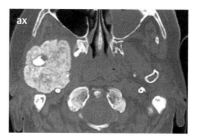

图 10.169　颞下颌关节区的 CPPD 钙化

► CT　CT 对软骨和软组织钙化最敏感（图 10.169），可清楚显示复杂的关节病变（图 10.170a）。

► 超声　表现为双重轮廓影（软骨表面高回声）。

► MRI　如果可以探测到半月板、三角纤维软骨、透明软骨以及椎间盘纤维环内的小的低信号（极少情况下在 T1WI 可为高信号）的钙焦磷酸晶体沉积，是

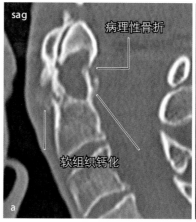
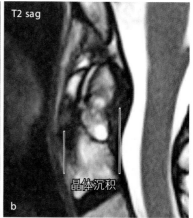

图 10.170　CPPD 性寰齿关节病。轻微损伤后发生病理性骨折。a. 大的齿突"囊肿"，齿突周围软组织钙化；b. 鉴别低信号晶体沉积物和软骨下囊肿。T2WI 对骨折显示不佳

CPPD 的特征性表现，但经常会被忽略。当晶体被释入关节后，也可以在其中被检测到（图10.170b）。

警示

　　MRI 不能用于 CPPD 的确诊。CPPD 所致反应性滑膜炎可能会被误诊为类风湿性关节炎。在罕见的情况下，可见软组织的非特异性"炎性"反应（图10.171）。

提示

　　•桡腕关节、尺腕关节、腕骨间关节（SLAC 手腕晚期，见章节 2.9.3）以及髌股关节的晚期骨关节炎或破坏性关节病，特别是当它们与邻近关节（尚未受累）不成比例时，必须考虑到焦磷酸盐性关节病。当然，透明软骨或纤维软骨的钙化也是证据之一。

　　•膝关节半月板内的钙沉积物是非特异性的，通常为老年患者的退变表现。手术后也很常见。

　　•CPPD 的临床表现可能会与严重的骨关节炎、类风湿性关节炎、神经性关节炎，尤其是假性痛风极为相似。

▶鉴别诊断

骨关节炎　尤其是严重的破坏性骨关节炎，可以有类似的影像学表现。

痛风　与痛风相比，焦磷酸盐性关节病通常倾向于累及更多的关节，特征表现为典型的侵蚀和溶骨性穿孔区。尿酸晶体和焦磷酸盐晶体也可同时见于同一关节。

羟基磷灰石晶体沉积物　通常见于关节周围区域，关节腔内少见。

类风湿性关节炎　风湿性关节炎具有与CPPD 非常相似的病程，特别是在手部的病变。类风湿关节炎不会出现软骨钙化。

神经性关节病　严重的破坏性 CPPD 可以产生神经性关节病的印象。

10.9.3　羟基磷灰石晶体沉积病

　　羟基磷灰石晶体在周围结缔组织及其他软组织中沉积可导致伴有疼痛的炎症反应，但关节内有症状的沉积物很少见。

　　▶病理学　身体中的钙和磷酸盐多以羟基磷灰石的形式储存在骨中。而羟基磷灰石钙沉积在软组织中，会导致伴有周围炎症反应的组织坏死和分解。最新研究发现了一种家族性发病，与特定的组织相容性抗原相关。

　　在许多部位，有症状的沉积是继发性的：

　　•在软组织，继发于全身高钙血症或高磷血症。

　　•在关节周围，继发于慢性过用或损伤（最常见）。

　　•在关节内，继发于全身高钙血症或高磷血症，或是先天性代谢紊乱的表现之一。

　　通常所谓的 Milwaukee 肩是指关节内的变异，不仅导致关节间隙变窄，而且可能会在几个月的时间内进展为广泛的关节破坏。有证据表明，关节内的羟基磷灰石沉积会诱发相关酶的释放，随后侵入并损坏关节周围软组织。

　　▶临床表现　临床文献中对伴疼痛的周期性关节周围钙沉积物有各种称呼，如石灰质沉着性腱鞘炎、石灰质沉着性关节周炎石、石灰质沉着性黏液囊炎和羟磷灰石性风湿病等，多数患者在 40~70 岁发病。这些患者可存在复发性的严重疼痛或相对温和的慢性症状，最常见的临床表现是假性呕吐。关节羟磷灰石病可表现为急性"关节炎"。

　　位置：肩关节是最常见的受累部位（70%），其次是髋关节，以及手和足的小关节。脊椎也可能受累。

提示

　　在羟基磷灰石病中，沉积物的大小与症状无关，偶可见到影像学表现阳性的无症状病例。

▶ X 线　关节钙化沉积物通常为致密的、粗糙的、边界清楚的（关节囊内，图 10.172），但是也可以是薄的、窄的和细微的（肌腱中，图 10.173）。这些沉积物可以几年保持不变，也可扩大、缩小或自发溶解。

关节内的沉积物在放射学影像上可能无法清晰显示，也可能会在关节囊内产生无定形的钙化带。Milwankee 肩（图 10.174）可致关节间隙缩小，然后发生骨侵蚀，最后是邻近骨和软组织的广泛破坏；可伴有提示肩袖撕裂的高骑肩畸形，以及含有钙化的大量关节积液。

▶ 超声　超声可发现肌腱（钙化灶）及其止点处的钙化。钙沉积为高回声影并可于其后形成声影（图 10.173）。然而，超声可能无法显示多发非常小的钙化灶。

▶ CT　CT 是对软组织钙化最敏感的成像方式，也可以显示邻近骨的压力侵蚀。

▶ MRI　钙在所有序列上都表现为低信号，因此无周围炎症反应（在 T2WI 上为高信号）时，在低信号强度结构（如肌腱）中很难检测到。

▶ 鉴别诊断

肌腱变性　肌腱变性可导致肌腱的异位钙化和骨化，主要位于跟腱、踇长展肌和踇短伸肌腱。也可能累及其他肌腱，包括手部的屈肌和伸肌。

滑囊炎　囊内钙化提示退变，如在 Hagtunil 综合征。

胶原病　在硬皮病、Sharp 综合征、多肌炎和皮肌炎等中，可见关节周围、皮肤、皮下和肌肉的钙沉积。

钙磷代谢紊乱　在各种临床情况（如原发性

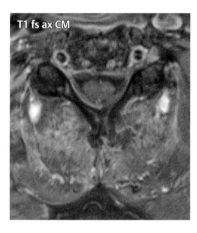

图 10.171　CPPD。后方椎旁软组织的弥漫性高信号"炎性"强化

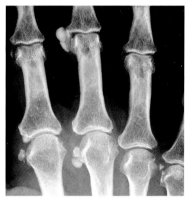

图 10.172　手部小叶样关节周围羟基磷灰石晶体沉积

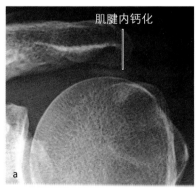
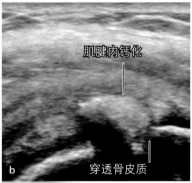

图 10.173　肩袖钙化性肌腱炎。a. 肱骨大结节肌腱止点附近无明显钙化；b. 超声显示钙化穿透肱骨，可能触发了急性疼痛发作

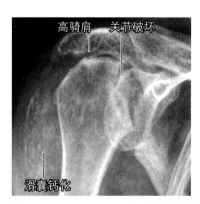

图 10.174　Milwankee 肩，明显广泛破坏

和继发性甲状旁腺功能亢进、维生素过多等）下，可在几乎所有位置发现钙沉积。

CPPD 软骨钙化具有特征性，但在羟基磷灰石沉着病中极少见。

激素导致的晶体沉积 有时会在之前注射皮质激素的关节发现关节内和关节周围钙化，通常伴有疼痛。全身性类固醇给药后也可能出现羟基磷灰石或类固醇局部结晶沉积（图 10.175）。

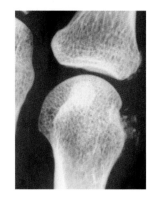

图 10.175 注射后类固醇诱导的关节病（注射物沉淀物），2 年后自发消失

11 骨、关节和软组织疾病

11.1 Paget 病

▶病理学 Paget 病（同义词：畸形性骨炎）的病因不明，虽然病毒感染通常被认为是病因，但尚未得到证实。

Paget 病的特点是广泛的病理性骨重建，可分为活跃和不活跃 2 种状态，具有 3 个表现相互重叠的阶段：首先是溶骨期，随后是溶骨和成骨"混合"阶段，最后是硬化阶段。

▶临床表现 Paget 病在世界各地的发病率各不相同，一般认为一直在下降。英国的患病率最高（占总人口的 4.6%）。这种疾病在澳大利亚、新西兰、西欧和美国也很常见。这种疾病的患病率随着年龄的增长而增高。

约 20% 的 Paget 病患者最初无症状。在这些患者中，该病通常是因其他原因行 X 线检查时偶然发现的。然而，出现肌肉、骨骼、神经和心血管并发症时，这种疾病也会出现症状。实验室结果显示，患者血清碱性磷酸酶活性增加（新骨形成的迹象），尿羟脯氨酸水平升高（骨吸收的迹象）。

位置：Paget 病虽然可能累及任何骨，但多累及中轴骨，头骨最常见。不对称多骨型（65%~90%）比单骨型更常见。

▶X 线 常规 X 线影像通常足以确诊 Paget 病，其放射学改变取决于疾病的持续时间和阶段。

• 溶骨期：在长管状骨，这种疾病表现为清晰的 V 形溶骨区，外观呈草叶或火焰状，从关节面开始延伸至骨干（图 11.1）。在胫骨，溶骨始于骨干而不累及骨骺或干骺端。典型的颅骨病变表现为边界清楚的大椭圆形的放射透明区，没有硬化缘穿过骨缝（局限性骨质疏松，图 11.2）。

• 溶骨和成骨混合期：这一阶段的特征是

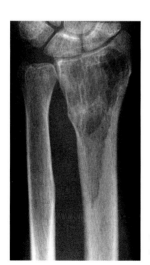

图 11.1 溶骨期 Paget 病的典型表现，草叶或火焰状溶骨性改变，表面与关节接触

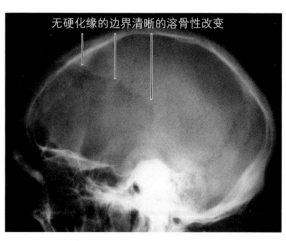

图 11.2 Paget 病的颅骨局限性骨质疏松

骨小梁和骨皮质变粗、变厚（图 11.3）。骨小梁尤多沿应力线方向增厚（如髂腹线增厚；图 11.4），有时骨会膨大（如耻骨或椎骨等，图 11.4）。椎体的骨皮质增厚也可能对脊柱造成损害，椎体呈相框样（图 11.5）。

• 骨硬化期：硬化是新骨形成的结果（图 11.6）。在颅骨，这种异常的骨沉积可以表现为棉绒样。板障骨的明显增厚和硬化与基底骨内凹合被称为苏格兰帽样颅骨（"Tamo' Shanter 颅骨"）（图 11.7）。可见象牙椎（图 11.8）。

▶ CT　诊断标准与传统的放射学影像相同，并且表面覆盖的结构未造成遮挡（图 11.9）。

▶ MRI　虽然 MRI 可以发现骨膨大以及骨皮质或骨小梁增厚，但常规 X 线检查对此可良好显示。受累骨骨髓保持脂肪信号强度（图 11.10），轻度异质性骨髓信号也在正常范围内。明显的异质性信号或信号的广泛丢失应提示并发症（如病理性骨折或肿瘤）。骨灌注增加形成特征性的强化。

▶ 核医学　在骨扫描中，所有三期摄取均异常显著增加并伴有骨的扩张是其特征（图 11.11）。然而，骨扫描在某些代谢不活跃的 Paget 病病例中也可正常。

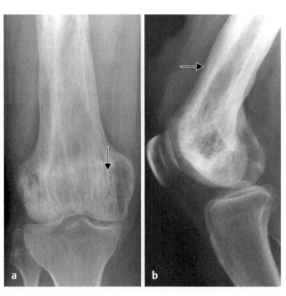

图 11.3　溶骨－成骨混合期 Paget 病的典型表现。a. 骨小梁增厚（箭头）；b. 骨皮质增厚（箭头）

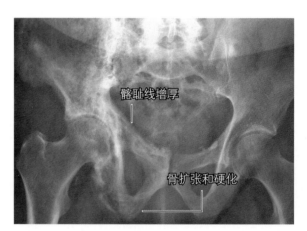

图 11.4　溶骨－成骨混合期 Paget 病骨盆受累的典型表现

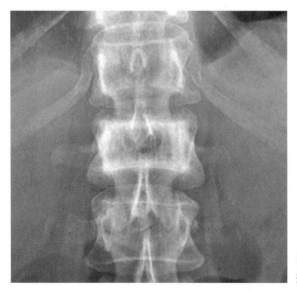

图 11.5　L1 椎体 Paget 病的相框样典型表现

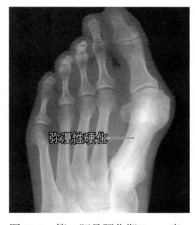

图 11.6　第一跖骨硬化期 Paget 病

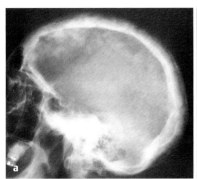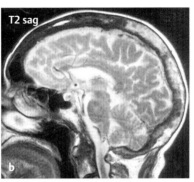

图 11.7　颅骨 Paget 病典型表现。a. X 线影像，头骨呈棉绒样；b. 板障的扩张和硬化

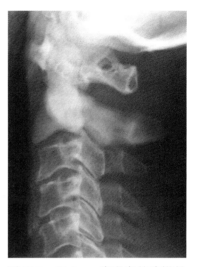

图 11.8　C2 Paget 病患者的弥漫性硬化（象牙椎）

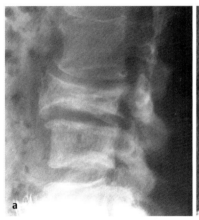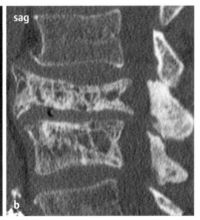

图 11.9　腰椎 Paget 病。a. L3 前后直径增大，同时伴高度丢失；b. 骨皮质增厚，特别是骨小梁

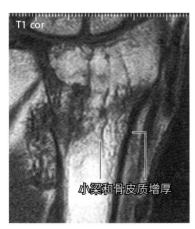

图 11.10　Paget 病患者的桡骨 MRI 表现。注意大部分保存的脂肪骨髓。与图 11.1 为同一患者

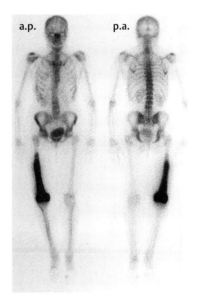

图 11.11　单骨型 Paget 病患者右侧股骨骨代谢明显增加。骨扫描（晚期）

453

Paget 病的并发症：Paget 病的并发症可分为非肿瘤性和肿瘤性并发症。

- 非肿瘤性并发症：
  - 骨弱化：可导致长管状骨弯曲（图 11.12）和基底骨凹陷。
  - 不完全骨折（图 11.12）。
  - 遗传性关节病：髋、膝关节易受累（图 11.13）。
  - 神经并发症：是椎管狭窄、神经出口孔狭窄或脑神经压迫的结果。
- 肿瘤并发症：在所有患者中，约 1% 的患者出现分叶肉瘤，组织学上可能为骨肉瘤、多形性肉瘤或罕见的软骨肉瘤（图 11.14）。

⚠ 警示

并不是 Paget 病中的每个肿瘤都是分叶肉瘤。从统计学上讲，由其他肿瘤发生转移更常见。

▶ **鉴别诊断** 在多数病例中，特征性 X 线影像可明确 Paget 病诊断。

转移 Paget 病的骨改变边界清楚，骨皮质破坏和软组织肿胀不典型。与硬化性转移不同，Paget 病受累的椎体出现骨皮质增厚和骨性扩张，常累及神经弓和棘突。

纤维发育不良 纤维异常增生通常累及颅骨外层，而 Paget 病则累及颅骨内层和外层。

11.2 结节病

结节病是一种全身性肉芽肿性炎性疾病，病因不明。肌肉骨骼受累罕见，通常临床无症状。

典型的骨骼肌结节病累及手部和足部的骨骼，很少累及长管状骨和中轴骨。急性关节病往往是自限性的，通常伴有结节性红斑和双侧肺门淋巴结病（Löfgren 综合征）。结节病常累及踝关节、膝关节、腕关节和近端指间关节。

▶ **X 线 /CT** 典型的骨骼肌结节病表现为手、足部骨的骨小梁的粗网状或网状蜂窝样改变，也常见伴有骨皮质穿透性侵蚀的囊性病变。骨质破坏可导致指 / 趾骨的肢端溶解、病理性骨折和畸形（图 11.15，11.16）。典型情况下无骨膜炎，相邻关节通常也不受累。软组织受累导致骨皮质破坏。

在结节病中，受累关节的 X 线影像通常没有任何改变，或者仅可见骨质减少和软组织肿胀。

▶ **MRI** 骨骼肌结节病的 MRI 表现不具特异性（图 11.16）。没有充分、有效的临床资料，可能会被误认为是骨转移，尤其是在长管骨和中轴骨。肌肉结节病的表现可能包括：

- 急性期可能出现弥漫性肌肉水肿。
- 慢性期可见非特异性肌萎缩。
- 尽管很少见，结节状外观可能比较明显。

结节型通常发生于肌肉、肌腱交界处。在所有序列上，它表现为纤维状的中心和卫星结节，注射造影剂后不强化。在 T2WI 上，结节中央为低信号星形区域，周围有水肿和肉芽肿（暗星征）形成的高信号区；注射造影剂后可弥漫性强化。

11.3 肥厚性关节病

▶ **病理学** 肥厚性骨关节病之前被称为肥厚性肺性骨关节病（同义词：Dierre-Marie-Bamberger 病），最初被发现为与支气管肺癌相关的副肿瘤综合征，分为原发性（罕见）和继发性（约占 95%）两种。原发性肥厚性骨关节病也被称为厚皮性骨膜病，是一种遗传性疾病。与原发性不同，继发性肥厚性骨关节病与肿瘤、感染和炎性疾病相关，最常见的是支气管肺癌（表 11.1）。肥厚性骨病变的确切发病机制尚不清楚，但认为血管内皮生长因子在其中起了决定性作用。肥厚性关节病几乎均为双侧发病，并且几乎总是在管状骨，最常累及胫骨和腓骨（图 11.17）。

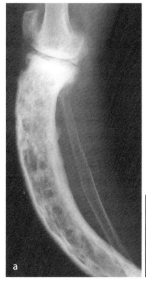

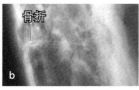

骨折

图 11.12 Paget 病累及胫骨。a. 典型的前弓（"马刀胫"）；b. 影像放大后显示伴不完全骨折

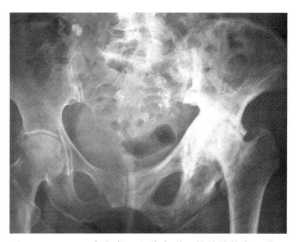

图 11.13 Paget 病患者，左髋有明显的骨关节炎，髋臼突出

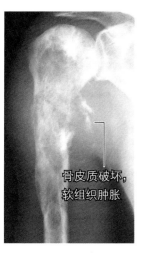

骨皮质破坏，软组织肿胀

图 11.14 Paget 病患者右肱骨骨肉瘤

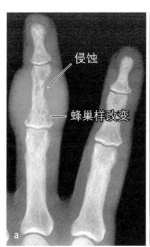

侵蚀

蜂巢样改变

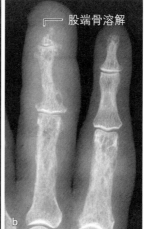

股端骨溶解

图 11.15 指骨结节病。a. 中指中节指骨蜂窝状改变和软组织肿胀，软组织的改变导致骨皮质的破坏；b. 随着时间的推移，MRI 肢端骨溶解进展，并累及示指

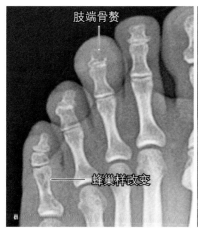

肢端骨赘

蜂巢样改变

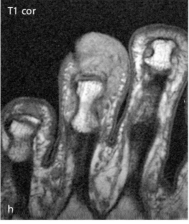

T1 cor

图 11.16 足部结节病。a. 第五趾列蜂窝样改变，伴第三趾骨端骨溶解；b. MRI 显示第三趾远端有明显的软组织成分，远节指骨完全破坏

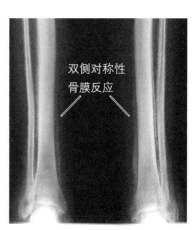

双侧对称性骨膜反应

图 11.17 肥大性骨关节病双下肢特征性表现

表 11.1　继发性肥大性骨关节病的病因

区域	疾病
肺和胸膜疾病	·支气管肺癌 ·淋巴瘤 ·脓肿 ·支气管扩张 ·转移 ·间皮瘤 ·胸膜纤维瘤
胃肠道	·溃疡性结肠炎 ·克罗恩病 ·肝硬化 ·食管癌 ·腹腔疾病 ·淋巴瘤 ·Whipple 病 ·息肉病
心血管系统	·先天性发绀性心脏病
各种器官系统	·鼻咽癌 ·艾滋病(获得性免疫缺陷综合征)

> **提示**
> 　　对于病因不明的（继发性）肥厚性骨关节病的确诊，需要进行进一步的检查，特别是寻找肿瘤性疾病（最常见的是支气管肺癌）。

▶ 临床表现　主要表现为是长管状骨骨干区肿痛和杵状指。

▶ X 线 /CT　特点是双侧对称性的管状骨骨膜成骨，主要出现于骨干，并向干骺端进展（图 11.18，11.17）。骨膜新骨形成进展到骨骺，提示原发性肥厚性骨关节病。骨膜新骨形成的形态（薄片状，洋葱皮样，固体的）多样，取决于病程长短。

▶ MRI　表现为非特异性骨膜炎。

▶ 核医学　骨骼扫描非常敏感，示踪剂摄取增加先于放射学发现（图 11.19）。

▶ 鉴别诊断

慢性静脉功能不全　慢性静脉功能不全所致

骨膜新骨形成的临床表现，与肥大性骨关节病有所不同。

甲状腺杵状指　主要影响手部和足部，不影响管状骨。

11.4　蜡滴样骨病

▶ 病理学　蜡滴样骨病是一种罕见的非遗传性中胚层发育不良，主要累及长管状骨及其邻近软组织。各年龄组均可发病，病因尚不清楚。蜡滴样骨病沿所谓的坐骨神经节区（由单独的脊髓感觉神经支配的骨）传播。

▶ X 线　可发现沿管状骨纵轴分布致密的线状骨皮质过度增生，使骨的轮廓有起伏，类似蜡烛燃烧时蜡滴流下所形成的轮廓（滴蜡征）（图 11.20）。过度骨化也可能跨关节发展，累及相邻骨（图 11.21）。

> **提示**
> 　　滴蜡征确实是蜡滴样骨病的病理征象，但并不总是可以辨认，有时会以骨瘤样外观为主（图 11.22）。骨内骨质增生也会发生，导致髓腔部分或完全闭塞（图 11.21）。近关节软组织骨化（图 11.23）——有时甚至在离骨改变很远的地方，也有报道。

▶ CT/MRI　蜡滴样骨病多为行影像学检查时偶然发现的。X 线检查的结果也适用于 CT，而且 CT 影像不受上覆结构的遮挡（图 11.24）。在 MRI 上，在所有序列上均以信号丢失为主。在 CT 上，软组织受累表现为软组织密度和软组织内的骨化，特征是与相邻骨不相连（图 11.25）。与 CT 不同，MRI 上的软组织形态多样，取决于矿化程度。

▶ 鉴别诊断

骨膜外骨肉瘤　外形不规则，信号非均匀、致密，可导致骨破坏。

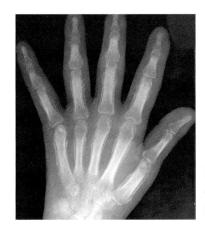

图 11.18 肥厚性骨关节病累及掌骨和近节指骨

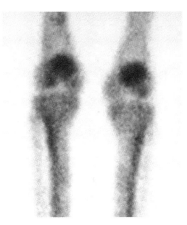

图 11.19 肥厚性骨关节病患者骨扫描，典型的沿胫骨摄取

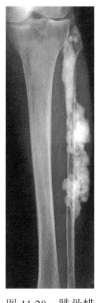

图 11.20 腓骨蜡滴样骨病的典型"滴蜡征"

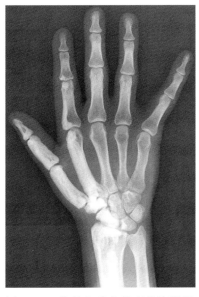

图 11.21 桡骨和手多骨型蜡滴样骨病，部分髓腔完全闭塞

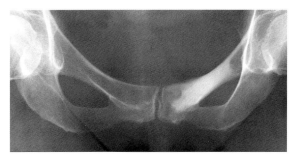

图 11.22 左侧耻骨上支蜡滴样骨病

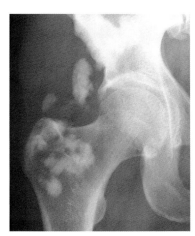

图 11.23 右侧髂骨蜡滴样骨病伴关节周围软组织骨化

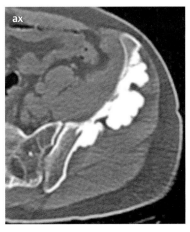

图 11.24 髂骨典型的蜡滴样骨病 CT

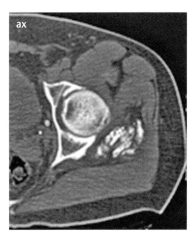

图 11.25 蜡滴样骨病患者关节周围软组织骨化

纹状骨瘤 这是一种累及管状骨髓腔的良性骨发育不良，通常双侧发生，病灶多位于骨骺和干骺端，多呈垂直方向的条纹状和柱状条纹（"芹菜茎形干骺端"）。

> ❗ **提示**
>
> 骨瘤、致密性骨炎（见章节 4.3.1）、纹状骨瘤和蜡滴样骨病均为良性中胚层病变，有时很难区分，但在临床上并无特别相关性。

11.5 软组织钙化和骨化

11.5.1 软组织钙化

软组织钙化可根据其部位（广泛性或局限性）或病因进行分类：

- 由于磷酸钙代谢紊乱导致的软组织钙化。
- 软组织钙化，磷酸钙代谢正常。
- 营养不良或坏死组织中的软组织钙化。

一个特殊的类型是关节相关软组织钙化〔羟基磷灰石沉积病、焦磷酸钙沉积病（CPPD）、痛风，见章节 10.9〕。

磷酸钙代谢紊乱所致软组织钙化：钙磷代谢紊乱性软组织钙化的最常见原因是肾性骨营养不良和甲状旁腺功能亢进，其他常见病因见表 11.2。所有形式的钙化，从细的点画样钙化到粗糙钙化均可见。甲状旁腺功能亢进所致软组织钙化主要见于关节周围。

磷酸钙代谢正常的软组织钙化：这种形式的软组织钙化最常见的原因是胶原病，也被称为特发性钙质沉着病。一种变异是（假性）肿瘤性钙质沉着病，多见于 20~40 岁人群（男性比女性多见），并与广泛的钙化有关，特别是在主要关节区域。钙化的影像学表现为许多钙化结节的聚集，直径 1 ~ 20 cm，彼此之间有细的放射透亮线分隔（图 11.27）。

营养不良性钙化：营养不良性钙化由组织坏死引起，最重要的是烧伤和冻伤，见表 11.2，图 11.28。

▶ X 线 / CT 软组织钙化的影像学表现为点状、环状局限性密度增高构成。放射学影像和CT 无法区分钙化的原因。然而，在第一种情况下，钙化灶的分布模式和实验室检查结果具有指示性。

11.5.2 软组织骨化

软组织骨化是一种新的骨形成，成熟后则会出现带有骨皮质的小梁结构。原因包括：

- 异位骨化（骨化性肌炎）。
- 慢性静脉功能不全（图 11.29）。
- 肿瘤基质（软骨和骨性基质；图 11.30，表 4.1）。

表 11.2 软组织钙化原因概述（不包括关节相关软组织钙化，如羟基磷灰石沉积病、CPPD、痛风等，参见章节 10.9）

"转移性"钙化（钙磷代谢紊乱）	"特发性"钙化（钙磷代谢正常）	"营养不良"性钙化
· 甲状旁腺功能亢进 · 肾性骨营养不良 · 维生素 D 过多 · 结节病 · 在浆细胞瘤、白血病或广泛转移性扩散病例中出现较大的骨质破坏	· 胶原病（如红斑狼疮、皮肌炎、CREST 综合征、硬皮病；图 11.26） · 假瘤性钙质沉着（图 11.27） · 广泛钙质沉着（儿童）	· 烧伤 · 冻伤 · 严重软组织损伤 · 筋膜室综合征 · 肿瘤（未穿透软骨或骨质；图 11.28） · 骨坏死，梗死灶 · 骨核

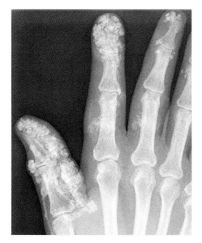

图 11.26 CREST 综合征患者的特发性软组织钙化（Herbert Rosenthal，Hannover，Germany 提供）

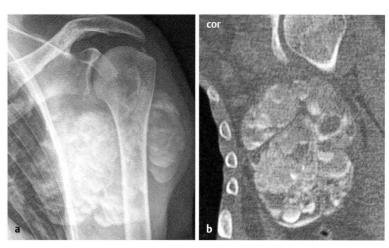

图 11.27 肩关节假瘤性钙质沉着。a. 多个钙化结节，彼此明显分离；b. CT 影像未受上覆结构遮挡

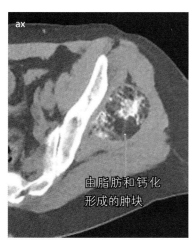

由脂肪和钙化形成的肿块

图 11.28 臀部脂肪瘤的营养不良性钙化（Herbert Rosenthal，Hannover，Germany 提供）

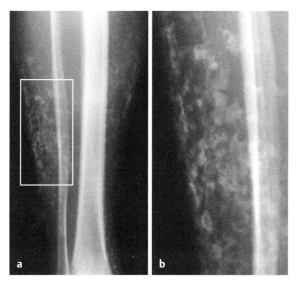

图 11.29 慢性静脉功能不全的软组织骨化。a. 软组织骨化显示网格状结构；b. a 图中标记区域的放大显示

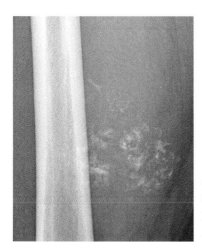

图 11.30 股部骨外骨肉瘤基质钙化（Herbert Rosenthal，Hannover，Germany 提供）

提示

原则上来说，骨组织可以通过继发性骨化由任何组织的钙化而来。通过放射学影像上的若干零散发现通常无法区别骨化和钙化，其他成像方式也不可靠。

异位骨化（骨化性肌炎）

异位骨化（又名：骨化性肌炎）是一种影响骨骼肌的良性、自限性软组织骨化性改变。

▶病理学　通常创伤是主要病因，即便相关病史不清。在 20%~30% 的脊髓损伤患者中，异位骨化多作为康复过程的一种并发症出现。未分化的间充质细胞发育，伴基质（一种骨样物质）钙化和骨化。这既不是炎症，也不是单纯的血肿钙化。

▶临床表现　最初几周会出现疼痛、充血性软组织肿胀，随后出现硬结增大，但疼痛减轻。实验室检查偶尔会有炎性参数的升高。

部位：异位骨化可能在任何部位发生，但多见于大腿和肘部。

治疗：通常无须治疗。事实上，应避免早期手术，因为病变往往会复发。

▶X线　异位骨化及其放射学特征随时间的不同会发生变化：

• 早期：表现为肌肉组织内云雾状，部分呈广泛性、部分呈线性的致密带（图 11.31a）。致密带可以延伸至骨，在骨和致密带之间可有一条细微的放射透亮线。

• 4~6 周：随着病变密度自边缘开始增高（蛋壳一样外观），病变自边缘向中心成熟（带状现象，图 11.32）。在病灶外周出现由成熟层状骨形成的环状高亮边缘的同时，病灶中心则表现为放射密度较低的不规则的成骨基质。放射学影像也可表现为相对均匀的密度（图 11.33）。

• 4 个月后：骨化成熟阶段（图 11.34），病灶变得更小、更致密。

> **!** **提示**
>
> 在骨化性肌炎中，病灶附近的骨皮质保持完整，但也可能会出现骨膜反应，有时被称为骨化性骨膜炎。

▶超声　表现为低回声或回声不均匀（早期）的占位性团块，同时未出现超声可识别的钙化。彩色多普勒超声可显示边缘灌注增加。针样声学伪影早期即可比较明显，被认为是钙化或骨化的早期征象；晚期，其密度和均匀性均增加。随后会出现宽的钩状或帽状回声，使得对病变的评估变得困难。

▶CT　最初可见不规则分布的极小的弥散密度，甚至已经融合（图 11.31b）。随后可出现经典的带状现象（病灶边缘高密集，中心低密度），有时有分层现象，较放射学影像更易识别。目前，多采用 CT 而非 MRI 进行详细评估。

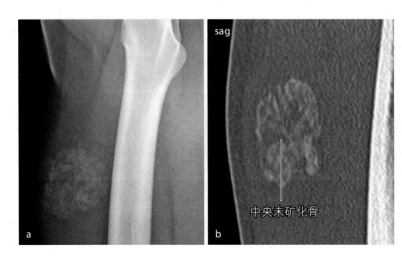

中央未矿化骨

图 11.31　骨化性肌炎。有轻微疼痛的慢性进行性股部肿胀。a. 骨化病灶外形不规则，密度多变；b. CT 影像尚未出现典型的带状结构

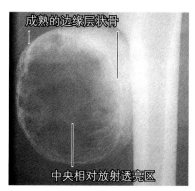

图 11.32 "成熟的"骨化性肌炎，有特征性的带状现象

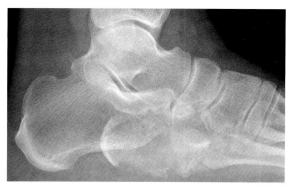

图 11.33 骨化性肌炎。表现为跟骨内均匀的、几乎是毛玻璃样的病灶，有蛋壳一样的边缘覆盖于跟骨上（Herbert Rosenthal，Hannover，Germany 提供）

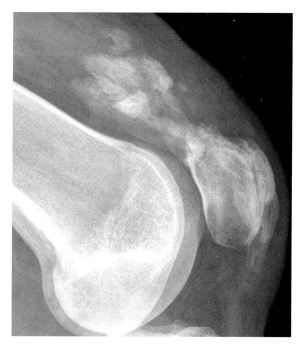

图 11.34 "成熟的"骨化性肌炎（Herbert Rosenthal，Hannover，Germany 提供）

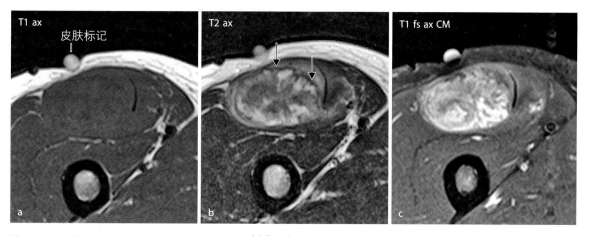

图 11.35 骨化性肌炎的信号特征。与图 11.31 为同一患者。a. 在 T1WI 上呈与正常肌肉几乎相等的信号（后期与低密度骨化有关）；b. 在 T2WI 上表现为中度高信号和不均匀信号，边缘（箭头）处的低密度线比较明显；c. 在 T1WI- 脂肪饱和序列上，表现为明显的异质性强化

▶MRI 　与 CT、放射学影像一样，MRI 的改变取决于病变所处的阶段。在 T1WI 上，病变通常为正常肌肉等信号（图 11.35a，11.36a）；在 T2WI 上表现为不均匀性信号，部分呈中央明显高信号（图 11.35b，11.36b），部分因动脉瘤样骨囊肿可有液 - 液平。在较晚（成熟）阶段，可因边缘骨化在 T1WI 和 T2WI 上出现低信号缘。在早期，在 GRE 序列上能发现小钙化点。病变可明显摄取造影剂，尤其是边缘（图 11.35c）；相关发现包括非强化的中心，伴明显的边缘强化。病变周围的广泛水肿具有特异性，有时范围甚至远远超过病变。6~8 周后，随着病灶周围水肿减轻，病变边界变得清晰，强化也逐渐减弱。

▶鉴别诊断

骨瘤和骨膜软骨瘤 　伴广泛水肿的异位骨化罕见（仅见于晚期）。MRI 有助于区别骨软骨瘤和骨膜软骨瘤（无水肿）。

软组织肉瘤 　某些软组织肉瘤如滑膜肉瘤和骨肉瘤可以有钙化，钙化点通常分布于肿瘤的各个部分，并不出现带状现象（图 11.37）。

慢性静脉功能不全 　应与下列形式的骨化进行鉴别：

· 骨膜炎引起的结节性骨化或波状骨膜骨化。

· 继发于化生新骨形成的真正软组织骨化（图 11.29）。

临床上，根据相关表现和骨化的典型位置，很容易做出诊断。

肌肉血肿 　此类血肿可导致继发性骨化，通常是不规则的，在外周、边缘和中心都存在。

肌坏死 　可见无定形的垩白样营养不良钙化。

11.6　筋膜室综合征

筋膜室综合征发生于骨纤维性狭窄空间，在生理条件下其解剖结构仅允许体积的轻微增大。

这种腔室通常见于四肢，尽管在病理情况下，任何由骨和／或筋膜形成的狭窄空间都可能出现筋膜室综合征。筋膜室综合征最常见于小腿和前臂，较少见于股部和臀区。

提示

急性筋膜室综合征是外科急症，需要立即诊断和治疗。

▶病理学 　确切发病机制尚不完全清楚。造成损伤（如严重的组织挫伤、长期的缺血、肢体骨折等）会导致细胞膜通透性的改变，甚至细胞破坏，从而造成细胞外液的急剧增多，使筋膜室内压迅速上升（超过 15~20 mmHg），超过毛细血管压力，使毛细血管堵塞，导致缺血和神经损伤，引发恶性循环。如果未能及时切开筋膜进行减压或减压不完全，那么肌肉坏死将继续进展，伴纤维重塑和缺血后挛缩。

劳力性筋膜室综合征是一种单独的病因，主要影响运动员（如长跑运动员）。高强度运动会使肌内压逐渐升高，即使在休息状态下也无法恢复正常，从而导致急性筋膜室综合征。

▶临床表现 　临床表现为肢体受累部位疼痛、肿胀，随后出现神经功能障碍，后者的表现随时间的推移而不断变化（如感觉障碍，随后逐渐出现瘫痪）。脉搏减慢，在极少数情况下会完全消失。受累肢体感觉冷。

▶X 线 /CT 　X 线检查无助于诊断。CT 可示间室内软组织分化程度降低，紧张的筋膜肿胀、突出。

▶MRI 　在 T1WI 上，受累筋膜室的肌内间隔和肌间间隔消失；在 T2WI 上，受累间室信号广泛增强（图 11.38）。上述发现仅限于一个筋膜室内，也见于表现为肌肉萎缩和纤维化的（未被识别的）慢性病例。造影强化模式多变：急性期通常肌肉强化明显，在亚急性期和慢性室间隔综合征则缺乏任何强化表现。

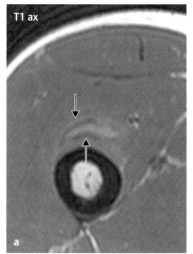

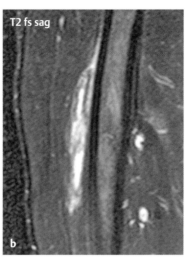

图 11.36 骨化性肌炎。a. 早期可见细小的边缘钙化（箭头）；b. 在 T2WI 上可见明显的流体高信号

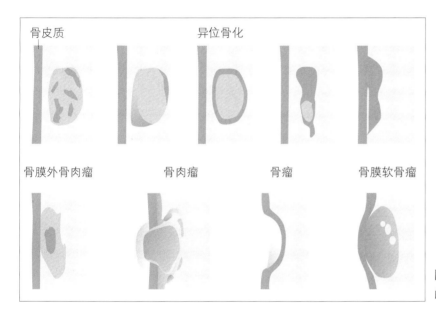

图 11.37 异位骨化与相关鉴别诊断的影像学特征

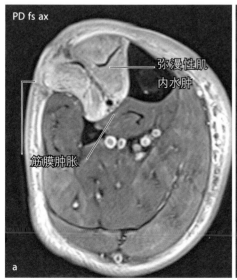

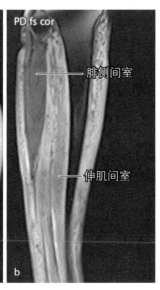

图 11.38 由黏液性炎症引起的下肢筋膜室综合征。a. 筋膜肿胀，有创测量证实间室内压明显升高；b. 弥漫性肌内水肿累及整个伸肌间室

▶ 鉴别诊断

神经性肌病（神经卡压引起的失神经支配综合征）　有时仅凭影像学表现很难鉴别；结合病史和临床表现（如有无营养改变），则可以对疾病进行鉴别。

肌炎　多发性肌炎是一种自身免疫性疾病，特征是双侧对称分布（见章节 10.8.3）。化脓性肌炎（见章节 3.2）可有肌内脓肿形成，有助于区别。与筋膜室有关的（缺血性）肌坏死看起来确实相似。超声引导下穿刺活检对诊断不明的病例有帮助。

坏死性筋膜炎　通常这种可潜在危及生命的疾病累及筋膜和筋膜间隙，表现为广泛水肿和强化，邻近的筋膜和筋膜下间隙也可受累。坏死性筋膜炎的特征是深筋膜受累和筋膜强化的缺失（见章节 3.2.1）。

横纹肌溶解　见章节 11.7。

11.7　横纹肌溶解

▶ 病理学　横纹肌溶解的特征是肌细胞膜完整性的破坏，可发展为横纹肌过度解体。肌肉损伤的机械原因包括从局部过用(运动肌红蛋白尿)到广泛的软组织挫伤（挤压综合征）。还有一种毒性形式的骨骼肌解体，由酒精、药物（如催眠镇静药、麻醉药物，以及食欲抑制剂和他汀类药物）、成瘾药物（海洛因，可卡因）以及部分蛇毒引起。横纹肌溶解的其他病因包括体温过低(如冻伤)、热疗（烧伤）和自身免疫性疾病。不常见的病因包括细菌(如破伤风、伤寒)和病毒(如流感病毒)引起的感染。此外，遗传性疾病（如麦卡德尔病）也可引起肌肉解体。

所有已知形式横纹肌溶解的最终表现是肾毒性肌红蛋白尿，会导致肾小管阻塞。

▶ MRI　在 MRI 上，软组织的改变是非特异性的。早期，在抑脂液体敏感序列上可见肌肉水肿部分均匀、部分非均匀的肌内信号强度增高。

这些表现可单独出现或散布于不同的肌肉区域和筋膜室。自发性出血在 T1W SE 序列上表现为高信号改变（高铁血红蛋白），或在 GRE 序列上表现为明显的信号丢失（含铁血黄素沉积的易感性伪影）。根据失活的程度，静脉注射造影剂后的影像会发生变化。除了均匀的造影剂摄取（普遍存在的屏障破坏），还可出现边缘强化的区域。

▶ 鉴别诊断

多发性肌炎、子宫肌炎：见章节 11.6。

筋膜室综合征：见章节 11.6。

神经病变引起的软组织损伤（神经卡压综合征）：见章节 11.8。

11.8　周围神经卡压和神经压迫综合征

▶ 病理学　周围神经可能在任何部位受到间歇性或永久性的病理性压迫。"神经压迫综合征"和"卡压性神经病"是指沿周围神经走行路径常见的卡压情况。

周围神经压迫综合征多发生在"瓶颈"部位，通常位于骨纤维性隧道或管道部位。这些通道的形状通常呈裂缝状，是刚性的，不能伸缩，神经周围没有任何空间来避开外界压力。此类管也可由瘢痕（创伤后、术后）、狭窄组织隧道、占位性实体（肿瘤、神经节、副肌肉、肌腱和异常血管）等的出现而形成。另一个可能的解剖学原因是神经的位置比较表浅，可直接暴露于外部的机械压力负荷（如肱骨内上髁的尺神经重复损伤、腓总神经在腓骨头的位置损伤等）。不常见的病因包括肥厚性骨痂（如继发于桡骨轴骨折或肩胛骨颈骨折）、外生骨病（如肱骨髁上突）、骨折后骨畸形愈合以及周围神经炎(如滑膜炎、滑囊炎、肌腱病)。

表 11.3，表 11.4 概述了压迫综合征和压迫性神经病。

表 11.3　肩胛带和上肢的卡压性神经病

受损神经	解剖区域	综合征 / 症状
臂丛神经	肌间沟三角，肋锁间隙和胸骨喙突间隙	胸廓出口综合征：病因和症状多变；因血管（动脉 / 静脉）变化而表现各异；因此 MRI 表现无特异性
	臂丛	Parsonage–Turner 综合征：无卡压，是自限性臂丛神经炎（神经痛性肌肉萎缩）；表现为突发肩胛带疼痛、麻痹和感觉障碍；MRI 可见回旋肌、三角肌和胸肌的肌肉内信号改变
肩胛上神经	肩胛上横韧带覆盖的肩胛上切迹	肩胛上切迹综合征：肩胛上神经受压迫，导致冈上肌和冈下肌水肿和萎缩（图 11.39）
	肩胛下横韧带覆盖的冈下窝	"冈盂切迹综合征"（肩胛上神经卡压）：若仅有肩胛上神经受压迫，则仅有冈下肌出现症状
腋神经	外侧腋窝裂孔（肩关节脱位后损伤；纤维韧带，血肿，肿瘤）	外侧腋窝裂孔综合征：肩痛，上肢侧面感觉障碍；三角肌（近端）和小圆肌（远端）的水肿或萎缩
尺神经	肱骨内髁和肘内侧区域（弓状韧带；肘部肌肉）	肘管综合征：挤压、脱位和神经挫伤可导致尺侧腕屈肌和指深屈肌水肿或萎缩
	尺侧: Guyon 管(豌豆骨钩骨间沟)	尺管综合征（Guyon 管综合征）：累及骨间肌和蚓状肌，有时也牵涉小鱼际和拇内收肌
桡神经	上肢背内侧（注意肱骨颈骨折）	桡神经沟内损害（螺旋沟）
		桡侧间隙卡压综合征：影响前臂所有肌肉
深支（骨间后神经）	肘窝远端和桡侧：桡管（在肱桡关节水平未分出桡神经前）和旋后肌筋膜室（肌内）	桡管综合征：累及桡神经的运动和感觉部分
		旋后肌综合征（后骨间综合征）：累及所有前臂伸肌，致其水肿或萎缩，包括旋后肌（图 11.40）
正中神经	肘窝 / 前臂近端：在旋前圆肌浅头与深头之间	旋前圆肌综合征：旋前 - 伸肌群（旋前圆肌，桡侧腕屈肌，指屈肌，掌长肌）萎缩或水肿
	掌腕区（在腕斜横韧带下方，在桡侧屈肌腱上方或之间）	腕管综合征：除典型感觉障碍外，会出现足底肌肉水肿或萎缩（除内收肌）。注意：正中神经的形状、厚度和信号不是典型特征
骨间前神经	手掌和前臂（在前臂近端 1/3 处自正中神经分出）	前骨间肌综合征（Kiloh–Nevin 综合征）：旋前方肌水肿，也影响拇长屈肌和指深屈肌的桡侧部分

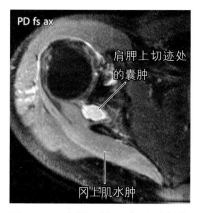

图 11.39　肩胛上神经卡压引起的肩胛上综合征

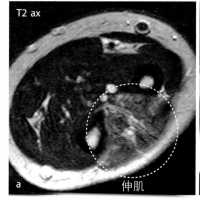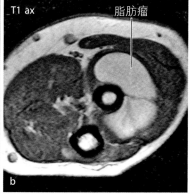

图 11.40　旋后肌综合征。a. 前臂伸肌水肿，包括旋后肌（运动伪影）；b. 原因是前臂近端脂肪瘤压迫桡神经深支

表 11.4　盆束带和下肢压迫神经病与综合征

影响神经	解剖区域	综合征 / 症状
坐骨神经	臀肌下区：闭孔	梨状肌综合征：非神经根性坐骨神经痛，极少引起坐骨神经分布区域的肌肉变化
闭孔神经	耻骨前区（骨痂，前列腺手术后）	内收肌无力，股内收肌水肿和萎缩（图 11.41） Howship–Romberg 综合征：仅有感觉变化
股神经	腹股沟区（肌肉间隙）	大腿前侧疼痛和无力：极少引起股四头肌的信号改变
腓总神经	腓骨头和腓骨颈周围浅表位置（压力损伤！），关节周围腱鞘囊肿，外生骨疣，腓骨近端骨折	腓神经挤压：全部伸肌和腓侧肌群可能受影响，取决于损伤程度 腓管综合征：位于远端（仅累及腓神经深部），表现为下肢肌肉水肿或萎缩（尤其是腓骨前肌）
胫神经	腘窝（腘窝股骨表面肿瘤，腱鞘囊肿和腘动脉瘤）	跖屈无力：累及腓肠肌（浅表或深部屈肌不同程度的水肿或萎缩）
· 胫骨远端神经和足底神经	踝周内侧区，屈肌支持带下的跗管	（背侧）跗管综合征：累及足底短屈肌（特别是拇外展肌、趾短屈肌、趾外展肌和跖方肌）
· 足底内侧神经终支	在 Henry 结节（穿过趾屈肌斜韧带和拇长屈肌腱）平面或发生退行性改变的第一跖趾关节受压	慢跑综合征：拇展肌和拇短屈肌的慢性萎缩（图 11.42）
· 跟下支	跟骨内缘的神经受压	Baxter 神经痛：趾外展肌的疼痛性肌病（图 11.42）
· 足底趾神经	足部中段远端，第三和第四脚趾的基底	Morton 指状瘤（Morton 跖痛症）：并非神经真性卡压，而是周围神经纤维化

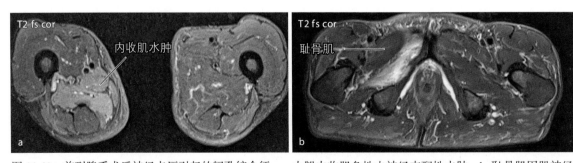

图 11.41　前列腺手术后神经卡压引起的闭孔综合征。a. 大腿内收肌急性去神经支配性水肿；b. 耻骨肌因股神经双重支配而不受影响

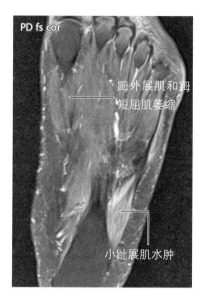

蹞外展肌和蹞
短屈肌萎缩

小趾展肌水肿

图 11.42 Baxter
神经病和慢跑者足

▶ X 线 /CT　因骨性或钙化性病因造成神经压迫，常规的 X 线检查和 CT 可以发挥优势。除了可用于急性创伤（如骨折、碎片脱位）诊断和创伤后回顾（骨痂形成、软组织钙化）外，常规影像学检查在骨赘、骨外骨病、骨肿瘤和瘤样病变的评估中也起着重要的作用。

▶ 超声　现代高分辨率超声可以评估特定压迫部位（如手、腕、肘、足）的神经受影响情况。高频线状探头（13 M~18 MHz）甚至能够识别神经束。超声的优点是可以沿神经走行或特定易受激惹部位对神经进行动态检查和评估。神经附近的肌腱和肌腱鞘、起源于邻近关节的滑膜神经节和软组织肿瘤也很容易得到评估。

▶ MRI　可以直视受累神经及其邻近的软组织，空间分辨率高（表面线圈，小视野）、患者舒适（避免运动产生的伪影）。T1WI 和 T2WI应以轴向层面角度进行成像，即垂直于神经的方面；在获取 T1WI 和 T2WI 影像同时，应该以平行投影的方式获得神经长节段持续性的情况。抑脂序列推荐用于神经或神经周围水肿的鉴别。静脉注射钆剂很重要，有助于对肿瘤样改变的描述和更好地与炎症（如滑膜炎、关节炎、肌腱病）进行鉴别。

11.9　神经病性骨关节病和糖尿病足

11.9.1　神经病性骨关节病

神经病性骨关节病（Charcot 关节病）是一种由于神经支配障碍而导致关节、骨和 / 或软组织破坏的疾病。原因有很多（表 11.5）。

这种疾病最初由 Charcot 描述，指的是梅毒的影响。目前，神经病性骨关节病通常是长期糖尿病的并发症，主要累及足部。这种改变与瘫痪或痉挛后遗症不同，后者可导致受累肌肉萎缩，或导致（不活动）骨质疏松、关节畸形。

▶ 病理学　为了保持关节的完整性，调节神经回路必须确保在根据不同组织的需要调整血供的同时，使关节正确负重（适当地控制肌肉系统）。如果神经病变导致神经回路断开，关节将无法承受负荷，导致关节破坏程度远远超过传统的骨关节炎。

根据对卧床患者神经病性关节破坏的观察，可以推测神经、血供的中断（神经血管理论）在发病过程中的意义大于不良负载（神经创伤理论）。

表 11.5　神经骨病和神经关节病的病因和发生部位

病因		典型部位
代谢	糖尿病	足部，极少累及脊髓
	皮质醇增多症	臀，膝，肩
	淀粉样变神经病	足踝关节
炎症	麻风病	多变
	脊髓痨	膝，臀，足，手
遗传因素	脊髓空洞症	书写障碍综合征在肩、肘、踝和足内关节均匀分布
创伤		取决于损伤情况
未知因素（20%）		

▶ **临床表现**　浅部软组织改变包括水肿、瘘管和无痛性溃疡（麻风病性穿孔）等。特征是主观症状轻微而放射学改变明显，一个显著的特征是"温暖的关节"。

神经性骨关节病的临床表现取决于疾病的持续时间，特征是关节周围骨性破坏，通常有不同程度的新骨形成和骨折、关节半脱位和解体，以骨萎缩、骨溶解、骨性肥大和硬化为主（图11.43~45）。

萎缩性变化包括：

• 关节周围骨脱矿化，甚至出现溶骨性改变、（边际）侵蚀，最后形成骨"磨损"的外观。

• 不完全骨折（图11.46），骨碎片形成。

• 脱位与对线不良。

• 软组织肿胀，可能有气体积聚。

肥厚性改变包括：

• 松质骨硬化，骨膜新骨形成。

• 丰富的骨痂形成，骨不连，骨性连接，骨赘。

• 肥厚性软组织骨化（图11.43，11.45）。

• 关节体松散。

▶ **鉴别诊断**

不完全骨折　多不是由神经病导致的，但也可以是Charcot病的一部分。神经病性骨关节病的诊断是在几个紧密相连的关节受累的基础上做出的。此外，Charcot病几乎总是与整个关节的破坏有关，而不完全骨折即使位于关节附近也多不会出现此类改变。

骨关节炎　囊性发现确实可见于骨关节炎，可被解释为骨溶解和侵蚀；但骨关节炎很少有破坏性表现，除非伴不完全骨折。此外，受累的模式也不同。Charcot病表现为彼此相邻的若干关节（如足中部）集中受累。

11.9.2 糖尿病足

糖尿病足的定义是糖尿病患者的足部发生的由神经病变、负载不良和血管病变引起的骨、关节和软组织的特征性改变。糖尿病足的一个可怕的并发症是细菌感染（见章节3.1.3）。糖尿病性骨关节病很少发生在足部以外的部位。

▶ **病理学**　代谢改变造成的外周神经损伤和微血管病变被认为是最重要的原因。

▶ **X线/CT**　整体来说，可以通过放射学表现诊断Charcot关节（图11.43~45），Chopart关节、Lisfranc关节和跗跖关节最常受累。放射学表现通常依据阶段的不同而不同，最初在距骨骨干和干骺端出现骨膜新骨形成（图11.47b），随后因骨碎裂和侵蚀而出现急性加重（图11.47a）。不同年龄的不完全骨折也可见（图11.49）。进一步的临床发展以关节解体为标志（图11.48）。骨修复过程见于持续数月的固化期，随后进入愈合期，骨轮廓逐渐变得平滑。

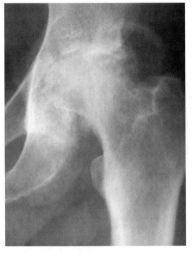

图11.43　典型的Charcot关节与"融化"的股骨头，软组织钙化。原因是梅毒。另有膝关节和足部受累，可据此与破坏性骨关节病（基于不完全骨折）相鉴别

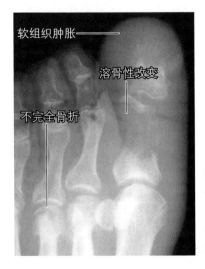

软组织肿胀

溶骨性改变

不完全骨折

图11.44　继发于创伤性神经损伤（战伤）的神经病性骨关节病，排除糖尿病

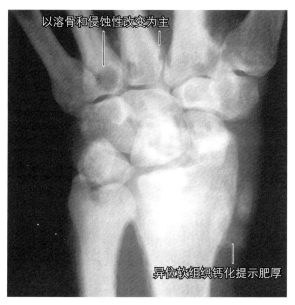

以溶骨和侵蚀性改变为主

异位软组织钙化提示肥厚

图 11.45　脊髓空洞症患者，神经病性骨关节病的混合形式

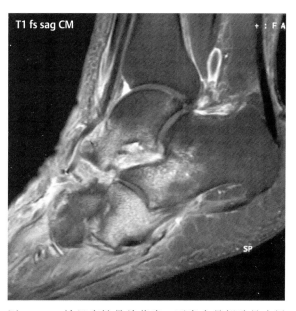

T1 fs sag CM

图 11.46　神经病性骨关节病，不完全骨折致骨小梁强化

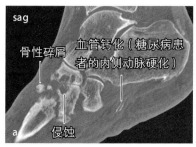

sag
骨性碎屑
血管钙化（糖尿病患者的内侧动脉硬化）
侵蚀

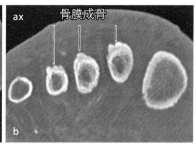

ax
骨膜成骨

图 11.47　糖尿病患者的 Charcot 足。a. 有关节破坏和骨性碎片存在的典型发现；b. 跖骨可见反应性骨膜新骨形成

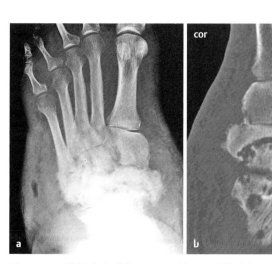

cor

图 11.48　糖尿病患者的 Charcot 足。a. 跗骨破坏，软组织明显肿胀；b. 以萎缩为主

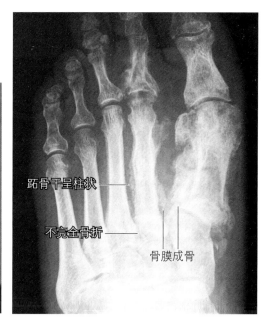

跖骨干呈桂状

不完全骨折

骨膜成骨

图 11.49　Charcot 足，肥厚型

!

提示

　　Charcot 足可能不伴糖尿病，但糖尿病足没有 Charcot 关节则是不可能的。

　　放射学影像能区分萎缩型（早期或活跃期：失代偿足，图 11.48）或肥厚型（晚期或修复期：稳定的足，图 11.49），通常多为混合型（图 11.50）。

　　足动脉中膜钙化常见，有助于与其他形式的神经关节病相区别。

　　重复感染的表现：

　　• 侵蚀和溶骨性改变，甚至达到"骨头融化"的程度，伴 Charcot 足的骨硬化。

　　• 层状骨膜反应。

　　• 软组织中有气体积聚。

　　▶ 核医学　骨扫描的特征是强的、非特异性核素摄取。

　　只有白细胞闪烁扫描才能提高对叠加感染的特异性。然而，由于这种方法的特异性不足，因此不能常规用于确认或排除重复感染。[18]F-FDG-PET 也不是一种确诊感染的方法，因其无法区分感染和非特异性炎症反应，而后者是糖尿病足持续修复和重塑过程的一部分。

　　▶ MRI　软组织水肿的存在（表现为抑制T2WI TSE 或 STIR 上的亮斑）是神经病变和血管病变（功能不全）、骨折和骨不连、关节破坏和内折的主要和非特异性结果。液体积聚、灶周水肿，以及可能的瘘管持续存在，是重复感染的唯一相对确定的征象（注射造影剂后在抑脂T1WI 上）。

11.10　粘连性肩关节囊炎

　　粘连性肩关节囊炎（又名：肩周炎，冻结肩）是一种常见的肩关节疾病，病因不清。临床表现与疾病阶段有关，以肩部疼痛和僵硬为特征。

　　▶ 病理学　无已知病因的原发性或真性肩僵硬与继发性是有区别的。其与糖尿病的关系是公认的，但制动（如术后）也可以导致肩关节僵硬。本病通常可按病理分为以下阶段：

　　• 1 期：关节囊炎和滑膜炎。

　　• 2 期：关节囊纤维化。

　　• 3 期：纤维化消退。

　　对这种通常是自限性疾病的分类只有一个大略的指南。每个阶段（4~6 个月）依次发展，但其时间进程可以有变化。有些病例的病情可能持续不缓解。

　　▶ 临床表现　粘连性关节囊炎是一种成年发病的疾病，表现为肩关节径向活动的范围受限。发病时，主要表现为突发的无明显原因的疼痛。继发性者较少会自愈，尤其是糖尿病患者。口服或关节内使用类固醇可在短期内缓解临床症状

　　▶ X 线　多无特异性表现，但对鉴别诊断是很重要的（如骨关节炎、钙化）。

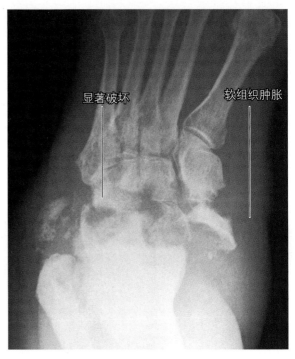

图 11.50　Charcot 足，主要为混合型

▶ 超声 超声能够评估喙肱韧带（关节囊的加固结构包膜，形成旋肌间隙的"顶"）的厚度，有助于诊断。

▶ MRI MRI 可以检测到喙肱韧带增厚（>3 mm），在液体敏感序列上显示高信号，在旁矢状面上可见强化沿于关节囊内走行的肱二头肌腱分布（图 11.51）。参与形成腋窝的盂肱下韧带增厚是另一个特征，在斜位冠状位上显示最佳。MRI 可以显示关节囊周围结构的炎症（图 11.52）。临床实践表明，静脉注射造影剂会提高确诊率。MR 关节成像对诊断没有帮助。

警示

根据 MRI 检查结果很少会明确"冻结肩"，而更容易怀疑肩袖病变。当肩部活动受限时，应考虑此诊断。

▶ 鉴别诊断 粘连性关节囊炎的诊断通常不像教科书上描述得那么简单。肩锁关节肱二头肌腱、肩袖病变不仅会被误认为是冻结肩，还可能与之相伴。

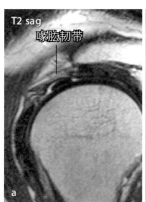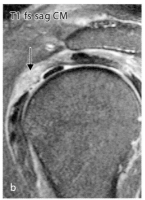

图 11.51 粘连性关节囊炎。a. 喙肱韧带增厚；b. 通过韧带（箭头）和囊周组织的强化关节确诊粘连性关节囊炎

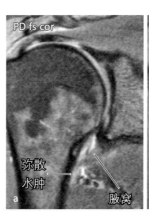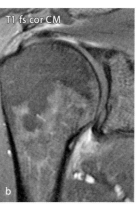

图 11.52 粘连性关节囊炎。a. 炎症很难识别；b. 注射造影剂可明显改善对关节囊周炎症的显示

12 涉及骨、软组织和关节的医疗操作

12.1 关节造影

12.1.1 适应证

尽管临床已引入断层成像技术（CT 和 MRI）并对其不断进行改进，关节造影仍然是诊断肌肉骨骼疾病的重要工具。关节造影应与 CT 或 MRI 相结合，以获得更多的诊断信息。

直接关节造影的优点（结合断层成像）：

• 注入的液体使关节膨胀，因此可以更好地评估关节结构。

• 造影剂吸收或渗漏的可视化，提高了对韧带、半月板或椎间盘撕裂的敏感性。

• 软骨与关节内部结构的影像对比度提高，改善了对软骨损伤的评估。

另外，直接关节造影可与局部麻醉和 / 或抗炎类固醇的诊断性和 / 或治疗性注射相结合。对注射前、后关节抽吸液进行分析，有助于确诊（如化脓性关节炎、晶体关节病等）。

> **！ 提示**
>
> 在适当的知情同意下，直接关节造影必须在无菌条件下进行。

12.1.2 禁忌证

• 造影剂注射通道软组织感染。

• 病理性凝血［INR > 1.5，Ptt（部分凝血活酶时间）> 50 s，血小板计数 < 50 000 / μL］，抗凝治疗。

12.1.3 技术

直接关节造影通常在超声或透视引导下进行（图 12.1，12.2），以确保造影剂被准确注入关节，可以在注射前、后实现功能成像和 / 或动态观察。关节造影也可在 CT 或 MRI 引导下进行，或使用解剖标志作为指导（"盲法"）。

为了获得最佳的图像对比度，建议使用以下的造影剂：

• 影像增强器 /CT：含碘造影剂，用生理盐水或局麻药 1：1 稀释。

• MRI：钆造影剂，按 1：200 比例稀释。

读者应参阅专门的文献，以获取特定关节内注射的准确技术。

12.1.4 并发症

• 化脓性关节炎：在严格无菌条件下进行关节造影时，这种风险是最小的（<1/20 000）。

• 过敏反应：在关节内给药后非常罕见。

• 局部疼痛和运动受限：取决于注射的液体量，是可逆的。可能需要局部冷敷和休息。

• 关节外或关节内出血：熟悉相关血管解剖学知识和注意凝血方面的禁忌（见章节 12.1.2），有助于降低这种风险。

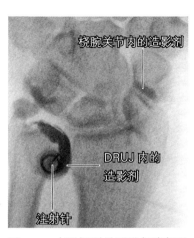

图 12.1　在透视引导下进行腕部双关节造影。DRUJ，桡尺远端关节

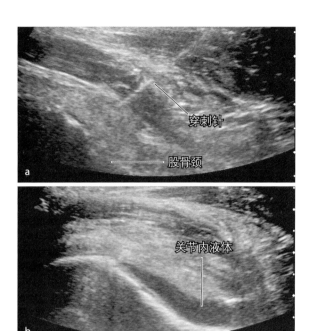

图 12.2　超声引导下髋关节造影。a. 图示穿刺针的位置；b. 关节内的液体清晰可见

12.2　活组织检查

12.2.1　适应证

肌肉骨骼系统的任何活组织检查（活检）都需要咨询相关的临床医生和有经验的病理学家。主要适应证包括：

- 对（单独的）可疑的转移灶的组织学检查。
- （单发或少发）浆细胞瘤和恶性淋巴瘤的确认、排除和亚型的划分。
- 区分肿瘤相关的骨折和骨质疏松性骨折。
- 感染的确认和分类。
- 原发性骨和软组织肿瘤的分类。

已通过影像明确分类的病变，尤其是那些确定为"独处"（无须处理，只需观察）的病变，不需要行活组织检查。

如果相关发现提示原发性骨或软组织肿瘤，则应在行活检前满足以下条件：

- 在咨询多学科肿瘤团队后，确定适应证（特别是开放活检是否可选）。
- 病理学家应具有骨和软组织肿瘤的经验。

12.2.2　禁忌证

- 出血风险（INR > 1.5，Ptt > 50 s，血小板计数 < 50 000/μL）。
- 脊髓附近的富血管病变。
- 到未感染病变的通路受到感染。
- 不适宜的部位（如寰椎、齿突）。

12.2.3　技术

活检路径的设定应与手术医师协商，为后续治疗性手术保护未受累的筋膜室和神经血管束。

多数情况下，经皮穿刺活检应在镇痛和镇静下进行。如局部解剖结构复杂，通常在 CT 引导下进行活检（包括 CT 透视；图 12.3，12.4）。根据位置和组织对比情况，也可使用超声（图 12.5）或 MRI。活检针选择很大程度上取决于病变性质，穿刺、切割和环钻活检针是有区别的。通过同轴针技术可实现几种类型的针头的组合，如对液体成分用抽吸针，对软组织成分用切割活检针，对硬骨用环钻活检针。

由病理学家在现场直接评估组织样本是最理想的。如果无法实现，则应尽可能采用三核采样。在选择活检部位时应注意，溶骨部位比硬化部位活检成功的可能性高，同时应避免在坏死部位取样。标本应常规送去进行微生物检查，因为有时感染和肿瘤会相混淆。

12.2.4 并发症

经皮穿刺活检的并发症发生率主要取决于所用针的类型和活检的位置。文献报道的并发症发生率为 0~10%；严重并发症的发生率不足 1%，包括需要输血的出血、感染、神经缺陷，胸椎手术时的气胸和骨折（很少）等。

12.2.5 结果

与开放活检相比，影像引导下经皮穿刺活检有以下几个优点：并发症发生率较低，活检后可早期开展治疗，成本降低。经皮穿刺活检的准确率为 81%~97%，与开放活检术相当。经皮穿刺活检区别良、恶性病变的成功率约为 98%。

12.3 引流

12.3.1 适应证

对于所有的软组织脓肿，经皮引流应被视为首选。然而，插入引流管只适用于较大的脓肿（直径 > 3 cm）；对于小脓肿，可行穿刺或抽吸（图 12.6）。手术适应证可通过多学科会诊来确定。

12.3.2 禁忌证

出血（INR > 1.5，PTT > 50 s，血小板计数 < 50 000 / μL）。

12.3.3 技术

选择合适的影像引导技术：CT 适用于复杂的解剖区域，超声适用于容易到达的部位，也可与透视相结合。

放置引流管的两种技术有区别：

• 套管针技术：在对脓肿进行局部麻醉并行试吸后，在导针和尖探针的帮助下将引流管直接置入脓肿。使用该方法时，应确保穿刺路径安全。

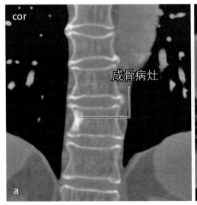
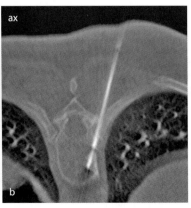

图 12.3　CT 引导下的骨活检。a. T10 单发成骨病灶；b. CT 透视下活检。组织学检查证实为转移性乳腺癌

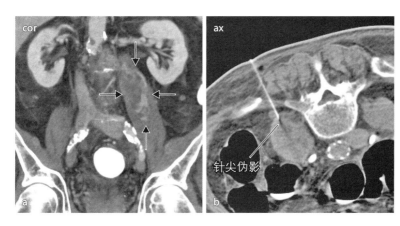

图 12.4 CT 引导下软组织活检。a. 左侧腰大肌边缘强化占位性病变（箭头所指，脓肿）；b. 先将穿刺针头置入病灶，随后进行穿刺针活检

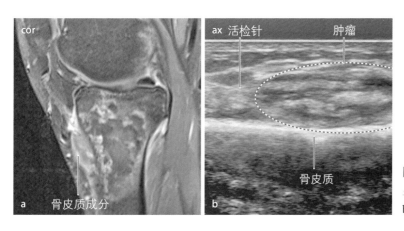

图 12.5 超声引导下软组织活检。a. MRI 显示胫骨近端骨内和骨外占位性病变；b. 活检显示为侵袭性非霍奇金淋巴瘤

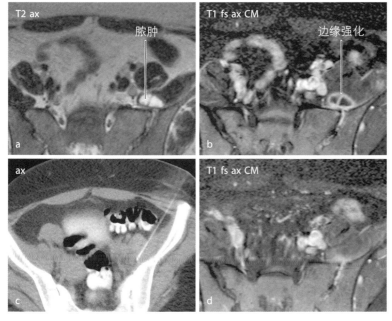

图 12.6 左骶髂关节前脓肿的抽吸。a. 积聚物太少，无法引流；b. 典型的边缘强化；c. CT 引导下进行脓肿穿刺抽吸；d. MRI 随访证实引流完全，残留的少量强化提示炎症

• Seldinger 技术：在局部麻醉下用 18G 针对脓肿进行穿刺。试吸后，通过 18G 针向脓肿内插入导丝，然后将针取出。在插入引流管前，可以通过导线对通路进行扩张（图 12.7）。

大口径引流管（用于软组织脓肿时，常为 14 F）适用于黏稠、脓性物质，小口径引流管（8~10 F）适用于稍稀薄的物质材料。比引流管的大小更重要的是首次引流时使脓肿完全排空的能力，以及多次用无菌盐水冲洗脓肿腔的能力（冲洗量 =50% 抽吸量）。多次灌洗后，抽吸出的灌洗液应尽可能地清和黏度低。

向脓肿内注入稀释的造影剂使脓肿腔完全充实，随后通过 CT 确认脓液被完全移除。在超声引导下插入流管时，可辅以透视。如果脓腔内仍有未被造影剂充实的区域存在，应考虑决定是否进一步放置引流管或抽吸。建议用皮肤缝线将引流管固定于皮肤，也建议使用定制石膏以避免扭结。应对样本进行微生物学培养，以确定病原体的敏感性。

应制订脓肿冲洗计划，随后几天对脓腔进行成像随访也是必要的。

一旦患者不再发热，同时炎症性参数恢复正常、引流物几乎完全消失（<10 mL/d）、影像学检查证实脓腔缩小，即可考虑移除引流管。一般来说，这通常在 2~3 周后完成，患者应在之前的 24~48 h 无发热。然而，如存在与肠道相通的瘘管时，应预期延长引流时间。

12.3.4　并发症

可能的并发症取决于部位：器官损伤、出血、感染扩散、继发于脓腔过度注射的脓毒症等。

12.3.5　结果

脓肿穿刺引流是一种良好和安全的治疗手段，往往无须手术。经皮脓肿引流治疗后，不同部位的脓肿患者的累计治愈率约为 80%，发病率

为 5%~10%。

12.4　神经根阻滞

神经根阻滞是一种用于治疗根性疼痛综合征的、影像引导下介入治疗技术，包括将含类固醇的晶体悬浮液（曲安奈德）与局部麻醉剂一起注射到受影响的神经根附近（神经根周围）。治疗至少间隔 2 周，大约需要 3 个疗程。

12.4.1　适应证

典型的指征是机械性压迫引起的神经根疼痛，也可能是由椎间盘突出、椎间孔狭窄、椎管狭窄或瘢痕组织引起的。考虑到翻修手术的结果常令人失望，椎间盘切除术后综合征的瘢痕组织压迫也是一种常见的指征。

12.4.2　禁忌证

预期导致永久性神经功能缺损的神经系统改变通常为手术指征。边缘病例（如感觉缺陷和离散运动缺陷）需要多学科会诊，与患者一起判断神经根阻滞是否合理。其他禁忌证包括肿瘤相关的神经根改变和炎症，还包括穿刺引流的一般禁忌证（如无患者同意、凝血障碍等）。

由于使用了可的松，糖尿病和胃肠道溃疡被认为是相对禁忌证，造影剂过敏和局部应用造影剂引起的甲状腺功能亢进亦是如此。

12.4.3　过程

一般应在不倾斜机架的情况下，借助横断面影像来确定合适的穿刺位置（图 12.8a）。局部麻醉后，将一根 22G 针置于受累神经根附近。为了达到这个目的，可以使用 18G 套管同轴技术，因为这允许对弹性 22G 针进行更精确的引导（图

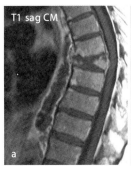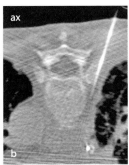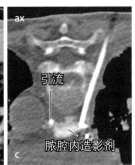

图 12.7　CT 引导下放置引流管。a. 多节段的椎前脓肿；b. CT 透视下直接脓肿进行穿刺；c. 放置引流管和对脓肿进行引流后，通过引流管注入造影剂对脓腔进行评估

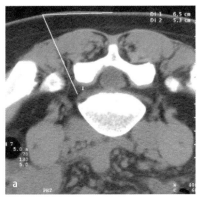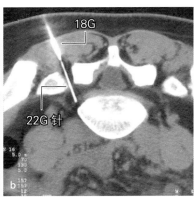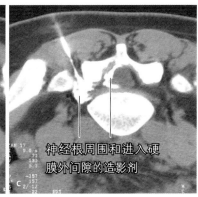

图 12.8　CT 引导下 L4–L5 水平的治疗。a. 选择合适的通路，由外侧斜向神经孔；b. CT 引导下同轴入路；c. 神经根周围液体分布良好，延伸进入硬膜外隙

12.8b，12.9）

　　随后注入局部麻醉剂（1.5~2 mL 的 0.25% 布比卡因溶液）与少量造影剂，后者方便观察并控制液体的分布（图 12.8c）。确认液体正确分布于受累神经根周围，如果需要，也可在椎管内硬膜外间隙给予 20 mg 曲安奈德。

12.4.4　并发症

　　局部麻醉可引起暂时的下肢麻痹，这一点必须在术前告知患者（陪同人员，无法驾驶）。有可能出现药物相关的过敏反应和甲状腺机能亢进。严重的特异性并发症极为罕见。永久性神经损伤在理论上是可能的，可由穿刺针刺入脊髓动脉进行注射后造成脊髓损伤。

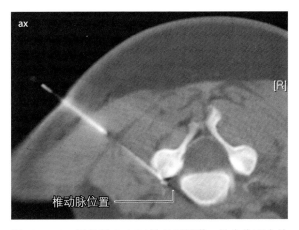

图 12.9　CT 引导下 C5/ C6 神经根阻滞。针尖位于小关节前面。在颈椎，应特别注意椎动脉周围结构

12.4.5 试验神经根阻滞试验

神经根阻滞试验不需要使用类固醇，只要注射局部麻醉剂即可，用于测试神经根性疼痛综合征是否确实存在，以及对临床上诊断不清的病例，查找受累的神经根。神经根阻滞试验通常在开始系列治疗前进行。如果症状和形态学成像结果之间明显相关，则无须进行此检查。

12.5 小关节阻滞

小关节阻滞是一种用于处理有症状的小关节骨性关节炎性疼痛的方法，使背支内侧支的传入痛纤维麻木（阻滞）或失神经支配。

为此，在受影响的小关节内后方插入 22G 针，注入约 4 mL 0.5% 的布比卡因进行诊断性阻滞，并辅以少量造影剂。液体应分布在关节周围（图 12.10）。

如果通过重复阻滞确认成功，那么可以在重新局部麻醉后用 96% 乙醇（1.5~2 mL）进行去神经化。热凝固去神经术疼痛较轻，但需要相应的设备。

12.6 椎体成形术、后凸成形术和骶骨成形术

椎体成形术和后凸成形术是一种使用聚甲基丙烯酸甲酯（骨水泥）来治疗椎体骨折疼痛的方法。其作用机制尚未阐明。后凸成形术，以及某种程度上的椎体成形术，通过减轻脊柱畸形来恢复脊柱的生理位置。

骶骨成形术是利用椎体成形原理的一种骶骨手术。

12.6.1 适应证

• 在无创伤或创伤轻微的情况下，出现疼痛性骨质疏松性椎体骨折 / 压缩骨折患者，保守治疗失败或因任何原因无法接受手术（图 12.11；介入性治疗和疼痛发作之间的间隔，必须考虑每个患者不同的情况）。

• 伴有骨质疏松的疼痛性、外伤性稳定骨折患者，保守治疗失败或因某些原因无法进行手术，同时根据现有标注又不存在手术适应证。

• 针对弥漫性恶性肿瘤（继发性肿瘤和恶性血液病）的疼痛性溶骨性病变，作为姑息或支持治疗（图 12.12）。

目前还不清楚的是，保守和镇痛治疗这两种方法在非骨质疏松性和新鲜创伤性骨折患者中对健康的影响。

> **警示**
>
> 应对椎体成形术或后凸成形术的适应证应进行充分考虑——不是每一例椎体骨折都需要干预或手术。多数椎体骨折会在 2~4 周内自行愈合，无残留症状。

12.6.2 诊断前的影像学检查

对于受影响的、疼痛的脊柱节段，需要 2 个投照位的影像。受累水平的 MRI 可以区分陈旧性骨折和新鲜骨折，并确认引起疼痛的椎体水平。另外，在 MRI 检查存在禁忌时可行骨扫描。

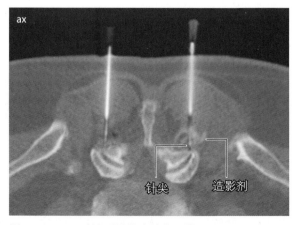

图 12.10　CT 引导下腰椎小关节阻滞

12.6.3 禁忌证

绝对禁忌证：

- 顽固性凝血障碍或出血倾向。
- 受累椎体节段的细菌感染。
- 成骨细胞肿瘤的转移。
- 无症状的椎体骨折。
- "预防性"椎体成形术或后凸成形术。

相对禁忌证：

- 源自待治疗脊髓节段的神经学症状。
- 椎体后缘不稳定，骨折碎片移位进入椎管。
- 一次超过 3 个椎体。

- 对其中的成分过敏。
- 年轻患者（根据个人情况）。

12.6.4 并发症

严重并发症很少见，通常是由于技术不完善和缺乏经验造成的，尤其适用于骨水泥（肺）栓塞和骨水泥渗漏到椎管和椎间隙等情况。还应告知患者有可能发生局部和全身感染和出血等。脊髓损伤、脊神经或神经根损伤、气胸和肋骨骨折极为罕见。

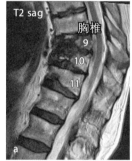
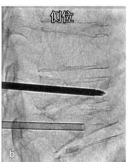
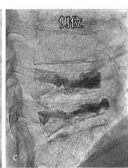

图 12.11 射频后凸成形术治疗多发骨质疏松性椎体塌陷。a. 初步发现：T9、T10椎板，T11 陈旧性的下终板压缩；b. 透视引导下经椎弓根入路至 T9 和 T10；c. 最后检查：骨水泥分布正确，T10 前方有少量且不明显的骨水泥渗漏

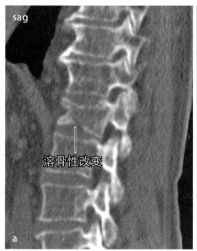
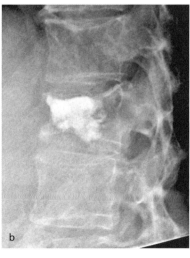

图 12.12 射频后凸成形术。a. L1 水平疼痛性溶骨病变，为浆细胞瘤；b. 后凸成形术后

12.6.5 技术

在透视或 CT 引导下，通过椎弓根、肋间截骨（图 12.13）或直接通路，用一根粗的（11~8 G）斜角套管穿刺椎体。然后在透视指导下注入 2~6 mL 聚甲基丙烯酸甲酯。高黏稠度的骨水泥可能需要更长的时间（超过 15 分钟）来成形（"射频后凸成形术"）。后凸成形术的目的是通过各种技术恢复椎体的高度。为了准确观察骨水泥相对于神经出口孔的分布情况（图 12.14），骶骨成形术需要在 CT 透视引导下进行。

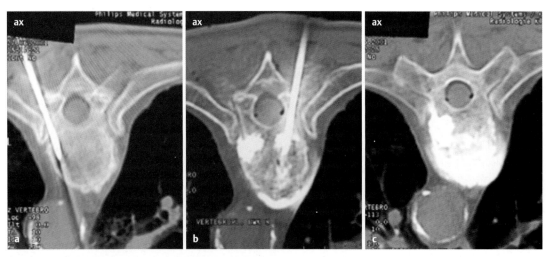

图 12.13　椎体成形术入路。a. 肋横突入路；b. 经椎弓根入路；c. 骨水泥正确分布

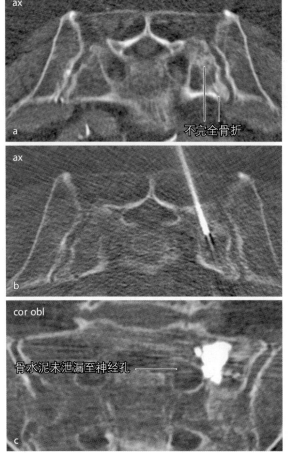

图 12.14　CT 引导下骶骨成形术。a. 初步发现：侧翼慢性不完全骨折；b. CT 引导下骶骨成形术；c. 最终结果：骨水泥分布正确

12.6.6 结果

80%~90% 的骨质疏松性骨折患者症状明显缓解或无疼痛感。椎体成形术和后凸成形术的镇痛治疗效果相当。50%~70% 因恶性疾病引起疼痛的患者疼痛减轻。

12.7 激光治疗和射频消融术

激光治疗和射频消融都是热消融过程，在局部产生的热量诱导组织坏死。

在骨骼系统中，该类治疗主要用于骨样骨瘤（图 12.15，12.16），据报道成功率为75%~100%。目前，治疗小成软骨细胞瘤更多采用此类方法而不是刮除。其他适应证（如转移瘤的姑息性消融术）还没有成为常规。

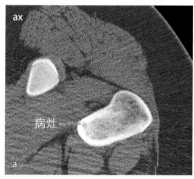
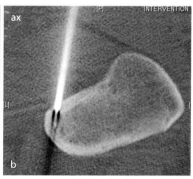

图 12.15 激光治疗股骨颈骨样骨瘤。a. 特征性 CT 表现包括病灶与周围硬化；b. 激光热消融

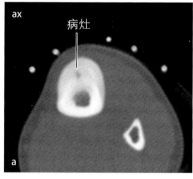
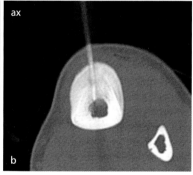

图 12.16 激光治疗胫骨骨样骨瘤。a. 病灶周围有较厚的硬化缘；b. 激光热烧蚀

索　引

A

Abt–Letterer–Siwe 病　286
Ahlback 病　18
Albers–Schnberg 病　382
Albright 综合征　289
ALPSA 病变，肩　101
Andersson 病变
　炎症型　392
　非炎症型　392
AO–OTA 骨折　6
AO 分类　6
　另见特定骨折
Apert 综合征　381
安全带骨折　62–64
凹足　373

B

Baastrup 征　390，391，417
Backer　302，303，310，311
　碎屑的　386
　鉴别诊断　268，261
　表皮样　294
　半月板内 / 副半月板　185
　耻骨骨炎　88，89
　盂唇周围　104，106，156
　信号囊肿　386，387
　软骨下　396，400
　滑膜　313，415，416
　另见骨囊肿
Baker 囊肿　184，303，311，312
　骨软骨碎片　311
Bankart 病变　100–102
　骨病　103，106
　修复后复发　106
Barton 骨折　135
　反向　132
Baxter 神经痛　466
Bechterew 病，见强直性脊柱炎
Bennett 骨折　154，155
Blount 病　358
　临床形式　358
Boehler 角　204
Bouchard 骨关节炎　400
Boutoniere 畸形　154
Brodie 脓肿　226，259
　半影征　224，226
Buford 复合体　90，91
八字脚　208，209
白血病　328
白血病前期　322

扳机指　156
斑点样骨病　280
瘢痕组织　411，412
半影征　224，225
半月板　180–184
　截断的半月板　184
　评估　182
　　信号强度分级系统　182，183
　附着部位　181
　钙化　399
　半月板内 / 副半月板囊肿　184
　术后评估　184，185
　撕裂　182–184，312
　　斗柄状撕裂　184
　　水平　182，183
　　纵向撕裂　182，183
　　径向撕裂　182，183
　变异　182
　另见膝关节
半月板反转征　180，181
半月板分离　184，185
　信号　184，185
半月板挤压　184
半椎板切除术　79
包虫病　234
包虫病　234
爆裂性骨折
　寰椎　66，67
　脊柱　56，57，58
背侧弹性纤维瘤　306，307
背绦虫　467，468
背痛　405，418，426
本质　2，2
鼻骨骨折　54，55
闭孔神经压迫　466，467
臂丛神经压迫　465
边缘骨刺　120，124
扁平足　375
变形性关节炎，萎缩型　22
变形性脊椎病　411，412
表皮样　294，295
髌板　129
髌股骨关节炎　398，399
髌股关节发育不良　376，377
髌骨
　二分变体　178，179
　错位　180
　失用骨质疏松症　38
　发育不良　376
　肌腱止点病　48
　骨折　178–180
　髌下皱襞　187

骨髓炎　245
Sinding–Larson–Johansson 病　355，356
　另见膝关节
髌骨支持带，内侧　176，176
髌腱
　肌腱止点病　355
　损伤　180，181
　肌腱病　48
并指　388
病理性骨折　5，18
剥脱性骨软骨炎　4，5，348，350–354
　踝　200，201
　分类　354
　鉴别诊断　354，353
　肘　124
　碎片不稳定征　354
不完全骨折　4，14，15，17
　破坏性关节病协会　18
　鉴别诊断　21，468
　股骨　17，158，335
　距骨头　348
　骨软化症　364
　骨盆　80
　放疗后遗症　340
　骶骨　16，65，82
不稳定
　腕　146–148
　　分离不稳定性　150–152
　　非分离性不稳定性　152
　膝关节置换　186
　转移　298
　剥离性骨软骨炎　199
　骨盆环骨折　80
　桡月关节　136，138
　肩关节　100–104
　　外伤性不稳定　106，107
　　微不稳定性　100
　　稳定后的复发　104，105
　　创伤性前部不稳　100
　　创伤性后路不稳　104，105
　脊椎　419
　另见错位；稳定
不愈合　36，37
　萎缩的　36，37
　缺损的　36
　肥大的　36，37
　舟骨　140，144
布鲁菌病　232

C

Charcot 关节　467，470
Charcot 足　469，470
　　感染　233，234
　　　皮肤瘘形成　233，234
Chopart 骨折脱位　205，206
Churg-Srauss 综合征　440
Colles 骨折　135
CREST 综合征　439，458，459
C 形征　195
草皮趾　217
层间窗（ILW）　79
　　扩展（eILW）　79
层状骨膜反应　386，387
铲土者骨折　64，65
肠病性关节炎　432
成长板　2
　　儿童　7
　　充血　412
　　损伤　7，8
　　Guyon 管综合征　465
成骨不全　382，383
成骨不全　382，383
成骨细胞瘤　259
　　鉴别诊断　259
　　骨膜　259
成骨细胞瘤　259
尺侧腕屈肌肌腱炎　152
尺侧腕伸肌腱　152
　　肌腱病　152，153
尺骨
　　骨囊肿形成　37
　　弓形骨折　8
　　冠突骨折　129，130
　　　分类　129，130
　　远端骨折　132-136
　　　分类　132，133
　　　茎突　147
　　巨细胞瘤　274
　　转移　295
　　病理性延长　134
　　创伤后成长障碍　39
　　轴断裂　132
　　　分类　132
　　　孟氏骨折　132，133
　　　术后评估　138
　　另见肘关节；前臂；桡尺关节；腕关节
尺骨加变体　150，151
尺骨隧道症候群　465
尺骨撞击综合征　138
尺桡关节
　　脱位　8，134
　　　盖氏骨折　132，133
　　　孟氏骨折　132，133
　　不稳定　136
　　半脱位　136，138

尺三角嵌插　150
尺神经病变　127，128，465
尺腕嵌插综合征　150，154
尺月嵌插　150，151
耻骨痛　88，89
耻骨炎　88，89
冲压骨折　135
槌状指　154
锤状趾　208，209
唇周囊肿
　　髋　160，161
　　肩　106，107
脆弱性骨硬化　280
挫伤，骨　4
错构瘤，巨大脊索　278

D

DISI（背插节段不稳定），腕骨　146，147
大理石骨骺　4
大腿
　　肌肉损伤　155
　　骨化性肌炎　461
　　术后评估　170
　　软组织肿瘤　301-303，305
　　另见股骨；特定肌肉
大粗隆附着点病　48
丹毒　240，241
弹响髋　164
弹性髓内钉　27
登山者手指　154
低切迹动态加压接骨板（LC-DCP）　24，25
低位髌骨　376
骶骨
　　脊索瘤　278，279
　　骨折　64-66，82-85
　　　疲劳性骨折　86
　　　不完全骨折　15，74，86
　　　椎间孔骨折　64，65
　　　类型　64
　　另见脊椎
骶骨成形术　478，480
　　并发症　480
　　适应证和禁忌证　480
　　结果　480
　　技巧　480
骶髂关节
　　干扰　83，85
　　骨关节炎　428
　　肾性骨病　369
　　SAPHO　433，437
　　化脓性关节炎　245，246
　　结核性关节炎　246
骶髂关节炎　392，393，428
　　强直性脊柱炎　428，429
　　精疲力竭　429

鉴别诊断　428
肠病性关节炎　433
银屑病关节炎　432
SAPHO　433
化脓性　428，433
另见骶髂关节
地中海贫血　320，321
点击现象　149
点状软骨发育不良　382
淀粉样变性　367，370
　　透析相关　370
　　鉴别诊断　370
　　家族的　370
　　原发性　370
　　继发性　369，373
掉落碎片征　284，285
冬眠　304
动静脉畸形　309
动力髋螺钉　28
动脉瘤样骨囊肿　248，285，290
　　鉴别诊断　248，285，290
动脉硬化　406，469
动态加压接骨板（DCP）　25
　　低切迹（LC-DCP）　25
动态接骨板螺钉固定　28
对吻损伤　104，105
对吻脊椎　416
多发性成骨不全
　　先天性髋关节发育不良　372，375
　　诊断路径　380-382
　　　出现临床表现时的年龄　382
　　　骨密度和骨折可能性　382
　　　结果整合　382
　　　病理性改变　282，289-295
　　　骨骼分布图　382
　　纤维　282，289-295
　　　鉴别诊断　382，388
　　手　380
　　长管状骨　378
　　Meyer 的　4，348
　　骨纤维　289，290-295
　　髌股关节　376
　　骨盆　380，381
　　脊柱　379
多发性骨髓瘤　323-325
　　鉴别诊断　325
　　分期　323-325
多发性肌炎　246，440，464

E

Edgren-Vaino 征　356，390，391
Essex-Lopresti 骨折　130
鹅颈畸形　438，439
鹅足　176
　　滑囊炎　176，177
儿科病人，见儿童
儿童

急性钙化性椎间盘炎　240
受虐儿童综合征　8
生长障碍的骨龄评估　372
骨髓　317
颈椎损伤　70，72
骨折　6，7
　踝　196
　锁骨　110
　前臂　128，132，138，140
　肱骨　115，116
　小腿　193，194，196
　创伤后生长障碍　37
　肋骨　9
头部外伤　51
幼年特发性关节炎　420
腰背痛　74
内髁炎　119
骨软骨病，见骨软骨病
骨软化症　364-365，369
骨髓炎　225
Panner 病　124
儿童/青少年髋关节　248
儿童骨髓炎　221
放疗后遗症　340
佝偻病　364，365，369
胸锁关节脱位　110
神经弓的应力反应　64
另见先天性疾病；骨骼发育；特定疾
　病
儿童骨折　189，190
儿童髋关节　244
耳机征　62，63
二头肌腱病
　假瘤　125
　撕裂　124，125
　　全层　100，124，125
　肌腱病　98，99，104，124
　　肌腱炎　124，125
　腱锚　88

F

Forestier 病，见弥漫性特发性骨骼肥厚
　（DISH）
Freiberg 病　342，345，348，349
发端现象　320
发际骨折　5，6
反 Barton 骨折　135
反汉堡征　62，63
反曲线　205
反应性骨形成　387，388
反应性关节炎　430，445
放疗后遗症　340
　骨髓改变　328，329
　儿童　340
　不完全骨折　340
　放射性骨坏死　340，341
　肿瘤　340

放射学报告　49
放射学诊断　49
　随访评估　49
　放射学报告　49
非霍奇金淋巴瘤　325，327，329
非扩髓髓内钉　26，27
肥大细胞增多症　322，323
肥厚性骨关节病　454，456-457
　继发性，原因　456
肥皂泡状图案　290，291，296
腓骨
　软骨瘤　266
　外生骨疣　264
　骨折　189
　　功能不全骨折　15
　肥厚性骨不连　37
　蜡滴样骨病　456
　骨髓炎　220
　另见脚踝；膝关节；小腿
腓骨肌腱　216
　骨性撕脱　205
　错位　216
　腱鞘炎　217
　撕裂　216
　肌腱病　47
腓骨韧带损伤　216
腓骨隧道综合征　465
腓总神经压迫　464，466
肺气肿　81
分层损伤　12，13
风吹样骨折，眶周　54
风湿病　383
　另见风湿性疾病
风湿性多肌痛　440
风湿性骨炎　420，421
风湿性阶梯畸形　421，422
风湿性疾病　46，88，383
　慢性复发性多灶性骨髓炎
　　（CRMO）　433-434
　胶原蛋白　438-440
　晶体引起的疾病　442-444
　弥漫性特发性骨骼肥大症
　　（DISH）　420
　周围关节功能　383-388
　　强直/肢体残疾　388
　　侵蚀　386，387
　　关节间隙变窄　386，387
　　关节周围骨矿物质密度降低　383-
　　　384
　　关节周围骨膜反应　386，387
　　反应性骨形成　388
　　软组织肿胀　383，384
　　软骨下骨板丢失　384-386
　　软骨下溶骨性病变　386，387
　　软骨下硬化症　386
　SAPHO　433-434，437
　脊柱和骶髂关节功能　388-392
　　Andersson 病灶　392

Baastrup 征　390，391
块状椎　392，393
Romanus 病变　390，391
骶髂关节炎　392，393
Schmorl 结节　390，391
韧带骨赘　388
真空现象　390，391
椎体增大　392，393
椎骨骨赘　388
另见关节炎；退行性疾病
蜂窝织炎　240
跗骨
　联合　196
　骨折脱位　204-205
　　解剖复位　208
　　Chopart 骨折脱位　205，206
　　骨折　205
　　孤立性脱位　205
　　Lisfranc 骨折脱位　205，206，208
　　距下脱位　205
　　总脱位　205
　成像技术　204
　术后评估　208
　另见足
跗骨窦综合征　217，218
跗管综合征　217，310，466
附着点病　40
　强直性脊柱炎　428，429
　二头肌腱　122，123
　屈肌总腱，肘部　120
　髌腱　355
　受累部位　42
复杂区域疼痛综合征（CRPS）　38-41，
　385
　临床表现　41
　鉴别诊断　41
　病理学　41
副韧带损伤
　踝关节　206-212
　　外侧　206-213
　　内侧　206，207
　膝关节　170-172
　　外侧　178
　　内侧（MCL）　175
　桡侧　121，122
　拇指　120，123，128
　尺侧　120，121
　　全层撕裂　120，121
　　非全层撕裂　120，121
腹股沟疝　88
腹直肌腱病　88

G

GLAD（盂唇关节破坏）病变　106，
　107
GLAD 病变　105，107
　撞击　92-94

上前　104
分类　92
关节盂　104-105
次要的，外在的　94
肩峰下　92，93
喙突下　94
不稳定　100-105
ALPSA 病变　100，101
外伤性不稳定　104
Bankart 病变　100，101
骨性 Bankart 病变　100，101
HAGL 第　100，101
Hill-Sachs 缺陷／断裂　100，101
微不稳定性　101，104-105
Perthes 病变　100，101
稳定后复发　106，107
创伤性前方不稳　100-102
创伤性后方不稳　104
Milwaukee 肩　402，442，448
MRI 技术　90
指征　90
骨关节炎　395，402
骨软骨瘤病　310
术后并发症　106-108
内置物相关性　108，109
感染　108，109
神经损伤　108，109
假瘤性钙质沉着症　458
肩袖病变　94-98
分类　94，96
鉴别诊断　98
全层撕裂　94-99
非全层撕裂　94-99
重建后再次破裂　106，107，109
肩胛下肌腱撕裂　96-98
肌腱病　94，96-99
旋转间隔病理　98-100
滑车病变　98，100，101
化脓性关节炎　245，246
SLAP 病变　105，107
变异　90
另见上臂
钙化　442
急性钙化性椎间盘炎　240
焦磷酸钙沉积症　442，446，458
Charcot 关节　468
软骨母细胞瘤　269
软骨瘤　266
软骨瘤　266，267
皮肌炎　440，441
营养不良　254，458，459
表型　121，123
骨骺生长障碍　378，379
羟基磷灰石结晶沉积病　448，449
甲状旁腺功能亢进症　366，367
椎间盘退变　406，410，414
脂肪瘤　278，284，303
关节内游离体　310

内侧副韧带　176，177
半月板　402
骨软骨瘤　264，265
骨肉瘤　463
进行性系统性硬化症　440
肉瘤　304
软组织　458，459
病因　458
感染　240，242
脊柱韧带　412
滑膜囊肿　416
肌腱　46，49
跟腱　213
止点　46
盖氏骨折　132，133
干骺端角（切屑）骨折　9，10
感染　466，468
布鲁菌病　232
滑囊　240，241
糖尿病足　230，231
包虫病　234
骨折相关　35
真菌病　232，233
HIV 相关　246-247
膝关节置换　186
麻风病　232
足菌肿　234
术后　34，112，113
沙门菌　232
软组织　220，238-242
脊柱　234-236
脊柱手术并发症　78
联合炎　88
肌腱室　242
结核病　232-234
另见脓肿；化脓性关节炎；化脓性骶
髂关节炎
感染后神经炎，肩　98
感染性骶髂关节炎　428，433
感染性关节炎　244，246，400
另见化脓性关节炎
冈上肌腱
全层撕裂　97，99
止点缺损　48
非全层撕裂　47，97，99
翻修　107
肌腱病　97
冈上肌萎缩　99
高尔夫球肘　113
高弓足　375
高尿酸血症　443
高位髌骨　376
根茎　378
跟腓（CF）韧带损伤　210，211
跟骨
骨囊肿　287
骨折　201，206
关节外　200，202

不足　16
关节内　201-300
关节压缩型　201
术后评估　194
应力　201
舌型　203，204
Sever 病　345，355-357
跟骨结节，Haglund 畸形　215
跟骨联合　196
跟腱病变　43，213，215
撕裂　44，212，213
肌腱病　212，214
黄色瘤　46
跟足　375
梗死，见骨梗死
弓形骨折　7
弓形征　188，189
功能性张力带接骨板　25
肱二头肌滑囊炎　124，125
肱二头肌损伤　43
肱骨
萎缩性骨不连　36
远端骨折　116
分类　116，117
术后评估　117，118
固定位置错误　29
肱骨头坏死　334
Paget 肉瘤　451
近端骨折　112
分类　112
肱骨头劈裂型损伤　112
髓内钉固定　117，118
关节置换　117
接骨板固定　117
术后评估　117，118
放疗后遗症　340
骨干骨折　112，113
术后评估　117
骨发育不良　378
另见肘关节；肩关节；上臂
肱骨尺骨上髁炎　119
肱骨桡骨上髁炎　119-122
肱三头肌肌腱疾病　126
止点钙化　47
佝偻病　358，364-366
钩尖综合征　152
钩突骨关节炎　414
股二头肌损伤　43，122
股骨　165-166
骨梗死　331-332
软骨肉瘤　270
慢性复发性多灶性骨髓炎　443
皮质硬纤维　294，295
远端骨折　26，168
分类　168，169
术后评估　170，171
尤文肉瘤　274
纤维性皮质缺损　294

纤维性骨发育不良　290
成像技术　165
术中骨干劈开　33，34
骨样骨瘤　257
Paget 病　451
病理性骨折　18
近端骨折　165-166
　分类　165-166
　不完全骨折　166
　转子间骨折　166
　股骨颈隐匿性骨折　166
　术后评估　167，168
　股骨颈下骨折　165-166
　股骨转子下骨折　166
　另见股骨头
骨干骨折　166
　分类　166
　术后评估　167，168
骨发育不良　382
应力骨折　17
一过性骨髓水肿　20
结核病　232
另见股骨髁；股骨头；大腿
股骨髁
　焦磷酸钙沉积症　446
　软骨损伤　13
　脱矿化　21
　不完全骨折　18，19
　骨软骨骨折，外侧　13
　剥脱性骨软骨病　353
　色素沉着绒毛结节性滑膜炎　314，
　　315
　软骨下水肿　17
　一过性骨质疏松　20，21
股骨髋臼撞击症（FAI）　156-161
　凸轮撞击　158-159
　钳式撞击　158-159
股骨头
　脱位　88，88
　骨折　88
　　不完全骨折　166，338
　骨坏死　334-339
　　分类　334，335
　　鉴别诊断　338，348
　　影像　335-336
　一过性骨质疏松　20，21
　另见髋关节
股骨头骨骺滑脱　163，164
股韧带，内侧　176
股神经压迫　466
股直肌腱损伤　48，163，165
　创伤后骨刺　162，163
股直肌损伤　162-165
骨挫伤 / 瘀伤　4
骨骼发育　2-3
　生长障碍的骨龄评估　372
　发育障碍　377-382
　　诊断路径　378-382

手　382
长管状骨　378
骨盆　382
脊柱　390，391
变异和干扰　3-4
血管闭塞作用　320
骨骼发育不良，见发育不良
骨梗死　273，321，328，330
　鉴别诊断　321，330
骨关节炎　13，387，394
　激活　394
　软骨损伤　396
　　外科修复　398
　鉴别诊断　396，400，421，432，
　　445，448，468
　侵蚀性　386，387，394，400，401
　关节突关节　404
　错位固定　28，29
　关节空间变窄　386
　破骨细胞　400，401
　周围关节　394-402
　　踝关节　400，401
　　分类　395
　　肘　402
　　指　400，401
　　足　400，401
　　髋关节　160，398，399
　　成像　395-396
　　膝关节　395，398，399
　　肩　395，402
　　SLAC 手腕　147
　　腕　400
　创伤后　40
　原发性　394
　桡骨茎突　145
　放射学标志　394，395
　危险因素　394
　骶髂关节　428
　继发性　40，394，420
　软组织肿胀　384
　软骨下骨板丢失　384
　软骨下囊肿　386
　叠加性关节炎　400
　胫股　395，397
　治疗　402
　钩突的　414
骨骺　2
　锥形　3
　骨折　4
　矿化增加　4
　轮廓不规则　4
　象牙 / 大理石骨骨骺　4
　骨化中心　2
　硬化症　4
骨骺端融合　3
骨骺松解　132
骨骺松解　132
骨化性肌炎　460-463

鉴别诊断　462
骨化中心
　解剖变异　3，3
　骨突　2
　骨龄评估　372
　肘　117
　骨骺　2，2
　贝壳状的　4，5
骨坏死　18，33，330，334-338
　踝　200
　　距骨　334
　鉴别诊断　288
　股骨头　334-335
　　分类　334，335
　肱骨头　335
　月骨　338，339
　　创伤后　338
　　分期　338
　假性骨坏死　342
　放疗后遗症　340，341
　危险因素　330
　舟骨　144，338
　椎骨　338
　另见缺血性坏死
骨活检　474
骨间神经压迫　464
骨矿物质密度降低
　关节炎　392，394
　骨质疏松　360，362
　另见骨密度测试
骨瘤　280
　经典型　280
　鉴别诊断　224，257，280，434
　骨髓　280
　类骨质　17，257，258，481
　　病灶　257，258
　骨膜外　280
骨密度测试
　骨质疏松　360，362，364
　骨骼发育不良　382
　另见骨矿物质密度损失
骨膜反应
　骨肿瘤　252，253
　风湿性疾病　386，387，430，432
骨膜炎　220，246
　幼年特发性关节炎　420
骨囊肿
　动脉瘤　248，285，292，314
　鉴别诊断　285，292，313
　形成　35
　创伤后　294
　舟骨　145，146
　单纯（少年）性　285，286
　单发　286
　软骨下　88，142，152
　另见囊肿
骨内静脉畸形　290，290
骨盆　82-88

软骨肉瘤　270
疲劳性骨折　86
淋巴管畸形　309
神经压迫综合征　466
Paget病　451
骨盆环骨折　82-84
　髋臼骨折　84-86
　双柱断裂　86
　分类　82-85
　影像　84
　压力相关的骨突部撕脱
　　骨折　82，84
耻骨痛　88，89
骨发育不良　382
类固醇诱发的库欣综合征　371
另见髋关节
骨溶解
肢端骨质溶解症　439，456
锁骨　112
骨肉瘤　260-263
中央　260-262
　低级　262，272
　转移灶　260，262
　骨溶解　262
　骨硬化症　260，262
　骨膜外　263，264，266，458
　骨膜　263，264
　小细胞　262
　毛细血管扩张　262，286
鉴别诊断　224，259，262，266，
　272，286
基质钙化　461
成骨细胞　259
继发性　263
　Paget病　263，264
　辐射引起的　263
软组织　306
骨软骨病　344，392，412，411
关节　344-354
　Freiberg病　348，349
　Hegemann病　348，349
　Kohler病Ⅰ型　348，349
　Panner病　348，349
　Perthes病　344-347
　另见剥脱性骨软骨炎
分类　344
鉴别诊断　414
侵蚀性　239，411-412，414
非关节（骨突）　354-355
　小联盟肘　355
　Osgood-Schlatter病　355，356
　Sever病　355，356
　Sinding-Larsen-Johansson
　　病　355，356
植骨　355-358
　Blount病　358，359
　Scheuermann病　355-359
危险因素　344

分期　414
骨软骨骨折　11-13
骨软骨瘤　266，264
　鉴别诊断　266
骨软骨瘤病　310
骨软骨损伤　198-200
　急性距骨肩部骨折　198-201
　距骨穹顶慢性病变　200，201
　骨坏死　334
　垂直　375
　另见脚踝
骨软骨移植　398
骨软化症　364-367
　肿瘤诱发　366
骨水泥渗漏，椎间　80，81
骨髓　317，318
　贫血　318
　慢性骨髓增生性疾病　322
　水肿见骨髓水肿
　血红蛋白病　318
　增生　318
　梗死　332，335，338
　恶性肿瘤　323
　　白血病　322
　　淋巴瘤　326，329
　　多发性骨髓瘤　323-325，360，
　　　370
　　浆细胞瘤　325，326
　代谢改变　320
　结节性增生　314，319
　红　317
　　红黄转换　318
　刺激因素　322
　治疗相关的改变　322
　移植　322
　黄色　317
　　黄红再转换　318
骨髓发育异常综合征　322
骨髓瘤　323
　多发　323-325
　鉴别诊断　325
　分期　323-325
骨髓水肿　16，20，22，41
　一过性　20，21，345
　鉴别诊断　40，348
　游走性　21
骨髓纤维化　322，323
骨髓炎　17，220-240，245，320
　细菌感染　433，434
　　布鲁菌病　232
　　麻风病　232
　　沙门菌　232
　　结核病　230-233
　慢性外源性感染　226-227
　　创伤后/术后　229，231
　慢性复发性多灶性（CRMO）　262，
　　433-434
　分类　220

定义　220
鉴别诊断　40，244，288，420，433
包虫病　234
真菌病　232，233
　足菌肿　234
血性　221-224
　急性骨髓炎　221-224
　Brodie脓肿　221，224，225
　鉴别诊断　224
　影像　221-224
　多灶性　224
　新生儿骨髓炎　221，222
　小儿骨髓炎　221
　愈合迹象　224
HIV患者　244
髋骨　245
浆细胞　433
SAPHO　434
骨突
骨折　4
骨化中心　2
硬化症　4
骨纤维发育不良　248，294，295
骨性Bankart病变　100-102，104，109
骨炎　220
另见骨髓炎
骨样骨瘤　17，257，258
鉴别诊断　434
病灶　257，258
治疗　481
骨硬化病　382
骨折
骨折　12，200-202
骨折固定　24
外固定　24，25
髓内　26，27
接骨板　24-28
骨折固定，术后评估　28，30-31
　骨折减少结果　28，29
　错位　28，29
　并发症的迹象　28，30
螺钉　24，25
钢缆　25，26
骨针　252，253
骨折
关节面　11-12
儿童　7，8
受虐儿童综合征　8
分类　6
并发症　35-41
　骨囊肿形成　35，37
　复杂区域疼痛综合征　41
　延迟愈合　35，36，38
　失用性骨质疏松　38-40
　生长障碍　37，38
　不愈合　35
　创伤后骨关节炎　40
定义　4

固定, 见骨折固定
治愈 22
　治愈次数 35
　原发性 22
　继发性 22
　分期 23
　放射学隐匿性的 4
　类型 5, 6
　另见特定骨折
骨质疏松症 360-364
　关节炎相关 420
　骨密度检测 360-361
　分类 360
　临床表现 360
　过程 363
　鉴别诊断 40, 74, 358, 364
　失用 15, 37, 38, 40, 364, 383
　普遍的 37
　婴儿 383
　不完全骨折协会 15, 18
　关节周围 420
　骨盆骨折 86
　影像学检查结果 361-364
　继发性脂肪堆积 322, 323
　脊椎 364
　　骨折 74, 361
　类固醇治疗效果 368, 369
　瞬态 20, 21, 342, 384, 386
　　迁徙 20
　椎体高度丢失 358, 359, 361, 363
骨质增生
　SAPHO 434
　三角骨 338
　另见弥漫性特发性骨质增生症(DISH)
骨质增生 388
骨肿瘤
　骨病变描述 250-254
　　边界 251, 252
　　皮质改变 250, 252
　　基质形成 254
　　骨膜反应 252, 253
　　病变类型 250
　影像诊断 248, 250, 252, 254
　一般方法 249
　成长率评估 254
　　分类 254
　成像方式 249
　转移 294, 296-299
　原发性肿瘤 248, 249, 294
　　软骨源性肿瘤 249, 257
　　分类 251, 252
　　结缔组织肿瘤 272
　　尤文肉瘤 274, 275
　　纤维组织细胞肿瘤 272
　　巨细胞瘤 274, 275
　　脂肪瘤 278
　　骨源性肿瘤 257-263
　　血管瘤 278

分期 255, 256
　治疗监测 255, 256
　另见特定肿瘤
骨重建 23
骨赘 388, 411, 412
　骨关节炎 396, 397, 399, 401, 402
　脊椎 388
　　边缘的 388
　　靠近边缘的 388
固定, 见骨折固定
寡关节炎 426
关节间隙变窄 386, 395
　踝 401
　鉴别诊断 396
　足 401
　手 401
　髋 398, 399
关节面骨折 11-13
　软骨 11, 13, 13, 13
　分类 12
　骨软骨 11-13
　软骨下 11-13
　关节面骨折, 见关节面骨折
关节面锁定 62, 63
关节内游离体 309, 310
　骨关节炎 399, 402
关节内肿瘤 310-314
　神经节 310-312
　树枝状脂瘤 314, 314
　关节体松动 310, 311
　色素沉着绒毛结节性滑膜炎
　　(PVNS) 314, 314
　滑膜软骨瘤病 310, 310
　滑膜囊肿 310
关节旁脱矿化 364
关节软骨钙质沉着症 444
关节突关节(小关节)
　退行性疾病 402
　骨折/脱位 62, 65, 66, 74
　　关节阻滞 65, 66
　积气 380
　骨关节炎 394
　另见脊椎
关节突关节阻滞 478
关节炎 386, 387
　急性单关节 244
　鉴别诊断 38, 244, 262, 392
　早期 422, 423
　肠病性 432, 433
　侵蚀 386, 387
　痛风 442
　HIV 患者 246, 247
　关节间隙变窄 380, 387
　青少年慢性多发性关节炎 385
　幼年特发性关节炎 420
　Lyme 病 430
　肢体残缺 388
　银屑病 396, 426, 430, 432

反应性 430
化脓性 235, 245, 246
　鉴别诊断 243, 256, 438, 456
　非特异性病原体 243
　肩 94, 95
　结核性 246
软组织肿胀 384, 385
软骨下骨板缺如 385
叠加 413, 418
结核 232, 233
　另见骨关节炎; 类风湿关节炎; 脊柱
　　关节炎
关节盂撞击
　前上 104
　后上 105
关节造影术 472, 473
　并发症 472
　适应证和禁忌证 472
　技巧 472, 473
关节置换 402
　另见膝关节; 全髋关节置换术
关节肿瘤, 见关节内肿瘤
腘肌腱损伤 178, 179
腘绳肌损伤 163
过用性损伤
　肩锁关节 112, 113
　二头肌腱病 98
　锁骨骨质溶解症 112
　肩袖损伤 94
　肩部微不稳 104
　SLAP 病变 105
　共生 88
　另见压力伤害

H

H 型骨折, 骶骨 85
HAGL 病变, 肩 102
Haglund 畸形, 跟骨结节 215
Hand-SchCfiler-Christian 病 286
Heberden 骨关节炎 400, 401
Hegermann 病 350
Hill-Sachs 缺陷/断裂 100, 102, 103
HIV 相关感染 221, 246
Hoffa 脂垫刺激 180, 181
Horii 环 122
Howship-Romberg 综合征 466
Hutchinson/Chauffeur 骨折 134
海绵窦 53
含铁血黄素沉着症 320
　含铁血黄素滑膜炎 316
　遗传性多发性外生骨赘 265
　椎间盘突出, 见椎间盘
　疝窝 156, 157
荷叶边半月板 182
黑化病 455-458
横纹肌溶解症 464
红旗 406

后交叉韧带　172
　　附着部位　181
　　骨性撕脱　172，175
　　腱鞘囊肿　312
　　撕裂　172，175
　　另见膝关节
后距腓（PTAF）韧带损伤　208-213
后路腰椎椎间融合术（PEIF）　79
后凸畸形　377
　　测量　358，359
厚皮骨膜病　455
华氏巨球蛋白血症　325
滑车病变
　　手指　156
　　肩　98，100，101
滑车上骨　129
滑膜囊肿　310，416
　　钙化　416
　　椎管内　416
滑膜软骨瘤病　310，314
滑膜炎　383，384
　　鉴别诊断　347，421
　　含铁血红素　314
　　髋　162，163
　　掌指关节　420
　　色素绒毛结节（PVNS）　314，370
　　创伤后　421
　　SAPHO　434
　　肩　108，109
　　瞬态　347
滑膜皱襞，髋关节　158，159
滑囊炎
　　二头肌腱　125
　　肱二头肌　124，125
　　鉴别诊断　456
　　膝　184
　　鹰嘴　128
　　鹅足　176，177
　　跟腱前　215
　　化脓　243
　　类风湿性跟腱前　425
　　肩峰下/三角肌下　108
　　三角肌　405
　　转子　166，168
滑雪板骨折　200
滑雪者拇指　156，157
化疗　328
化脓性关节炎　220，244-246
　　关节造影术并发症　477
　　鉴别诊断　224，244，420，430，
　　　433，445
　　HIV患者　244
　　非特异性病原体　244
　　肩　108，109
　　踝　244
化脓性肌炎　240，246
　　踝　194-200
　　副骨　195

骨折　202
　　跟骨　200-205，214，215
　　儿童　198
　　分类　197，198
　　伴发伤　198
　　距骨　12，195-202
　　腱鞘囊肿　312，313
　　成像技术　187，244
　　撞击综合征　216
　　　籽骨综合征　216
　　　跗管综合征　466
　　韧带　208，210，211
　　　下胫腓联合　190，196，207，210
　　　侧副韧带　212，216
　　　内侧副韧带　212
　　游离体　311
　　骨关节炎　394，395
　　骨坏死　328，330
　　术后评估　194
　　跗骨窦综合征　216，313
　　肌腱　212-218
　　　跟腱　213，214
　　　伸肌群　214
　　　屈肌群　214
　　　腓骨肌腱　214，215
　　变异　194，195
　　另见腓骨；距骨；胫骨
踝关节骨折　193
　　撕脱性骨折　208
坏死，见缺血性坏死；骨坏死
坏死骨片　220
坏死性筋膜炎　242-245
　　鉴别诊断　464
环面断裂　7
环扎线　26，27
环状韧带损伤　122
寰齿关节
　　焦磷酸钙沉积症　446，458
　　间隔　66
　　半脱位　424，425
寰枢椎脱位　66，67
　　分类　67
寰枢椎旋转分离　66，67
　　分类　67
寰椎
　　骨折　66，67
　　　分类　67
　　骨化　70
　　另见颈椎
黄瘤，跟腱　46
黄韧带增厚　416
喙锁韧带
　　水肿　113
　　骨化　116
活检　473-475
　　并发症　476
　　禁忌证　476
　　适应证　476-478

结果　476
部位　248
技巧　476-478
霍奇金淋巴瘤　326

I

Insall-Salvati指数　376

J

Jaccoud手　438，439
Jefferson骨折　66
Jones骨折　205，206
肌坏死　462
肌腱病理　42-46
　　钙化　43，46，47
　　常见部位　43
　　鉴别诊断　46
　　部分撕裂　46，47
　　断裂　42，43
　　肌腱病
　　　跟腱　213，214
　　　内收肌腱　88，89
　　　二头肌腱　98，99，101，124
　　　钙化性肌腱炎　442
　　　化脓性　243
　　　腹直肌腱　88
　　　肩胛下肌腱　96
　　　冈上肌腱　97
　　　胫骨前肌腱　43，216，217
　　肌腱病　42，43
　　　二头肌腱　124，125
　　　鉴别诊断　442
　　　髌腱　48
　　　腓骨长肌腱　47
　　　冈上肌腱　43，93
　　　胫骨前肌腱　43
　　　腕部肌腱　150，151，155
　　　另见附着点病；特定肌腱间室感
　　　　染　242
肌腱止点　46
　　钙化　47
　　病理学　46-48
　　另见肌腱病
肌肉损伤　42，43
　　分级　42，43
　　后遗症　42
肌炎　440
　　急性　440
　　慢性　440
　　多发性肌炎　246，440，464
积脓
　　膝关节　245
　　肩关节　245，246
基底部压缩　425
基质产生，骨肿瘤　254，255
激光治疗　481

极外侧椎间融合术（XLIF） 79
急性单关节炎 244
急性单关节炎 244
急性钙化性关节盘炎 240
挤压综合征 464
脊髓病 420，421
脊髓空洞症 468
脊髓损伤 78，78
脊髓损伤的 Magerl 分类 66
脊髓圆锥综合征 406
脊索残余物 390
脊索瘤 276，278，279
　鉴别诊断 282
脊柱 59-79
　淀粉样变性 370
　解剖学 402，402
　强直性脊柱炎 428，429
　颈椎的，见颈椎
　铲土者骨折 64，65
　尾骨骨折 66
　手术并发症 81
　　骨水泥渗漏 79，81
　　内置物移位 79
　　次优螺丝定位 79，81
　压缩损伤 58，59，392
　　爆裂骨折 58，59
　退行性疾病 402
　　临床表现 404-406
　　关节面 414
　　椎间盘周围骨性改变 412-414
　　韧带改变 416
　　软组织变化 416
　　椎管狭窄 416-421
　　构突骨关节炎 414
　　另见椎间盘；特定疾病
　鉴别诊断 74
　外伤 59-61
　　后半脱位 / 脱位 61
　　泪滴状骨折 59，61
　　屈曲损伤 61-62
　　　前半脱位 / 脱位 62，63
　　　前路楔形骨折 61
　　　安全带骨折 62，63
　　　屈伸损伤 56，61
　　　泪滴骨折 62
　　　单侧小关节骨折 / 脱位 61
　骨折年龄测定 73
　功能研究 420
　融合手术 79
　影像 56-57，404
　指征 56
　感染 234-240
　　鉴别诊断 240
　损伤分类 6，57
　伤害机制 57-66
　不稳定 420
　韧带损伤 61，62，64，72，76
　腰椎，见腰椎

急性创伤的 MRI 值 74-78
　椎间盘损伤 76，77
　血肿 76-78
　指征 76
　韧带损伤 76
　脊髓损伤 78
骨软骨病 411
骨样骨瘤 258
骨质疏松症 364
　骨折 73，74，361
　术后评估 78-79
　　成像 78-81
　　脊柱内置物的位置 79，81
银屑病性关节炎 432，433
肾性骨病 369
类风湿病特征 388-392
旋转损伤 64
骶骨骨折 64-66
　不完全骨折 15
　椎间孔骨折 64，65
SAPHO 433
节段性过度活动 420
骨发育不良 378，382
稳定性 72
　手术并发症 81
僵硬脊椎损伤模式 70-71
应力性骨折 74，257
平移 / 剪切损伤 64，65
横突骨折 64，65
肿瘤相关骨折 74
变异 404
另见关节突关节；椎间盘；椎管
脊柱侧弯 377
脊柱关节炎 386-388，414，426-433
　轴向 426
　鉴别诊断 420
　周围 426
　反应性关节炎 430
　骶髂关节炎 392，393
　韧带骨赘 388
　未分化 433
　另见强直性脊柱炎
脊椎溶解症 15，74
脊椎炎 234，239
　前 390，391
　另见强直性脊柱炎
加压接骨板 25，26
甲状旁腺功能减退症 366
甲状旁腺功能亢进 366，367
　原发性 366，367
　继发性 366，367
　　监测 369
　三发性 366
甲状腺肢端肥大 455
假骨骺 2
假痛风 446
假性骨坏死 342
假性脊椎滑脱 414

假性甲状旁腺功能减退症 368
假性神经根性痛 406
肩带 110-112
　肩锁关节脱位 110-112
　锁骨骨折 110，111
　压缩综合征 465
　创伤后状况 112
　肩胛骨骨折 112
　胸锁骨脱位 110，111
　压力现象 112，113
肩峰变异 90
肩峰小骨 90
肩关节 90-108
　淀粉样变性 370
　腱鞘囊肿 106，107
肩胛冈关节盂切迹综合征 465
肩胛骨骨折 112
肩胛上神经损伤 108，109
　压缩综合征 465，466
肩胛下肌腱
　撕裂 96-98
　　分类 96
　　全层 96，97，100，101
　　非全层 96
　肌腱病 96
肩锁关节
　喙锁骨化 112
　错位 108，109
　　创伤后状况 112
　骨关节炎 394
　应力现象 112
　另见肩关节
肩袖病变，见肩关节
腱鞘 43
　腱鞘囊肿 312
　巨细胞瘤 314
腱鞘囊肿 312-315
　交叉韧带重建术后 172
　鉴别诊断 313
　骨内 313，314，389
　　骨膜 313，
　　肩 108
　　软骨下 278
神经节苷脂病 I 型 380
腓肠肌损伤 41，194
Gaucher 病 320
膝内翻 358
淋巴腔 89
　鉴别诊断 313
巨细胞动脉炎 441
巨细胞瘤 274-278
　鉴别诊断 274，278
　巨大脊索错构瘤 290，278
　巨细胞修复性肉芽肿 294
　腱鞘 315，316
腱鞘炎 42，43
　De Quervain 154，155
　腓骨短肌腱 216

类风湿性关节炎　420，421
　变窄　156
腱鞘炎　42，46
腱鞘炎　42，46
浆细胞骨髓炎　433
浆细胞瘤　290，317，323，324，478
浆液性萎缩　322
交叉韧带，见前交叉韧带（ACL）；后
　交叉韧带
交叉重叠综合征　422
交感神经　382
交界处疾病　81
胶原蛋白　440
　皮肌炎　440，441
　鉴别诊断　450
　混合　440
　多发性肌炎　440
　进行性系统性硬化症　438-440
　系统性红斑狼疮　440
　血管炎　440
焦磷酸钙沉积病（CPPD）　46，386，
　442，458
　分类　442
　鉴别诊断　386
焦磷酸盐关节病，见焦磷酸钙沉积病
　（CPPD）
角接骨板　28
角稳定性接骨板固定　25
绞刑架骨折　68，69
　分类　68
接骨板固定　24-27
节段高活动性　420
结核病　230-233
　鉴别诊断　288
结核性关节炎　244，246
结核性椎间盘炎　240，239
结节病　451-456
结节性多动脉炎　440
结膜炎，见胶原病
筋膜室综合征　206，458，462，464
　鉴别诊断　458，462，464
　劳累性　458
筋膜炎
　坏死　242-243
　足底　217，218
进行性系统性硬化症　438-439
晶体沉积障碍　448-455
　焦磷酸钙沉积病（CPPD）　46，
　　386，442，446，458
　可的松诱导结晶沉积　450
　痛风　244，442-446，458
　羟基磷灰石晶体沉积病　442，448
颈部，见颈椎
颈椎　66，404
　强直　420
　寰枢椎脱位　66-67
　寰枢椎旋转脱位　66-67
　寰椎骨折　66-67

枢椎骨折　67，68
　创伤性脊椎滑脱　67
颅颈分离　66
齿突骨折　67，69
关节面脱位　62，63
过伸损伤　59
　泪滴骨折　60-62
枕骨髁骨折　66，67
骨软骨病　411
儿童损伤　70
类风湿性关节炎　424，425
椎管狭窄　420，421
损伤稳定性　72
未受保护的骨关节炎　414
甩鞭伤　69
另见脊椎
胫弹簧韧带　212，213
胫腓联合损伤　208，209，217
胫腓韧带撕裂　217
胫股骨关节炎　395，397-399
胫骨
　釉质瘤　272
　动脉瘤样骨囊肿　285
　前半脱位　178，179
　Blount 病　358，359
　骨梗死　331
　慢性复发性多灶性
　　骨髓炎　433
　远端骨折　193
　　儿童　193，194
　　分类　193
　　骨骺分离　193
　　Pilon 骨折　193-196，229
　　过渡性骨折　193，194
　软骨瘤　266
　嗜酸性肉芽肿　289
　肥厚性骨关节病　456
　脂肪瘤　285
　Osgood-Schlatter 病　354，355
　骨软骨瘤　264
　骨样骨瘤　258
　骨髓炎　223
　　创伤后　231
　平台，见胫骨平台
　轴部骨折　189
　　儿童　189，190
　　分类　189
　　干骺端压迫
　　　骨折　189，190
　　术后评估　193，194
　　胫骨夹板　196
　应力性骨折　15
　另见踝；膝关节；小腿
胫骨后肌腱
　温变　216
　过载　43
胫骨夹板　195-196
胫骨平台

骨梗死　331
软骨脱层损伤　13
软骨黏液样纤维瘤　269
失用性骨质疏松症　38
骨折　189-195
　撕脱骨折　189，190
　儿童　189
　分类　195
　不完全骨折　15
　骨软骨骨折　13
　软骨下骨折　13
　胫骨边缘（剪切）骨折　189-195
　术后评估　193-195
胫骨前肌腱
　撕裂　216
　肌腱病　43，216，217
胫距关节位置　197
胫神经压迫　466
静脉畸形　308，309
静脉石　308
俱乐部足　43，474，375
距腓前（ATAF）韧带损伤　210
距跟韧带　217
距骨
　距骨喙征　196，197
　距骨联合　196，197
距下关节
　脱位　205
　SAPHO　433

K

Kienbock 病　144，338，339
　分期　338
Kiloh-Nevin 综合征　465
Kohler 病
　Ⅰ 型　348，349
　Ⅱ 型　348
卡压性神经病，见撞击综合征；神经压
　迫症候群　嗜酸性肉芽肿　286，288，
　465
　鉴别诊断　290
开放性骨折　5
开书样损伤　82，83
可的松诱导的晶体沉积物　450
克罗恩病　432，456
克氏针　25
空间框架固定器　24
恐怖三联征，肘　132
扣状骨折　6
库欣综合征　416
块状椎　392
髋关节　156-158，160-162
　髋臼骨折　84-86，158
　淀粉样变性　367，370
　软骨软化症　160，161
　先天性发育不良　374-377
　分类　372

脱位／骨折脱位　87
　　双侧脱位　374
动力髋螺钉　28
积液　160，161
股骨髋臼撞击症（FAI）　158
　影像学指征　156
唇部病变　96，107
肌肉和肌腱损伤　162
　外展肌　162，163
　内收肌　162
　腘绳肌　163
　股直肌　162-163，169
　弹响髋　162
骨关节炎　161，396，397
骨髓纤维化　322
Paget 病　451
股骨头骨骺滑脱　164，165
滑膜炎　161，162
变异　156
另见股骨头；骨盆；全髋置换
髋关节分散性骨关节炎　398
髋臼参考线　86
髋臼顶角　374，380，381
髋臼骨　161
髋臼骨折　84-86
髋臼后倾　159
髋臼假体　30
　松动　32
髋臼角　30，31
髋臼突出　398，399
髋臼突出部　398
扩髓髓内钉　25

L

Le Fort 分类，面中部骨折　54，54
Legg-Calvé-Perthes 病，见 Perthes 病
Lisfranc 骨折脱位　205，206，208
LISS（微创稳定系统）接骨板　27
Lyme 关节炎　430
朗格汉斯细胞组织细胞增生症　286-289
　鉴别诊断　288，434
肋骨
　纤维性发育不良　290
　骨折　112
　　儿童　9
泪滴状骨折，脊柱
　伸展　59，61
　屈曲　62
类风湿性跟腱前滑囊炎　421，422
类风湿性关节炎　17，244，396，420-
422
　腕骨移位　149
　颈椎　421，422
　鉴别诊断　370，421，428，432，
　　445，448
　侵蚀　420
　关节外表现　420

足　421
手　420
软组织肿胀　384
软骨下溶骨性病变　386，387
叠加性关节炎　420
类固醇作用　368，369，371
　类固醇诱发的关节病　442
梨状肌综合征　466
联合
　断裂　84，85
　过用性损伤　88
联合炎　89，382
镰刀脚　375
镰状细胞性贫血　232，320，321，331
良性纤维组织细胞瘤　249，272，273，
282
裂隙征　74
淋巴管畸形　308，309
淋巴瘤　325-328
　鉴别诊断　434
瘤样病变　249，280-294
　纤维性皮质缺损　280，379
　纤维性发育不良　288-291
　血管瘤　290，292
　朗格汉斯细胞组织细胞增生症　286-
　　289
　骨瘤　280
　另见骨囊肿；囊肿
瘘管　35
　糖尿病足　230，231
颅底骨折　51-53，66
颅顶
　骨折　52，53
　　儿童　52
　骨内静脉畸形　290
　另见头骨
颅骨
　嗜酸性肉芽肿　289
　表皮样　295
　纤维性发育不良　290
　骨瘤　280
　Paget 病　451
　结核病　233
　另见颅底骨折；颅顶
　　SLAC 腕　146，147
　分期系统　146，147
颅颈分离　66
氯化物　328，329
卵圆孔　53
螺钉固定　24，25
　次优定位　79

M

MACT（基质相关自体软骨细胞移
植）　186，187
Maffucci 综合征　266
Maisonneuve 骨折，踝　198

Mandura 足　234
Meyer 发育不良　5
　鉴别诊断　347
MGUS（意义不明的单克隆丙种球蛋白
病）　325
Milwaukee 肩　402，442，448
Mino 线　136，138
MOCART 分类（软骨修复组织的磁共振
分类）　186
Morton 神经瘤　217，218，466
Muller-Weiss 综合征　348，349
麻风病　232
马赫效应　67，69
马蹄内翻足　43，375
马蹄足　375
马尾综合征　406
慢跑足　466，467
慢性复发性多灶性骨髓炎
（CRMO）　433
　鉴别诊断　445-449
　组织学阶段　433
慢性静脉功能不全　462
　鉴别诊断　462
毛玻璃现象　280，291，461
孟氏骨折　132，133
　反孟氏骨折　132，133
孟氏损伤　8
弥漫性特发性骨肥厚（DISH）　46，
388，416
　并发症　416
　鉴别诊断　416
　损伤模式　64
　骨赘形成　388
米粒体　310
面部骨折　52，54
　下颌骨骨折　55
　面中部骨折　54
　　Le Fort 分类　54
　　鼻部骨折　52，53
　　眼眶骨折　54，55
　　颧骨骨折　54，55
　　颧弓骨折　54，55
磨损病　33，34
拇外翻　208，209，400
拇指
　基底部骨关节炎　400，401
　损伤　154，155
　　基底部骨折　154，155
　另见手
拇趾僵硬　208
牧羊人骨折　200

N

Neer 分类，肱骨近端骨折　115
Nora 病变　266，294，295
囊
　髂耻　157，162

感染　240，242
　膝关节　186
囊尾蚴病　240
内侧副韧带（MCL）
　见副韧带损伤
内侧滑膜皱襞　158，159
内生软骨瘤　256，266-268，271，284
　鉴别诊断　284，292，325
内生软骨瘤　266
内收肌腱病　86
内收肌损伤，髋关节　42，162，164
黏糖贮积症　382
黏液瘤　302
颞骨岩部骨折　53-54
　纵向骨折　53
　横向骨折　53，54
颞下颌关节
　焦磷酸钙沉积疾病　458
　SAPHO　437
脓性蜂窝织炎　242，243
脓性椎间盘炎　234，240
脓肿　224，225
　抽吸　472
　布罗迪（Brodie）　221
　糖尿病足　230，231
　引流　474-477
　硬膜外　235，238
　骨内　223
　椎旁　235，236
　骨膜　221，228
　椎前　238
　肩关节　245
　软组织　237，238
　　筋膜下多灶性　241
　皮下　227
　骨膜下　227
　结核性椎间盘炎　238
虐待儿童　9

O

OATS（自体骨软骨移植系统）　186，187
Ollier 病　266
Osgood-Schlatter 病　355，356

P

Paget 病　263，264，392，451-454
　并发症　451，454
　鉴别诊断　290，451
　相　451
Panner 病　124，348，349
Parsonage-Turner 综合征　98，465
PCCF-AO 骨折分类　/
Perthes 病　4，100，101，344-347
　分类　347
　鉴别诊断　347

分期　344，346
PEST（视乳头水肿、血管外容量超负荷、硬化性骨病变、血小板增多症/红细胞增多症）　325
Pilon 骨折　193，194
　术后评估　195，196
　创伤后骨髓炎　229
Plafond 骨折，见 Pilon 骨折
POEMS（多发性神经病、器官肿大、内分泌病、M 蛋白、皮肤变化）　325
Preiser 病　144，338
盘状半月板　182
跑步腿　195-196
跑步膝　178
皮肌炎　440，441
皮下脂肪炎　240
皮质骨改变，骨肿瘤　267，268
皮质类固醇作用　368，369
皮质螺钉　24
皮质重建　22
疲劳骨折　6，14
　骨盆　80
贫血　318，320
　再生障碍性　318
　镰状细胞性　232，321，348
平滑肌肉瘤
　骨内　271，273
　软组织　301，302

Q

Quervain 狭窄性腱鞘炎　153
奇异的骨旁骨软骨瘤增生（Nora 病变）　294，295
髂耻囊　156，157
髂骨骨折　82
髂骨翼骨折　82
髂胫束
　骨折　189
　髂胫束综合征　44，45，176，178-179
牵引性骨突炎　355
前臂　128，132-139
　远端骨折　132-136
　软骨瘤　264
　生长障碍　378
　术后评估　139
　近端骨折　128，132
　桡骨头/颈骨折　130-133，138
　骨干骨折　132-133
　软组织肿瘤　306
　尺骨撞击综合征　138
　另见肘关节；半径；尺骨；腕关节
前抽屉征　172
前交叉韧带（ACL）　172-175，188
　附着部位　180
　全层撕裂　172，173
　黏液变性　170

陈旧性撕裂　172
非全层撕裂　172，173
重建　172，174
　腘绳肌腱移植　174
　髌腱移植　172
　术后症状　172，173
　活动范围限制　172
　另见膝关节
前路腰椎椎间融合术（ALIF）　79
前倾角　30，31
前足
　骨折脱位　206-208
　术后评估　207，208
　另见足
强直性脊柱炎　389，392，429，433
　Andersson 病变　392
　竹节样脊柱　388
　损伤类型　64，70
　外周受累　430，432
　骶髂关节　420
　脊柱　420，428
　韧带骨赘　388，389
羟基磷灰石晶体沉积　442，448-449
　鉴别诊断　448-449
　肌腱　45
　　止点　46
　侵蚀　386，387
　侵蚀性骨关节炎　394，400
　侵蚀性骨软骨病　237，240，412-414
　　鉴别诊断　413
　痛风　442
　边缘性　428
　类风湿性关节炎　240，241
侵袭性纤维瘤病　300，306
青少年髋关节　244
青枝骨折　7
　生长干扰　38
丘比特弓形征　390，391
球衣指损伤　156
曲霉菌骨髓炎　233
屈指深肌损伤　154
去神经支配
　水肿　128
全髋关节置换术　30
　髋臼杯假体　30
　并发症　33
　　异物反应　33，34
　　对线不良　33，34
　　术后感染　33
　　假体脱位　33，34
　　假肢松动　33，34
　　软组织骨化　33，34
　　放射学检查结果　30，32
颧弓骨折　54，55
颧骨骨折　54，55
缺血性坏死　2，4
　月骨　144-149，152
　舟骨　139，141，350

另见骨坏死

R

Reiter 综合征 430
Roger 参考线 117
Rolando 骨折 154，155
Romanus 病变 390，391，414
桡侧腕屈肌腱
　破裂 46
　肌腱病 152
桡骨
　远端骨折 132-136，138
　　相关伤害 132
　　分类 132，133，135
　　术后评估 138
　　茎突 147
　形态学评估 134，135
　颈部骨折 129-133
　近端，见桡骨头
　骨干骨折 132
　　分类 132
　　盖氏骨折 132，133
　　术后评估 138
　结核病 233
　另见肘关节；前臂；桡尺关节；腕关节
桡骨头
　脱位 8
　　孟氏骨折 132，133
　Essex-Lopresti 骨折 132
　骨折 129-132
　　分类 129，130
　　另见肘关节；桡骨
桡管综合征 465
桡偏 134
桡神经病 127-128，465
刃接骨板 28，118
韧带
　踝 208-212
　退行性改变 416
　脊柱损伤 61-64，72，76
　另见特定韧带
韧带损伤，脊柱 62，76，78
日本病 416
溶酶体贮积病 320
肉瘤
　鉴别诊断 262
　尤文 224，262，274，288
　高级多形性 262
　　未分化 271，273
　Paget 病的 451，454
　软组织 301，303，305
　　滑液 302
　另见软骨肉瘤；平滑肌肉瘤；脂肪肉瘤；骨肉瘤
肉芽 23
肉芽肿

嗜酸性 286，289，434
　鉴别诊断 278
异物 187
巨细胞修复剂 294
肉芽组织 410
软骨
　焦磷酸钙沉积症 446，447
　缺陷 14，15
　透明 11，442，448
　膝关节 186
　　置换后表现 186，187
　　病变分级量表 186
　骨关节炎和外科修复 395，398
软骨发育不全 379
软骨发育不全 382
软骨骨折 11，13，15
软骨基质 254
软骨瘤 265-272
　鉴别诊断 268，288
　关节内 309，311，315，316
　骨膜 253，260，288
　滑膜软骨瘤病 310，313
　腱鞘 310，312
　另见软骨瘤
软骨母细胞瘤 269
　鉴别诊断 272
软骨黏液样纤维瘤 269
　鉴别诊断 269
软骨肉瘤 268，269
　透明细胞 260
　鉴别诊断 265，268，276，290
　分化 260
　间充质 260，261
　骨膜 260，261
　原发中央型 260，261
　继发性 263，264
软骨软化症 14，160，161
软骨细胞移植 397
软组织钙化 458
　磷酸钙代谢
　　干扰 458
　病因 458
　营养不良性钙化 458，458
　正常磷酸钙代谢 458
软组织感染 220，240-244
　坏死性筋膜炎 242-244
软组织骨化 460-462
　蜡滴样骨病 458
软组织活检 474，475
软组织肿瘤 300-308
　背侧弹性纤维瘤 305，306
　纤维瘤病 306
　球状瘤 302，303
　垫状脂肪瘤 302
　成像 300-303
　　随访 305，306
　平滑肌肉瘤 302
　脂肪瘤 301，303，306

脂肪肉瘤 302，303
恶性肿瘤适应证 300
黏液瘤 302
命名法 300
周围神经肿瘤 302，303
滑膜肉瘤 302
血管畸形 308，309
　鉴别诊断 308
软组织肿胀，风湿性疾病 383，384，421
　晶体引起的疾病 448
　银屑病关节炎 430，432

S

Salter-Harris 分类 7，8
SAPHO 433-434，437
　骨特征 433
　鉴别诊断 433
　骨质增生 434
　骨髓炎 434
　周边关节 433
　皮肤病 434
　脊椎表现 433
Scheuermann 病 355-359，390
　鉴别诊断 358
Schmorl 结节 235，240，239，358，390，391，408
　急性 428
　骨软骨病协会 411
SCIWORA 综合征 70，71
Segond 骨折 178，189，190
Seldinger 引流技术 476
Sever 病 355，356
Sharp 综合征 440
Sinding-Larsen-Johanson 综合征 180，355，356
SLAP 病变 105，107
　分类 105，107
Smith 骨折 135
SNAC 腕 144
　分期系统 144，145
Spence 规则 66
Stener 病变 156，157
Stieda 骨折 176
Still 病 420
Sudeck 病 39
三角骨 196
三角骨骨折 144，145
三角肌撞击综合征 151
三角肌综合征 216，217
三角韧带损伤 212
三角纤维软骨复合体 150，151
　钙化 458
　病变分类 150，151
三角撞击韧带撕裂（TILT）150
三脚架骨折，颧骨 54，55
色素沉着绒毛结节性滑膜炎

（PVNS）　314
鉴别诊断　314，370
病灶　314
经常发生的　314
软骨下溶骨性病变　386
沙门菌感染　232
上臂　115-118
肱骨远端骨折　117
分类　117
术后评估　118
肱骨干骨折　115-117
术后评估　118
神经压迫综合征　465
肱骨近端骨折　115，116
分类　115
头劈裂损伤　115，116
术后评估　118
另见肘关节；肱骨；肩关节
上髁炎
外侧（桡侧）　121-124，132
内侧（尺侧）　120，121
射频消融　481
深切迹征　172，173
神经病，见撞击综合征；神经压迫综合征
神经根　406
压迫　406，414
另见神经压迫综合征
取皮刀　406
烦躁　406
神经根阻滞　477-481
并发症　477
适应证和禁忌证　477
步骤　477，481
试验　481
神经根痛　477
神经瘤　411
神经鞘瘤　302，303
神经纤维瘤　301-303
神经纤维瘤病　301
神经性骨关节病　467-468
鉴别诊断　468
神经压迫综合征　462，464-467
踝　216，217
三角骨综合征　216，217
跗管综合征　217
腋神经　465
臂丛神经　465
腓总神经　466
足底神经　466
股神经　466
股骨髋臼撞击症（FAI）　158-161
骨间神经　465
正中神经　127，128，465
闭孔神经　466，467
足底神经　466
桡神经　127-128，465
坐骨神经　466

肩　92-94
上前　104
关节盂　104-105
肩峰下　92，93
喙突下　94
胫神经　466
三角骨　151
尺神经　126，127，129，465
另见撞击综合征
肾性骨营养不良　368，369
生长障碍
骨龄评估　372
诊断路径　382-384
骨干障碍　382，383
骨骺障碍　382，383
手　380，381
长管状骨　378
干骺端障碍　378
骨盆　380
脊椎　379
失用性骨质疏松　14，38，385
鉴别诊断　40，364，388
食蚁兽鼻征　196
手
钙羟基磷灰石晶体　449
爪形手　440
肥厚性骨关节病　456，457
Jaccoud 手　438，439
蜡滴样骨病　456-458
指骨骨折　154
类风湿性关节炎　420，421，422
Sharp 综合征　440，441
骨发育不良　378，382
并指　381，382
拇指　154，156，400，401
另见手指；掌骨；掌指关节；指骨；腕关节
受虐儿童综合征　8
枢椎
骨折　66，67
创伤性脊椎滑脱　66，67
后弓融合术　70
另见颈椎
输血　328
树枝状脂肪瘤　314
甩鞭伤　70
甩鞭相关障碍　70
双螺纹螺钉　24，25
双束后交叉韧带征　188
撕脱骨折　5，6
松质骨螺钉　24，25
随访评估　49
髓核切除术后综合征　81
髓内固定／钉　25，27
撕片骨折，儿童　9，10
锁定加压接骨板（LCP）　26
锁骨
位移　115

骨折　115，116
创伤后状况　112
骨溶解　112
过用引起的　112
创伤后

T

Terry-Thomas 征　146，147
Tillaux-Chaput 骨折，踝　198，199
TILT（三角冲击韧带撕裂）　150
糖尿病足　18，468，470
感染　231，232
皮肤瘘形成　231
糖皮质激素　328
套管针引流技术　474
特发性钙质沉着症　458
疼痛
腰痛　404-406
复杂局部疼痛综合征　37-40，41，384
神经根伪影　406
神经根　477
天使样指骨骺发育不良（ASPED）　378
跳楼自杀者骨折　84，85
跳跃韧带损伤　213
跳跃者膝　180，181，355
痛风　244，442-446，458
急性间歇性　443
慢性砭石性　443
鉴别诊断　445
继发性　442
痛风石　386，442-445
头部外伤
颅底骨折　51-53，66
儿童　51
颅顶骨折　51
透明软骨　11
焦磷酸钙沉积病　446
退行性疾病
前交叉韧带黏液样变性　171
盂肱韧带　106
臀肌腱　162，163
脊柱　402-426
临床表现　404-406
关节面　414
椎间盘　406-420
椎间盘周围骨性改变　412-415
韧带改变　416
软组织改变　416
椎管狭窄　417，418
脊椎滑脱　415，419
钩突骨关节炎　403
胫骨后肌腱　217
另见骨关节炎；骨软骨病；骨质疏松症
臀肌腱
撕脱　162

退化 162
止点水肿 48
臀肌萎缩 162
脱矿化 21
失用性骨质疏松 38，39
关节旁 364
软骨下骨板丢失 385
脱位 6
肘关节 119，122
髋关节 86，372
髋关节假体 32，33
跖趾关节 208
髌骨 178
腓骨肌腱 214
桡月关节 7，132-136
类风湿性关节炎 420，421
肩关节 100-106
肩锁关节 110-113
外伤性不稳 104
创伤性前方不稳 100-103
创伤性后方不稳 102，103
脊柱 56-58，60
寰枢椎 64，66，67
齿突 68，69
关节突关节 60，64
胸锁 110，111
跗骨 206-208
Chopart 骨折脱位 205，206
孤立性脱位 208
Lisfranc 骨折脱位 209
距下脱位 208，209
总脱位 209
腕 142，143
月骨周围 144-146
舟月骨 146，148
另见半脱位

V
VISI（掌侧插入节段不稳定），腕部 146，147
Volkmann 三角 198

W
Wagstaffe 骨折，踝 198
Wegener 肉芽肿 440
Wiberg 征 398，399
Wiberg 骨折 154，155
外翻畸形 29
后足 42
外固定 24
外膜 220
外伤性骨折 5
外伤性脊椎滑脱 67，69
外伤性椎间盘脱垂 76，77
外生骨赘，多发性遗传改变 264，265
外展肌，臀部 162，163

损伤 168，169
肌腱退变 155
豌豆骨 144，465
腕骨 388
腕骨不稳定和排列不齐 146
分类 144，146
分离不稳定性 144，146
月三角分离 144，146
舟月骨分离 146
SLAC 腕 144，145
非分离性不稳定 146
腕部移位 146
腕中稳定性 146
另见腕关节
腕骨骨折 144
舟骨 141，143，146
不愈合 143
三角骨 144，145
另见腕关节
腕关节 141-154
淀粉样变性 370
腕骨骨折 140-144
舟骨 140，142，144，147
三角骨 144，145
腕部不稳定和排列不齐 146-149
分离不稳定性 146-149
非分离性不稳定性 149
脱位/骨折脱位 146，147
轴向 146，147
月骨周围 146，147
失用性骨质疏松症 38
骨折 140-144
舟骨 140-144，147
三角骨 144，145
腱鞘囊肿 312
成像技术 140-141
骨关节炎 400
参考线 141
佝偻病 364
化脓性关节炎 246
肌腱病变 150-154
摩擦综合征 154，155
腱鞘炎 150，151，155
三角纤维软骨复合体 149，150
尺腕嵌插综合征 150，154
另见前臂；手
腕管综合征 465
网球肘 119-122
微骨折手术 398
维生素 D 缺乏 364
卫星征 416
未分化脊柱关节炎 433
尾骨
脊索瘤 278
骨折 69
骨髓炎 221
另见脊椎
纹状骨病 458

稳定
骨盆环骨折 82，83
桡月关节 134
脊柱损伤 72
脊柱手术并发症 81
另见不稳定性
舞者骨折 204

X
膝关节 178-187
淀粉样变性 370
前交叉韧带（ACL） 172，173
附着部位 181
黏液变性 178
重建 172-176
撕裂 178，179
滑囊 186
软骨 186
置换后的表现 186，187
儿童 2
关节置换手术 187
并发症 187
术后评估 187
外侧支撑结构 178
游离体 309
内侧支撑结构 176
内侧副韧带 176，177
内侧髌骨支持带 176
内侧髌股韧带 176
骨关节炎 395，398，399
骨质疏松症，一过性 21
髌腱 180
色素沉着绒毛结节性滑膜炎 314
褶皱 186，187
后交叉韧带 172
附着部位 181
腱鞘囊肿 312
撕裂 172，175
术后骨髓炎 229
股四头肌腱 180，181
佝偻病 364
另见股骨；腓骨；半月板；髌骨；胫骨发育不良 382
膝关节横韧带 182
系统性肥大细胞增多症 322，323
系统性红斑狼疮 438，439
细菌性血管瘤 246
下颌骨骨折 54
先天性疾病
先天性髋关节发育不良 372，375
分类 375
足部畸形 374，375
后凸畸形 356
髌股关节发育不良 376
脊柱侧凸 377
骨骼发育障碍 377
诊断通路 377

新生儿发育不良　378，379
纤维蛋白沉积物　310，312
纤维发育不良　292-293
　　鉴别诊断　284，290，47
纤维瘤
　　软骨黏液样　269
　　结缔组织　272
　　鉴别诊断　269
　　未骨化　282，283，286
纤维瘤病　306
纤维皮质缺损　282，283
线缆固定　25，27
项韧带断裂　61
象牙骨骺　4，4
小儿骨髓炎　221
小联盟肩　115
小联盟肘　119，348，355
小头，骨软骨损伤　126
小腿　195-196
　　房室综合征　463
　　骨折　193-195
　　　　胫骨远端骨折　193，194
　　　　胫腓骨干　189，190
　　　　胫骨平台　188-189，190
　　肥厚性骨关节病　456
　　神经压迫综合征　466
　　术后评估　193-195
　　佝偻病　364
　　软组织损伤　195
　　　　隔室综合征　195
　　应激反应　15，195-196
　　血管畸形　308，309
　　另见腓骨；胫骨
新生儿骨骼发育不良　382，383
新生儿骨髓炎　221，222
新月征　335
信号囊肿　386，387
胸骨
　　骨折　112，113
　　放疗后骨坏死　341
胸廓出口综合征　465
胸锁关节脱位　110，111
胸腰椎骨折稳定性　72
　　另见脊椎
胸腰椎损伤分类和严重程度评分
　　（TLICS）　57
悬滴征，眼眶骨折　52，55
旋后肌综合征　465
旋前方肌征　134，135
旋前圆肌综合征　465
血管闭塞　320
血管畸形　308
　　动静脉畸形　308，309
　　鉴别诊断　290，308
　　月内静脉畸形　290，290
　　淋巴管畸形　308，309
　　变异　290
　　静脉畸形　308，309

血管瘤　276，300，308
　　鉴别诊断　300，308
　　椎体　293，392
血管内皮瘤　276，277
血管球瘤　259，304，305
　　软组织　306，307
血管炎　440
　　原发全身性　440
血管翳　383，420，422
血管肿瘤　278
血红蛋白病　320
血色素沉着病　320
血小板增多症　322
血友病性关节病　316
血源性骨髓炎
　　见骨髓炎
血肿　23
　　短收肌损伤　163
　　硬膜外　76-77，79-80
　　肌肉　462
　　股直肌损伤　162，163
　　肌腱断裂　43

Y

压迫综合征，见撞击综合征；神经压迫
　　综合征
鸭嘴骨折　202
牙槽骨骨折　67
延迟愈合　35-36
眼眶骨折　54，55
洋葱皮样外观　252，253
腰椎
　　骨软骨病　411，411
　　Paget病　451
　　椎管狭窄　421
　　变形性脊椎病　411
　　另见脊椎
腰椎滑脱
　　分类　416
　　变性型　414-416
　　创伤性的　67，69
药物引起的骨性改变　368
　　皮质类固醇　368
液体征　75
腋神经压迫　465
腋外侧裂孔综合征　465
一过性骨髓水肿综合征　20
　　鉴别诊断　40
移位骨折　7，8，193，194
异位骨化　34，458，460-463
　　鉴别诊断　462，463
异物反应
　　肉芽肿　187
　　膝关节置换术　187
　　肩　108
　　全髋关节置换术　30，31
翼突骨折　54

银屑病关节炎　387，388，396，430-
　　433
　　鉴别诊断　432，445
　　关节表现　430，432
　　脊柱表现　432，433
引流　474-476
　　并发症　474
　　适应证和禁忌证　476
　　移除　474
　　结果　474
　　技巧　474-476
应力　14
应力性损伤　6，14-21
　　肩锁关节　112，113
　　跟骨　204
　　儿童　74
　　分类　14
　　临床表现　14
　　鉴别诊断　17，21，257
　　股骨　17，338
　　足　205
　　　　跗骨　205
　　肱骨　115
　　　　成像　14-17
　　　　小腿　15，195-196
　　　　跖骨　205
　　　　骨盆　82，84
　　　　肩带　112，113
　　　　脊柱　74，257
　　　　Struther韧带　127，128
　　骨关节炎　400，401
　　肩峰下滑囊炎　93，98
　　肩峰下撞击　92，93
　　软骨下骨板丢失　384-386
　　软骨下囊肿　89，144，145，312
　　软骨下水肿　13
　　软骨下骨折　11-13
　　软骨下溶骨性病变　386
　　喙突下撞击　94
　　唇下孔，肩　90，91，102
　　唇下沟，髋　160，161
　　半脱位
　　　　寰齿关节　421，422
　　　　远端桡尺关节　136，138
　　　　月骨　420
　　　　类风湿性关节炎　420
　　　　脊柱　61-63
　　另见脱位
鹰嘴
　　滑囊炎　124
　　骨折　129，130
　　　　分类　129
　　　　术后评估　138
　　　　张力带缆　26
　　　　牵拉骨骺　124
营养不良性钙化　254，458，459
硬化　3，4
　　骨膜　430，432

进行性全身性　438-439
　软骨下　386
硬膜外脓肿　238
硬膜外血肿　76，77，79
硬膜外脂肪瘤病　416，417
硬皮病　438，440
硬纤维性　306，307
　皮质 / 骨膜　396
尤文肉瘤　274，275
　鉴别诊断　226，274，278
　扁平骨变化　274
　硬化症　274，275
　管状骨变化　274
幼年特发性关节炎　420
　鉴别诊断　420
釉质瘤　280
瘀伤，骨　4
盂唇　90，91
　二头肌腱锚　90，91
　Buford 复合体　90，91
　盂唇关节破坏（GLAD 病变）　104，
　　105
　唇下孔　90，91
盂肱关节骨关节炎　402
盂肱韧带
　退化　104
　盂肱韧带撕脱（HAGL）　102，103
　损伤　98
盂肱韧带肱骨止点撕脱（HAGL）　102
盂肱上韧带损伤　98，100
愈伤组织形成　16，22，36
　硬化　23
原始神经外胚层肿瘤，见尤文肉瘤
远端交叉综合征　152
　近　152
月骨
　缺血性坏死　144，150
　骨折脱位　146，147
　腱鞘囊肿　312
　骨坏死　338，339
　　创伤后　338
　　分期　338
　半脱位　420
月三角分离　146-149
　分期系统　146
月三角韧带撕裂　149
月周脱位 / 骨折脱位　146，147

Z

再生障碍性贫血　318
早期关节炎　422
眨眼征　66
粘连性关节囊炎　470，471
张力带线缆　26
掌骨　154-156
　骨折　154
　骨发育不良　382

另见手
掌指关节
　排列不齐　154
　银屑病关节炎　432
　类风湿性关节炎　420，421
　滑膜软骨瘤病　310
　滑膜炎　420
　另见手
褶皱，膝　186，187
真菌病　232，234
　曲霉菌骨髓炎　233
　足菌肿　234
真空现象　390，391
真性红细胞增多症　322
正中神经病变　127，128，465
支撑接骨板　28
肢端肥大症　371
肢端骨质溶解症
　进行性系统性硬化症　438-440
　银屑病关节炎　432
　结节病　454，455，458
脂肪垫征　132，133
脂肪瘤　278，279
　鉴别诊断　278，285
　髋　458
　软组织　301，302，306
脂肪肉瘤
　骨内　278
　软组织　302，303
　　黏液　303，306
　　腹膜后　303
脂质　320
跖骨
　动脉瘤 - 骨囊肿　285
　尤文肉瘤　274
　骨折　205，206
　　不完全骨折　15
　　骨软骨印迹
　　　骨折　13
　　应力骨折　205
　骨软骨病　348
　另见足
跖骨内收肌　375
跖趾关节
　错位　205
　肢解银屑病关节病　388
　骨关节炎　400，401
　银屑病关节炎　432
　类风湿性关节炎　421
　应激反应　17
　滑膜痛风石　444
　另见足
指　154-156
　副韧带损伤　156
　伸肌腱损伤　154
　屈肌腱和滑轮损伤　154
　骨折　154
　骨关节炎　394，395

狭窄性腱鞘炎　155
　另见手
指 / 趾炎　426，430，431
指骨
　骨折　18，26，154
　结节病　454
　骨发育不良　382
致密性骨炎　428
中和接骨板　24
中面部骨折　54
　Le Fort 分类　54
中央脊髓综合征　61
肿瘤，见骨肿瘤；关节内肿瘤；软组织
　肿瘤
重建接骨板　28，29
舟骨
　缺血性坏死　140，144，145，339
　骨折　140-144，147
　　分类　140，142
　　并发症　140
　　治愈　142
　腱鞘囊肿　312
　不愈合　140，144
　　SNAC 腕　144
　骨坏死　338
　创伤后小梁微骨折　140，142
　　骨折　205
　骨软骨病　348，349
舟骨　196
舟月分离　12，140，142，146，147
　SLAC 腕　146，147
　分期系统　146
舟月韧带　146
肘关节　119，122-130
　淀粉样变性　370
　动静脉畸形　309
　二头肌腱疾病　122，123
　脱位　118，124
　骨折间接征象　117
　外上髁炎　121-123
　神经病　126-128
　　正中神经　127，128
　　桡神经　128
　　尺神经　128
　鹰嘴滑囊炎　128
　骨化中心　117
　骨关节炎　394
　骨软骨病变　124，230
　肘关节恐怖三联征　130
　肱三头肌腱疾病　124
　另见肱骨、桡骨、尺骨
肘管综合征　465
侏儒症　367，377，378，381
竹节样脊柱　388
爪形手　440
爪形趾　208
转移瘤　294-296
　皮质 / 骨膜　294

鉴别诊断　296，451
膨胀性囊性　294
骨肉瘤来源　260，262
前列腺癌来源　295
不稳定　296
混合型　294，299
监测　296
成骨细胞型　294，296
溶骨型　294，296
原发性肿瘤　294
脊柱　290
转子滑囊炎　162，163
转子疼痛综合征　162，163
撞击综合征
腕管综合征　465
肘管综合征　465
股骨髋臼撞击症（FAI）　158
腓骨隧道症候群　468
三角籽骨综合征　212
桡骨隧道综合征　465
肩关节　93，94，104
关节盂　103-104
跗管综合征　466
三角撞击综合征　150
尺骨隧道症候群　465
另见神经压迫综合征
椎板切除术　79
椎管
正常宽度　416
后路　79
狭窄　59，414，416-420
颈部　420，421
腰椎　421
椎间孔椎间融合术（TLIF）　79
椎间盘　409
环状撕裂　406，407
退行性疾病　406-410
椎间盘炎　237
疝　407-409，418
急性小梁内　444
膨出　407
鉴别诊断　410
挤压　406，407
位置　406，407

突出　407，408
分离　407，408
内置物位置评估　79
术后发现　412
脱垂　76，77，409
另见脊椎
椎间盘炎　234，235，238，392
细菌　428，433
化脓性　234，240
钙化　239
鉴别诊断　240，239，358，414，433
SAPHO　433
结核　238，239
急性钙化　240
儿童　240
椎体
桶形　392
块状椎　392，393
身体畸形和加剧　392，393
体平方　392
压缩性骨折　58，59，392
爆裂性骨折　58，59
H形　320，321
血管瘤　292，393
感染　234
淋巴瘤　327
转移　295
骨坏死　338
骨质疏松性身高减低　358，359，
361，363
Paget病　451
Scheuermann病　355-359
系统性肥大细胞增多症　323
另见脊椎
椎体成形术　480
入路　481
并发症　480
适应证和禁忌证　480
结果　480
技巧　480
椎体后凸成形术　480，481
并发症　480
适应证和禁忌证　480
结果　481

技巧　480
籽骨
二分法　205
骨折，足部　205
另见髌骨
棕色瘤　367
足　195-217
副骨　195
获得性畸形　208
爪状趾　208
拇趾僵硬　208
拇外翻　208
锤状趾　208
八字脚　208
先天性畸形　374
糖尿病足　18，467-468，470
感染　232，233
前足骨折脱位　206
成像技术　187
骨关节炎　394，395
足底跟舟韧带损伤　212
足底筋膜　217
足底接骨板　217
术后评估　217
类风湿性关节炎　420，421
结节病　454
变异　194
多块副骨　194
血管畸形　307
另见跖骨；跖趾关节；跗骨
足底板　217，218
足底跟舟韧带损伤　213
足底筋膜　217
足底筋膜炎　217，218
足底静脉血栓形成　217
足底神经压迫　466
足底趾神经压迫　466
足跟骨刺　213-215
足菌肿　234
组织细胞瘤
良性纤维状　272，273，282
恶性纤维　273
坐骨神经压迫　466

重要分类指南

骨折

头部和中轴骨（包括骨盆）

中面部骨折（Le Fort） 54

脊柱损伤（Magrel） 58

骶骨骨折（Denis） 64

枕骨髁骨折（Anderson-Montesano） 66

寰椎骨折（Jefferson） 66

寰枢脱位和寰枢旋转分离（Field-Hawkins） 66

枢椎和齿突骨折（Anderson-D'Alonzo） 68

创伤性枢椎滑脱（Effendi） 68

骨盆环骨折（AO） 80

髋臼骨折（AO） 84

肢体

骺板损伤（Salter-Harris） 8

髋关节脱位 / 骨折脱位（Pipkin） 86

锁骨骨折（Allman） 110

肱骨近端骨折（Neer） 112

肱骨远端骨折（AO） 116

鹰嘴骨折（Weigel） 128

尺骨茎突骨折（Regan-Morrey） 129

桡骨头和颈骨折（Mason） 130

前臂骨干骨折（AO） 132

手舟骨骨折（Krimmer-Schmitt-Herbert） 140

股骨颈头下型骨折（Pauwels） 166

股骨颈头下型骨折（Garden） 166

股骨近端骨折 165

股骨远端骨折（AO） 168

胫骨平台骨折（AO） 188

胫骨远端骨折和胫骨 Pilon 骨折 / 踝穴骨折（AO） 190

（真）踝关节骨折（Danis-Webber） 193

距骨骨折（Hawkins） 200

跟骨骨折（Essex-Lopresti） 202

关节和软组织创伤性、慢性改变

肌肉（MRI 分类） 42

肩袖损伤 94

肌腱病（Goutallier） 94

滑车损伤（Habermeyer） 154

SLAP 损伤（Snyder） 104

胸锁关节脱位（Allman） 110

肩锁关节脱位（Tossy-Rockwood） 110

SNAC 腕（Watson） 142

SLAC 腕（Watson） 148

三角软骨复合体（Palmer） 150

内侧副韧带 175

半月板（Stoller） 180

半月板撕裂的形态学 182

软骨（骨赘，改良） 388

其他非创伤相关分类

骨侵袭性病变的评估：生长率（Lodwick） 254

股骨头骨坏死（Ficat，ARCO） 336

月骨骨坏死（Lichtmann-Ross） 144

Perthes 病（Catterall） 344

骨软骨炎性分离 116

骨质疏松的放射学发现（Genant） 362

骨关节炎的放射学表现（Kellgren-Lawrence） 362

取皮，关键肌肉和反射 406

椎间盘周围骨性改变（Modic） 412

关节突关节和椎骨钩突 403

骨关节炎和退变相关椎体滑脱（Meyerding） 415